Gesundheit zum Selbermachen

Guy Laforge

Gesundheit zum Selbermachen
Ein Erfahrungsbericht

Über die Ursachen der Zivilisationskrankheiten.
Über kranke Systeme und ihren Einfluss auf Menschen und Gesellschaft.
Über die Möglichkeit, Krankheitsursachen minutenschnell
am eigenen Körper zu spüren und zu eliminieren.
Über die Möglichkeit, schnell und ohne Chemie wieder gesund zu werden.

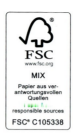

Die Studien und Erkenntnisse über die Anwendungen in diesem Buch wurden sorgfältig recherchiert und nach bestem Wissen und Gewissen wiedergegeben. Alle Informationen ersetzen aber auf keinen Fall ärztlichen Rat und ärztliche Hilfe. Bei erkennbaren Krankheiten ist in jedem Fall ein Arzt aufzusuchen. Der Verlag und die Autoren übernehmen keinerlei Haftung für Schäden, die sich durch Anwendung der dargestellten Behandlungsmethoden oder Rezepturen ergeben, und übernehmen auch keinerlei Verantwortung für medizinische Forderungen.

Erweiterte und aktualisierte Auflage

Bibliografische Information der Deutschen Nationalbibliothek
Die Deutsche Nationalbibliothek verzeichnet diese Publikation in der Deutschen Nationalbibliografie; detaillierte bibliografische Daten sind im Internet über http://dnb.d-nb.de abrufbar.

© 2011 Guy Laforge
www.guylaforge.de
Umschlagdesign, Satz, Herstellung und Verlag:
Books on Demand GmbH, Norderstedt
ISBN 978-3-8448-6206-5

Inhalt

TEIL I – UNKONVENTIONELLE KRANKHEITSURSACHEN

KAPITEL 1 – UNERWÜNSCHTE BEKANNTSCHAFT
KRANKHEIT ALS LEBEWESEN?	23
WIE ERNÄHRT MAN EINE KRANKHEIT?	25
WIE BEHEBT MAN DEN SCHADEN?	28
FETT UND CHEMIE IM KÖRPER	29
ES HAT GESCHMECKT UND DANN?	33

KAPITEL 2 – TECHNIK, DIE FUNKTIONIERT
DER MENSCHLICHE KÖRPER IST EIN ELEKTRISCHES NATURPRODUKT	36
MEIN KÖRPER SPRICHT MIT MIR	39
DIE MEDIZIN HEUTE	41

KAPITEL 3 – MENSCH UND NATUR
DER KÖRPER WILL ZUR NATUR ZURÜCK	43
TIERE SIND SCHLAUER	47
AUTOUNFÄLLE	49
PFLANZEN REAGIEREN AUCH	50
EINEN VERSUCH WERT	57
KUNSTSTOFFE UND ERDSTRAHLEN	59
KUNSTSTOFFE, ELEKTROSMOG UND WIRBELSÄULE	60
UNSICHTBAR UND TROTZDEM DA	62
SEELISCH KRANK UND EINSAM	67
GEWOHNHEITEN SCHADEN FAST IMMER	69
WARNUNGEN DER NATUR	70

KAPITEL 4 – MENSCHEN UND MOND
DAS YIN-UND-YANG-PRINZIP DER MENSCHEN	74

KAPITEL 5 – SICH GESUND SCHLAFEN
DER SCHLAF	78

KAPITEL 6 – DIE FASZINIERENDE WELT DER GESUNDHEIT

ERFAHRUNGEN AUS DER JUGEND: DER MESMERISMUS	80
FREUDE UND KRANKHEIT	81
BEGINN EINES FAMILIENLEBENS	82
DIE ÜBLICHE DIAGNOSE: PSYCHOSOMATISCH!	83
WIE LEBT DER PATIENT ZU HAUSE?	84
MEINE PERSÖNLICHE EINSTELLUNG ZU DEM BEGRIFF »PSYCHOSOMATISCH«	87
DER GEIST WILL IMMER ANGEREGT SEIN	89
WER WILL SÜCHTIG WERDEN?	91
MEDIZINISCHE ERFAHRUNGEN AUS DER VERGANGENHEIT	92
DIE VERZWEIFLUNG	93
WIRKLICHE URSACHE UND ENTSPRECHENDE BEHANDLUNG	95
RECHTZEITIGE ERKENNTNIS HÄLT LANG	96
DER HANDAUFLEGER	96
STRAHLEN MACHEN KRANK	98
LUNGEN UND STOFFE	100
DIE LUFTELEKTRIZITÄT	102
RAUCHEN UND LUFTELEKTRIZITÄT	103
DER SCHWAMM IM SCHLAFZIMMER	104
NACHDENKEN, UMDENKEN, MITDENKEN	106

KAPITEL 7 – NEUE WELT UND GESUND WERDEN

INTERESSANTE ERFAHRUNGEN	110
DER ORTSWECHSEL	112
VERBLÜFFENDE ERFAHRUNGEN	113
DIE MANUELLE THERAPIE	115
EINE BEISPIELHAFTE KAMPFANSAGE FÜR DAS LEBEN	116
BEKANNTSCHAFT MIT KRITISCHER LITERATUR	117
AUFATMEN	119

KAPITEL 8 – EINFACH UNGLAUBLICH

EINE VERBLÜFFENDE WISSENSCHAFT	121
EIN SEMINAR BESONDERER ART	122
UNSICHTBAR UND ERSTAUNLICH	124
SO SCHNELL KANN MAN STERBEN	127

KAPITEL 9 – ANDERE ÄRZTE
- FORSCHUNGEN, ÜBER DIE MAN ZU WENIG HÖRT ... 132
- DIE SCHARLATANE ... 133
- WAS SAGEN FACHKUNDIGE PHYSIKER DAZU? ... 135
- KREBSFORSCHUNG UND KREBSFORSCHER ... 137

KAPITEL 10 – NIE MEHR IRGENDWO!
- DER SCHLAFPLATZ ... 140

KAPITEL 11 – ELEKTRIZITÄT, MENSCH UND TIER
- ELEKTRIZITÄT UND BESTRAHLUNGEN ... 143
- KÜNSTLICHE SCHWINGUNGEN ... 146
- STÖRUNGEN DER GEHIRNFUNKTIONEN ... 149
- GEFÄHRLICHE STRAHLUNGEN ABSCHALTEN ... 150
- DER MENSCHLICHE KÖRPER ALS ELEKTROMOTOR? ... 152
- DER KÖRPER ALS ELEKTRISCHER NACHTSPEICHER? ... 154
- EINE BIOLOGISCHE MATRATZE IST WICHTIG ... 155
- GESTÖRTER ERDMAGNETISMUS, RADIOAKTIVITÄT UND KREBS ... 156
- DIE HAUT REAGIERT MESSBAR AUF STRAHLEN ... 159
- PHYSIK UND OHNMACHT DER SCHULMEDIZIN ... 161
- ELEKTROSMOG, DIE KRANK MACHENDE RHYTHMIK ... 163
- DER ERDMAGNETISMUS ... 165
- DAS BETT ... 166
- TIERE REAGIEREN AUF UNSICHTBARE VERÄNDERUNGEN IN DER UMWELT ... 168
- MENSCHEN REAGIEREN AUCH ... 170
- NATUR FÜR DIE NACHT ... 172

KAPITEL 12 – STRAHLENDE UMGEBUNG
- WELLEN, WELLENLÄNGE UND LEBEWESEN ... 175
- DIE GEFAHR LAUERT ... 177
- GEHIRNFREQUENZEN ALS VERNICHTUNGSMITTEL FÜR MENSCH UND UMWELT: HAARP ... 184
- BIOLOGISCHE EFFEKTE ... 187
- ÄRZTE ALS IDEALISTEN UND FORSCHER ... 189
- MAGNETISMUS? ... 190

NEUE ERKENNTNISSE MIT MIKROWELLEN	191
WALDSTERBEN, MIKROWELLEN UND KATALYSATOR	193
DIE KIRLIAN-FOTOGRAFIE	198
GEDANKEN ZU QUARZUHREN	199
ELEKTROCHEMISCHE VORGÄNGE IM KÖRPER	200
OZONLOCH, SONNE UND MENSCH	206
AUGEN, SONNE, HAUT UND KÜNSTLICHES LICHT	207
GUT SEHEN MIT EINER GUTEN BRILLE	214

KAPITEL 13 – LEBENSGEFÄHRLICH

TÖDLICHE WIRKUNGEN	216
SIE WISSEN ES NOCH NICHT!	219
WIE BRINGT MAN JEMANDEN SPURLOS UM?	222
EINE PRESSE VON UND FÜR MENSCHEN	227
WASSER, WASSER!	227
SELBST DIE TECHNIK MACHT NICHT MIT	228

KAPITEL 14 – KOSMOS UND LEBEN

MUTTER ERDE FÄHRT SEHR SCHNELL	230
SINGEN AUF ERDSTRAHLEN?	231
KRANK MACHENDE NEUTRONEN WIE EINE KEGELBAHN?	232
DIE VERANTWORTUNG	237
WO SIND DIE KLUGEN ERDBEWOHNER GEBLIEBEN?	242
WAS TUN WIR UNSERER UMWELT NOCH AN?	243
DIE AUSTROCKNUNG DER ERDE	248
GEWITTER UND BLITZ	250
DIE NATUR IST AUCH GEFÄHRLICH	252
EIN MINISTERIUM LÄSST NACH WASSERADERN FORSCHEN: ERGEBNIS = POSITIV	255
RECHTS- UND LINKSDREHEND	265
KREBSFORSCHUNG GANZ ANDERS	265
SCHLAFPLATZWECHSEL UND WETTERUMSCHWUNG	267

KAPITEL 15 – ELEKTROLYT UND ZÄHNE

DER SÄURE-BASEN-HAUSHALT	269

NEUE ZÄHNE, NEUE KRANKHEITEN	273
ICH HABE DAS SYSTEM SO VERSTANDEN	275

TEIL 2 – DER EINFLUSS VON POLITIK UND WIRTSCHAFT AUF DIE GESUNDHEIT EINES VOLKES

KAPITEL 16 – MODERNE ZEITEN

DIE ZIVILISATION	280
KRIEG, MOBBING, SEELE UND ZÄHNE	281
AUCH SCHLECHTE POLITIKER MACHEN KRANK	285
FAMILIENBINDUNG	286
ZIVILISATION UND UNSICHTBARE AGGRESSOREN	288
DER UNSINN MIT DEM ATOMMÜLL	289
UNGLAUBWÜRDIGE POLITIKER UND »VOLKSKRANKHEITEN«	292
SOZIALER ABSTIEG UND GESUNDHEIT	295
ZIVILISATIONSKRANKHEITEN WAS UNTERNIMMT DIE REGIERUNG DAGEGEN?	297
DEMOKRATIE, MINDESTLOHN UND KINDER FÜR DEUTSCHLAND	300
POLITIK FÜR ANFÄNGER	303
FRUST MACHT SCHLEICHEND KRANK	304
VOLKSVERTRETER?	305
LEBENSLÄNGLICHE FREUDEN	305
UNVERANTWORTLICHE VERANTWORTLICHE	307
KRANKE GESELLSCHAFT	310
DAS REICHSTE LAND DER WELT	314
VERWALTEN FÜR EIN GESUNDES VOLK	318
KAPRIOLEN UND GESCHENKE	320
KLEINES LAND MIT 17 TEUREN REGIERUNGEN	324
BEAMTE IM SCHLAF	327
GELD FÜR KRIEG, NICHT FÜR DAS VOLK	331
DIE KRANK MACHENDE ARMUT WÄCHST	334
DIE ZUKUNFT DES LANDES: KINDER KOMMEN NICHT NACH	336
NATÜRLICHES HINDERNIS	338
FEHLENDE FACHKRÄFTE	340
DAS KRANKE RENTENSYSTEM	341

WIE KOMMEN WIR DA RAUS?	343
INTELLIGENZ-MISSBRAUCH	345

KAPITEL 17 WORAN SOLL MAN NOCH GLAUBEN?
GOTTESGLAUBE UND BODENPERSONAL	347

TEIL 3 – NACHDENKEN IM EIGENEN INTERESSE

KAPITEL 18 – DIE EIGENE GESUNDHEIT »IN DIE HAND NEHMEN«
MEDIZINISCHE VERSORGUNG	352
ZÄHNE SEELISCH KRANK UND KRANKE ORGANE?	353
TEURE KRANKHEITEN	355
ALLES IST VORPROGRAMMIERT	356
EINFLUSS AUF DIE NATUR	357

SCHLUSSWORT
	360

LITERATURHINWEISE	364

EINLEITUNG ZUM INHALT DES BUCHES

Die angebliche Zunahme der Krebserkrankungen um 60 % allein innerhalb der letzten 20 Jahre hat eindeutig mit zunehmenden Umweltproblemen zu tun.
Zwei Drittel der Menschen klagen über Wirbelsäulen- und Schlafprobleme.
Die Schulmedizin bleibt dagegen weitgehend machtlos.
Um einen Gesundheitsverlust der Patienten zu lindern, bleiben die Alternativversuche mit Kortison und Penizillin weitgehend uneffizient, weil die Problemverursacher unbekannt sind oder nicht beachtet werden.
Politik und etablierte Systeme bis hin zu Gesundheitssystemen aller Art beeinflussen mit Macht und Lobbyismus die Lebensführung aller Bürger. Systeme machen vorerst das Leben einfacher. So schleicht sich eine Bequemlichkeit ein, die zur Lebensgewohnheit wird. Aus der bequemen Lebensgewohnheit heraus wird das Denken der einzelnen Mächtigen übernommen. So gerät man irgendwann in eine selbstverständliche Abhängigkeit.
Krankenkassenbeiträge zu zahlen, das muss nicht heißen, dass man dafür seine eigene Gesundheit an die etablierten Systeme bedingungslos ausliefern sollte.
Jeder ist immer noch für sich selbst verantwortlich. Jeder sollte daher versuchen, sein eigenes Leben so weit wie möglich und im Einklang mit der Natur zu führen und so zu schützen. Die Natur ist näher an den biologischen Funktionen unseres Körpers als an den Chemikalien. Die Natur hat grundsätzlich recht.
Als Franzose bin ich nahezu 41 Jahre in Deutschland und vom ersten Tag an Steuerzahler. Die deutsche Politik und ihre angehängten Systeme haben mich immer besonders interessiert. Es hat sich leider im Laufe dieser 41 Jahre sehr viel geändert.
Die Integrität der Führungsorgane ist nicht mehr glaubwürdig. Es wird kaum noch, wie früher, von den gewählten Politikern daran gedacht, das Volk zu motivieren. Es wird eher daran gedacht, wie man an das Geld des Volkes am besten kommen kann. Dafür werden gerne alle verfügbaren Organe inklusive Gesundheitssystemen genutzt.
In diesem Buch versuche ich über die Entwicklung von Politik, Systemen und bekannten Korruptionsbeispielen zu dokumentieren. Die Gesundheit des Volkes wird direkt oder indirekt von politischen Maßnahmen beeinflusst. Deshalb ist jeder Mensch gut beraten, sich Gedanken über seine eigene Lebensweise zu machen.
Zivilisationskrankheiten sind relativ neu. Sie kommen also von einer neuartigen Lebensweise mitten in unsere Gesellschaft. Unter Zivilisation versteht man auch Konsum. Konsumieren bedeutet, sich neue und weitgehend unbiologische Produkte zu kaufen. Diese un-

biologischen Produkte, von der Nahrung über Plastik bis hin zu den Metallgegenständen, bekommen ihren Platz in unseren Wohnungen und sogar in unseren Schlafzimmern.
Im Schlafbereich muss der Mensch seine Ruhe in einem natürlichen Umfeld finden. Das Naturprodukt Mensch wird teilweise von den unbiologischen Produkten angegriffen. Er erkrankt so, dass der Doktor nichts findet, und stirbt sogar möglicherweise daran.
Aus meiner über 30-jährigen Erfahrung mit krank machenden Ursachen im Wohnbereich möchte ich behaupten, dass nahezu jeder Mensch in der Lage ist, sich selbst und seine Gesundheit zu schützen.
Die Natur, wozu der Mensch als Naturprodukt auch gehört, hat uns mit Warnsystemen ausgestattet, die im Laufe der Zeit durch unseren Konsum weitgehend lahmgelegt wurden.
Diese Warnrezeptoren sind nach wie vor in jedem Mensch vorhanden. Sie warten nur darauf, wieder geweckt zu werden.
Wie man dazu kommt, den eigenen Körper zu sensibilisieren, ist weitgehend unbekannt. Es ist aber sehr einfach, weil die natürlichen Warnsysteme schon innerhalb weniger Minuten spürbar geweckt werden können. Durch Experimente mit Hautwiderstandsmessungen fielen mir ungewöhnliche Reaktionen verschiedener Menschen auf.
Ich habe aufgrund meiner früheren Erkrankungen vor 35 Jahren sehr viel gelernt, einiges dabei entdeckt und inzwischen sehr vielen Menschen durch meine Hinweise helfen können.
In etlichen Fällen wurden sogar Menschen wieder gesund, die von Schulmedizinern als unheilbar be- bzw. verurteilt waren.
Mit etwas Glück kann sogar eine Krebserkrankung innerhalb von weniger als acht Monaten völlig verschwunden sein. Die Möglichkeit ist ziemlich groß, weil der Krebs ein Lebewesen mit eigenen Gesetzen ist. Es kann zu Hause, parallel zu den medizinischen Anwendungen, genutzt werden.
Die Chancen einer Heilung mit Hilfe von zusätzlichen natürlichen Hilfsmaßnahmen können deutlich erhöht werden. Die Maßnahmen gelten auch für viele andere Erkrankungen, auch den chronischen. Das persönliche Schicksal bestimmt die Weiterentwicklung. Natürliche Maßnahmen können schulmedizinische Therapien ergänzen. Der Arzt muss entscheiden, ob es Sinn machen kann oder nicht.
Ich möchte dabei auch keine falsche Hoffnung wecken, sondern Mut machen.

Das Schöne an dieser Maßnahme ist, dass der Versuch nichts kostet. Nur ein Liegetest von zwanzig Minuten auf dem Bett der erkrankten Person kann vielleicht ausreichen, um sich Klarheit über die Krankheitsursachen zu verschaffen. Wie gesagt: 20 Minuten!

Im ersten Teil beschreibe ich, wie man vorgehen sollte, um den eigenen Körper vor natürlichen oder künstlichen Angriffen zu schützen. Es werden genauer gesagt die Ursachen der Zivilisationskrankheiten angesprochen. In einem zweiten Teil werden die Therapiemöglichkeiten und in einem dritten Teil der eigene Schutz vor Zivilisationskrankheiten beschrieben.

Wer unter Alpträumen und Angstträumen zwischen Mitternacht und zwei Uhr morgens leidet und aufwacht, nicht schlafen kann, sich permanent hin und her wälzt und gegen fünf Uhr morgens wieder einschläft, ist langfristig durch natürliche Störungen gesundheitlich gefährdet.

Wer dasselbe ohne zeitliche Zeitangabe, aber mit dummen Träumen, Träumen ohne Zusammenhang, über Familie, Beruf usw. durcheinander erlebt, ist durch künstliche Störungen in seinem Wohnumfeld längerfristig ebenso gefährdet.

Körper und Seele versuchen über gestörten Schlaf und unangenehme Träume den Hinweis zu geben, dass etwas in der Umgebung nicht stimmt. Der Körper verweigert den Schlaf aus Protest. Er kommt nicht zur Ruhe.

In einigen Fällen spürt der Mensch diese Warnungen nicht oder nicht mehr. Entweder, weil er eine gesunde Umgebung hat und nicht gefährdet ist, oder, weil sein Körper von vorhandenen Störungen bereits völlig erschöpft ist. Demnach kann er keine Reaktionen mehr abgeben. Menschen mit einem hohen Blutdruck, mit Yang-Konstitution, reagieren weitgehend unempfindlich. Ihre Warnsysteme sind schwerfälliger bis unterdrückt. Sie spüren eine Reaktion oder Schmerzen erst, wenn ihre Beschwerden weit fortgeschritten sind.

Menschen, die stark unter dem Einfluss von Medikamenten, Drogen oder Alkohol leben, reagieren träge und sind für einen Liegetest selten geeignet.

Die rasche Zunahme von Krebs und anderen Erkrankungen in den letzten 20 bis 30 Jahren deckt sich eindeutig mit einer zunehmenden Umweltverseuchung im Wohnbereich.

Niemand denkt beim Kauf von modernen Gegenständen oder Geräten daran, dass diese unter Umständen zu einer gesundheitlichen Gefahr werden können.

Es gibt Möglichkeiten, sich einfach zu schützen, ohne verzichten zu müssen.

Das einzige Problem ist, dass die gesundheitsschädigenden Phänomene unsichtbar und daher nicht greifbar sind. Sie sind aber für die meisten Menschen deutlich spürbar. Dafür habe ich eine Testmöglichkeit entwickelt, auf die nahezu jeder Mensch anspricht. Darüber später mehr.

Genau genommen sind sie unsichtbaren Energien ähnlich wie die, wovon und womit der Mensch selbst lebt. Die Wirkung eines Menschen entsteht durch seinen Körper, seine Stimme, seine Gestik, seine körperlichen Leistungen. Das Wertvollste in ihm ist zugleich der Verursacher seiner Wirkungen. Es sind Intelligenz, Geist, Seele, seine Gefühle und Emotionen, die ebenso unsichtbar sind. Seine wichtigste Kommunikationsmöglichkeit ist seine Stimme, sie ist unsichtbar. Die Schallwellen der Stimmen bis zu den Ohren, wovon sie aufgenommen werden sollen, sind auch unsichtbar.

Selbst das unerklärliche Phänomen der Liebe – der Emotionen, die das Leben von der Geburt bis zum Tode eines Menschen prägen – ist völlig unsichtbar. Die unsichtbare Betonung in der Stimme gibt Auskunft über den Inhalt des Gespräches wie z.B. Warnung, Drohung oder Liebeserklärung. Der Situation entsprechend reagiert der Körper. Verkrampfung, Entspannung, Lächeln, Freude, Zittern, Gänsehaut können je nach Situation durch das Zuhören verursacht werden.

Die Reaktionen des Körpers auf den unsichtbaren Emotionen der Liebe bewegen die gesamte Menschheit. Sie erfüllen die teilweise unwiderstehlichen Bedingungen und Körperreaktionen, die letztendlich der Fortpflanzung dienen. Das ist eine Manipulation der Natur, wodurch das Schicksal jedes Einzelnen deutlich vorbestimmt wird.

Unsere Atmung hält uns durch Luft am Leben. Die lebensnotwendige Luft ist unsichtbar. Der Geruch ist unsichtbar. Geruchswellen warnen vor aggressiven und gefährlichen Stoffen, die teilweise Tränen oder Vergiftungen verursachen. Geruchswellen aus der Küche regen dagegen Appetit an. Und wieder reagiert der Körper auf Unsichtbares.

Farben und Konturen aus unserer Umgebung kommen als Lichtwellen bis zu unseren Rezeptoren. Die Lichtwellen zwischen Objekten und unseren Augen sind unsichtbar. Funktionieren die Rezeptoren nicht, ist der Mensch blind. Die Lichtwellen aus der Umgebung sind trotzdem noch da.

Unser Leben wird also permanent von unsichtbaren Verursachern bestimmt.

Das gilt ebenso für unsere unsichtbare Umgebung, wovon unser Körper günstig oder ungünstig, gesund oder krank machend beeinflusst wird.

Männer haben überwiegend Probleme, an ihre unsichtbare Umwelt zu glauben. Sie leben und nutzen dagegen aber permanent ihre unsichtbare Umgebung.

Frauen dagegen sind dafür offener und auch feinfühliger. Frauen sind häufiger als Männer mit einem niedrigen Blutdruck ausgestattet, gehören somit überwiegend zu den sogenannten Yin-Typen. Dadurch reagieren sie empfindsamer, teilweise krampfhaft und nehmen Dinge wahr, die für Männer (überwiegend Yang-Typen) oft tabu sind. Das empfindlichere Hormonsystem trägt bei Frauen dazu bei.

Männer reagieren auch hormonell und schleichend immer mehr auf Umweltstörungen. Die steigende Zahl impotenter Männer ab einem Alter von 40 Jahren ist laut medizinischen Zeitungsberichten mittlerweile kaum noch zu verheimlichen.

Wiederholte Stresssituationen im Beruf sammeln sich spürbar. Der Mensch wird zum Roboter, ohne es zu merken. Das Resultat ist das Burn-out-Syndrom.

Der Mangel an körperlicher Regeneration durch eine unnatürliche Umgebung in seinem Zuhause und dazu die Ansammlung von seelischen Belastungen können schnell in eine Sackgasse führen.

Unsichtbare Störungen belasten alle Lebewesen. Wer von Unsichtbarem nicht beeinflusst wird, ist bereits tot.

Die meisten Erkrankungen bekommt man deshalb und überwiegend auf eine unsichtbare Weise, über Nacht im Bett, weil die Umgebung im Schlafzimmer unsichtbar belastet ist. Der Körper kann sich nicht mehr regenerieren, warnt irgendwann nicht mehr und schläft nur noch, weil er erschöpft ist. Den Schlaf als reine Regeneration gibt es dann nicht mehr. Ein dauerhafter Mangel macht krank.

Die deutliche Zunahme von neuartigen Erkrankungen des Bewegungsapparates wie auch die steigende Zahl von Krebserkrankungen, Allergien und mehr bleiben selbst für Fachleute der Schulmedizin unerklärlich.

Das Rätsel ist im wahrsten Sinn des Wortes unsichtbar. Durch einen von mir entwickelten Test ist die unsichtbare Belastung von nahezu jedem Mensch innerhalb von ca. 20 Minuten deutlich spürbar. Die Gegenmaßnahmen sind relativ einfach. Sie kosten nichts, nur etwas Arbeit, viel Nachdenken und auch Umdenken.

Seit der Einführung von Kunststoffen, Kunstfasern, Metallen und Elektronik hat sich der Wohnbereich der Menschen sehr stark verändert. Das natürliche Umfeld im Hause wird immer mehr abgebaut, die Natur wird immer weniger berücksichtigt.

Störungen am Arbeitsplatz sind oft noch sehr viel stärker als im Wohnbereich.

Der menschliche Körper wird somit ständig mehr und unsichtbar von seinem natürlichen Ursprung entfernt. Er protestiert eines Tages dagegen in Form von Beschwerden. Man sollte sie wahrnehmen, bevor sie sich zu ernsthaften Krankheiten entwickeln. Daher ist ja gerade die nächtliche Ruhe- und Erholungsphase im biologischen Umfeld so wichtig.

Schmerzen sind die Alarmsignale des Körpers. Über Schmerzen will uns der Körper mitteilen, dass irgendwas ist und unsere Lebensweise nicht stimmt.

Die teilweise unerträglichen Schmerzen, die auch mich über mehrere Jahre erfasst hatten, sollten irgendwann ein Ende haben. Die Methoden der Schulmedizin zeigten keinerlei

Erfolg. Somit wurde ich dazu angeregt nachzudenken und selbst nach Lösungen zu suchen.

Aus der Not einer verlorenen Gesundheit begann ich, mich für Umwelteinflüsse und Alternativmedizin zu interessieren.

Die ungewöhnlichen Forschungsarbeiten von Dr. med. Hartmann und Dr. med. Aschoff über 40 Jahre waren die wichtigsten Denkanstöße.

Alle Erkrankungen wie Gelenkrheuma, chronisches Asthma, Wirbelsäulenprobleme, Migräne, Depressionen, Lähmungserscheinungen und einiges mehr verschwanden und mein damaliger, verzweifelter Zustand wendete sich bald zum Positiven.

Als Techniker war ich bestrebt, die Ursachen der Störungen herauszufinden und nicht nur die Probleme zu betrachten. Ich befasste mich mit Biophysik, besuchte viele Seminare und Kongresse. Schließlich entwickelte ich Gedanken zu möglichen Zusammenhängen zwischen Technik und Körperfunktionen.

Um es besser auf meine Weise zu verstehen, sah ich vorerst nur die technischen Funktionen meines Körpers und berücksichtigte dabei weder Geist noch Seele.

Ein Zusammenhang zwischen den elektrischen Befehlen des Gehirns und dem modernen Elektrosmog wurde mir schnell bewusst. Als erste Maßnahme schaltete ich nachts die elektrischen Sicherungen zum Schlaftrakt ab. Die Lähmungen verschwanden innerhalb weniger Wochen. Den Alptraum, wahrscheinlich bald in einem Rollstuhl sitzen zu müssen, tauschte ich circa drei Monate später gegen einen Surfkurs auf dem Mittelmeer.

Das Gefühl, ein neues Leben geschenkt bekommen zu haben, und der immer tiefere Respekt vor Leben und Gesundheit ließen mir keine Ruhe mehr.

Ich entwickelte eine Wissbegier, die mich über viele faszinierende Fachgebiete führen sollte wie Baubiologie, Geobiologie, Radiästhesie, Elektrobiologie, Ernährung, Psycho- und Pathophysiognomik, Kinesiologie, Meditation, positives Denken, neurolinguistische Programmierung, Zahnheilkunde und vieles andere mehr.

Die Wirbelsäule als Lebensbaum interessierte mich als Betroffener besonders, aber auch Krebs, weil diese Krankheit Bestandteil vieler Tagungen gewesen war.

Die bedingungslose Rückkehr zur Natur innerhalb der eigenen vier Wände kann zur Heilung führen. Es kommt auf die systematische Anwendung und Beseitigung von Störungen an.

Hiermit möchte ich auf keinen Fall falsche Erwartungen wecken oder eine Art Patentlösung geben. Die Erkenntnisse, die mir geholfen haben, haben jedoch auch zahlreichen Verwandten und Bekannten geholfen.

Die Beeinflussungen der im Buch angegebenen Konsumprodukte müssen nicht immer

für alle Menschen gelten. Viele reagieren z.B. allergisch auf Blütenpollen; deshalb werden nicht alle Bäume gefällt, die Blütenpollen erzeugen. Das gilt ebenso für die im Text erwähnten Produkte. Der eine reagiert, der andere reagiert nicht.
Ich möchte nur meine eigenen Erfahrungen mit bestem Wissen und Gewissen wiedergeben und zum Nachdenken anregen.
Die Methode, die zu einer dauerhaften Heilung führt, ist immer die richtige, gleich wie viele Kritiker sie hat.
Viele Krankheiten haben unfassbare Verursacher. Gerade deswegen werden sie oft verspottet. Ich hatte selbst anfangs große Schwierigkeiten, eine Thematik abseits von der Schulmedizin zu glauben und zu akzeptieren.
Der zunehmende Abbau meines Gesundheitszustandes ließ mir jedoch irgendwann keine Wahl mehr. Nur so wurde ich gezwungen, mich mit Alternativmöglichkeiten zu befassen.
Wie so viele sagte ich anfangs dazu: »Ich glaube nicht daran.«
Glauben oder nicht Glauben bedeutet immer »nichts wissen«. Dann ist es ratsam, sich zu informieren, um mitreden zu können.
Unsere gesellschaftlichen Systeme sorgen außerdem dafür, dass wir nicht zu schlau werden.
Am Ende aller Missentscheidungen stehen die Bürger und ihre Gesundheit. Ein gesundes Volk wird so von entscheidenden Politikern mitbestimmt, teilweise auf fortlaufend schleichenden Umwegen.
Trotz alledem zählt die durchschnittliche Lebensqualität in Deutschland zu einer der besten in der Welt.
Wir müssen bewusst versuchen, diese Lebensqualität zu wahren und zu schützen, soweit es geht. Von der gesundheitlichen Seite her kann zumindest jeder für sich aktiv werden, und so seine eigene Lebensqualität durch eine bessere und stabile Gesundheit erfahren.
Ich versuche hiermit nur aus meiner Sicht, die Gründe für eine nachlassende Versorgung durch negative Entwicklung in unserer Gesellschaft darzustellen. Ich muss nicht mit allem absolut im Recht sein, es beschreibt nur meine Sicht der Dinge.
Der Sinn ist, jeden zum Nachdenken zu bringen, zu ermuntern, an sich selbst zu denken, an sich zu glauben, und zu motivieren, andere Wege zu gehen als die üblichen, um eine Genesung wiederzuerlangen.
Genauso wie ich es für mich gemacht habe, um wieder gesund zu werden, so kann jeder neue Wege gehen, die nichts kosten, aber oft erstaunlich viel bringen. Gesundheit geht

vor. Die neuen Wege können kann sogar deutlich die Therapie des Arztes unterstützen.

Wie in der Tierwelt suchen die Menschen immer nach einer Führung. Der Stärkere setzt sich durch. Tiere bleiben in ihrem Revier, solange sie Wasser und Nahrung finden. Bei den Menschen hat es immer anders ausgesehen. Ein Führer bemüht sich erst um das Vertrauen seiner Untergebenen. Sein Ehrgeiz vermittelt ihm irgendwann, mit seinem Rudel alleine nicht zufrieden zu sein. Er will mehr. So versucht er mit seinem Volk, andere Völker für sich zu gewinnen. Dafür führte er Kriege über Kriege – ohne Rücksicht auf sein eigenes Volk.

Aus der Vielzahl der Untertanen sind in der Antike Zivilisationen zustande gekommen. Die römische Zivilisation vor über 2000 Jahren war eine gefürchtete Macht, die sich zuletzt über ganz Europa ausdehnte. Die römischen Führer führten ein üppiges Leben mit den geraubten Werten. Sie sorgten sehr bald dafür, dass ihr Volk dumm und arm blieb, um abhängig vom System zu bleiben. Währenddessen wurde von den Mächtigen der Wohlstand grenzenlos genossen. Die tollsten Orgien wurden organisiert. Sex, Drogen und Alkohol wurden so lange konsumiert, bis das System völlig zusammenbrach. Eine scheinbar unantastbare Macht degradierte sehr schnell. Das, was davon übrig geblieben ist, ist heute nur noch in den Museen zu erfahren.

Unsere Kultur ist auch so weit.

1971 kam ich von Frankreich nach Deutschland. In Frankreich waren damals die Nachrichten überwiegend auf Sportergebnisse und Wetter abgestimmt. Wahrscheinlich sollte so der normale Bürger nicht zu viel von Politik erfahren.

In Deutschland dagegen stand Politik an erster Stelle der Nachrichten. Es wurde damals eine ehrenvolle und offene Politik im Sinne des Volkes gemacht.

Die Politik hat sich leider in den letzten vierzig Jahren sehr zum Nachteil der deutschen Bevölkerung entwickelt. Die sorgfältig aufgebauten sozialen Systeme von damals beginnen, zugunsten internationaler Interessen zu zerbröckeln. Die Qualität der heutigen Politiker im Sinne des deutschen Volkes führt zu einer demographisch dramatischen Entwicklung von sozialen Systemen.

Die dekadente Zivilisation der Römer wiederholt sich in großem Stil.

Die Weltbanken sind mächtig geworden. Sie sind weltweit tätig und bestimmen somit die Weltpolitik. Unsere Politiker werden überwiegend von Banken vorbestimmt. Daher tun sie Dinge und treffen Entscheidungen, die wir nicht mehr nachvollziehen können. Die UBS-Bank wird noch Ende 2010 von der deutschen Bundesregierung geschützt, damit reiche Freunde ihr Geld in der Schweiz weiterhin deponieren können. Das ist der Verfall der Demokratie.

Derselbe Vorgang mit der UBS wurde in den USA als eine kriminelle Akte abgehandelt.

Viele Regierungen der westlichen Welt folgen mit Unterstützung der Bonimanager, die sie schützen, einen ähnlichen Weg wie den der Römer.

Drogen, Perversitäten und Alkoholkonsum gehören mittlerweile auch zu unserer Gesellschaft. Sexshops sind selbst in den schönsten Geschäftsstraßen unserer Städte nicht mehr zu übersehen. Pornographie ist so frei geworden, dass viele junge Menschen die Orientierung bezüglich Sexualität und Liebe verloren haben. Lebensziele werden somit zerstört, schon bevor sie angegangen werden. Die Geschichte frühere Kulturen wiederholt sich, nur etwas anders.

Das Volk wird von der Politik weitgehend im Stich gelassen. Der Mensch dient überwiegend als Konsumobjekt, um das System der Machthaber zu finanzieren. Familiensinn und Familiengründungen lassen erheblich nach. Jeder versucht das Bestmögliche, um sein erreichtes Eigentum zu schützen. Das Gefühl einer unsicheren Zukunft ist weit verbreitet. Es gibt kaum mehr Halt für den normalen Bürger. Es werden infolgedessen zu wenige Kinder geboren. Die Gesundheit, das wertvollste Gut eines Volkes, wird zur Gunst von Pharmakonzernen ausgenutzt.

Politiker schauen zu. Entweder sehen Sie das Problem nicht, oder sie sehen es doch und sind nicht in der Lage, entgegenzuwirken.

Moral und Ethik schwinden. Politik und Wirtschaft sind daher an der Entwicklung von Zivilisationskrankheiten gewollt oder ungewollt beteiligt. Unsere Zivilisation ist in diesem Sinn zumindest moralisch krank.

Es wäre sicher ein Fehler, sich nur auf unsere etablierten Gesellschaftssysteme alleine zu verlassen, um seelisch und körperlich gesund zu bleiben.

Jeder ist daher für sich selbst verantwortlich. Ein blindes Vertrauen in bestehende Systeme ist nicht zu empfehlen. Kritik, Selbstkritik und Offenheit für alternative Erkenntnisse sind sehr zu empfehlen. Hinzu kommt, dass jeder Mensch ein eigenes und unvergleichbares Schicksal hat, das in der Gänze nie mit einem anderen vergleichbar ist.

Der Gesundheitsverlust ist also oft der Anlass für ein Nachdenken. Mit dem nötigen Ehrgeiz wird man irgendwann dazu gezwungen sein, selbst etwas zu unternehmen, sich endlich für sich selbst, seinen Körper und seine Umgebung zu interessieren. So kann man möglicherweise Heilmethoden erfahren, die von der Schulmedizin völlig abgelehnt werden. Andere Heilmethoden dazu können je nach Krankheitsbild lebensrettend sein, vorausgesetzt, dass die Zeit noch ausreicht.

Die krank machenden Strahlen, die mir vor 35 Jahren sehr stark geschadet haben, haben schon sehr viele Wissenschaftler beschäftigt. Deren Untersuchungen haben verblüffende Ergebnisse gebracht. Leider wurden diese Ergebnisse bis jetzt von unseren politischen und den sogenannten Gesundheitssystemen unterdrückt.

Als ich anfangs von Elektrosmog und Erdstrahlen hörte, war meine Reaktion wie die der meisten Menschen eher ablehnend. Wenn nichts mehr geht, kommt man hoffentlich dazu, sich mit dem Thema zu befassen, oder man ist noch nicht verzweifelt genug.

Radio und Telefonwellen sind auch unsichtbar.

Ich entschied mich also, das Tabuthema anzupacken, nachzuforschen und für mich anzuwenden. Ich wurde bald wieder gesund.

Die enge Verknüpfung von Mensch und Natur ist die Urbasis der Gesundheit.

Deshalb werden hier Umweltprobleme, die zu Krankheiten führen, sowie Systeme, die den Menschen an seiner geistigen Entfaltung hindern, angesprochen.

Politiker verabschieden Gesetze, wodurch Gesundheitssysteme wie Krankenkassen usw. bestimmt werden.

Politiker, die das Volk leiten sollen, sind auch Menschen mit Stärken und Schwächen. Auch sie machen nicht alles richtig. Auch sie wissen nicht alles. Deren Wahlversprechungen sind auch unsichtbar.

Jeder ist, wie gesagt, gefordert, in allen Lebenslagen auch über unkonventionelle Heilmethoden nachzudenken.

> WENN GOTT DIR EINE TÜR ZUSCHLÄGT,
> ÖFFNET ER DIR EIN FENSTER!
> (aus Russland)

TEIL I

—

UNKONVENTIONELLE KRANKHEITSURSACHEN

KAPITEL I –
UNERWÜNSCHTE BEKANNTSCHAFT

KRANKHEIT ALS LEBEWESEN?

»Klack« machte es im Rücken, als ich eines Tages mit 29 Jahren versuchte, eine Betonplatte zu heben. Es war der Beginn einer sich ständig verschlechternden Gesundheit mit unbeschreiblichen Schmerzen.
Es war doch seltsam: Wir hatten unser neues Haus bezogen, und seitdem ging es mit der Gesundheit bergab.
Eine sogenannte Zivilisationskrankheit hatte auch mich erreicht.
Die vielen ärztlichen Behandlungen brachten keinen Erfolg, und auch die Empfehlungen, wie zum Beispiel zu joggen, machten nur alles viel schlimmer.
Eine Reihe von Erkrankungen folgte sehr bald. Es dauerte Jahre, ehe ich eine Lösung finden konnte. Der Mensch muss erst leiden, bevor er zum Nachdenken und Umdenken bereit ist.
Infolgedessen begann ich also, mich mit Körperfunktionen und modernen Umweltbelastungen zu beschäftigen. Aufgrund der Fülle der verschiedenen Informationen konnte ich ein System erkennen, dessen technische Strukturen logisch aufgebaut und nachvollziehbar waren.
Die Chinesen haben den Menschen als eine perfekte Antenne zwischen Erde und Kosmos identifiziert, als sie die Meridiane zwecks Akupunktur und Akupressur im menschlichen Körper dokumentierten.
Ich hatte immer wieder festgestellt, dass der Empfang im Radio und Fernsehen besser wurde, sobald ich in die Nähe des Gerätes kam oder die Antenne anfasste, ganz gleich, ob es sich um einen Langwellen- oder UKW-Sender handelte. Im Gegensatz dazu machte ich aber auch die Erfahrung, dass der Empfang zeitweise verschwand, wenn ich mich einem Radiogerät näherte. In diesem Falle schirmte mein Körper einen schwachen Sender ab. Beim Anfassen der Geräteantenne war der Empfang wieder klar.
Das bedeutete also, dass Elektrostörungen, die den Radioempfang stören, meinen Körper ebenso beeinträchtigen.
Dazu erfuhr ich, dass das Wassermolekül der beste Informationsträger in der Natur ist. Das menschliche Gehirn besteht zu 90 % aus Wasser, der Körper eines Kindes zu 80 % und der Körper eines Erwachsenen zu 70 %.
Die mehreren Milliarden Zellen eines lebenden Menschen (ca. 60 Millionen bei einem

nur zehn Zentimeter großen Fötus) verfügen über ein elektrisches Potential. Wenn dieses nicht stimmt, ist der Mensch krank.

Eine Zelle ist ein sogenannter elektrischer Dipol. Eine jede enthält sämtliche denkbaren Informationen und das gesamte Weltwissen. Sie hat ihre Resonanz im Kosmos und mit allem, was darin geschieht.

Die Mischung aus Wasser und elektrischen Strömen in meinem Körper sah ich aufgrund meiner technischen Sichtweise als besonders interessant an. Ich kam schließlich zu der Auffassung, dass der Mensch sich in den meisten Fällen selbst krank macht.

Laut Physikern und Naturmedizinern:

ALLES, WAS LEBT, SCHWINGT,
WAS NICHT MEHR SCHWINGT, IST TOT.

Das trifft für alle Lebewesen zu, ob Mensch, Tier oder Pflanze. Jedes Wesen hat seine eigene Schwingung, kein Lebewesen ist einem anderen gleich.

Das bedeutet, dass alles, was da ist und fortschreitet, lebt. Das bedeutet somit auch, dass eine Krankheit ebenso ein Lebewesen mit spezifischen Schwingungen ist.

Wenn ein oder mehrere Organe über längere Zeit mit gewissen krank machenden Schwingungen oder Informationen belastet werden und wenn dazu eine genetische Information, eine Veranlagung zu einem bestimmten Krankheitsbild in den betroffenen Organen vorhanden ist, dann ist die Voraussetzung für die Zeugung einer Krankheit nahezu perfekt.

Es ist aber durchaus möglich, dass diese Zeugung ohne Folgen bleibt und erstickt, wenn der betroffene Körper aus den negativen Informationen bzw. Schwingungen irgendwann entfernt wird.

Dieses wird im Laufe meine Erklärungen verständlicher.

Diese Krankheitsverursacher werden durch ein unsachgemäßes Leben wie Rauchen, schlechte oder inadäquate Ernährung, Schlafmangel, Alkohol usw. verstärkt.

So wird der Stoffwechsel angegriffen. Der elektrolytische Energietausch der Zellen untereinander wird somit geschwächt oder völlig unterbunden. Gesunde Zellen bleiben gesund und kranke Zellen krank.

So werden die Vorbereitungen für die Entstehung einer Krankheit perfekt.

Kommt ein seelischer Tiefpunkt dazu, erfüllt dieser die letzten Bedingungen, um den Menschen als Ganzes widerstandslos zu machen.

Das entsprechende Lebewesen »Krankheit«, das zu den unbewusst begangenen Fehlern passt, wird somit geboren.

Ein Lebewesen braucht seine Nahrung, um wachsen und gedeihen zu können.

Wenn die Ernährung falsch ist, indem Nährstoffe eingenommen werden, welche die Krankheit in ihrem Wachstum unterstützen, dann wird das Problem immer komplexer. Eine richtige Ernährung wirkt wie ein gutes Medikament, eine schlechte Ernährung dagegen kann ähnlich einer Giftspritze wirken.

Wird die Krankheit eines Tages mächtig genug, um das Gesunde in einem Körper völlig zu ersticken, dann ist es vermutlich mit dem Schicksal des betroffenen Menschen bald zu Ende.

Spätestens dann, wenn eine Krankheit geboren und erkannt wurde, müssen ihre Ursachen ergründet und beseitigt werden.

Dazu ist es notwendig, die Ursachen, die Verstärker, Beschleuniger und ihre Nahrung zu ergründen und zu unterbinden.

Nur so kann das Wachstum einer Krankheit unterbrochen werden.

So gibt man sich die Chance, diese Krankheit im Keim zu ersticken.

Das ist keine Theorie, sondern pure Realität. Zurück zur Natur ist das Motto.

Eine seelisch positive Einstellung dazu, diese Krankheit abzulehnen und sie mit allen Mitteln bis zu Ende zu bekämpfen, kann zu einem unerwarteten Erfolg führen.

Ein Lebewesen ohne Nahrung ist zum Sterben verurteilt.
Eine Krankheit ohne Nahrung ist zum Sterben verurteilt.

WIE ERNÄHRT MAN EINE KRANKHEIT?

Eine deutsche Frauenzeitschrift fand durch Umfragen heraus, dass sich höchstens 2 % aller Ärzte mit Ernährung auskennen.

Diese Werte haben mich zwar enttäuscht, aber nicht überrascht.

Was wäre damals gewesen, wenn ich eine Krankheit gehabt hätte, bei der überwiegend die Ernährung ausschlaggebend gewesen wäre?

Hätte ich einen der 98 % in Ernährungsfragen unerfahrenen Ärzte aufgesucht, hätte ich wahrscheinlich wenige Chancen gehabt, zu genesen.

Fakt ist: Die Natur macht krank, wenn man sie nicht achtet und nicht naturgemäß lebt. Die Natur verbirgt dagegen Kräfte, die wir nur teilweise nutzen, um unsere Gesundheit zu schützen und um Krankheiten zu heilen. Wie schon gesagt: Die Natur hat grundsätzlich recht.

Die Natur ist der Träger jeglichen Lebens. Die Nahrung ist ein Teil der wichtigen Lebensenergien.
Chemie und Pharmaindustrie wandeln Produkte um, die sie auf der Erde gefunden haben. Die Naturprodukte werden gemischt und teilweise sehr konzentriert. In der veränderten und konzentrierten Form sind diese Produkte nicht in der Natur vorzufinden. Es sind chemische Produkte, die bei richtigem Einsatz eine schnellere und wirksame Hilfe bedeuten können.
Chemische Medikamente können auch erhebliche und dauerhafte Nebenwirkungen hervorrufen. Die langen Packungsbeilagen sind die Warnungen dazu.
Alle angebotenen Produkte der Pharmaindustrie in Kapsel-, Tabletten- oder Tropfenform sind immer eine Umwandlung der Natur.
Der Mensch schöpft nichts Neues, er transformiert nur.
Die Frage bleibt oft: Wie hat er transformiert?

Wer während einer Krankheit Medikamente einnimmt und gleichzeitig durch falsche Nahrungsmittel den Gegeneffekt zu den Medikamenten bewirkt, verursacht eine unnötige Mehrbelastung für den Körper. Das könnte zum Verhängnis werden.
Ernährung bedeutet eine Einnahme von Stoffen, deren Auswirkungen maßgebend für Gesundheit oder Krankheit verantwortlich sind.
Nahrungsmittel sind Medikamente. Sie sind entweder schlechte oder gute Medikamente, je nachdem wie oder wie ausgewogen man sich ernährt.

Spätestens während einer Krankheit sollte auf Ernährung geachtet werden.
Eine bewusste Ernährung kann also zu einer deutlichen Stärkung der Abwehrkräfte führen und einige Medikamente überflüssig machen.
Falls eine ärztliche Beratung das Thema Ernährung nicht anspricht, wäre der Patient gut beraten, sich selbst zu bemühen.
Im Zweifelsfall kann man sofort vorläufig damit beginnen, die Aufnahme von Fleisch, Wurst, Eier und Milch sowie auch Fast Food, Zucker und alle Lightprodukte zu stoppen.
Die Umstellung auf Rohkost und frisches Gemüse sowie gesunde Säfte und Wasser aus Glasflaschen wären dann ein guter Anfang. Diese haben selten Nebenwirkungen, wenn sie natürlichen Ursprungs geblieben sind.

Walter H. Rauscher, Heilpraktiker aus Karlsruhe, beschreibt in seinem Buch »Tödliche Mykosen«, welchen Einfluss und welche langfristigen Folgen Chemikalien und Präparate auf den Körper haben können. Mykosen entstehen durch krank machende Hefe-Schimmelpilze und werden von Rauscher als eine Antwort der Natur auf Antibiotika, Cortisonmissbrauch und Umweltgifte dokumentiert.

Die Zeitschrift »Raum & Zeit« Nr. 55 berichtete mit reichhaltigen Abbildungen ausführlich über Mykosen.

Die Tagespresse meldete auszugsweise Folgendes:

»Nebenwirkungen oftmals tödlich – In Nordrhein-Westfalen sterben nach Angaben von Experten jährlich bis zu 2500 Menschen an den Nebenwirkungen von Arzneimitteln. Zehntausende leiden aufgrund von Medikamenten unter schweren Störungen. Zurzeit finden über 1000 klinische Tests von Arzneimitteln statt, die keiner behördlichen Überprüfung unterliegen. Noch schlimmer ist die unkontrollierte ambulante Prüfung der Medikamente an Patienten.«

Diejenigen, die mit solchen Mitteln umgehen, sei es durch Verschreibung oder Einnahme, denken zu wenig über die langfristigen Konsequenzen nach.

Selbstverständlich sind die Chemikalien einer unbiologischen Ernährungsweise ebenso schädlich.

Die vorgegebenen Fastenkuren der verschiedenen Religionen waren Maßnahmen zur Gesundheitserhaltung. Der Körper bekam endlich die Gelegenheit, das Zuviel an angesammelten falschen Ernährungsrückständen abzubauen und sich somit zu entschlacken. Menschen, die schon gefastet haben, tun es meist immer wieder. Dem Körper geht es anschließend besser und der Kopf ist klarer, denn eine Fastenkur reinigt den Körper und die Seele von ihren Giften.

Falls der Arzt eine Spritze nach der Fastenkur verabreicht, stellt er fest, dass die Nadel wesentlich besser in den Körper eindringt. Der Körper hat durch das Fasten die Schmutzpartikel einer unbewussten Ernährung ausgeschieden und sich somit gesäubert.

Heilfasten entschlackt Körper und Seele und stellt eine Unterbrechung der bisherigen Lebensgewohnheiten dar. Der Mensch wird ruhiger und kann anschließend besser fühlen, was dem Körper guttut. Der Kaffeetrinker merkt, dass er auch ohne seinen geliebten Kaffee auskommen kann. Der Raucher möchte plötzlich nicht mehr rauchen. Man besinnt sich instinktiv und fühlt sich dabei fit.

Im Allgemeinen kann man beim Fasten problemlos den beruflichen Anforderungen nachkommen. Die Leistungsfähigkeiten werden deutlich erhöht. Fasten ist eine positive

Erfahrung. Ein angenehmer Nebeneffekt ist der rasche Verlust des Übergewichts. Die bisherigen Essgewohnheiten können nach der Kur leicht verändert werden.

Eine Fastenkur muss mit System angegangen werden. Dazu wäre das Buch: »Wie neugeboren durch Fasten« von Dr. Lützner zu empfehlen. In diesem Buch wird genau beschrieben, was man vor, während und nach dem Fasten unbedingt berücksichtigen muss.

Um Hungergefühle zu vermeiden, muss vorerst der Darm entleert werden. Solange der Darm nicht völlig entleert ist, verlangt er nach Nahrung. Nach Beendigung der Fastenkur darf man nicht sofort wieder alles essen, der Körper muss sich erst wieder auf die Produktion von Verdauungssäften und auf Nahrungsaufnahme einstellen. Das geschieht nur stufenweise. Anfänger können sich vom Arzt oder Heilpraktiker beraten lassen. Der Berater sollte sich allerdings mit Fastenkuren und Nahrungsmitteln und ebenso deren Auswirkungen auskennen, denn aus Unkenntnis wird viel Falsches zu dem Thema erzählt.

WIE BEHEBT MAN DEN SCHADEN?

Als Techniker habe ich gelernt, nach Ursachen zu suchen und nicht nur Defekte zu flicken.

Dank dieser konsequenten Denkweise habe ich meine eigene Gesundheit wieder in den Griff bekommen.

Die Schulmedizin dagegen beschäftigt sich überwiegend mit den Problemen und sehr selten mit den Verursachern. Somit bleiben die Probleme zwangsläufig und der Patient kommt bald wieder. Ein gesunder Patient ist ein schlechter Patient.

In der Technik zeigen sich die Diagnosefehler sehr viel schneller als in der Medizin. Hätte ich in meinem Beruf nur den Defekt repariert und die Ursache des Defekts übersehen oder nicht geachtet, dann hätte sich der Kunde kurze Zeit später wieder gemeldet.

Da sind die Schulmediziner wiederum im Nachteil. Ihre Empfehlungen wirken oft nur über längere Zeit. Falls der Patient zu Hause den Hinweisen nicht folgt, hat der Arzt keine Chance, zu beurteilen, ob seine Empfehlungen richtig waren oder nicht.

Ich hatte deshalb nie das Bedürfnis, einen Arzt so anzusehen, als sei er Gott auf Erden, nur weil er Arzt ist. Ein Arzt ist ein Mensch, der seinen erlernten Beruf ausübt, nicht mehr, nicht weniger. Professor oder Doktortitel ändern nichts daran. Die Mehrheit der heutigen Berufe verlangt ebenso ein qualitatives Wissen sowie Erfahrungswerte und Verantwortung.

Ärzte werden oft von ihren Patienten auf ein Podest gestellt. Wofür? Wozu? Warum? Sich bedenkenlos dem Arzt zu unterwerfen ist ein grundsätzlicher Fehler.
Es ist immer wichtig, zu erfahren, was der Arzt denkt, um mit zu entscheiden, wie die Therapie aussehen soll. Mein Körper muss von einem Defekt geheilt werden. Das Gespräch mit dem Arzt muss möglich sein, um Klärung zu schaffen, sonst hat man den falschen Arzt aufgesucht.

Hiermit erinnere ich an einen Artikel in der Frankfurter Allgemeinen vom 2. September 2009: »Der Patient als Ware«. Darin wird berichtet, wie Patienten gegen Provision von Ärzten zu Ärzten oder Krankenhäusern geschoben werden.
Vorsicht ist geboten. Wir leben in einer Konsumgesellschaft.
Es gibt sehr gute und gewissenhafte Schulmediziner, man muss sie nur suchen.
Einige Ärzte haben auch eine Geschäftslücke entdeckt und nennen sich Naturmediziner. Auch da ist Vorsicht geboten. Es gibt reichlich selbst ernannte Naturmediziner, die kaum Naturmedizin betreiben.
Im Zweifelsfall sollten ein zweiter Arzt und ein guter Heilpraktiker zu Rate gezogen werden.

FETT UND CHEMIE IM KÖRPER

Die Ernährung spielt, wie schon erwähnt, eine sehr wichtige Rolle. Sie ist ein Glied in der Gesundheitskette. Sie bedeutet aber bei Weitem nicht alles, wie ich später bitter erfahren durfte. Darüber mehr in weiteren Kapiteln.
Je weniger der Mensch sich bewegt, umso mehr isst er. Er hat mehr Zeit und Möglichkeiten dazu als zu früheren Zeiten.
Die Lebensmittelindustrie versteht sehr wohl, unsere Geschmacksnerven anzuregen und abhängig zu machen. Immer mehr neue Produkte verführen und bringen uns auf den besonderen Geschmack. Wir essen jeden Tag tierische Fette in solchen Mengen, dass der Körper sie nicht mehr eliminieren kann. Männer bekommen im Allgemeinen runde Bäuche, bei den Frauen fängt es meist an den Oberschenkeln und an den Hüften an. Von Jahr zu Jahr sieht man sich am Strand wieder, und die Körperveränderungen sind oft identisch mit den veränderten Essgewohnheiten.
Die Zunahme der Cholesterin- und Diabetesprobleme ist ein weiteres Indiz dazu.
Rohkost ist sicher das naturidentischste Nahrungsmittel, das uns von der Natur zur Ver-

fügung gestellt wird. Einen gesunden Rohkostsalat zubereiten ist sicher arbeitsintensiver, als ein Kotelett zu braten. Die Verdauung des Koteletts fällt allerdings schwerer. Der Magen verbraucht viel mehr Energie nach dem Essen, so dass man gegen das Einschlafen im Büro oder am Steuer kämpfen muss.

Solche Verdauungsbeschwerden sind bei einer Rohkosternährung kaum existent.

Die Einnahme von Vitaminen ist bei Büroarbeiten nützlicher als überflüssige Kalorien, die nicht umgesetzt werden können.

Hinzu kommt, dass z.B. Magnesium, eines der wichtigsten Mineralien überhaupt, in einer fetten Nahrung kaum oder gar nicht vorhanden ist.

Der heute immer wieder angesprochene Magnesiummangel deckt sich mit dem übertriebenen Fleischkonsum. Zu viel Fleisch und Wurst haben auch zur Folge, dass der Stoffwechsel übersäuert wird. Der elektrolytische Prozess im Körper wird durcheinandergebracht und das Immunsystem geschwächt.

Der Konsument erfährt außerdem nur selten, woher das Fleisch kommt und welche Chemikalien den Tieren eingespritzt und wie die Tiere behandelt und gefüttert wurden.

Das Fleisch enthält oft z.B. Penicillin oder Schlafmittel. Schweine, die nachts im Stall zu viel herumlaufen, verlieren an Gewicht. Darum bekommen sie Schlafmittel.

Diese und andere Medikamente kommen zwangsläufig mit dem dazugehörigen Stück Fleisch auf den Teller.

Alle diese Chemikalien werden mitgegessen und bleiben nicht ohne Nachwirkungen.

Je fetter das Fleisch, umso größer die Gefahr von Rückständen. Die meisten Rückstände lagern sich gerne in den Fetten ab.

Welche Auswirkungen haben diese Gifte langfristig auf einen Körper?

Früher lief der Bauer auf dem Acker den ganzen Tag hinter seinem Pferd und dem Pflug her und aß oft nur einmal in der Woche Fleisch. Im harten Winter gab es Speck von gesunden Tieren und vielleicht ein Glas Schnaps ohne chemische Zusätze.

Die Welt war chemisch gesehen noch in Ordnung. Die Kalorien wurden im Laufe des Tages verbraucht.

Heutzutage steht man auf, frühstückt mit Wurst und Käse und fährt mit dem Auto zum Büro. Vielleicht frühstückt man dort ein zweites Mal. Zum Mittagessen gibt es ein Schnitzel mit Pommes und den dazugehörigen kalorienreichen Soßen aus der Lebensmittelindustrie. Im Salat sind noch einige Wurststreifen zu sehen. Anschließend gibt es ein Stück Torte mit Sahne und eine Tasse Kaffee. Statt reinem Zucker nimmt man einen künstlichen Süßstoff (incl. Aspartam/Nervengift) im Kaffee, weil Zucker dick macht.

Nach der Arbeit auf dem Weg nach Hause wird unterwegs beim Tanken auf den besten Kraftstoff für das Auto geachtet. Der Motor eines Autos funktioniert am besten mit den besten Produkten. Auf den besten Kraftstoff für den eigenen Motor wird nicht geachtet!

Zu Hause wird der Fernseher eingeschaltet. Statt Butter gibt es Margarine (ungesunde Transfette), Wurst und Käse zum Abendbrot. Anschließend nascht man noch ein paar Chips, trinkt Alkohol und schläft zum Verdauen vor dem Fernseher ein.

Die aufgenommenen Fette vom Tag haben kaum eine Chance, verbraucht zu werden.

Der Einzug von Chemie, Fetten, Kohlehydraten und Zucker in der Nahrungskette ist seit Beginn der 90er Jahre nicht zu übersehen. Besonders die jüngeren Menschen sind es, die disproportional in die Breite wachsen.

Schlanke Menschen gehören bald der Vergangenheit an, wenn ein Umdenken ausbleibt.

Die erschreckende Zunahme von Diabetes bei jungen Menschen ist auch die Quittung für eine schlechte und unnatürliche Ernährung mit zu wenig Bewegung.

Es werden überwiegend chemische Getränke mit hohem Zuckergehalt bzw. Süßstoff/Aspartam getrunken.

Viele Verbraucher glauben mittlerweile, dass Wasser aus dem Wasserhahn nur noch zum Waschen oder Abwaschen da ist.

Wasser, das getrunken wird, wird zu teuer gekauft. Die Werbung hat uns dahin erzogen, dass das Wasser aus dem Wasserhahn nicht trinkbar wäre. Dabei ist es das beste und gesündeste, was wir haben, besonders in Deutschland.

Es wird Wasser aus unbekannten Quellen in Kunststoffflaschen gekauft, das mit Kohlensäure angereicht wurde und eine Deutschlandrundfahrt hinter sich hat, bevor es im Geschäft ankommt.

Kohlensäure schmeckt angeblich besser, bläht aber bekanntlich auf und raubt dem Magen die Säure für die Verdauung der Nahrung.

Die Bisphenolrückstände und die veränderte Polarität des Wassers durch Kunststoffe werden nicht zur Kenntnis genommen.

Die erste Füllung aus den Kunststoffflaschen wird getrunken. Die rohe Kunststoffflasche wurde somit zum ersten Mal gespült. Das Bisphenol aus den Kunststoffen wirkt langfristig. Bisphenol wird nachgesagt, die frühe Pubertät von Mädchen und die Prostata älterer Männer negativ zu beeinflussen.

Für die Entstehung der Kunststoffflaschen weltweit werden Millionen von Liter Öl benötigt.

Das gesunde und ökologische Wasser kommt aus der Glasflasche. Besser noch aus dem

Wasserhahn. Wasser bleibt Nahrungsmittel Nummer eins. Es ist das bestkontrollierte Lebensmittel, welches wir besitzen.

In der Küche wird mit künstlichen Fetten gebraten. Fertigprodukte mit Fetten, Geschmacksverstärker, Konservierungsmittel und Zucker werden erwärmt.

Wenn Salat, dann wird häufig Fertigsalat mit einer Fertigsoße aus der Chemieindustrie verwendet, welche selbstverständlich auch aus der Plastikflasche kommt.

Auf den Kuchen kommt Sahne aus der Spraydose.

Anschließend wird eine Zigarette geraucht, um den Stoffwechsel und der Übersäuerung den Rest zu geben. Die Tabakpflanze wurde mit Pestiziden gespritzt. Der Tabak wurde mit Nitratsalzen getrocknet. Nikotin und Teer ergänzen den wunderbaren Geschmack.

Wenn man ausgeht und irgendwo essen möchte, dann gibt es Fast Food in Papiertüten und Pappschachteln auf den Tisch, weil die Kinder von der bunten Werbung und den kleinen Plastikgeschenken angelockt wurden, dazu natürlich das spezielle Nationalgetränk. Es wird ohne Besteck, mit den Fingern und fast liegend auf dem Tisch gegessen. Kinder lernen damit eine moderne Esskultur?

Eltern tragen somit dazu bei, dass ihre Kinder von einer gesunden Ernährung abgelenkt werden. Auf Dauer werden Fette und Kohlehydrate unansehnliche Kolosse aus den lieben Kleinen machen. Wenn Fettzellen einmal gut gezüchtet wurden, ist eine dauerhafte Gewichtsabnahme schwer zu halten. Einmal angelegte Zellen bilden sich nie wieder zurück und lassen sich schnell wieder füllen. Danke Papa, danke Mama für die musterhafte Erziehung!

Mit den Kindern Gemüse einkaufen und putzen, das wäre doch was.

Junge Menschen genießen früh die sexuelle Freiheit. Mädchen nehmen früh die Pille. Die hormonellen Veränderungen im Wachstum werden ignoriert.

Der arme Körper weiß nicht, was er mit all den Dingen, die ihm zugemutet werden, noch anfangen soll.

Der Körper, das wertvollste natürliche Eigentum eines Menschen wird in eine Chemiedeponie umgewandelt. Das geht langfristig nicht gut.

Die Abwehr wird geschwächt. Der Körper wird angreifbar, Krankheiten bekommen ihren freien Zugang. Jung sein heißt nicht, stark und unangreifbar sein.

Die Veränderungen der Essgewohnheiten, der steigende Konsum von Kaffee und koffeinhaltigen Getränken, die Pille, dazu das Rauchen und das viele Sitzen am Computer mit der mangelnden Bewegung sind die perfekte Mischung, um die schönsten Figuren zu ruinieren und den Grundstock für die ersten Wehwehchen zu legen. Die Hüften der Mädchen gehen zusehends in die Breite. Die Körperproportionen gehen auseinander. Aus Unwissenheit wird ihr Körper verkonsumiert, als hätten sie nichts mehr zu verlieren.

ES HAT GESCHMECKT UND DANN?

Harn und Fettsäuren aus dem Schweinefleisch verdicken und vergiften das Blut. Der Kreislauf wird arg belastet. Die Arterien verstopfen so, dass das Herz es eines Tages nicht mehr schafft, das Blut durchzupumpen. Dem Schlaganfall und dem Herzinfarkt wird damit die größte Chance gegeben. Das Herz könnte schnell schlappmachen.
Bis dahin sind wahrscheinlich auch die viel dünneren Arterien, die für Sexualität sorgen, schon völlig verstopft. Die Sexualität wird also auch davon betroffen.
In einer WDR2-Radiosendung kommentierte ein Facharzt, dass auch auf diesem Gebiet der Bypass mit Erfolg eingesetzt wird. Die Impotenz wäre doch nicht zu einem so hohen Anteil seelisch bedingt wie früher angenommen. In den meisten Fällen hätte die Impotenz mit einer Verkalkung der Gefäße zu tun.
Dicke Menschen, Kreislaufkrankheiten, die Impotenz, Herzinfarkt, Schlaganfälle und Krebs sind nicht von ungefähr die »Renner« unserer Zeit.
Der Mensch bringt sich mit Messer und Gabel um.
Regelmäßigkeit, Mengen und Veranlagung bestimmen das Tempo.
Wenn irgendwann alle Gefäße ziemlich verstopft sind oder das Blut zu dick wird, muss mit Hilfsmitteln das Blut verdünnt werden, damit es wieder zirkulieren kann.
Man wird somit mittels Präparaten zum Bluter gemacht. Auch das ist nicht ungefährlich.
Einer meiner Kunden erzählte mir, dass seine Frau eines Tages zum Bluter gemacht wurde. Sie litt an einer sonderbaren Krankheit. Sie durfte über Weihnachten aus der Klinik nach Hause und wurde zuvor mit dem Bluter-Präparaten sehr gut versorgt. Einige Stunden später fing die Frau an, durch die Hautporen zu bluten. Jede Hilfe kam zu spät. Innerhalb von zwei Stunden blutete sie aus und starb. Dieses Präparat wird auch bei extremen Kreislaufbeschwerden angewandt.
Es lohnt sich also, über Ernährung nachzudenken, bevor alles zu spät ist. Es ist immer eine Frage von Einnahmedauer und -dosis.
Salz ist ein lebensnotwendiges Nahrungsmittel. Isst man aber ein Kilo Salz, dann ist man tot.
Ein Schnaps von Zeit zu Zeit ist gesund. Ein Liter Schnaps dagegen kann zu einer lebensbedrohlichen Alkoholvergiftung führen.

Paracelsus sagte:
»Es gibt keine Gifte und keine Heilmittel. Allein die Dosis ist entscheidend.«

Die Dosis bestimmt, was Gift ist.

Während Krieg und Nachkriegszeit waren Herz- und Kreislauferkrankungen so gut wie unbekannt. Es fehlte an Nahrungsmitteln, die Menschen mussten häufig hungern und waren wegen Wiederaufbau und Zukunftsängsten sehr gestresst. Trotzdem waren sie widerstandsfähig und kaum krank. Sie waren draußen in Bewegung, mussten schwer arbeiten und ungewollt auf ausreichende Nahrung verzichten. Sie waren aber positiv eingestellt und hatten das Ziel, etwas zu erreichen.
Eine falsche Ernährung ist in unserer Zeit teilweise schon vor der Geburt vorhanden. Erfahrene Schulmediziner berichten darüber, dass immer mehr Neugeborene schon bei der Geburt keinen intakten Darm haben. Die Immunität des Kindes reicht scheinbar nicht immer aus, um sich noch im Leib der Mutter vor ihrer schlechten Ernährung zu schützen. Sobald das Kind geboren ist, werden ihm oft künstliche Nahrungsmittel aus Gläsern der Lebensmittelindustrie verabreicht. Der Inhalt der Gläschen wird von der Mutter vorher abgeschmeckt. Ihr Geschmack richtet sich nach süß und salzig, bitter und sauer. Falls es ihr nicht schmeckt und als zu fade empfunden wird, wird das Produkt abgelehnt.
Die Hersteller von Babynahrung müssen dafür sorgen, dass es den Müttern schmeckt, um ihre Verkaufszahlen zu erreichen.
Das Kind hat zwar noch keine Zähne, aber Karies ist schon vorprogrammiert.
Der Stoffwechsel des Kindes wird von Beginn des Lebens an übersäuert.
Ein Kindertee-Hersteller ist schon zu Schadensersatz verklagt worden, weil sein Instant-Kindertee aus 96 % Zucker bestand. Dies hatte zu erheblichen Zahnschäden eines Kindes geführt. Der enorme Zuckeranteil war auf der Packung nicht angegeben.

Konfuzius sagte:
»Auch ein Weg von tausend Meilen beginnt mit dem ersten Schritt.«

Die gesunde Ernährung eines Kindes ist also vom ersten Tag an wichtig.
Falsche Ernährung ist ein gesellschaftliches Anliegen. Sobald es schmeckt, fällt es besonders schwer, die eigenen Grenzen zu erkennen.
Pfarrer Sebastian Kneipp formulierte es so:
»Wenn ich merke, dass ich gegessen habe, dann habe ich bereits zu viel gegessen.«
Die Vielfalt der gastronomischen Künste verführen uns zu essen, auch wenn wir keinen Hunger haben. Mit dem heutigen Angebot der gastronomischen Spezialitäten würde vielleicht auch Kneipp schwach werden.

Jedes Gramm Fett zu viel deutet auf eine falsche Ernährung hin. Es gibt selten Ausnahmen. Der Körper zeigt nur, dass er nicht all das verarbeiten kann, was ihm gegeben wird. Es bleibt einiges »hängen«.

Der ständig wachsende Pro-Kopf-Verbrauch an Toilettenpapier beweist außerdem, wie schwierig unverarbeitete Fette zu beseitigen sind. Bei einer natürlichen Ernährung ist der Kot von einer Schleimhülle umgeben. Diese Erfahrung macht man auch während einer Fastenkur.

Die richtige Ernährung ist abhängig von der Tätigkeit. Eine sitzende Tätigkeit fordert weniger Energie als eine schwere körperliche Arbeit.

Der Sommer verlangt auch weniger Energie als der Winter.

Die Natur zeigt uns immer, welche Nahrung zeitgemäß ist. Ein Blick in die Gärten gibt uns Auskunft, welches Gemüse unser Körper je nach Jahreszeit braucht. Die Natur hat alles für uns organisiert.

Rohkost, Gemüse und Obst sind die natürlichste Möglichkeit, den Körper zu ernähren, zu reinigen und vor Krankheiten zu schützen.

Dr. med. Dieter Aschoff pflegte zu sagen:
»… und wenn du dich nicht ändern willst, dann bist du noch nicht krank genug«

KAPITEL 2 –
TECHNIK, DIE FUNKTIONIERT

DER MENSCHLICHE KÖRPER IST EIN ELEKTRISCHES NATURPRODUKT

Es ist unumgänglich, sich etwas mit Biophysik zu befassen, um elektrische Vorgänge im Körper besser verstehen zu können.
In einer Zeitschrift las ich Folgendes:
»In Nashville, USA, hat man einen Froschnerv untersucht. Es wurde eine Spannung von 1,5 Volt in den Nerv gegeben. Im Kern ergab sich ein Magnetfeld absolut ohne Verlust. Somit wurde bewiesen, dass unterwegs kein Strom verloren ging. Diese perfekte Stromleitfähigkeit war bisher nicht bekannt.«
Ein Mensch verfügt über ein ca. 400.000 km langes Nervensystem. Dieses perfekte Stromkabelsystem ist somit ca. 40.000 Kilometer länger als die Entfernung der Erde zum Mond. Unser Nervensystem schafft also fast zehn Erdumkreisungen.
Der menschliche Körper ist nicht nur eine perfekte Antenne. Es ist auch ein extrem guter Stromleiter und arbeitet somit als ein perfektes Elektrogerät.
Wenn man sich am Ellenbogen stößt, gibt es sogar Stromschläge.
Der Mensch ist ein elektrochemisches Aggregat. Sein Körper ist in der Lage, Strom zu speichern und sich davon zu entladen.
Die Stromentladung des Körpers erlebt man besonders nach dem Tragen von Synthetik-Kleidung oder nachdem man in einem Wagen mit Velours-Sitzen gesessen hat.
Sobald man einen Metallgegenstand oder den Türgriff vom Auto anfasst, entlädt sich der Körper über die Fingerspitzen, wenn man Schuhe mit isolierenden Gummisohlen anhat. Der Funken kann bis zu einem Zentimeter und länger sein und ist für den Menschen sehr unangenehm, teilweise schmerzhaft. Es funkt ebenso, nachdem man über einen Teppich aus Kunstfasern gelaufen ist.

Sobald der aufgeladene Körper die Möglichkeit findet, sich über einen Gegenstand zu erden bzw. sich zu entladen, dann tut er das. Es ist seine Rückführung zur Natur, um sich von einer unnatürlichen elektrischen Belastung zu befreien. Mit Ledersohlen wird der Körper über die gesamte Fläche seiner Füße an der Erde entladen. Es gibt keinen erschreckenden, schmerzhaften Funken mehr.
Ein menschlicher Körper ist, wie man es elektrisch nennt, ein Kondensator.
Ein Kondensator ist ein elektrischer Speicher. Er nimmt eine elektrische Ladung auf und

gibt sie nach Bedarf ab. Dabei ist es ihm völlig gleichgültig, ob er sich von positiver oder negativer Elektrizität aufgeladen hat. Bei passender Gelegenheit lädt er immer das ab, was ihm fremd ist und was er von Natur aus ablehnt.

Lädt sich eine Person täglich elektrostatisch positiv auf und eine andere Person negativ, dann ist mit einem starken und schmerzhaften Blitz in den Fingern zu rechnen, sobald beide sich die Hand geben. Es entsteht ein regelrechter Kurzschluss.
Dieses elektrische Potential wurde künstlich erzeugt und jeweils von beiden Personen aufgenommen. Beide Körper lehnen diese Fremdbelastung ab und entladen sich durch den Kurzschluss zwischen den Fingern.

Die Morphologie des Menschen hat sich im Laufe der Jahrmillionen immer seiner seelischen und geistigen Entwicklung angepasst. Entsprechend haben sich seine Gesichtsformen und Verhaltensweisen geändert. Das ist die Reflexion seiner geistigen Entwicklung nach außen.

Das Innere hat sich jedoch nicht geändert. Die Arbeitsweisen und Mechanismen seiner Organe sind seit Millionen Jahren weitgehend gleich geblieben.
Der Körper passt sich also nur bedingt an. Er ist und bleibt ein Naturprodukt.
Das wird auch der moderne Mensch niemals ändern können. Der Körper reagiert den Entfremdungen, Überbelastungen und deren Dauer entsprechend: Er produziert Schmerzen als Alarmsignale.

Wenn Intelligenz, Geist und Seele sich mit den modernsten Technologien befassen, heißt es noch lange nicht, dass der Körper die unnatürlichen und ungewohnten Umgebungen dauerhaft ertragen kann.
In der Natur dagegen fühlt man sich wohl. In einer biologischen Umwelt regeneriert man sich spürbar am besten.
Menschen mit sitzenden Bürotätigkeiten spüren die Notwendigkeit der Bewegungen im Grünen. Die Zunahme von Sportarten wie Joggen, Nordic Walking und Wandern beweist das instinktive Verlangen einer Rückkehr zur Natur.
Die Arbeiten am Computer, der moderne Stress und das Leben in elektrifizierten Stadtwohnungen lassen sich nur über Bewegungen und entsprechende Sauerstoffaufnahme im Freien bewältigen.
Die Zunahme des Burn-out-Syndroms zeigt uns die Grenze der Belastungen von ehrgeizigen Menschen in modernen Zeiten.

Ein Körper ist eine perfekte Maschine auf Naturbasis. Eine Maschine braucht ihre Energie und Wartungen, um gut funktionieren zu können.
Der menschliche Körper ist letztendlich nur ein Transportmittel für Intelligenz, Geist und Seele. Er transportiert Ideen und hilft, diese Ideen handwerklich umzusetzen. Er hilft beispielsweise, auf Wunsch ein Buch in die Hand zu nehmen und beschäftigt die Augen mit dem Lesen. Die Augen nähren wiederum seine Intelligenz durch Wissen. Über die Technik des gut funktionierenden Körpers wird Wissen als unsichtbare Materie im Geist eingespeichert.

Der Körper hilft mit seiner Kraft, den Garten umzugraben und auch alle anderen Bewegungen auszuführen, die im Leben notwendig sind. Dabei nimmt er immer neue Informationen durch Fühlen, Sehen und Hören auf. Diese Informationen werden über die Intelligenz an den Geist weitergegeben. Daraus entstehen unsichtbare Erfahrungen, die wiederum bei Bedarf durch den Körper wiedergegeben werden, ob in Haltung, Taten oder in Worten über Lippenbewegungen und Aktivierung der Stimmbänder sowie der Augen und des Gesichtsausdrucks.
Der Körper ist allein der bewegliche und greifbare Teil eines Menschen.
Die Zunahme von Schlafmangel und chronischen und lebensbedrohlichen Erkrankungen ist in den letzten zwanzig Jahren stark angestiegen. Gleichzeitig haben immer mehr Schaumstoffe, Kunststoffe und Metallgegenstände ihren Platz im Wohnbereich und in den Schlafräumen gefunden.
In meiner damaligen gesundheitlichen Not führte ich als Elektrotechniker viele Versuche mit der elektrischen Leitfähigkeit des Körpers durch. Später entwickelte ich den von mir genannten Liegetest.
Ich experimentierte vorerst mit Hautwiderstandsmessungen nach Dr. med. Hartmann. So stieß ich für mich unerklärlich auf extreme Schwankungen in der Nähe von Plastikfolien, Schaum- und Kunststoffen.
Entsprechend der Veränderungen klagten die Versuchspersonen über starke Schmerzen, Nervosität, Atemnot und Kälteempfinden mit Zittern.
Dieser Test kann von jedem Menschen zum eigenen Schutz durchgeführt werden – mehr darüber später.

MEIN KÖRPER SPRICHT MIT MIR

Der Körper ist der sichtbare Teil eines Menschen. Er gibt über seine Formen, Falten und Bewegungen Auskunft, sowohl über Krankheiten als auch über Veranlagungen und Fähigkeiten.

Die Entschlüsselung der geistigen und seelischen Möglichkeiten eines Menschen ist für Kenner der Psycho- und Pathophysiognomie eine leichte Übung.

Jeder Form und jeder Falte des Gesichts ist ein Organ oder eine Fähigkeit zugeordnet. Hautfarbe und Rasse spielen dabei keine Rolle. Die Falten passen sich permanent dem organischen Zustand und der seelischen Verfassung an. Diese ständigen Veränderungen erscheinen nicht grundlos. Sie sind immer eine Botschaft, eine Mitteilung über den momentanen Zustand. Sie können auch als Warnungen auftreten.

Ein Körper spricht. Stimmt was nicht im Hüftgelenk, so humpelt er. Ist sein Schlafplatz schlecht, dann schläft er nicht. Hat er etwas zum Essen oder zum Trinken, was ihm nicht passt, dann meldet sich der Magen und eine neue Falte bildet sich entsprechend im Gesicht.

Morgens vor dem Spiegel kann man auf einen Blick sehen, wie es dem Körper geht. Veränderungen teilen mit, worauf geachtet werden sollte, um gesund zu bleiben.

Der Körper ist sehr feinfühlig. Er empfindet sensibel den leichtesten Luftzug, Wärme, Kälte und die leichteste Streicheleinheit. Er weckt die unfassbaren Emotionen, die wiederum den Körper zu seiner mechanischen Triebkraft mobilisieren.

Er drückt Gefühle aus, die aus der Seele kommen. Körper, Geist und Seele bilden eine kreative Einheit, wenn alle drei miteinander harmonieren. Das ist der Schlüssel für Lebensfreude.

Die langfristige Voraussetzung dafür ist, dass man respektvoll und fürsorglich mit ihm umgeht. Wenn die Technik des Körpers das bekommt, was sie braucht, um leistungsfähig zu bleiben, dann kann mit einem zuverlässigen Freund auf lange Sicht gerechnet werden. Das Leben genießt man besser ohne Krankheiten und ohne Schmerzen.

Die Ausstrahlung eines ausgeglichenen und fröhlichen Menschen wirkt wie ein Magnet. Dabei vermittelt er Freude und ist selten alleine. Das wird einem nicht bedingungslos geschenkt.

Der Mensch wurde in der Natur sehr bevorzugt. Geist und Intelligenz unterscheiden ihn in größerem Maße von den Tieren. Das macht ihm wiederum zu schaffen. Tiere wissen instinktiv, was sie tun und lassen müssen. Sie wissen auch, was sie fressen dürfen oder besser stehen lassen sollten.

Der menschliche Verstand dagegen unterdrückt oft Instinkte und Intuitionen. Somit werden Dinge getan oder gegessen, die der Körper nicht haben möchte, zumindest nicht in dem Moment.

Wer Interesse daran hat, das Leben besser und lange zu genießen, hat also die Aufgabe, seinen Körper vor schädlichen Einflüssen zu schützen.

Dafür wird man die Ernährung bewusster und sorgfältiger auswählen müssen. Elektrische und chemische Störfaktoren im Umfeld müssen kritisch betrachtet und notfalls ausgeschaltet oder entsorgt werden.

Eine kleine Sünde zur Zufriedenheit der Seele auf Kosten des Körpers darf nicht zu einem Dauerzustand werden.

Geist, Seele und Körper speichern alle Informationen aus ihrer Umgebung. Sie reagieren gemeinsam und verändern sich ständig und manchmal sogar blitzschnell.

Die Reaktionen, die Bewegungen und Gesichtsausdrücke eines Menschen verraten seine Auffassung. Sein momentanes Empfinden lässt sich in allen Situationen von seiner Körperhaltung ablesen. Somit verrät er sich ständig mehr oder weniger.

Nicht von ungefähr befassen sich heutige Verkaufspsychologen mit der Körpersprache. Der Haken an der Sache ist, dass fast alle höher angesiedelten Verkäufer und Manager geschult und gut informiert sind. Sie beobachten sich dann gegenseitig und achten sehr darauf, sich selbst nicht zu verraten.

Die Körpersprache ist eine Form der Psychophysiognomie. Jede Mimik, jede Bewegung hat ihre Bedeutung in der Auswertung der Körpersprache: vom Scheitel bis zur Zehenspitze!

Wenn Schulmediziner sich mehr mit der Psychophysiognomie befassen würden, könnten sie schon beim Anblick eines Patienten ungefähr wissen, was der Grund seines Besuches ist.

Gute Heilpraktiker nehmen diese Möglichkeiten in Anspruch, schauen den Menschen beim Empfang unbemerkt in die Augen, merken sich genau den Händedruck, die Körperhaltung, weisen den Weg bis zum Sprechzimmer und schauen sich den Gang von hinten an. Sobald sie dem Patienten gegenübersitzen, können sie ihm oft, ohne dass der Patient gefragt wird, sagen, welche Ursache sein Besuch wahrscheinlich hat.

Das Auge wird selbstverständlich als Bildschirm des Körpers benutzt. Die Iris-Diagnostik, auch Augen-Diagnose genannt, ist ebenso eine zuverlässige Möglichkeit, Krankheitsursachen zu lokalisieren.

DIE MEDIZIN HEUTE

Vielleicht erinnern sich einige der Leser an ältere Ärzte und ihr sehr menschennahes Wissen. Sie haben den Menschen mit Feingefühl genau beobachtet.
Sie schauten sich Augen und Zunge ihrer Patienten sehr aufmerksam an. Sie waren häufig in der Lage, die Krankheit zu nennen, ohne vorher etwas gefragt zu haben.
Hätten diese Ärzte zu ihrem damaligen Wissen die Möglichkeiten von heute sowie auch die heutige Hygiene gehabt, um Lungenerkrankungen oder Entzündungsherde der Zähne zu bekämpfen, hätten sie vermutlich bessere Ergebnisse erzielt als heutige Mediziner. Der Arzt hatte noch Zeit für die zwischenmenschlichen Gespräche. Durch seine Hausbesuche war es ihm außerdem besser möglich, über die Lebensweise seiner Patienten zu erfahren.
Ärzte von heute sind darauf angewiesen, ein Wettrennen um Zeit und Geld mitzumachen, um ihre hoch technisierten Arztpraxen und ihr Personal bezahlen zu können. Ohne diese Techniken, die sicher auch ihre Vorteile haben, ist kaum mehr eine Arztpraxis denkbar. Die Patienten erwarten es so, sonst kann es kein guter Arzt sein. Viele Patienten suchen sich gerne eine Arztpraxis, in der alle Geräte vorhanden sind. Der Arzt selber ist also nicht unbedingt an dieser Entwicklung schuld.
Die Technik hat für den Patienten nur teilweise Vorteile. Sie muss möglichst ausgelastet werden, um rentabel zu sein. Die Arzthelferin, die für die Bedienung der Geräte eingestellt wurde, muss sich bezahlt machen.
So kommt der Stein ins Rollen. Aus Wettbewerbsgründen werden immer mehr Geräte eingesetzt und Menschen angeschlossen. Dabei läuft man langfristig Gefahr, mit einem technisierten Arzt zu sprechen, der Routine und Erfahrungen einer zwischenmenschlichen Medizin verloren hat.
Ein Arzt kann mit der Zeit zu einer Art Hilfsarbeiter seiner Geräte werden. Der gute Diagnostiker von früher bleibt dabei auf der Strecke. Hinzu kommt, dass viele Patienten die oft preiswerteren, homöopathischen Mittel ablehnen. Diese werden teilweise als zu billig gegenüber den geleisteten Krankenkassenbeiträgen angesehen und abgelehnt.
Die teureren Medikamente sind oft unabhängig der Wirkung/Nebenwirkung gefragter. Naturpräparate sind oft besser. Sie sind eine weichere, verträglichere und langfristig wirksamere Methode. Sie greifen zumindest den Körper nicht chemisch an. Sie können trotz alledem chemisch und elektrisch so wirken, dass die Krankheit effizient bekämpft wird, ohne andere Organe zu belasten.
Viele Ärzte sind mittlerweile bemüht, ihren Patienten auf Naturbasis zu helfen. Leider

werden Naturpräparate teilweise nicht verschrieben, weil die Krankenkassen sie meistens nicht anerkennen.

KAPITEL 3 –
MENSCH UND NATUR

DER KÖRPER WILL ZUR NATUR ZURÜCK

Dauerhaft in der Natur hätte der Mensch bei einer natürlichen Ernährung und viel Bewegung keine Stoffwechselprobleme.
Richtige Nahrungsmittel kommen aus der reinen Natur und entsprechen genau dem Körperbedarf. Nahrungsmittel kann man nicht herstellen. Nahrungsmittel gibt uns nur die Natur, ob wild oder im Garten, immer passend zur Jahreszeit.
Die Nahrung, die man braucht, wächst innerhalb der Klimazone, in der man lebt. Die Nährstoffe und Vitamine sind saisonbedingt vorhanden und entsprechen dem momentanen Körperbedarf. Ein Teil der Nahrungsmittel lässt sich problemlos für den Winter einmachen und einkellern. Die Natur hat an alles gedacht und gut vorgesorgt.
Durch industrielle Verfahren und um unsere Ellenbogengesellschaft satt zu bekommen, stellt man Lebensmittel her. Lebensmittel sind umgewandelte Naturprodukte, manchmal fast natürlich geblieben und manchmal mehr chemisch behandelt worden. Es sind Mittel, die zur Lebenserhaltung dienen. Die Zubereitung ist einfach und schmeckt dazu oft sehr gut. Die chemischen Anteile werden mitgegessen, unnötige Fette auch.
Die Fettanteile moderner Ernährung wie von Kartoffelchips zum Beispiel sind leicht festzustellen. Es genügt, einen Chip anzuzünden – und er brennt tatsächlich.
Das tägliche Essen solcher Lebensmittel lässt die Pfunde schnell wachsen.
Der Körper macht vieles mit, nur nicht dauerhaft. Er muss sich immer wieder regenerieren können. Eine ausgewogene Ernährung ist daher wichtig. Jeder ist dabei für sich selbst verantwortlich.

Was wäre aber die Gesundheit ohne einen gesunden Schlaf?
Die Nachtruhe leistet den wesentlichen Beitrag zur Erhaltung der Gesundheit. Während der Nacht kann in einer natürlichen Umgebung die Müdigkeit vom Tag abgebaut werden. Gleichzeitig regeneriert sich der Körper für den nächsten Tag.
Neuartige, wohnzimmerähnliche Schlafräume erlauben keineswegs eine Erholung des Körpers. Unsichtbare Störungen durch Kunststoffe, Metalle usw. sorgen für eine ständige Stressbelastung und verhindern einen tiefen Schlaf.
Die Antwort darauf sind moderne Krankheiten, worauf Schulmediziner meist keine Erklärung haben. Innerhalb der letzten 20 Jahre, seitdem so viele Kunststoffe und Metalle

ihren Einzug in den Wohnbereich gefunden haben, und erst seitdem ist eine Zunahme von 60 % an Krebserkrankungen zu verbuchen.

Eine naturgemäße Regeneration ist nur in einer natürlichen Umgebung möglich. Nur so kann die Gesundheit langfristig geschützt werden. Das fördert Mitdenken und konsequentes Handeln. Das Umdenken fällt oft schwer, weil das Schlafzimmer gründlich saniert werden muss. Das Ergebnis kann allerdings die rasche Befreiung von langjährigen Beschwerden sein.

Grundsätzlich darf ein Schlafraum nur aus Naturprodukten bestehen. Naturprodukte sind solche, die nur an der Erdoberfläche zu finden sind wie Holz, Baumwolle, Wildseide, Gummi, Naturlatex usw. Alle Gegenstände, die aus mineralisierten Stoffen stammen, die aus der Erde extrahiert wurden, können punktuelle Neutronenstrahlungen aus der Erde innerhalb eines Hauses, im Keller, im Schlafzimmer und in umliegenden Räumen übernehmen, bündeln und gefährlich zerstreuen. Sie wirken dann ähnlich den Wasseradern und greifen den Körper nachts genauso oder sogar stärker an.

Kunststoffe, Synthetik, Kunststoffkleidung, Fließstoffe, Sporttaschen, Metalle, gefüllte Glasgefäße, Medikamente, Dekorationen wie von Vasen mit dickem Glasboden und ihrem Lupeneffekt, Facettenspiegel und mehr sollten grundsätzlich in einem Schlafzimmer vermieden werden, möglichst sogar in der ganzen Wohnung. Sie können zum ungeahnten Gesundheitsrisiko werden. Dabei ist nicht an die Kunststoffoberflächen von modernen Möbeln gedacht. Oberflächen sind an Spanplatten angeklebt und können daher nicht frei schwingen. Die synthetischen Anteile von Teppichböden können ebenso nicht schwingen.

Wer an den lebensvernichtenden Effekt der Kunststoffe und Metalle nicht glaubt, hat jetzt die Möglichkeit, deren Einfluss genauer zu testen. Er muss nur dafür sorgen, dass sein Schlafzimmer bzw. die ganze Wohnung mit so vielen der obengenannten Materialien wie möglich befüllt werden. Bitte nur für den Test und nur für kurze Zeit. Sollte der Test über Monate und länger andauern, wäre es wichtig, vorher für ein aktuelles Testament zu sorgen. Diese Gegenstände, richtig platziert, können einen gesunden Menschen innerhalb weniger als sechs Monaten unter die Erde führen. Das ist absolut kein Problem. Es wird immer Krebs sein, wie für die 60-prozentige Zunahme der letzten zwanzig Jahre. Kunststoffe und Metalle, worauf man nicht verzichten kann oder möchte, sollten oberhalb aller Schlafplätze abgelagert werden. Es bedeutet, dass ein Dachboden besser als ein Keller geeignet ist, um Metalle, Kunststoffe und Synthetics zu lagern. Der bessere Weg bleibt eine konsequente Entsorgung.

In seinem Bett verbringt jeder Mensch durchschnittlich ein Drittel seines Lebens. Das sind acht Stunden am Tag in der Waagerechten, und das nur auf zwei Quadratmeter Fläche. Natürliche und künstliche Störungen sind nachts, durch die Mondaktivität bedingt, bis um das Siebenfache stärker als tagsüber. Das ist ein elektrophysikalisches Gesetz.

Wenn Störungen im Schlafzimmer vorhanden sind, dann wehrt sich der Körper und verweigert den Schlaf. Er wälzt sich die ganze Nacht. Dabei versucht er instinktiv unsichtbaren Störungen auszuweichen, um die günstigere Schlafposition zu finden. Das Hin- und Herwälzen ist gleichzusetzen mit einer unnötigen Nachtarbeit und widerspricht dem Ziel: Der Körper sollte ruhen.

Der Betroffene schluckt Schlaftabletten. Die Körperwarnungen werden somit unterdrückt. Die Störungen, die zu schaffen machen, bleiben die ganze Nacht wirksam. Bei Vollmond und besonders zwischen Mitternacht und fünf Uhr morgens bleibt der Schlaf aus. Es wird sich im Bett gedreht und gewälzt. Um sieben Uhr morgens steht man völlig »gerädert« auf.

Der erste Schlaf dient zunächst der körperlichen Regeneration. Später in der Nacht kommt die Traumphase dazu. Körper, Geist und Seele bekommen damit ihren Ausgleich. Der Traum hilft uns, ein anderes Leben zu erleben und Probleme zu lösen.

Auf einem gestörten Schlafplatz durch natürliche Neutronenstrahlungen erleidet man dagegen Alpträume. Auf einem gestörten Schlafplatz durch Kunststoffe, Synthetik, Metallen, Flüssigkeiten usw. bekommt man dumme Träume, Träume ohne Zusammenhang, eine Mischung von allem.

Der Körper findet keinen tiefen Schlaf. Er regeneriert kaum noch. Das ist Stress während der Nacht. Tagsüber geht es weiter mit dem Berufsstress. Der Körper findet keine Erholung mehr.

Der Körper versucht, sich mit den Störungen der Nacht zu arrangieren. Irgendwann gewöhnt er sich daran. Wer sich entscheidet, alle Kunststoffe, alle Synthetics, alle Plastiken usw. aus seinem Schlafzimmer zu verbannen oder sein Bett auf einen strahlungsfreien Platz zu versetzen, wird vermutlich die ersten Nächte völlig verzweifelt sein. Er wird wahrscheinlich für einige Nächte kaum schlafen können. Sein Körper sucht in der Zeit die Störungen, gegen die er immer gekämpft hat. Das ist ein gutes Zeichen. Bald wird der Schlaf umso tiefer und besser. Die dummen Träume und Alpträume hören dann auf.

Wenn ein Körper eingeschlafen ist, verliert er bis zu zwei Drittel seiner Kräfte, um sich zu regenerieren. Das heißt, dass alles, was ihn auf dieser zwei Quadratmeter großen Schlafstelle beeinflusst, von besonderer Bedeutung für seine zukünftige Gesundheit ist. Störungen sind nachts besonders wirksam, weil sie Nacht für Nacht immer dieselben

Körperstellen angreifen. Tagsüber können solche Störungen kaum wirken, weil man in Bewegung ist. Die Sonne unterdrückt außerdem jede Form von elektromagnetischer Störung. Das gilt auch für die elektromagnetisch natürlichen Erdstrahlungen.

In der Nacht bleibt also nur noch das Hin- und Herwälzen als instinktive Schutzmöglichkeit. Jede Drehung ist ein unbewusster Versuch, die Störungen abzudrängen und gleichzeitig den Kreislauf so anzuregen, dass ein Frösteln durch mangelnde Durchblutung nicht aufkommt. Wenn nachts stark geschwitzt wird, will der Körper damit nur ausdrücken, dass er viel arbeiten muss, um sich zu schützen. So kämpft er ständig mit Unsichtbarem.

Schlafmangel ist ein Mangel an Regeneration. Ein Mangel an Regeneration mindert die Abwehrkräfte und führt letztendlich zu Krankheiten. Babys schützen sich instinktiv und rutschen in ihrem Bett bis zum Fußende, wenn es sein soll, um ungestört schlafen zu können. Ihre Körpergröße findet leichter eine störungsfreie Fläche als ein Erwachsener. Erwachsene müssen daher ihre Schlafplätze bewusster auswählen.

Ein ungestörter Schlafplatz ohne atmosphärische Spannungen ermöglicht es einem, so aufzuwachen, wie man sich hingelegt hat. Der Körper hat durchgeschlafen und ist morgens fit. Mit atmosphärischen Störungen wird an die Ankündigung von Schneefällen oder Wetterwechsel gedacht. Menschen mit einem guten Schlafplatz sind oft sensibler und bekommen Warnungen aus der Natur. Bis zu drei Tage vor einem Schneefall in der Umgebung kann der Schlaf verweigert werden. Der Körper ist unruhig. Es fühlt sich so an, als wenn Ameisen unter der Haut laufen würden. Dasselbe kann einen Tag vor einem Gewitter oder eine Woche vor einem Erdbeben wahrgenommen werden.

Freunde aus Bayern berichteten, dass seit deren Einzug im neuen Haus die Frau immer an Kopfschmerzen leide. Ich bot an, ihren Schlafzimmer zu untersuchen. Der Schlafplatz war durch natürliche Störungen gestört. Ich empfahl, zumindest versuchsweise, das Bett mitten ins Zimmer zu stellen, und zwar zentimetergenau an der empfohlenen Stelle. Dazu beseitigten wir aufsteigende Kunststoff- und Metallstörungen aus Keller und Erdgeschoss. Die jahrelangen Kopfschmerzen verschwanden schon in der nächsten Nacht. Beide schliefen wie nie zuvor in dem Haus.

Sie stellten einmal das Bett zurück, weil es mitten im Zimmer doch nicht so schön aussah. Mitten in der Nacht mussten sie das Bett zurückschieben, um einschlafen zu können. Sie versuchten es später noch einmal und kamen zum selben Ergebnis. Das Zimmer wurde anders gestaltet, die Betten blieben jetzt mitten im Zimmer.

Eines Tages, Jahre später, luden wir diese Freunde zum Abendessen ein. Die Frau saß mir gegenüber. Mir fiel auf, dass ihre Augen energielos waren, die Blasenfalte unter den

Augen eine Schwäche anzeigten, ebenso die Unterleibsfalten zwischen Nase und Oberlippe. Darauf sagte ich: »Ihr habt das Bett zurückverstellt!?« – »Nein, aber mir geht es nicht gut«, antwortete sie.
Sie ist dreimal wöchentlich für jeweils weniger als fünf Stunden als Bürokraft tätig.
Wir testeten aus der Ferne, mit Hilfe ihrer Vorstellungskraft, ihren Arbeitsplatz kinesiologisch. Dafür stellte sie sich vor, sitzend auf ihrem Sitzplatz im Büro zu sein.
Wir testeten vorher die momentane Armkraft ihres Mannes. Dann gab sie, während ihrer Vorstellungskraft im Büro, ihrem Mann die Hand. Der Mann wurde sofort energielos. Er konnte das Phänomen zwar nicht verstehen, aber das Ergebnis dafür war eindeutig. Die Frau ruinierte ihre Gesundheit für weniger als 15 Stunden in der Woche auf einem unsichtbar gestörten Sitzplatz.
Ich hatte außerdem festgestellt, dass drei Zähne seelisch belastet sind, was sich ebenso durch den Armtest bestätigte.
Ich fragte sie, ob es möglich wäre, den Sitzplatz zu wechseln. Sie konzentrierte sich darauf, sitzend auf einem anderen Platz zu sein. Wir wiederholten den Armtest. Es war mir nicht möglich, den Arm des Mannes zu bewegen.
Genau eine Woche später trafen wir uns wieder. Sie kam fröhlich auf mich zu und bat mich, sie anzuschauen. Die Augen waren lebhaft, die Blasenfalte war wieder verschwunden. Von der Unterleibsfalte war kaum noch etwas zu sehen. Der tägliche Gang zur Toilette hatte sich schon auf ein Minimum reduziert. Sie war glücklich, und einen Zahnarzttermin hatte sie auch schon.
Diese rasche Veränderung war völlig ungewöhnlich. Sie muss einen extremen Sitzplatz gehabt haben.
Durch diesen Fall habe ich auch etwas gelernt. Es war mir bisher unbekannt, dass ein gestörter Sitzplatz, nur wenige Stunden in der Woche belegt, eine solche dramatische Auswirkung haben konnte. Ich ging bislang immer davon aus, dass nur der Schlafplatz, im Zusammenhang mit den Mondaktivitäten, zu solchen körperlichen Schäden führen würde.

TIERE SIND SCHLAUER

Das Verhalten der Tiere ist immer begründet.
Warum geht der Hund nicht in seinen teuren Korb, der so mollig eingerichtet wurde? Ein Jagdhund legt sich auch mitten in den Weg, und zwar dort, wo Menschen möglicher-

weise ständig hin- und hergehen, wenn er sich dort wohlfühlt. Er nimmt sogar in Kauf, immer wieder getreten zu werden. Irgendwann wird er wieder in seinen Korb gezwungen. Kaum hat man sich aber umgedreht, liegt er wieder mitten im Weg.

Der Hund ist nicht dumm. Er fühlt Dinge, die der Mensch nicht ahnt. Der Hund will nur nicht krank werden.

Der Mensch fühlt diese Dinge auch, aber nur, wenn er weiß, wie man sie spürt. Der Mensch will dann auch nicht mehr krank werden.

Ein Verwandter hatte mit Rennpferden zu tun, und eines dieser Pferde gewann öfter auch internationale Turniere. Eines Tages bekam das Pferd eine andere Box und fing an, in seiner Box mit dem Oberkörper von links nach rechts zu schaukeln und bekam bald eine Art Arthrose.

Man vermutete, dass die Arthrose durch das Balancieren im Stall gekommen sei, und verengte seinen Platz so, dass das Pferd sich nicht mehr seitlich bewegen konnte. Seine Arthrose wurde aber so schlimm, dass das Pferd für Rennen untauglich wurde. Das Pferd wurde verkauft. Es kam in eine andere Box, wurde dort gesund und gewann wieder. Das Pferd war wieder genauso gut wie vorher.

Pferde und die meisten Tiere meiden unsichtbare Störungen.

Katzen dagegen suchen Störungen. Katzen wollen nicht nur mollig warme Plätze. Sie suchen besondere bestrahlte Plätze.

Untersuchungen haben bewiesen, dass das Fell einer Katze in der Lage ist, Strahlen aufzunehmen und diese gleichzurichten. Das Fell einer Katze gibt somit spontan Wellen ab, von denen das Frequenzfeld zwischen 1,5 und 6 Gigahertz (zwischen 1,5 und 6 Milliarden Schwingungen pro Sekunde) liegt.

Dieses Frequenzfeld wirkt bei Gelenkrheuma besonders wohltuend. Viele südländische Ärzte empfehlen daher oft die Anschaffung einer Katze, um Gelenkrheuma zu mildern oder sogar zu heilen. Katzenfelle werden auch in Deutschland häufig von Rheumakranken gekauft. Eine lebende Katze ist sicher besser.

Zu Hause hatten meine Eltern einen Hühnerstall. Als Kind habe ich mich oft über die dummen Hühner amüsiert. Die Stange war ausreichend lang, um alle Hühner nebeneinander aufnehmen zu können. Sie drückten sich jedoch so aneinander, dass manchmal ein Huhn herunterfiel. Sie kämpften täglich um einen Platz in demselben Bereich der Stange. Die Hühner waren nicht dumm. Ihr Verhalten war völlig begründet, wie ich zwanzig Jahre später erfahren musste. Unser Haus befand sich neben dem Hühnerstall auf demselben Grundstück. Mein Bruder war in dem Haus asthmakrank geworden. Seine nächtlichen Anfälle waren furchtbar. Er bekam oft keine Luft mehr. Wir haben immer wieder geglaubt, dass er die Nacht nicht überleben wird. Meine Mutter bekam im selben Haus Krebs. Ich hatte jede Nacht Alpträume und suchte häufig Trost im Bett meiner Eltern.

Wir sind eines Tages ausgezogen. Später erfuhren wir, dass die nachfolgenden Hausbewohner auch sehr viel Unglück erlitten haben.

Nach dem Umzug hatte ich keine Alpträume mehr, die Asthmaanfälle meines Bruders waren wie weggeblasen. Leider war die Erkrankung meiner Mutter so weit fortgeschritten, dass sich ihr Zustand nicht mehr verbesserte.

Untersuchungen in Holland haben gezeigt, dass Tiere in neuen Stallungen in den letzten dreißig Jahren häufiger erkrankten als Tiere in den über 100 Jahre alten Stallungen. 88 % der alten Stallungen befanden sich auf einem gesunden Boden, dagegen nur 57 % der neueren Bauten.

Die Römer, so die Überlieferungen, ließen Tiere weiden, bevor sie sich für ein Baugebiet entschieden. Man merkte sich genau die Stellen, wo die Tiere sich am liebsten aufhielten. Anschließend wurden die Tiere geschlachtet, und wenn die Leber nicht in Ordnung war, wurde auch an den Stellen nicht gebaut.

Einige Nomadenstämme wissen auch über unsichtbare Erdstörungen und erkunden diese, bevor sie ihre Lager aufbauen. Sie sitzen erst gemütlich beim Tee zusammen und lassen die Tiere einen Schlafplatz finden. Sie warten so lange, bis alle Tiere den Schlafplatz nicht mehr wechseln und ruhig schlafen. Nomaden bauen dann ihre Zelte genau da, wo die Tiere sich wohlgefühlt haben.

AUTOUNFÄLLE

Auch manche Autounfälle werden durch Erdstörungen verursacht, wie Remy Alexandre in seinem Buch »Geobiologie« berichtet.

Der deutsche Ingenieur R. Endrös hat über 12 Jahre ca. 2000 unerklärliche Autounfälle untersucht. In der Mehrzahl der Fälle hatten die Autofahrer ihre Bremsen vor dem Unfall nicht benutzt und berichteten anschließend, ein Ohnmachtgefühl bekommen zu haben.

Viele dieser oftmals tödlichen Unfälle auf gerader und freier Strecke kamen häufig in demselben Bereich vor. Endrös stellte sogar fest, dass diese Unfälle an geographisch sehr präzisen Orten geschahen. Der typische Unfall ereignete sich bei ca. 100 km/h. Mehrere aufeinanderfolgende Strahlungen von Wasseradern, die zwischen 50 m und 100 m Abstand voneinander entfernt sind, sollen für die Unfälle verantwortlich sein.

Das natürliche Mikrowellenfeld der Erdoberfläche gerät an diesen Stellen in Unordnung. Das neurovegetative System des Autofahrers reagiert sofort auf die Veränderungen und versucht, über eine Absonderung der hormonellen Drüsen, das Gleichgewicht zu halten. Normalerweise erscheint das kompensierende Phänomen innerhalb eines Bruchteils von Sekunden.

Falls sich aber der gleiche Vorfall innerhalb weniger Sekunden wiederholt, dann ist die Zeit der Stimulierung für eine Drüsenabsonderung zu kurz. Eine sofortige hormonelle Abhilfe kommt nicht mehr zustande.

Das Nervensystem ist infolgedessen nicht ausreichend gestützt, um diese neue Stress-situation zu verkraften. Es entsteht eine körperliche Hilflosigkeit, die bis zur Ohnmacht führt. Der Unfall ist nicht mehr zu vermeiden.

Interessanterweise entstehen solche Unfälle nur, wenn der Verkehr sehr ruhig und ohne Stress verläuft. Es wurde allerdings auch festgestellt, dass der psychische Zustand der Fahrer immer eine entsprechende Sensibilität vorbereitet hatte.

Beruflich viel unterwegs, beobachte ich aufgrund meiner Kenntnisse typische Unfallstellen. Auf der Autobahn A43 zum Beispiel, ca. 20 km vor Münster, gibt es eine Stelle, an der immer wieder LKWs die Leitplanke durchbrechen und die Böschung runterrutschen. Auch PKWs verunglücken dort.

PFLANZEN REAGIEREN AUCH

Herr Siegfried Otto, Oberförster mit radiästhetischer Erfahrung, führte während eines Kongresses verblüffende Experimente über Erdstrahlen und Genschäden vor. Er suchte den Rand von starken Störungen aus der Erde und pflanzte millimetergenau auf diesen Rand Blumenkohl, Zwiebeln und einige andere Gemüsesorten. Otto wusste genau, wie die Pflanze von innen aussehen würde. Sämtliche Pflanzen wurden bei der Ernte zur Demonstration aufgeschnitten. Alle waren wie Zwillinge aufgewachsen. Der Kern der Pflanze hatte sich geteilt. Einige Pflanzen, die auf starken Störungen gewachsen waren, waren sogar in der Mitte faul geworden.

Der Blitz schlägt immer über eine Kreuzung von Wasseradern von verschiedenen Tiefen und Intensitäten ein. Bäume, die ein oder mehrere Krebsgeschwüre haben, werden auch häufiger vom Blitz getroffen.

Bauernhöfe, die früher in der Nähe ergiebiger Wasseradern aufgrund der Wasserversorgung für das Vieh gebaut wurden, werden deshalb auch häufiger vom Blitz getroffen.

Wenn ein Haus auf solche Strahlungen gebaut wird, muss mit Krankheiten gerechnet werden. Das Bett muss zumindest auf den günstigsten ungestörten Platz gestellt werden. Solche Strahlungen werden auch von Kunststoffen und Metallen übernommen und weitergesendet. Die Auswirkung kann ebenso für Pflanzen tödlich sein.

Meine Frau hat ihren dreißig Jahre alten Buchsbaum im Frühjahr auf eine gute Stelle im Garten umgepflanzt. Dem Buchsbaum wird, wie dem Holunder, eine abschirmende Wirkung gegen Erdstrahlen nachgesagt. Der Buchsbaum nahm den Platz sehr gut an und bekam neue Triebe. Eines Tages stellte meine Frau fest, dass alle neuen Triebe völlig schlapp herunterhingen und eine Woche später eintrockneten. Der Buchsbaum wurde von innen auch braun und verlor die Blätter. Es sah aus, als wollte der Baum sterben. Einige Wochen zuvor hatten wir ein Metallgitter in der Nähe des Baumes eingesetzt, um Rosen ranken zu lassen. Ich stellte fest, dass das Gitter der Verursacher des Baumsterbens war. Das Gitter, weniger als 0,50 Meter breit und ca. 1,80 Meter hoch, war seitlich so in die Erde eingesetzt, dass die flache Seite genau zu dem Baum gerichtet war. Ich untersuchte den Boden an der Stelle, wo das Gitter in der Erde eingesetzt war. Ein Fußstab des Gitters war in eine Erdstrahlung geraten, die von Experten der Radiästhesie auch als Krebspunkt genannt wird. Die Strahlung wurde von dem gesamten Metallgitter übernommen und über die flache Seite wie eine Messerschneide mitten in den Baum gesendet. Wir entschieden uns, das Gitter so zu drehen, dass die Strahlung an dem Baum vorbei verlief. Der Baum wurde innerhalb von drei Wochen wieder grün. Interessant dabei ist, dass gerade Buchsbaum die Fähigkeiten besitzt, Erdstrahlen abzuwehren bzw. zu mildern und somit die Hausbewohner etwas zu schützen. Werden die Erdstrahlen von Kunststoffen oder Metallen übernommen und weitergesendet, so hält selbst ein Buchsbaum die Strahlung nicht mehr aus und stirbt. Wir entsorgten das teure Metallgitter. Es wurde durch ein Holzgitter ersetzt.

Ähnlich ging es auch unserem schönen Blauglockenbaum. Dieser hatte uns zu Beginn die schönsten Blüten und Blätter beschert. Zwei Jahre hintereinander stellten wir fest, dass die Blätter sehr klein und die Blüten ausgeblieben waren. Wir beobachteten, dass andere Blauglockenbäume ein normales Wachstum hatten. Ich entschied mich, in die Nähe des Baumstamms zu gehen und wie für den Buchsbaum nach eventuellen Störungen zu suchen. Dabei empfand ich eine massive Störung aus unserem Geräteschuppen. Als meine Frau dazukam, zeigte ich ihr genau die Richtung, aus der die zerstörerische Strahlung kam. Sie wusste sofort, was dahinter abgestellt war. Zwei Jahre zuvor hatte sie an der Stelle sorgfältig alle Plastiksäcke, die man zur Entsorgung von Gartenabfällen benötigt, zusammengefaltet. Wir fanden eine andere strahlenfreie Stelle, um die Plastiksäcke abzulegen.

Wo keine Erdstrahlung vorhanden ist, können auch Plastik keine Strahlung übernehmen. Der Baum begann sich schnell zu erholen.

Auch im Garten ist es also ratsam, weitgehend auf Kunststoffe, Synthetik und Metalle zu verzichten. Ein gründliches Aufräumen oder Beseitigen von künstlichen Gegenständen im Garten kann dazu verhelfen, dass Bäume und Pflanzen wieder gesund werden.

Ich versuche schon lange, Fachleute der Radiästhesie, darunter Ärzte und Heilpraktiker, von dieser Gefahr zu überzeugen. Ich habe auch Vorträge darüber gehalten und an Testpersonen vorgeführt und bewiesen, wie aggressiv und deutlich spürbar diese Kunststoffe und Metallstrahlungen innerhalb weniger Minuten auf die gewählten Organe eines Menschen wirken. Leider haben selbst die inzwischen informierten Fachleute Angst, nachzudenken und sich mit einem für sie noch unbekannten Thema zu befassen.

Jeder kann nach meinen Anleitungen und zum eigenen Schutz den Liegetest durchführen, Störungen beseitigen und sich von der Richtigkeit meiner Angaben am eigenen Körper überzeugen.

Das Beseitigen oder ein Ausweichen vor den empfundenen Strahlungen kann gesundheits- und sogar lebensrettend sein.

Der Test kann vor dem Bau eines Hauses auf dem Grundstück gemacht werden. So können die natürlichen Strahlen an den Stellen, wo die Schlafzimmer geplant sind, getestet werden. Ein niedriger Blutdruckmensch erkennt meist nach weniger als 20 Minuten, ob die Plätze gut sind oder nicht. Dafür muss er auf einer Decke oder einem Laken aus Baumwolle ruhig auf dem Rücken liegen bleiben. So fühlt er die reine Naturstrahlung. Ebenso kann man den Test vor dem Einzug in eine neue Wohnung oder vor dem Einrichten durchführen. Falls nach dem Einzug Störungen auftreten, die zuvor nicht da waren, sollte überprüft werden, ob Kunststoff-, Synthetik- oder Metallgegenstände unterhalb der Betthöhe abgestellt wurden. Auch in den Schränken muss dies unbedingt überprüft werden.

Die Frau meines damaligen Friseurs hatte drei Fehlgeburten gehabt. Zuvor hatte sie die meiste Zeit ihrer drei Schwangerschaften im Bett verbracht. Ich teilte meinem Friseur mit, mich mit »außerirdischen« Dingen zu befassen, und wenn er es wollte, würde ich gerne das Ehebett auf Strahlungen untersuchen. Das Bett war von natürlichen Strahlen im Unterleibs- und Herzbereich der Frau stark bestrahlt. Er sagte darauf, dass die Ärzte auf Grund von festgestellten Herzproblemen empfohlen hätten, den Kinderwunsch völlig aufzugeben. Er empfand allerdings meine zutreffenden Angaben als sehr bewundernswert. Das Bett wurde an die von mir vorgegebene Stelle umgestellt. Sehr bald hörten die Herzprobleme der Frau auf. Sie wurde schnell wieder schwanger und konnte bis kurz vor der Geburt im Friseurgeschäft problemlos arbeiten. Sie bekam zwei gesunde Kinder.

Ihre Schwester im Nachbarort litt auch extrem darunter, kinderlos zu sein. Sie war deswegen schon in psychiatrischer Behandlung gewesen. Ich stellte fest, dass das Ehebett nur um einige Zentimeter von der Wand gerückt werden musste, um natürlichen Störungen völlig auszuweichen. Die Ursachen der Kinderlosigkeit lagen aber an einer Strickmaschine quer unter dem Bett. Die Strickmaschine war zur Antenne von Strahlungen geworden, wodurch die Hormonsysteme der beiden darüber liegenden Menschen durcheinandergeraten waren. Weniger als sechs Monate später waren sie regeneriert, und die Frau wurde schwanger. Sie bekam zwei gesunde Kinder.

Wir bewohnen ein Reihenhaus. Unsere Nachbarn wissen mittlerweile von der Auswirkung von Strahlen auf Lebewesen. Sie können es zwar nicht fassen, aber sie wissen jetzt aus gutem Grund von den lebensgefährlichen Auswirkungen von Strahlen. Eines Tages meldete sich eine Nachbarin. Sie meinte, seit einer Woche nicht mehr richtig schlafen zu können. Tatsächlich hatten meine Frau und ich auch einen leichten Schlaf zu derselben Zeit festgestellt. Ich stellte mich auf die Suche einer eventuellen Störung ein. Dabei spürte ich aus dem Garten des nächsten Nachbarn eine starke Störung. Beim genaueren Hinschauen in die Richtung, woher die Störung spürbar kam, entdeckte ich auf dem Nachbargrundstück eine Gartenlaube aus Metall. Auf dem sechsarmigen Metallgestell sollte im Sommer ein Sonnenschutz aufgespannt werden. Die Ursache der Schlaflosigkeit meiner Nachbarin und auch von uns wurde für mich verständlich. Das Eisengestell übernahm von irgendwoher eine natürliche Strahlung und sandte sie weiter in die Nachbarschaft. Wir gingen also mit der Nachbarin zu dem besagten Nachbarn nach nebenan und erklärten ihm unseren Befund und auch, dass er selbst die letzte Zeit vermutlich nicht mehr richtig schlafen könne. Die Nachbarn nahmen es so und ohne Diskussion an und luden uns ins Haus ein. Wir gingen dann gemeinsam Richtung Gartenlaube. Daraufhin stellte ich fest, dass einer der sechs Arme tatsächlich in einer starken Strahlung stand, diese wie vermutet, übernahm und durch die sechseckige Form rundherum weitersandte. Daher konnten wir also alle nicht mehr schlafen. Das ganze Gestell wurde um ca. 30 Zentimeter so gedreht, dass kein Fuß mehr eine Strahlung übernehmen konnte. Alle konnten von der nächsten Nacht an wieder gut schlafen.

Ein Ganzmetallbett kann dieselbe Wirkung verursachen. Dazu werden die erdmagnetischen Anziehungskräfte wegen des Eisens durcheinandergebracht. Das lässt sich leicht mit einem Kompass feststellen. So wird permanent jede Nacht auf dem Bett die Drehachse der Elementarteilchen des Blutes verändert. Das Eisengestell übernimmt außerdem, wie eine Antenne, die Stromverluste der elektrischen Geräte und Leitungen der Umgebung. Das ist selbstgemachter Elektrosmog.

Wenn ein Partner die Metallteile des Bettes anfasst und so den Elektrosmog messbar in seinem Körper aufnimmt, genügt es, dass er seinen Partner anfasst, um an ihn den Elektrosmog weiterzuleiten. Das ist mit einem Vielfachmessgerät vom Elektriker messbar. Darum die nochmalige Warnung: Achtung vor Kunststoffen und Metallen im Hause und im Garten. Seit circa dreißig Jahren haben vermehrt Kunststoffe, Metalle und Elektrosmog den Einzug in Wohnbereiche gefunden. Seit zwanzig Jahren werden um 60 % mehr Krebsfällen registriert. Bitte nachdenken, das ist kein Zufall.

Eine informierte Bekannte erfuhr von ihrer Tochter in München, dass das einjährige Kind keine Nacht schlafen kann. Sie empfahl aus der Ferne, den Kunststoffmülleimer für Windeln und andere Kunststoffe aus dem Schlafraum zu entfernen. Das Kind schläft seitdem jede Nacht durch. Die Bekannte war selbst durch Kunststoffe und einen schlechten Schlafplatz sehr krank gewesen. Nach den Änderungen und dem Umdenken sind die Erkrankungen wie durch einen Zauber innerhalb weniger Tage verschwunden. Auf Kunststoffe und Metalle in der Wohnung zu achten, das gehört jetzt zu ihrem Leben.

Natürlich muss auch auf Flüssigkeiten und Glasgegenstände, die als Lupe wirken können, geachtet werden. Besser sind auch glatte Spiegel statt Facettenspiegel. Spiegel mit Facettenschliff können in der Abkantung wie Lupen wirken. Wenn die Spiegel auf ungünstigen Erdstrahlen stehen, kann man schon allein dadurch um den Schlaf gebracht werden. Einfach die Schranktüren nachts so öffnen, dass die Spiegel nicht zur Schlafstelle reflektieren können, oder die Spiegel mit einem Tuch abhängen. Zweiadrige Flachkabel von Nachttischlampen können auch wie Kunststoffe wirken, runde Kabel tun es nicht, sie schwingen nicht mit. Die Überlänge der Kabel sollte versuchsweise mit einem Gummiband so gebündelt werden, dass nur die nötige Länge von der Lampe bis zur Steckdose bestehen bleibt. Allein dadurch kann eine Störung verschwinden.

Alle Metalle, Eisen, Stahl, Edelstahl, kleinste Kunststoffteile und Synthetik am Schlafplatz, besonders unterhalb des Körpers, sollten aus dem Schlafraum verschwinden und möglichst und endgültig entsorgt werden. Messing und Aluminiumgegenstände dagegen verursachen selten Störungen. Diese Metalle sind in Sachen Strahlungen ziemlich stumpf.

Nachttische und Schränke sollten gründlich untersucht werden. Sämtliche Socken und Strümpfe, die Synthetik beinhalten, werden ab jetzt in Holzkästen gesammelt und oben im Schrank gelagert. Sämtliche Wäsche muss von unten aus den Schränken herausgeholt und auf synthetische Anteile kontrolliert werden. Schon bei 5 % Synthetikanteil, ob Acryl, Polyacryl oder Polyester, werden Pullover oder andere Kleidungsstücke oben im Schrank gelagert. Alle Kunststoffe unterhalb des Liegeplatzniveaus, auch die Hüllen der Papiertaschentücher müssen verschwinden. Glasgefäße, Flaschen, Flüssigkeiten aller Art haben im Schlafzimmer nichts zu suchen. Jegliche hängende Kleidung im Schrank, Schutzfolien, Aktenordner, Kunststoffbügel, Sporttaschen und Schuhe unterhalb der Höhe des Schlafplatzes müssen weg. Papiertücher am Bett können z.B. in dekorative Kartondosen gelegt werden. All dies muss sorgfältig und, ohne Wenn und Aber, konsequent durchgeführt werden. Plastikgegenstände und Metalle im Schlafzimmer sowie Synthetik sollten als die größten Feinde innerhalb der Wohnung angesehen werden.

Anschließend wird man besser bzw. nur noch sehr gut schlafen. Es kann sogar sein, dass langjährige Beschwerden plötzlich aufhören. Der Versuch kostet nichts und hilft dazu noch, die Wohnung gründlich aufzuräumen.

Man sollte sich, wie gesagt, grundsätzlich ein Feindbild gegenüber Kunststoffen, Plastiktüten, Synthetik, Metallmöbel oder Metallgegenständen, Glasdekorationen und Vasen aus dickem Glas in der Wohnung aufzubauen. Solche Gegenstände, auf die man nicht verzichten kann oder nicht verzichten will, sollten am obersten Punkt einer Wohnung oder auf dem Dachboden gelagert werden.

Oberhalb des Bettes, höher als der liegende Körper, wird ein kleines Regal angebracht, auf dem Brillen, Batteriewecker oder ein batteriebetriebener Radiowecker (nicht in die Steckdose) gestellt werden. – Trotzdem, Vorsicht!

Selbst auf höheren Regalen im Schrank oder außerhalb des Schrankes sollte auf eine mögliche Rückspiegelung von Strahlen geachtet werden, zumindest dann, wenn ein Kribbelgefühl in Fingern und Zehen nach allen Maßnahmen noch übrig bleibt. Glas, wie Lupe wirkend, Glasperlen und Pailletten auf Kleidungsstücken, auch modische T-Shirts und Pullover, die mit dicken Synthetikstoffen bedruckt sind, können intensiv natürliche Strahlungen aufnehmen und ebenso intensiv zurückspiegeln.

Mengenweise Kunststoffe, selbst oberhalb des Bettes, können ein elektrostatisches Feld bilden, wodurch der Schlaf unmöglich wird.

In den Kinderzimmern werden Regale angebracht, auf denen die Kunststoffspielzeuge nachts abgestellt werden. Puppen mit Kunststoffhaaren und Plüschtiere mit Kunststofffüllungen gehören auch oberhalb des Bettes. Nur Naturprodukte kommen in das Kinderbett. Auch das Bett steht dort, wo sich der Mensch nach einem Liegetest nach Beseitigung aller Kunststoffe am besten fühlte. Das Kind schläft dann in seinem Bett und bleibt die ganze Nacht ruhig. Es schläft sich gesund.

Kinderschlafzimmer sind oft voll von unnötigen Kunststoffgegenständen, wodurch die Kinder keinen tiefen Schlaf haben. Sie sind permanent geschwächt und können sich nicht konzentrieren. Es fängt mit sinnlosen bunten Gegenständen an und endet mit den Plastikhüllen in den Schultaschen, die sich auf dem Boden befinden.

Kleine Kinder können sich auch an Holzspielzeuge und Holzkästen gewöhnen. Kunststoffkästen bieten eine große Resonanzfläche, durch die sich die aufgenommenen Negativstrahlen nachts in dem Raum wunderbar austoben können.

Spielzeug wie von LEGO besteht scheinbar aus einem speziellen Kunststoff, woraus keine Schwingungen entstehen. Dieses stelle ich immer wieder fest.

Schränke, die aus Spanplatten bestehen und mit einer Plastikschicht beklebt sind, können nicht schwingen, weil das Holz, worauf die Plastikschicht geklebt ist, Negativschwingung verhindert. Es muss nur darauf geachtet werden, dass die verklebten Plastikschichten dicht aneinander verklebt sind. So können keine Dioxingase aus den Klebstoffen ausweichen.

Dagegen sollten im Kinderzimmer aber alle Kunststoffkästen gegen Holz- oder Papierkästen ausgetauscht werden.

Nehmen wir an, der Elektrosmog wird im Schlafzimmer beseitigt, die Kunststoffe und Metalle werden ebenso beseitigt, der Schafplatz wird dort angenommen, wo der Liegetest sich am besten angefühlt hat.

Nehmen wir weiter an, dass ein an Krebs oder an einer anderen Krankheit Erkrankter einen solchen störungsfreien Schlafplatz bekommt.

Nehmen wir weiter an, dass sich dieser Mensch für eine Fastenkur nach Breuß entscheidet, beziehungsweise ohne Eiweiße, Proteine und Kohlenhydrate während maximal sechs Wochen lebt.

Nehmen wir an, dass derselbe Mensch sich von einem guten Heilpraktiker Bach-Blüten für seine Seele geben lässt.

Nehmen wir an, dass er als Krebskranker, entweder skeptisch oder parallel zu den Vorgaben der Schulmedizin, diese Möglichkeiten wahrnimmt und Energie dabei wieder aufbaut.

Nehmen wir an, dass ungefähr 70 % der angeblich unheilbaren Kranken innerhalb von acht Monaten dadurch vollkommen wieder gesund würden.

Das wäre doch wie ein Traum, oder?

Nehmen wir an, der Traum wird wahr, dann bitte gut überlegen, wem man es weitererzählt. Es kann viel Kopfschütteln geben.

Wer sich mit dem Liegetest befasst und sensibilisiert hat, hat jetzt die Möglichkeit, das Bett von kranken Freunden und Verwandten zu testen. Die Körperreaktionen werden möglicherweise die Krankheitsursachen verraten. In den meisten Fällen wird dann ein

Schlafplatzwechsel fällig. Es kostet jedenfalls nichts, es zu versuchen. Es kann vieles verändern.

Ein Bekannter ließ sich einen eleganten Veloursteppichboden in seinem Schlafzimmer verlegen. Nach kurzer Zeit bildeten sich Strukturen im Flor. Es wurde reklamiert. Der Teppichboden wurde ersetzt. Genau dieselben Strukturen bildeten sich wieder. Der Händler erkundigte sich genauer und erklärte anschließend, dass daran nichts zu machen sei. Das käme von starken Strahlungen aus der Erde, dagegen könne man absolut nichts tun. Die Aussage war richtig genug. Der Bekannte starb einige Zeit später im Alter von 38 Jahren an Hodenkrebs.

EINEN VERSUCH WERT

Man merkt sich, wo und wie der große Hund sich am liebsten hinlegt. Kopfende und Achse seines beliebten Liegeplatzes geben Auskunft über den guten Platz.

Wenn alle Familienmitglieder das Haus verlassen haben, werden Radio, Telefon und Klingel abgeschaltet. Der Hund wird ausgesperrt, damit eine absolute Ruhe im Hause herrscht. Man holt sich ein Kopfkissen und eine Decke und legt sich auf dem Rücken genau dorthin auf den Boden, wo der Hund immer liegt. Die Arme liegen entspannt am Körper, die Beine sind langgestreckt und nicht gekreuzt. Man versucht in eine völlige Entspannungsphase zu gelangen und darf sich absolut nicht bewegen. Jede Bewegung wäre eine Unterstützung des Herzens in seiner Pumptätigkeit. Es würde den Kreislauf anregen und somit die gewünschten Empfindungen unterdrücken. So bleibt man circa eine halbe Stunde liegen und achtet auf das Befinden. Auch ohne eine einzige Bewegung als Unterstützung schafft das Herz trotzdem eine vollständige Durchblutung des Körpers bis in die Füße, wenn der Platz naturgemäß gut ist. Die Füße kribbeln nicht und fühlen sich warm an. Man fühlt sich ruhig, entspannt, schwer, warm und gut durchblutet. Die Herzschläge werden nicht wahrgenommen.

Es fühlt sich so angenehm an, als würde man von Mutter Erde aufgenommen und umhüllt werden. Eigentlich könnte man auf dem harten Boden fast einschlafen. Das erlebte Gefühl sollte man bewusst registrieren.

Jetzt ist es möglich zu prüfen, warum der Hund nie in seinem von Menschen platzierten Korb liegen will. Vielleicht sind beide Plätze nur einen Meter auseinander – und trotzdem lohnt sich der Vergleich.

Man wiederholt also den Versuch da, wo der Korb sonst immer steht.

Wenn jetzt die Füße kalt werden,
wenn die Kälte langsam in den Beinen steigt,
wenn die Füße und Finger kribbeln,
wenn der ganze Körper damit beginnt, unruhig zu werden und sich zu verkrampfen,
wenn eine innerliche Nervosität aufkommt,
wenn man schon nach wenigen Minuten am liebsten aufstehen würde,
wenn das Herz schneller und vielleicht sogar hörbar wird,
wenn die Atmung schwer wird und stockt,
wenn dazu noch Rücken-, Kopfschmerzen und andere Beschwerden einsetzen,
dann sollte man nachdenken und endlich Verständnis für das Verhalten des Hundes aufbringen.

Auf solchen Plätzen bekommt man innerhalb weniger Minuten das Gefühl, den Platz verlassen zu müssen. Es können sogar Schwindelgefühle auftreten. Jedes Geräusch wird wahrgenommen. Der Körper ist völlig verkrampft und friert.

Mutter Erde hat solche Plätze für Menschen und Tiere nicht vorgesehen, zumindest nicht für die, die gesund sein wollen.

Bestätigen sich einige dieser Erscheinungen, dann sollte man sich zum Vergleich sofort auf den bevorzugten Platz des größeren Hundes, mitten im Weg, für ein oder zwei Minuten legen.

Die Zeit reicht dann vollkommen aus, um die unangenehmen Symptome verschwinden zu lassen. Das plötzlich wohlige Gefühl ist in der kurzen Zeit völlig überraschend. Manchmal dauert es nur wenige Sekunden, bis man den krassen Unterschied fühlt.

Mit dieser Erfahrung kann das eigene Bett ebenso getestet werden. Selbst nach zwanzig Jahren im selben Bett, auch mit dem Glauben, das eigene Bett gut zu kennen, sollte jetzt unbedingt derselbe Versuch gemacht werden.

Das Fenster im Schlafzimmer wird geschlossen, damit es nicht zieht. Das Zimmer sollte für den Test eine angenehme Raumtemperatur haben, damit ein eventuelles Frösteln nicht auf die Raumtemperatur geschoben werden kann. Man legt sich dann mitten auf das Bett auf dem Rücken ohne Decke. So bleibt man ganz ruhig und ohne jegliche Bewegung für mindestens 20 Minuten liegen.

Wenn sich ein Frösteln oder sogar Frieren einstellt, wenn man sich innerlich verkrampft, wenn der Atem stockt, wenn langjährige Beschwerden sich innerhalb weniger Minuten wieder melden, dann kann man davon ausgehen, dass der Schlafplatz mit den Beschwerden zu tun hat.

Die Störungen müssen nicht immer die natürlichen Erdstrahlen sein. Sie können durchaus und wie schon mehrfach erwähnt auch durch Kunststoffe, Synthetik, Metalle, Glasgefäße und Flüssigkeiten entstehen.

Daher sollten gründlich alle Plastiktüten, Folien, Synthetics, Kleidung mit Polyester oder Acrylanteilen, Socken und Strümpfe, auch die kleinsten Plastikverpackungen wie Medikamentenschachteln, Parfumflaschen und Metallgegenstände möglichst aus dem Schlafzimmer entfernt werden.

In Schränken und Nachttischschränken muss konsequent und ohne Erbarmen aufgeräumt werden. Alle unbiologischen Gegenstände unterhalb von einem Meter sollten aus den Schränken herausgenommen werden. Dabei soll kontrolliert werden, ob nicht hier oder da ein Kunststoffgegenstand dazwischen vergessen wurde.

Die Gegenstände, auf die man nicht verzichten kann, sollen im Raum über der Höhe des liegenden Körpers aufbewahrt werden, also oben im Schrank. Unten werden nur biologische Stoffe ohne künstliche Fasern oder Aufdrucke aufbewahrt.

Nachttischlampen mit zweiadrigen Kunststoffstromleitungen werden möglichst durch rundes dreiadriges Kabel ersetzt.

Jetzt kann der Liegetest im Bett noch mal für zwanzig Minuten gemacht werden. Ist der Liegeplatz jetzt angenehm, dann waren scheinbar nur die mineralisierten Gegenstände die Störungsursache.

Falls noch kein Unterschied feststellbar und ein Keller unter dem Schlafzimmer vorhanden ist, dann sollten auch dort Kunststoffe und Metalle vermieden werden.

Durch viele Experimente und langjährige Erfahrungen habe ich festgestellt, dass Kunststoffe, Synthetics, Flüssigkeiten, Metalle und Glasgegenstände aus dickem Glasboden Störungen verursachen können, wenn sie auf einem aggressiven Erdstrahlenpunkt stehen.

KUNSTSTOFFE UND ERDSTRAHLEN

Der Erdstrahlenpunkt übermittelt den Gegenständen seine Energie. Sobald die Energie der Erde diese Gegenstände trifft, werden sie übernommen und waagerecht in der Breite über die ganze Etage und möglicherweise weiter verteilt. Dabei entwickelt sich die geballte Strahlung deutlich spürbar weiter nach oben. Sie durchdringt auch Betondecken. Sie kann sogar, je nach Intensität, mehrere Etagen durchdringen. Die Strahlen können sich mit anderen Gegenständen unsichtbar verbinden und einen Wohnbereich in eine unsichtbare Hölle verwandeln. Man kann es sich so vorstellen: Stellt man ein Auto direkt gegen eine Hauswand und gibt anschließend Gas, so werden die Räder durchdrehen, ohne dass die Wand einen Schaden bekommt. Stellt man das Auto zwanzig Meter von der Wand entfernt und gibt jetzt Gas, dann kommt das Auto durch die Wand. Ähnlich ist es mit natürlichen Störungen, die durch Kunststoffe, Synthetik, Glas oder Metalle entstehen und weitergesendet werden. Bilden sich aber so starke Störungen, dass sie einen freien Anlauf bekommen, dann können sie in der Lage sein, Betonwände und mehrere Etagen zu durchdringen.

Die ursprüngliche Information aus der Erde, die von den Kunststoffen weitergeleitet und intensiviert wird, hat immer mit unterirdischem Wasser zu tun. Es ist eine Neutronenstrahlung. Diese Neutronenstrahlung als elektromagnetische Welle scheint den Neutronen-Protonen-Haushalt eines Menschen völlig in Ungleichgewicht zu bringen bzw. eine Art Kurzschluss zu verursachen.

Der Mensch besteht auch aus Wasser und liegt somit auf derselben Wellenlänge wie die Wasserschwingungen aus Mutter Erde.

Die Intensität ist während des Liegetestes deutlich zu spüren. Es fühlt sich so an, als wenn das Blut nicht mehr fließen würde. Es ist auch so!

Der Liegetest ermöglicht so, natürliche Störungen zu empfinden. Der Mensch als Naturprodukt reagiert spürbar auf natürliche Störungen. Er reagiert auf Kunststoffe nur, weil sie natürliche Störungen übernommen und weiterverteilt haben.

KUNSTSTOFFE, ELEKTROSMOG UND WIRBELSÄULE

Während des Liegetests gibt es wiederum keine spürbare Reaktion auf Elektrosmog. Elektrosmog wurde von Menschen künstlich erzeugt. Somit ist Elektrosmog eine künstliche Störung, worauf der menschliche Körper nicht spürbar reagiert. Elektrosmog greift den Körper auch nachts an, ohne dafür akute Schlafstörungen wie durch Erdstrahlen zu verursachen. Elektrosmog macht trotzdem krank. Er schleicht sich unspürbar ein, außer man würde zu den elektrosensiblen Menschen gehören. Der Schlaf kann empfindlich durch Elektrosmog gestört werden. Wie gesagt, die meisten Menschen spüren den Elektrosmog nicht. Dafür spüren sie die Auswirkungen: Es beginnt mit Schulter- und Rückenschmerzen. Es setzt sich fort über den Lendenwirbelbereich und weiter zu den Hüften. Die 50 Hertz verursachen eine Lösung der Bänder. Die Wirbelsäule wird langsam zu einem Wrack.

Interessanterweise sind Einfamilienhäuser häufiger durch mehrere Etagen von Kunststoff- oder Metallstrahlungen durchdrungen. Der Grund ist, dass die Kellerräume im Allgemeinen groß sind. Es werden daher sehr viele Gegenstände, auch größere aus Kunststoffen und Metallen, abgestellt.

In Mehrfamilienhäusern dagegen sind die Keller sehr klein. Es wird sparsam mit dem wenigen Platz umgegangen. Es ergeben sich daher auch deshalb weniger Störungen, weil die Gegenstände sehr viel kleiner sind. Trotzdem sollte möglichst auf alle unnötigen Plastikgegenstände und Tüten verzichtet werden, wo man es nur kann, da es sich im Hause beruhigend auswirkt. Der Schlaf aller Bewohner kann dadurch besser werden, die Gesundheit auch.

Reihenhäuser mit Unterkellerungen haben den Nachteil, dass störende Metalle und Kunststoffe nicht nur starke Störungen bündeln und nach oben senden, sondern aus den Kellern der Reihenhäuser miteinander kommunizieren.

Das ist bei Einfamilienhäusern nicht möglich, weil die Erde dazwischen alle Störungen verpufft.

Rutengänger oder Radiästheten ohne oder mit nicht ausreichenden Erfahrungen werten Kunststoff- oder Metallstörungen oft als Wasseradern. Die ursprünglichen Wasseradern befinden sich oft ganz woanders. Würde man die unbiologischen Gegenstände beseitigen oder woanders hinstellen, dann wären die Wasseradern plötzlich nicht mehr da, sondern ganz woanders.

Es mag sein, dass manch ein kranker Leser hierbei den Kopf schüttelt und denkt: »Wenn es so einfach wäre ...«

Das Thema ist viel zu ernst, um damit zu spaßen. Es ist einfach so, wie beschrieben. Der Beweis ist sehr leicht und schnell zu erbringen.

Gleich ob eine chronische Erkrankung vorliegt, Schlaflosigkeit, Depressionen, Unfruchtbarkeit oder Sonstiges, ich empfehle, das Thema einer Schlafplatzentstörung zu beherzigen. Es kostet nichts, ein Haus von Plastikmüll und unnötigen Gegenständen zu entsorgen und ein Bett versuchsweise zu verstellen.

Es kostet auch nichts, die Betten unter Ehepartnern für einige Wochen versuchsweise zu tauschen. Es kostet auch nichts, zu versuchen, mit dem Kopf zum Fußende eines Bettes zu schlafen, wenn es sonst keine andere Möglichkeit gibt.

Der Versuch kann dafür sehr viel bringen und besonders dann, wenn die Ärzte den Grund der Erkrankungen nicht finden können. Und selbst wenn die Ärzte oder Professoren etwas gefunden haben, auch dann sollte man den Versuch nicht unterlassen. Es ist kein Quatsch!

UNSICHTBAR UND TROTZDEM DA

Der Herr Professor macht vielleicht Eindruck, ist aber auch nicht allwissend.
Aus meiner heutigen Sicht war es bisher immer gut, sich nicht bedingungslos den Medizinern anzupassen. Das hat mir die Augen zu vielen menschenfeindlichen Systemen geöffnet, inklusive der politischen, und die Gesundheit wiedergegeben.
Es war vorerst für mich als Techniker schwer, an all diese unsichtbaren Dinge zu glauben.
Doch wie es eben bei Technikern immer geht, müssen alle Möglichkeiten kritisch betrachtet werden. Die Symptome werden in der Technik als Indiz wahrgenommen, um die Ursachen zu lokalisieren und letztendlich zu beseitigen.
Die Schulmedizin behandelt im Allgemeinen nur Symptome und Probleme. Die eigentlichen Ursachen werden dagegen selten wahrgenommen. So kommt der Patient, solange er lebt, immer wieder. Bis auf das Geld, das dabei verdient wird, ist das sogenannte Gesundheitssystem selbst krank.
Jeder ist für sich selbst verantwortlich. Es lohnt sich also, über andere und unkonventionelle Faktoren nachzudenken.

Eigentlich wäre es eher sehr dumm, an das Unsichtbare nicht glauben zu wollen:
Die Luft, die man atmet, ist unsichtbar.
Geräusche sind unsichtbar.
Gerüche sind unsichtbar.
Kälte und Wärme sind unsichtbar.
Die Liebe ist unsichtbar.
Die Gefühle sind unsichtbar.
Die Intuitionen, die unser Leben weitgehend steuern, sind unsichtbar.
Die Intelligenz ist unsichtbar.
Der Geist ist unsichtbar.
Die Seele ist unsichtbar.
Die Wellen des Funkweckers sind unsichtbar.
Die Radarstrahlen von Schiffen und Flugzeugen sind unsichtbar.
Die gefährlich gepulsten Hochfrequenzen von DECT-Telefonen sind unsichtbar.
Die gefährlichen Mikrowellen von Handys sind unsichtbar.
Die Funk- und Fernsehwellen aus der Satellitenschüssel sind unsichtbar.
Die medizinischen Bestrahlungen sind unsichtbar.

Die gefährlichen Röntgenstrahlen sind unsichtbar.
Die tödliche Radioaktivität wie von Hiroshima, Nagasaki, Tschernobyl und Fukushima war unsichtbar.
Die tödlichen Radongase aus der Erde sind unsichtbar.
Die elektromagnetischen Anziehungskräfte des Mondes sind unsichtbar.
Die unsichtbaren Feldkräfte, die das Universum so regeln, dass die Planeten Jahre im Voraus in einer berechenbaren Laufbahn bleiben, sind unsichtbar.
Die sich daraus ergebenden geballten Erdstrahlen sind unsichtbar.
Gott ist auch unsichtbar. Wir müssen uns nur noch auf seine Macht besinnen, und alles auf dieser schönen Erde auf eine unsichtbare oder sichtbare Weise regeln.
Das Bundesamt für Strahlenschutz kann weitere Erklärungen zu unsichtbaren Strahlungen liefern.

Also: Nur Naturprodukte wie Holz, Wolle, Leinen, Seide und Gummi für die Einrichtung wählen. Alles, was sich oberhalb der Erde in der freien Natur befindet.
Statt Wäschekörben aus Kunststoff und Metall schafft man welche aus Holz oder Rattan an. Dasselbe gilt für Papierkörbe. Umdenken und zurück zur Natur, und zwar dahin, wo Leben hingehört. Wenn man dadurch nachts durchschläft und wieder gesund wird und bleibt, dann hat sich die Aktion sicher gelohnt.
Als wir einen Urlaub in der wunderschönen Stadt Le Touquet in Nordfrankreich verbrachten, entschieden wir uns von Calais aus einen Tagesausflug per Bus nach Canterbury in England zu machen. Dort wurde ein üppiger Einkauf von neuen Kleidungsstücken gemacht. Zurück im Hotel und um ungestört schlafen zu können, entschieden wir uns, die vielen großen Plastiktüten auf dem hohen Schrank im Hotelzimmer abzulegen. Wir wollten die wertvollen Dingen nicht im Auto lassen. Bis ca. 3.00 Uhr in der Nacht hatten wir noch kein Auge zugemacht und waren völlig aufgedreht. Aus den vielen Kunststoffen nebeneinander hatte sich ein massives elektrostatisches Feld entwickelt. Es war eine andere Strahlungsform als wie gewohnt mit den Kunststoffen. Die Menge aber hatte es geschafft, ein ungewöhnliches Feld zu bilden. Wir entschieden uns mitten in der Nacht, die Sachen ins Auto zu bringen, und kkonnten anschließend sofort einschlafen.
Hiermit soll nur darauf aufmerksam gemacht werden, dass, selbst wenn die Kunststoffe höher als die Schlafplätze gestellt werden, deren Menge immer noch zu einer anderen Form von Störungen führen könnte. Das ist aber sehr selten.
Bei Übernachtungen in Hotels kann es reichen, die Papierkörbe mit Plastikfolien sowohl im Schlafzimmer als auch im Bad höher zu stellen, um einschlafen zu können.

Menschen mit niedrigem Blutdruck reagieren im Allgemeinen deutlich sensibler und schneller auf unsichtbare Störungen als Menschen mit hohem Blutdruck.

Der Liegetest sollte von chronischen und schwerkranken Menschen möglichst auf dem Bett gemacht werden. Damit kann oft schon eine Krankheitsursache ermittelt werden. Das Bett zu verstellen kann dann Wunder wirken. Und wie schon gesagt: Es kostet nichts.

Die Betten müssen dort hingestellt werden, wo die Beschwerden innerhalb weniger Minuten wieder verschwinden. Es könnte sehr viel Zeit in Anspruch nehmen, selber die besseren Plätze auf diese Weise herauszufinden. Es empfiehlt sich deshalb, die Beratung eines guten Wünschelrutengängers ohne Verkaufsabsichten einzubeziehen. Leider kennt sich kaum jemand mit Kunststoff- und Metallstörungen aus. Sie vermuten dann überall schädliche Wasseradern, die es möglicherweise dort gar nicht gibt.

Wenn Kinder, die immer gesund waren und gut schlafen konnten, aus dem Haus ausgezogen sind, gibt es eine gute Möglichkeit, für einige Wochen in deren Bett zu schlafen. Wenn Gäste davon berichten, einen wunderbaren Schlaf im ehemaligen Bett des Kindes an der gewohnten Stelle gehabt zu haben, sollte man diesen Tipp nutzen und sich für einige Wochen ins Gästebett umquartieren.

Sensible Menschen meiden unbewusst ihr Bett und verbringen daher regelmäßig fast die ganze Nacht auf der Couch. Der Körper spürt instinktiv, dass er sich im Bett nicht erholen kann. Die Seele hilft unbemerkt bei der Entscheidung.

Der Liegetest kann aufklären und einen Besuch im Schlaflabor erübrigen. Ein kinderloses Ehepaar sollte grundsätzlich das Bett verschieben.

Wenn ein Kind immer krank ist und Alpträume hat, nicht schlafen kann und jede Nacht in das Elternbett kommt, dann stimmt sein Schlafplatz nicht. Es steht auf Erdstrahlen. Wenn das Kind nur dumme Träume hat und nicht schlafen kann, dann sollten die Kunststoffe und Metallgegenstände in seinem Zimmer ausnahmslos beseitigt oder höher als das Bettniveau gestellt werden. Die Ursachen für Alpträume oder für dumme Träume ohne Zusammenhang sind also völlig verschieden.

Ein Säugling liegt in seinem Kinderbett oft anders, als man ihn hingelegt hat. Wenn die Mutter das Kind am Fußende des Bettes vorfindet, legt sie es meistens dahin zurück, wo sie es für richtig hält. Das Kind hat instinktiv Störungen ausweichen wollen. Die Mutter wäre besser beraten, das Kinderbett in die Richtung zu verschieben, in die das Kind flüchten wollte, so dass es völlig ruhig die ganze Nacht auf dem Rücken verbringen kann. Die Gefühle eines Kindes stumpfen ab, wenn es immer wieder an die schädlichen Stellen zurückverlegt wird. Es verliert langfristig einen Teil seiner Ankopplung an Naturgegebenheiten.

Ein Kind, das im Schlaf immer wieder den Bettrand sucht und dabei mitten in der Nacht auf den Boden fällt, gibt immer einen Hinweis auf vorhandene Störungen. Das gilt auch für Bettnässer.

Diese strahlenden Energien machen sich bei Vollmond besonders stark bemerkbar. Das Zusammenwirken der Anziehungskräfte von Sonne und Mond beeinflusst die ganze Natur und alle Lebewesen.

Um die richtigen Schlafplätze in einem Haus zu finden, verfügt jeder Mensch über eine natürliche Wünschelrute. Diese Wünschelrute wird über seine Seele und seine konzentrierte Wunschvorstellung aktiviert. Einer seiner beiden Arme ist die Wünschelrute. Das Phänomen nennt sich die »Behavoriale Kinesiologie«, überwiegend Kinesiologie genannt.

Für unsere Schlafplatzsuche sollte so vorgegangen werden: Ein Mensch wird an der Kraft in einem seiner beiden Arme getestet. Dafür streckt er den gewählten Arm gerade und waagerecht seitlich als Schulterverlängerung aus. Es geht erst darum, zu wissen, wie viel Kraft er im Arm hat. Das wäre eine Art Messeinheit für weitere Versuche.

Eine zweite Person versucht den Arm runterzudrücken und merkt sich, wie viel Kraft der Mensch im Arm hat. Je kräftiger der Mensch ist, umso besser ist es für den Test.

Alle Türen der Räume im Haus bzw. in der Wohnung, die als Schlafzimmer verwendet werden können, bleiben offen.

Der Mensch, der den Armtest durchführt, schaut sich jetzt jeden Raum bewusst an, indem er sich die Räume im Uhrzeigersinn von links nach rechts genau betrachtet und verinnerlicht. Er geht so gedanklich durch jeden Raum an den Innenwänden entlang, ohne an die Möbel zu denken.

Verfügt der Mensch über eine ausgezeichnete Kraft, dafür aber über wenig Vorstellungskraft, sollte man eine zweite Person mit einer sehr guten Vorstellungskraft auswählen, die die Hand der ersten Person hält. Der Erste wird zum Werkzeug für die Vorstellungskraft des Zweiten.

Wenn das Bild aller Räume durch Vorstellungskraft verinnerlicht ist, stellt sich die Person auf das beste Zimmer mit einem gesunden Platz für das Doppelbett ein.

Das beste Zimmer für ein Doppelbett sollte als Erstes gewählt und gesucht werden, weil der strahlenfreie Platz zweimal so groß sein soll wie für ein Einzelbett. Unter Umständen wird man anschließend die Zimmer tauschen müssen. Man muss nur umdenken, die Gesundheit ist das wichtigste Gut.

Schließlich bleibt noch der Liegetest als letzte Maßnahme.

Jetzt gibt es zwei Möglichkeiten: Entweder macht man den Test in jedem Zimmer getrennt und merkt sich dabei die verschiedenen Widerstände des Armes, je nach Zimmer, oder man bleibt im Flur stehen und nimmt sich jeden Raum hintereinander gedanklich vor.

Der Arm wird jedes Mal, für jedes Zimmer, auf die Kraft im Arm getestet.

Die Testperson muss voll auf den Raum des jeweiligen Zimmers konzentriert sein; ebenso auf das Bild des Doppelbettes. Sobald er seine Konzentration bestätigt, versucht man den Arm runterzudrücken. Fällt der Arm widerstandslos, so ist das Zimmer nicht geeignet. Falls sich der Arm nicht herunterdrücken lässt, kann man davon ausgehen, dass das Zimmer sich sehr gut eignet.

So testet man alle Zimmer hintereinander und merkt sich das Zimmer mit dem besten Armwiderstand. Die Konzentration muss immer der Zielvorstellung entsprechend sein.

Sucht man einen guten Sitzplatz, stellt man sich einen gesunden Mensch sitzend vor, um den Test ausführen zu können.

Anschließend entfernt man alle Kunststoffe, Synthetics und Metalle, um den Liege- bzw. Sitzplatztest auf dem gewählten Platz für 20 Minuten zu machen.

Mit dem kinesiologischen Test und etwas Übung dazu kann man ziemlich alles testen. Unsere Seele weiß alles, was wir wollen und brauchen. Sie ist im Universum allgegenwärtig. Sie kennt auch die unsichtbaren Dinge, die wir nicht wahrnehmen und die uns schaden. Wir brauchen nur vertrauensvoll unsere Seele fragen. Ist das, was wir fragen, gut, vermittelt sie uns eine entsprechende Muskelkraft im Arm. Ist es schlecht, dann verweigert sie uns die Muskelkraft. Entsprechend der Qualität der Dinge, wonach man fragt, wird die Muskelkraft sein. Es können so auch Produkte, Nahrungsmittel und mehr getestet werden. Nach einigen Übungen wird man den kinesiologischen Test mit mehr Sicherheit anwenden können.

Selbst ein Gewichtheber kann je nach Situation über den Muskeltest sehr überrascht sein. Im Normalfall kann er über 100 Kilo problemlos hochheben. Mit einer ausreichenden Vorstellungskraft wird er möglicherweise den leichtesten Druck nicht halten können, wenn die Frage sehr negativ ist.

Manchmal bekommt man auch Intuitionen über das, was gut oder schlecht ist.

Man stellt sich ruhig in einem Raum oder einem Flur hin und konzentriert sich auf den besten Platz. So können wertvolle Intuitionen aufkommen, die man sofort und ohne zu überlegen als Hinweis wahrnehmen sollte. Der Verstand muss dabei ausgeschaltet bleiben, damit natürliche Gefühle deutlich spürbar werden. Die erste Intuition ist immer die beste. Man darf dabei aber keine Wunschvorstellung haben.

Genauso kann man sich ruhig und konzentriert in einen Raum stellen und sich dabei fragen, wo Störungen herkommen. Einfach die Frage stellen, Gedanken loslassen und warten. Falls man das intuitive Gefühl bekommt, dass etwas von rechts oder von links oder von hinten auf den Körper trifft, dann sollte man in die Richtung schauen, ob dort vielleicht Plastik oder Metalle usw. liegen. Kommt es zum Beispiel aus Richtung Schrank, dann muss der Schrank von Plastik, Synthetics, Metallen, Folien usw. befreit werden. Nach Beseitigung der Gegenstände wiederholt man den Test, bis man sich wohlfühlt. Anschließend macht man wieder den Liegetest. Selbst auf einem harten und kalten Boden, und zwar auf einem guten Platz, fühlt sich der Körper wärmer und besser aufgenommen als im weichen und warmen Bett auf einem gestörten Platz.

Aus den vielen späteren Feststellungen um die Macht der Natur auf unsere Körperfunktionen habe ich sogar irgendwann und auf meine Weise angefangen zu beten. Ich bete nur für mich und für Menschen, die um Hilfe bitten, nicht für die Kirche. Es ist die Unterstützung der Gotteskraft, wovon ich mir ein Bild eingeprägt habe. Mit dem Bild komme ich schneller in eine Art Trance, um zu innerer Ruhe und Frieden zu finden. Es kann daher auch als eine (tiefe) Meditation interpretiert werden. Das Gebet dient mir, den menschlichen Verstand schneller zu verlassen, um vernichtende Energien schneller intuitiv zu spüren. Jeder Mensch verfügt über diese Fähigkeiten. Es ist ein bisschen Übung erforderlich.

SEELISCH KRANK UND EINSAM

Mit der Zunahme einer neuen Armut und sozialer Probleme wäre jetzt eine glaubhafte Kirche wichtiger denn je.
Menschen in Not lernen irgendwann, sich zu sammeln und zu beten. Viele Kriegsgefangene haben sich durch das gemeinsame Gebet gestärkt und damit teilweise bis zum Kriegsende durchgehalten. In solchen Momenten des Verzweifelns im Leben braucht man eine soziale Gemeinschaft und einen Menschen als Ansprechpartner und Seelentröster.
Eine Vereinsamung kann zur Lebensgefahr werden. Das beweist die zunehmende Zahl von Selbstmorden auch von Jugendlichen.
Innerhalb der letzten sechs Jahre ist die Zahl der Selbstmörder um ca. 50 % gestiegen. Es gibt Bedarf für eine wachsende Zahl von Menschen in Not, die sich nicht trauen, Bera-

tungsstellen zu konsultieren. Wir brauchen also mehr soziale Treffpunkte. Das sollte die eigentliche Rolle einer Kirche sein. Kirchen wurden ursprünglich als soziale Treffpunkte erbaut. Eine glaubwürdige Kirche muss sich dafür permanent an die heranwachsenden Generationen anpassen, um Vertrauen zu gewinnen.

Der heutige Mensch ist informiert und bildet sich somit eine eigene Meinung. Aus der Flut der Informationen ist er kritisch und denkt weitgehend logisch. Seit weniger als 50 Jahren hat sich das Denken durch die Informationsflut völlig verändert. Das Verhalten älterer Generationen gegenüber der Kirche erscheint daher den Jüngeren naiv. Das sollte man nicht werten. Es war halt zu der Zeit so. Unsere neuere, moderne Auffassung haben wir nur durch die neuen Medien gewinnen können, die es früher nicht gab.

Leider hat sich die katholische Kirche seit nahezu 2000 Jahren, bis auf den Fuhrpark des Vatikans, kaum verändert.

Der Mensch, mitten in einem unendlichen und rätselhaften Universum, sucht in der Kirche den Grund seines Daseins. Der Respekt vor der Schöpfung und der Bedarf nach einer Erklärung führen meist dazu, einer Religion anzugehören.

Alle Religionen nutzen, nur unter anderen Namen und Sitten, diese angeborene Frage, um Menschenseelen zu beeinflussen, abhängig zu machen, für sich zu nutzen und dabei letztendlich Kasse zu machen.

Wenn sie genug Menschen gefischt und entsprechend kassiert haben, dürfen sie auch ihre Macht ausüben. Sie können Politik und auch Kriege beeinflussen. Sie können irgendwann auch das Volk zu Sklaven machen und selbst Kriege anführen.

Dafür müssen die Gläubigen arm und hungrig bleiben. Ein hungriger Mensch hat zumindest die Wut im Bauch. Mit ihm kann man Kriege starten und gewinnen. Das hat schon Julius Caesar gewusst. Caesar wusste, dass ein Mensch mit vollem Bauch nicht kampfbereit ist.

Wer heute noch bei einigen der etablierten Religionen nicht mitmacht, wird eben umgebracht. Das ist eine gute Möglichkeit, andere Menschen einzuschüchtern und sie unter Zwang zu gewinnen.

Jeder Gläubige hat immer die Meinung, dass nur seine Religion die richtige ist. Das ist die Bedingung für vorprogrammierte Auseinandersetzungen. Dabei wollen sie alle gute Christen sein.

So begann es auch mit der Inquisition der katholischen Kirche und ihren unzähligen Foltermethoden und Massenmorden. Ein Museum der einfallsreichen Foltermethoden der katholischen Kirche ist unter anderem in Valletta auf Malta zu besichtigen. Wer schwache Nerven hat, sollte das Museum lieber nicht besichtigen.

Dabei suchen alle Menschen nach derselben Antwort, unabhängig davon, zu welcher irdischen Konfession sie gehören. Systeme sind immer gefährlich, ob religiös oder politisch. Sie dienen dazu, friedliche Menschen gegeneinander aufzubringen, um die Profitgier der Machthaber zu befriedigen.

In verschiedenen Staaten werden politische Parteien mit dem Namen *christlich* gegründet. In Deutschland sind es die CDU und CSU. Man sollte eigentlich davon ausgehen, dass die Bezeichnung *christlich* für ein soziales System genutzt wird. Christliche Parteien verbergen wirtschaftliche Interessen und sind deshalb für die Bessersituierten gedacht und werden von den Reicheren gewählt. Unter dem Namen christlich dürfen außerdem Menschen in Afghanistan getötet werden.

GEWOHNHEITEN SCHADEN FAST IMMER

Kein Mensch käme auf die Idee, morgens, mittags und abends Spinat zu essen, um so kräftig wie Popeye zu werden.

Ein Schlafplatz dagegen wird oft über Jahre Nacht für Nacht von derselben Person belegt. Der Architekt hatte damals die Schlafplätze eingezeichnet und so wurden sie angenommen. Seitdem wurden sie nicht mehr gewechselt.

Nur am Urlaubsort ist ein Wechsel gegeben. Sofort oder nach einer Ortswechselreaktion schläft man besser als zu Hause, fühlt sich wohler und erholt sich schnell. Man kann sich mehr zumuten und den Körper besser belasten. Die meisten Beschwerden sind nach wenigen Tagen verschwunden. Das Schnarchen hört auf.

Es kann auch das Gegenteil sein. Man kann absolut nicht schlafen und bekommt seltsame und ungewöhnliche Beschwerden. Das Klima allein ist nicht der einzige Grund der Änderungen. Das Urlaubsbett steht wahrscheinlich auch auf unsichtbaren Störungen. Die Schwingungsform der Störungen wird allerdings völlig anders als die von zu Hause sein. Der Körper erholt sich zwar von den Störungen von zu Hause, nimmt aber währenddessen die neuen Störungen am Urlaubsort auf.

Nach der Rückkehr, nach zwei oder drei Nächten im eigenen Bett, sind die alten Beschwerden alle wieder da. Sie sind vielleicht sogar heftiger als zuvor, weil der Körper dagegen protestieren will, wieder dermaßen angegriffen zu werden. Er hatte sich im Urlaub so gut erholt. Er protestiert also dagegen, schlagartig mit den alten Störungen wieder konfrontiert zu werden. Er akzeptiert diese Schlafstelle nicht, weil er sich nicht erholen kann.

Nach einem Umzug verschwinden plötzlichen Beschwerden. Kinderlose Ehepaare werden überraschend Eltern. Der Schlafplatzwechsel kann Wunder wirken.

Es ist unverständlich, dass ein müder Mensch abends ohne Schmerzen zu Bett geht und morgens mit Schmerzen aufsteht. Die Nacht hat keine Regeneration gebracht, sondern das Gegenteil bewirkt. Vielleicht wurde die Matratze deshalb schon mehrfach erneuert. Ein Erfolg ist jedoch ausgeblieben. Das Ergebnis der Nacht ist in einem solchen Fall völlig unlogisch. Schmerzen und Müdigkeit sollten im Normalfall nach der Nachtruhe verschwunden sein und nicht umgekehrt.

Betroffene empfinden morgens oft Schmerzen und Müdigkeit, die sie am Vorabend nach einem anstrengenden Arbeitstag nicht hatten. Häufiger sind es Rückenprobleme, weil die Wirbelsäule sich die ganze Nacht auf der schlechten Schlafstelle verspannt hat. Das sollte man immer als ein Warnsignal werten.

WARNUNGEN DER NATUR

Bei Vollmond sind die Spannungen in der Natur sehr groß und können den Schlaf deutlicher verhindern. Man schläft zwar ein, wird aber zwischen Mitternacht und zwei Uhr wieder wach. Man wälzt sich die ganze Nacht im Bett hin und her. Man bekommt vielleicht auch Durst dazu. Gegen circa fünf Uhr morgens schläft man endlich wieder ein. Um sieben Uhr steht man dann völlig »gerädert« auf.

Diese unangenehme Erfahrung ist in natürlichen Vorgängen begründet.

Zu genau der Zeit, in der das Radio einen störungsfreien und perfekten Klang hat, mitten in der Nacht, genau dann kann der Mensch nicht schlafen. Während dieser Zeit also sind Schallwellen stärker und deutlicher zu empfangen.

Um die Mittagszeit dagegen schläft man an derselben Stelle sehr tief, auch mit offenem Fenster und Straßenlärm dazu.

Wellen übertragen sich nachts um ein Vielfaches besser als tagsüber. Das ist in der Elektrophysik bekannt. Nachts, nach Mitternacht, braucht man nur zu flüstern, um gehört zu werden.

Die Schlaflosigkeit ist eine Reaktion des Körpers auf unsichtbare Störungen, die sich während der Nacht austoben. Bei Vollmond sind die Störungen am stärksten.

Die Behauptung der Chinesen, der Mensch sei die beste Antenne zwischen Erde und Kosmos, findet hier ihre Berechtigung. Der Schlaf wird vom Körper verwehrt, weil er gerade auf einer Stelle liegt, wo momentan ein starker Energieaustausch zwischen Erde und Kosmos stattfindet. Der eigene Körper will nur mitteilen, dass er hier nicht bleiben möchte, weil er keine Ruhe findet.

Genau mitten in der Nacht ist es auch am kühlsten. Die Sonne hat sich zurückgezogen, es ist draußen kalt. Der Mond tobt sich aus und der Schlaf bleibt aus. Alle Wellen und Geräusche sind stärker. Sobald die Sonne gegen fünf Uhr morgens wiederkommt, schläft man ein. Sonnenstrahlen auf der Erde mindern die Leistung von künstlichen und natürlichen Wellen. Der alte Bauernspruch »Jede Stunde vor Mitternacht zählt doppelt« findet hier seine Berechtigung in vollem Umfang

Bis Mitternacht übt die Sonne immer noch ihre positive Wirkung gegen den Einfluss des Mondes aus. Nach Mitternacht und bis 5.00 Uhr morgens übernimmt der Mond das Kommando. Die Mondphase bestimmt die Intensität der Wellen.

Bei Vollmond ist der Einfluss des Mondes stärker und die Sonne verliert dabei ihren positiven Einfluss auf die Erde und ihre Bewohner.

Das ist auch der Grund, warum der Mittagsschlaf für eine gute Regeneration wichtig ist. Während der Mittagszeit schläft man besonders gut, auch mit offenem Fenster und Straßengeräuschen. Zehn Minuten tiefer Schlaf ersetzen so manche Nachtstunden im Bett. Die Sonne ist um diese Zeit am stärksten und mindert wesentlich alle störenden Wellen und Geräusche.

Um zwei Uhr in der Nacht nimmt man, selbst mit geschlossenem Fenster, jedes Geräusch wahr und hört jede Stimme. Um die Mittagszeit dagegen stören Stimmen und Geräusche kaum. Stimmen werden durch elektromagnetische Wellen aus den Stimmbändern produziert. Sie hören sich nachts verstärkt an. Erdstrahlen sind ebenso elektromagnetische Wellen, die während der Nacht verstärkt werden.

Wellen machen sich tagsüber biologisch wenig bemerkbar. Selbst Radiosendungen im Langwellenbereich werden tagsüber nur leicht gestört.

Wellen verstärken sich nachts. Je nach Wellenart wird der Körper entsprechend unsichtbar angegriffen.

Firmenchefs, die eine Ruhezone für den kurzen Mittagsschlaf während der Mittagspause ihrer Mitarbeiter eingerichtet haben, wissen, dass der gewöhnliche Leistungsabfall am Nachmittag so vorneweg beseitigt wird.

Ein Test zwischen Kaffee oder Mittagsschlaf hat bewiesen, dass ein Kaffeetrinker auf Dauer weniger konzentrierte Arbeit leistet als jemand, der um die Mittagszeit nur eine Viertelstunde geschlafen hat.

Nächtliche Schlafprobleme verstärken sich bis zu drei Tagen vor Vollmond und enden auch bis zu drei Tagen nach dem Vollmond.

Die Energien des Mondes sind dermaßen stark bei Vollmond, dass die Erde dabei bis zu 30 Zentimeter angehoben wird. Menschen, Tiere und Pflanzen reagieren auch auf diese Energien.

Im Fernsehen trat 2009 ein Mensch mit Professortitel auf. Er dokumentierte, dass der Vollmond keine Auswirkung auf den Schlaf eines Menschen hat.

Ich fand den Beitrag witzig, aber auch leider irreführend. Die Versuche sollen in einem Schlaflabor in der Schweiz stattgefunden haben. Ein solches Schlaflabor ist mit unendlich viel Metallen, Kunststoffteilen und Elektrogeräten vollgepackt.

Die Ausstrahlung dieser unnatürlichen Gegenstände verzerrt das natürliche Feld völlig. Das Naturprodukt Mensch kann in einer solchen unnatürlichen Umgebung unmöglich positiv reagieren.

Allein durch die Menge der unnatürlichen und massiven Störungen eines Schlaflabors, ob bei Vollmond oder nicht, ist eine positive Reaktion nicht zu erwarten. So konnten die Herren Professoren auch keinen Unterschied feststellen.

Das beste Schlaflabor sollte störungsfrei von Erdstrahlen, Kunststoffen, Synthetics, Metallen und Elektrosmog draußen in der freien Natur unter einem Baumwollzelt aufgebaut werden. Erst dann, mitten in der Natur, wäre es möglich, die Menschenreaktionen bei Vollmond oder nicht Vollmond genau zu beobachten.

Wir müssen weitgehend zurück zur Natur. Unser Körper ist unser schönstes Naturprodukt. Er sehnt sich nach Natur.

ILLUSIONEN

Der moderne Mensch vergisst seine Verbindung zur Natur. Er fühlt sich durch die technischen Errungenschaften stark und unantastbar. Geld, Konsum und die vielen Pferdestärken unter der Motorhaube lassen ihn in einer Illusion leben. Das gilt aber nur, solange er sich gesund fühlt.

Ein einflussreicher Mann erzählte mir, dass er sich immer alles hatte leisten können, was er sich wünschte. Er hatte weltweite Geschäftsverbindungen. Jetzt stand er zum ersten Mal in seinem Leben vor etwas, das er sich nicht kaufen konnte. Bei seiner Frau, die er so sehr liebte, wurde zwei Wochen zuvor Krebs festgestellt. Seitdem versuchte er, in vielen Ländern der Welt Spezialisten zu finden, die seine Frau gegen Geld aus ihrer Krankheit befreien können. Er war völlig verzweifelt und stellte fest, dass Gesundheit nicht käuflich ist.

Für das Überleben verlieren Hab und Gut irgendwann an Bedeutung. In solchen Situationen wäre jeder gerne bereit, die Täuschung des Habens gegen die Sicherheit des Seins zu tauschen. Die Besinnung ist schmerzhaft und der Rausch plötzlich vorbei.

Der Körper dient als Transportmittel zur Verwirklichung von Gedanken, Intuitionen, Ideen und Vorstellungen. Wenn er krank wird und aufgeben möchte, weil man seine Warnsignale nicht wahrnehmen wollte, dann nützen die guten Ideen und Vorstellungen nichts mehr.

Stirbt der Körper, sterben die Ideen mit.

Die unsichtbaren Fähigkeiten wie Intelligenz und Ehrgeiz sollten daher primär dazu dienen, die körperliche Gesundheit so gut wie möglich ein Leben lang zu schützen. Das ist die Voraussetzung für die Verwirklichung aller Lebensziele. Dafür muss immer wieder auf die Rückführung zu einer natürlichen Umgebung geachtet werden.

Der Respekt vor Natur und Schöpfung wächst überwiegend in kritischen Lebenssituationen.

Das Gebet wird dann für viele der letzte Strohhalm. Man gewinnt dabei an innerer Kampfkraft und Weisheit. Das Gebet kann Lebensmut wecken. Auch die Meditationen einiger Leistungssportler sind der Schlüssel ihres Erfolges. Ein gesunder Geist ist oft stärker als der Körper.

Wer in seinem Leben kritische Situationen durchlebt hat, hat immer viel gelernt. Das Leben gewinnt dann entsprechend an Qualität.

KAPITEL 4 –
MENSCHEN UND MOND

DAS YIN-UND-YANG-PRINZIP DER MENSCHEN

Der niedrige Blutdruckmensch, Yin, geht gerne spät zu Bett. Er braucht die Waagerechte, um schlafen zu können. Er ist aber sehr geräuschempfindlich und braucht morgens zwei Tassen Kaffee, um wach zu werden. Seine Arterien und sein Venensystem sind großzügig ausgelegt. Es sind Kanalisationen, die sich nicht wie bei einem hohen Blutdruckmenschen leicht füllen. Eine schnelle Regeneration dauert bei ihm länger.
Der Yin-Mensch braucht dafür viel Schlaf. Vor zehn Uhr morgens ist der Yin betonte Mensch kaum ansprechbar.
Sein Gesicht ist länglich und blass. Die Finger sind lang und schmal.
Kälte und Kaltwetterfronten kann er schlecht vertragen.
Wenn die Kälte einsetzt, verkrampft sich sein Körper und die ersten Beschwerden machen sich bemerkbar. Sie sind jeden Tag woanders.
Im Winter werden die Heizkörper aufgedreht und die Fenster geschlossen.
Ein Yin-Mensch braucht die Sonne und im Sommer das Meer.
Wenn es im Urlaub in die Berge gehen soll, um den Partner einen Gefallen zu tun, dann versucht er meistens, im Tal zu bleiben.
Seine Ernährung besteht weitgehend aus Gemüse und Rohkost, wenig Fleisch – meistens nimmt er keine Milch zu sich. Sein Körper reagiert empfindlich. Er geht zum Arzt oder Heilpraktiker und kuriert sich rechtzeitig aus. Er ist politisch sehr kritisch und sensibel für Umweltfragen. Er betrachtet die Dinge genau und ist ängstlich in Unternehmungen. Er bemerkt sehr schnell Probleme oder macht sich unnötig welche. Er ist meist sehr vorsichtig, kritisch und oft unangenehm in gesellschaftlichen Situationen.
Er lässt sich leicht aus der Ruhe bringen.
Er reagiert sehr positiv auf 10-Hertz-Wellen in der Natur, die er überwiegend am Meer findet.
Er beginnt mit 30 Jahren zu altern. Das ist ein Yin-Typ.

Der Partner dagegen mit seinem hohen Blutdruck geht immer früh zu Bett. Er schläft überall, er schläft sogar im Sitzen, manchmal schon nach drei Minuten vor dem Fernseher. Er ist absolut nicht geräuschempfindlich und schläft in der Regel durch.
Er regeneriert sehr schnell, braucht wenig Schlaf und ist Frühaufsteher. Man könnte ihn nachts klauen, ohne dass er es merkt.

Er braucht morgens keinen Kaffee. Er ist im Gesicht immer rot und gut durchblutet. Seine Finger sind kurz und dick. Er ist klein und rund, im Gegensatz zu seinem Partner mit niedrigem Blutdruck. Er liebt den Winter und kann Kälte gut vertragen.
Er klagt selten über gesundheitliche Beschwerden, weil seine Schmerznerven eher stumpf reagieren.
Selbst im Winter trägt er noch ein T-Shirt. Er öffnet dabei die Fenster und drosselt die Heizung. Sein Partner mit niedrigem Blutdruck kommt schnell hinterher und schließt alle Fenster wieder. Der Yang-Typ hat seine Kreislaufprobleme bei Warmwetterfronten im Sommer und schwitzt sehr schnell.
Er verbringt seinen Urlaub gerne in den Bergen. Je höher umso besser.
Die Ernährung muss deftig sein. Eintöpfe, Suppen und Aufläufe sind sehr beliebt. Er isst gerne Schweinefleisch. Genau das kann ihm aber zum Verhängnis werden. Er verfügt über ein dünnes Arteriensystem. Dadurch ist die Durchblutung seines Körpers schnell gegeben. So auch seine Regeneration. Das Problem ist dabei, dass seine dünnen Gefäße schneller verschmutzen können. Harn und Fettsäuren vom Schweinefleisch sind für ihn Gift. Sie lagern sich in den Gefäßen ab und verstopfen sie. Gerade im Bereich der Koronargefäße, nahe dem Herzen, sammeln sich die Schmutzanteile am liebsten. Irgendwann findet eine Verstopfung statt. Es fließt nicht mehr ausreichend Blut durch die Arterien und kann dann mit einem Herzinfarkt enden. Vom Arteriensystem her könnte der niedrige Blutdruckmensch das Schweinefleisch besser vertragen. Das isst er aber nicht gerne.
Der hohe Blutdruckmensch ist oft auch beim Essen sehr konservativ. Selbst im Restaurant werden die Kartoffeln mit der Gabel zerdrückt. Sein liebstes Getränk ist Milch. Seine gesundheitlichen Probleme hat er oft im Sommer. Herz und Kreislauf sind dann seine Schwachstellen. Er leidet schnell unter Entzündungen.
Seine Ernährung kann schnell zu Gicht führen. Er spricht weniger auf Krebserkrankungen an als der niedrige Blutdrucktyp. Er geht selten zum Arzt, weil er glaubt, dass seine Beschwerden schnell vorübergehen. Da er nicht schmerzempfindlich ist, geht er so zu spät zum Arzt. Das kann zum Verhängnis werden und ihn das Leben kosten.
Er wirft dem niedrigen Blutdrucktyp vor, er wäre zu sensibel, er hätte immer was zu klagen. Der niedrige Blutdruckmensch geht wegen seiner Beschwerden rechtzeitig zum Arzt, besser noch zum Heilpraktiker, kuriert sich aus und kann dabei alt werden.
Der eine hat immer was und lebt lange, der andere hat nie was und stirbt plötzlich.
Der hohe Blutdruckmensch ist gemütlich und gesellig, hat kaum Angst und ist unternehmerisch begabt. Er lässt sich nicht leicht aus der Ruhe bringen und beginnt erst mit 50 Jahren zu altern. Er ist eben ein Yang-Typ.

Yin und Yang verstehen sich gut, weil sie sich ergänzen. Die Anpassung fällt nicht immer einfach. Der Mensch muss sich also sein Leben lang auf Toleranz einstellen, um nicht isoliert zu leben.

Zwei Yin-Typen können schnell aneinandergeraten, weil sie beide kritischer Natur sind. Daher ist es nicht ratsam, im Geschäftsleben zwei Yin-Typen zusammenarbeiten zu lassen. Das kann sehr zum Nachteil einer Firma werden.

Zwei Yang-Typen wiederum vertragen sich meist gut, auch im Geschäftsleben.

Die Chinesen sprechen von Yin und Yang und unterscheiden damit auch die Menschheit insgesamt.

Die Yin- und-Yang-Polaritäten sind wie Magnete mit Nord- und Südpol. Beide Gegensätze ziehen sich an. Die gesamte Natur besteht aus Polaritäten und wird nach Yin-und-Yang-Prinzipen definiert wie Feuer und Wasser, Himmel und Erde.

Der 1992 verstorbene Dr. med. Ernst Hartmann, ein deutscher Forscher aus Eberbach am Neckar, hat diese zwei Typen aufgrund seiner Erkenntnisse noch einmal unterteilt und belegt. Er nannte zwei Mischtypen dazu: Yin für niedrige Blutdrucktypen, Yin-Mischtypen, und Yang für hohe Blutdrucktypen und Yang-Mischtypen.

Er fand verschiedene Reaktionen, abhängig von der Wetterlage. Jede Wetterlage verursacht andere elektrische Schwingungen in der Natur. Die Schönwetterlage sendet Wellen in den 10-Hertz-Bereich. Jeder fühlt sich dabei wohl.

Zehn Hertz bedeuten so viel wie zehn elektrische Schwingungen in der Umwelt pro Sekunde und sind als Schönwetterschwingungen in der Atmosphäre messbar.

Hartmann fand für den Yin-Typ, den niedrigen Blutdrucktyp, eine positive Reaktion bei 10-Hertz-Schwingungen, 9,35 Hertz für den Yin-Mischtyp, 2,45 für den Yang-Mischtyp und 1,75 für den Yang-Typ, den hohen Blutdruckmensch.

Die 10 Hertz findet der Yin-Typ am Wasser, wo er seinen Urlaub gerne verbringt, und die 1,75 Hertz findet der Yang-Typ auf dem Berggipfel. Die 2,45- und 9,35-Hertz-Mischtypen haben etwas von beidem.

Die Natur hat an alles gedacht, damit jeder zufrieden werden kann.

In der Natur spielt sich alles nach Schwingungen, Wellen, Elektrizität und Intensitäten ab. Die Natur lebt und gibt ihre Rhythmik an alle Lebewesen weiter. Die sichtbarste Form von Elektrizität in der Natur ist für den Menschen während eines Gewitters zu beobachten.

Carl Huter, Schweizer Wissenschaftler, verstorben 1912, hinterließ wertvolle Forschungsarbeiten in der Psycho- und Pathophysiognomie. Carl Huter hat die Menschen anders als die Chinesen in Yin oder Yang unterteilt.

Den »Niedrigblutdruckmensch« gab Carl Huter als »Empfindungstyp« an. Den »Bluthochdruckmensch« nannte er »Ernährungstyp«.

Wie Dr. Hartmann sah er eine Zwischenveranlagung gegenüber dem Yin-und-Yang-Prinzip der Chinesen. Den Zwischentyp nannte er Bewegungstyp.

Er sprach von weiteren zusätzlichen Unterschieden wie Ernährungs-, Bewegungs- oder Empfindungsbewegungstyp.

Die Schulmedizin (Typenlehre von Kretschmer) spricht von einer leptosomen Konstitution für den Yin-Typ bzw. leptosom-asthenischer Konstitution für den Mischtypen und pyknischer für den Yang-Typ.

Die indische Medizin, Ayurveda genannt, unterscheidet die Menschen in drei verschiedene Typen: Vata für Yin (niedrigen Blutdruck), Pitta für die Zwischenkonstitution und Kapha für den Yang-Typ (hohen Blutdruck).

Alle Wissenschaften meinen weitgehend dasselbe, nur unter einem anderen Namen.

Wetter und Mond beeinflussen den Menschen maßgeblich.

Das Erste in einem Gespräch ist das Wetter. Es beschäftigt den Menschen jeden Tag aufs Neue. »Wie wird das Wetter heute?«

Der Körper reagiert so ernsthaft auf Wetter und Mond, dass schwere Operationen nach Möglichkeit nur unter Berücksichtigung des Mondstandes und der Wetterphasen stattfinden sollten. Dafür steht der Wetterdienst in Offenbach Ärzten und Krankenhäusern zur Verfügung. Es wird auf Anfrage mitgeteilt, ob es zweckmäßig sei, jetzt oder lieber erst in ein paar Stunden zu operieren. Der Patient würde zum Beispiel bei abnehmendem Mond bessere Abwehrkräfte bilden. Er würde auch weniger Blut verlieren.

Die Zeit eines Unfalles, das Wetter und die Mondphase bestimmen maßgeblich über Abwehrkräfte und Überlebenschancen. Bei Vollmond blutet man mehr.

Es gibt keinen Zufall, es fällt uns zu.

KAPITEL 5 –
SICH GESUND SCHLAFEN

DER SCHLAF

Durch die technischen Errungenschaften ist der Mensch tagsüber oft weit von einer natürlichen Umwelt entfernt. Nachts wird dies fortgesetzt, weil viele Schlafräume mit Elektrogeräten und künstlichen Gegenständen ausgestattet sind.

Fernsehgeräte, Stereoanlagen, Radiowecker, Staubsauger hinter dem Schrank, Sporttaschen und Schuhe im Schrank, Spiegel an den Wänden und in den Schränken, Parfümflaschen, Medikamente und Kunststoffe aller Art auf den Ablagen, Kunststoff-Rollkästen unter den Betten und Metallgegenstände belasten den Raum unbiologisch.

Je mehr im Schlafzimmer abgestellt wird, umso weniger kann man schlafen. Der Körper protestiert so über seine unnatürliche und gestörte Umgebung.

Wenn der Körper seine Müdigkeit meldet, dann will er schlafen.

Wenn er nicht mehr die Kraft aufbringen kann, sitzend im Wohnzimmer fernzusehen, dann ist es Zeit, zu Bett zu gehen.

In vielen Schlafzimmern hat der Fernseher bereits Einzug gehalten, um die körperliche Müdigkeit überlisten zu können. Damit kann der Film bis tief in die Nacht noch gesehen werden. Anschließend sind die besten Schlafstunden vorbei und das späte Einschlafen wird umso schwerer. Die Schlafprobleme vergrößern sich mit der Zeit. Ein spannender Film regt den Kreislauf an und verhindert die notwendige Entspannung, die zum Einschlafen führt.

Ein Schlafzimmer ist kein zweites Wohnzimmer. Ein Fernseher hat in einem Schlafzimmer nichts zu suchen. Für eine gesunde Besinnung zu zweit braucht man keinen Fernseher. Ein Spaziergang oder ein entspannendes Buch kann eher dazu verhelfen, die gewünschte Entspannung als Vorstufe des Schlafes zu erreichen.

Die Luft ist abends durch den Übergang von Wärme zur Kälte anders geladen. Die Kondensation in der Luft ist negativ ionisiert. Das ist die Bezeichnung für eine elektrische Aufladung der Luft, worauf der Mensch besonders positiv reagiert. Der Mensch fühlt sich wohl und ausgeglichen, wenn die Luft negativ ionisiert ist. Nach Regen und Gewitter ist die Luft besonders stark negativ ionisiert.

Eine natürliche Einschlafmöglichkeit nach Kneipp kann viele Tabletten ersetzen. Selbst kälteempfindliche Menschen kommen problemlos damit zurecht. Man hält den rechten Fuß unter einen kalten Wasserstrahl und führt diesen bis unterhalb des Kniegelenks hinauf. Ebenso verfährt man mit dem linken Fuß und dem linken Bein, dann mit der rechten Hand bis unterhalb des Ellenbogens und schließlich mit der linken Hand und dem linken Unterarm bis zum Ellenbogen. Es geht hierbei um eine langsame Abkühlung, die immer an den entfernteren Körperextremitäten vom Herzen an begonnen wird. Das Herz beruhigt sich dabei. Die Stirn kann nach Bedarf auch erfrischt werden. Anschließend legt man sich sofort ins Bett. Meistens schläft man innerhalb weniger Minuten ein.

Die Stromsicherung zum Schlafzimmer sollte jede Nacht abgeschaltet werden. Das kann ein vom Elektriker eingesetzter Netzfreischalter übernehmen. Zumindest ist es für einen ungestörten Schlaf wichtig, alle Geräte im Schlafraum komplett auszuschalten. Damit soll vermieden werden, dass der Körper »unter Spannung« schläft.

Mit einem Vielfachmessgerät können die Veränderungen des Hautwiderstandes durch künstliche und natürliche Störungen innerhalb weniger Minuten festgestellt werden.

Deshalb sollte unbedingt eine natürliche Umgebung im Schlafzimmer geschaffen und so nachts die Müdigkeit abgebaut werden. Eine Regeneration für den nächsten Tag wird dadurch möglich.

Ohne ausreichenden und regenerierenden Schlaf und ohne Regeneration sind Krankheiten vorprogrammiert, wenn hinzukommt, dass der pH-Wert des Säure-Basen-Haushalts nicht mehr stimmt und dabei der Stoffwechsel in Ungleichgewicht geraten ist.

KAPITEL 6 –
DIE FASZINIERENDE WELT DER GESUNDHEIT

ERFAHRUNGEN AUS DER JUGEND: DER MESMERISMUS

Als meine Mutter 1961 an Krebs starb, war ich gerade 15 Jahre alt. Es wurde vieles versucht, um die furchtbare Krankheit zu bekämpfen. An einem Wochenende hatten sich damals die Familie und Verwandte getroffen. Einige waren dafür Hunderte von Kilometern gefahren. Meine Mutter war bereits seit sieben Monaten krank. Sie war sehr schwach und konnte das Bett nicht mehr allein verlassen.
Mein Pate hatte in Paris eine Praxis als Kinesitherapeut. Er war Masseur und eine Art Heilpraktiker zugleich. Man sprach ihm Wunderkräfte zu. Er hatte schon auf seltsamste Weise Menschen geholfen, die von der Schulmedizin aufgegeben waren. Er hatte so einen Cousin durch Heilmagnetismus vor der Erstickung gerettet. Der Dreijährige trank Salzsäure, im Glauben, es sei Apfelsaft. Die Speiseröhre war durch die Verbrennung verschlossen. Es ging um Minuten. Der Junge bekam keine Luft mehr. Er wurde durch Heilmagnetismus gerettet. Die Zeit bis zum Erreichen des nächsten Krankenhauses konnte somit überbrückt werden. Der Junge musste in den folgenden zwanzig Jahren über einen Schlauch künstlich ernährt werden. Er hat es bis heute, 60 Jahre danach, überlebt.
An dem besagten Wochenende wurde meiner krebskranken Mutter auf einem Stuhl am runden Esstisch geholfen. Wir hielten uns an den Händen und bildeten eine Kette, einen geschlossenen Kreis um den Tisch, die rechte Handfläche nach unten, die linke Handfläche nach oben, die linke für Nehmen, die rechte für Geben.
Diejenigen der Familie, die sich nicht wohlfühlten, wurden gebeten, sich fernzuhalten. In dem verdunkelten Zimmer wurden wir ersucht, uns sehr stark auf meine Mutter zu konzentrieren, das Beste für sie zu denken, sehr intensiv positiv zu denken. Ein Kribbeln in den Fingern und ein nicht erklärbarer Wärmefluss machten sich schnell bemerkbar. Die spürbare Energie sollte meiner Mutter zugutekommen.
Erst dreißig Jahre später sollte ich verstehen, was wir an jenem Tag gemacht hatten. Es handelte sich um Mesmerismus. Die heilmagnetischen Kräfte meines Paten wurden durch alle Teilnehmer verstärkt. Der menschliche Magnetismus fließt durch den Körper genau wie künstliche Elektrizität aus der Steckdose. Der Effekt ist nur angenehmer.
Nach circa einer Stunde standen wir auf. Alle waren, bis auf meine Mutter, völlig erschöpft. Meine Mutter stand allein auf, fing an sich zu bewegen, als ob nie etwas gewesen wäre. Sie begann, wie ein kleines Kind mit einer unglaublichen Elastizität zu turnen. Wir waren

alle verblüfft und froh. Der positive Zustand meiner Mutter hielt leider nur ungefähr drei Tage.

Der Vorgang konnte aufgrund der Entfernungen nicht wiederholt werden. Sie verstarb einige Monate später. Mit meinem heutigen Wissen bin ich überzeugt, dass sie beim Einsatz von Fasten und Ernährung, Mesmerismus, Kinesiologie und vor allem einem störungsfreien Schlafplatz eine große Chance gehabt hätte, ihre Krankheit zu meistern.

Das Lernen in der Schule machte jedenfalls nach dem Tod meiner Mutter keinen Spaß mehr. Ich bekam mit 16 einen interessanten Job, reiste von Stadt zu Stadt und lernte dabei viele Leute kennen. Die Arbeitskollegen kamen gerade aus den Kriegen in Vietnam und Algerien zurück. Einige haben sogar der Fremdenlegion angehört. Sie wollten alle leben und ihre grausamen Erfahrungen verdrängen. Sie haben von Tod und Leid erzählt. Sie haben getanzt, getrunken und geweint. Als jüngster Kollege wurde ich von der Truppe als eine Art Maskottchen überall mitgenommen.

Aus deren erzählten Erlebnissen und meinen verschiedenen Erfahrungen mit dem Cousin, mit meiner Mutter, mit Heilmagnetismus und mehr habe ich gelernt, Systeme unserer Gesellschaft sehr kritisch zu betrachten.

Die somit gewonnene Lebenseinstellung sollte mir Jahre später dazu verhelfen, die eigene Gesundheit zurückzugewinnen.

FREUDE UND KRANKHEIT

Mit 22 Jahren bekam ich eine hartnäckige Rippenfellentzündung, eine Vorstufe von Tuberkulose, die mich für ein Jahr außer Gefecht setzte.

Es wurde mir täglich über mehrere Monate Serum verabreicht und dazu 28 Streptomycin-Spritzen. Der Arzt nahm sich immer viel Zeit für mich. Ich vertraute ihm, die Chemie stimmte und wir waren uns sehr sympathisch. Eines Tages fand ich eine Streptomycin-Beschreibung. Darin war ausdrücklich angegeben, dass die Gefahr, unwiderruflich taub zu werden, bereits ab 25 Spritzen bestehe.

Als ich den Arzt darauf aufmerksam machte, wurde die Behandlung sofort eingestellt. Mein Vertrauen sank auf ein Tief und es fiel mir schwer, den Vorfall zu verdauen. Das war bewusst meine erste negative Erfahrung mit der Schulmedizin.

Ein Sanatoriumsaufenthalt an der frischen Luft in den Alpen sollte für eine natürliche Genesung sorgen.

Die meisten Freunde, die ich dort kennenlernte, waren über mögliche Verursacher ihrer

Krankheit gut informiert. Wenig Schlaf, Rauchen, Alkoholgenuss usw. hatten ihre Körper sehr geschwächt. Leichte Bekleidung auch bei kälterem Wetter war oft der Auslöser ihrer Tuberkulose gewesen.

Aus den sonnigen Urlaubszeiten mit Superbräune waren auch einige da. Die Sonne hatte die Lungen zu sehr angegriffen, angeblich wie ausgetrocknet. Ihre Tuberkulose war manchmal so weit fortgeschritten, dass nichts mehr zu retten war.

Es hieß dann: Das nette Mädchen, das letzte Woche so lebensfroh mitgefeiert hat, ist gestern im Alter von 20 Jahren gestorben. Eine solche Nachricht in einer Umgebung von jungen Lungenkranken ist eine bittere Lebenserfahrung. Es wurde wichtig, sich im Winter warm zu kleiden und stundenlange Aufenthalte in der prallen Sonne im Sommer zu meiden. Wer glaubt in dem Alter, dass man an so etwas schon sterben kann?

BEGINN EINES FAMILIENLEBENS

Meine Frau und ich entschieden uns, 1970 nach La Rochelle an die Atlantikküste umzuziehen. Vom ersten Tag an traten erhebliche Schlafstörungen bei uns beiden auf. Verschiedene besorgniserregende Drüsenprobleme folgten. Die monatelang eingenommenen Medikamente der Schulmedizin mit entsprechenden Nebenwirkungen hatten völlig versagt. Wir bekamen schließlich einen Termin im Krankenhaus.

Ein älterer Krankenhausarzt empfahl warme Auflagen mit Tonerde. Siehe da, die Beschwerden verschwanden.

Kurz darauf erhielten wir eine andere Wohnung und wurden wie durch ein Wunder rasch von allen Beschwerden befreit. Es war eine angenehme Erfahrung, aber eine Erklärung dazu blieb uns noch für die nächsten zehn Jahre aus.

Wir zogen zwei Jahre später nach Deutschland. Unser Sohn schlief jede Nacht entweder kniend, auf die Ellenbogen gestützt oder völlig krumm. Er rutschte zeitweise auch bis zum Fußende des Kinderbettes. Damals wussten wir noch nicht, weshalb er sich im Schlaf so verhielt. Wir legten ihn in der Nacht immer wieder dorthin zurück, wo wir es für richtig hielten. Es war natürlich ein großer Fehler.

Wir haben damals noch nicht gewusst, dass er mit seiner Schlafweise instinktiv nur vor den krank machenden Störungen flüchten wollte. Es wäre besser gewesen, das Kinderbett in die Richtung zu verschieben, wo das Kind im Schlaf hinrutschte. Irgendwann hätte er eine Schlafposition gefunden, die es ihm ermöglicht hätte, auf dem Rücken völlig entspannt durchzuschlafen. Es hätte sicher seine Stimmung beeinflusst, ihm Ruhe vermittelt und ihn auch widerstandsfähiger gemacht.

Mein Beruf und die Vorliebe für Technik hatten schnell dazu geführt, alle modernen Elektrogeräte ins Haus einzubringen. Von der Stereoanlage über die elektrische Zahnbürste bis hin zum Radiowecker, es fehlte nichts an Elektrogeräten. Die Geräte im Schlafbereich sollten später meine Gesundheit stark angreifen und zu unerklärlichen Lähmungen führen.

Beruflich fuhr ich damals ca. 300 km täglich. Ergonometrie war damals noch ein Fremdwort und die Autositze waren selten körpergerecht geformt. Sehr bald bekam ich extreme Rückenbeschwerden, wofür ich nur die Autositze als verantwortlich ansah. Ein nachträglich eingebauter Spezialsitz brachte eine geringe Linderung der Beschwerden.

Im Oktober 1975 bezogen wir ein neues Haus. Meine chronischen Magenprobleme der letzten drei Jahren verschwanden blitzschnell. Neue Schlafprobleme setzten plötzlich ein und die Wirbelsäule fing wieder an, stark zu schmerzen.

Der Sohn schlief ruhiger als in der früheren Wohnung. Er bekam jedoch Bauchschmerzen in einer Form, die wir bis dahin bei ihm nicht kannten.

DIE ÜBLICHE DIAGNOSE: PSYCHOSOMATISCH!

Bei meiner Frau schmerzten alle Gelenke. Heftige Migräne und Depressionen stellten sich dazu ein.

Zeitweise konnte ich mich aufgrund von Blockierungen der Wirbelsäule nicht mehr bewegen. Unser Hausarzt sah uns fast dreimal wöchentlich. Er gab sich zwar große Mühe, aber seine Behandlungen blieben erfolglos. Unser Gesundheitszustand verschlechterte sich von Tag zu Tag.

Verreisen wurde zum Drama. In der ersten Nacht an einem fremden Ort bekam meine Frau solche Migräneanfälle, dass der Notarzt nachts fast jedes Mal gerufen werden musste. Der Ortswechsel verursachte eine nachteilige Reaktion.

Der Hausarzt fand keine Erklärung und diagnostizierte letztendlich eine psychosomatische Erkrankung. Diese Erklärungen kommen häufig vor, wenn ein Arzt nicht weiterweiß.

Mit der Aussage »psychosomatisch« wird das Problem pauschal definiert und damit oft nur ein ärztliches Versagen bzw. eine Kapitulation ausgedrückt. Die Ursachen werden nicht erkannt.

Die Beschwerden waren in unserem Fall absolut nicht psychosomatisch bedingt, wie wir später feststellen sollten.

Es waren physikalische Umweltursachen, die von keinem Arzt hätten geklärt werden können. Ein Arzt gibt erfahrungsgemäß nie seine Ohnmacht zu.

Notfalls reicht ein unverständliches Fremdwort, um eine Diagnose zu stellen, womit der Normalsterbliche nichts anfangen kann.

Es wäre ungefähr mit einem Techniker zu vergleichen, welcher es nicht schafft, ein Gerät zu reparieren. Ein Techniker beweist sein Können, indem die Technik anschließend funktioniert.

Die meisten Ärzte brauchen nicht zu beweisen, dass ihre Behandlungen zum Erfolg führen.

Niemand bildet sich seine Krankheit ein. Wer sich dennoch eine Krankheit einbildet, ist bereits krank.

WIE LEBT DER PATIENT ZU HAUSE?

Der Mediziner ist selten über die Lebensweise seines Patienten informiert. Ein Arzt verfügt kaum über baubiologische Kenntnisse und befasst sich noch weniger mit Elektrosmog.

Erdstrahlen werden sowieso wegen der vielen Scharlatane, die damit hantieren und alles Mögliche verkaufen, als lächerlich abgetan. Hinzu kommt, dass Ernährungswissenschaft für viele Ärzte noch in den Kinderschuhen steckt.

Gut informierte Ärzte dagegen können nur selten solche delikaten, aber wertvollen Informationen weitergeben.

Viele Patienten erwarten Medikamente und schlucken lieber Präparate, als über ihren Lebensstil nachzudenken. Sie würden wahrscheinlich eher zu einem anderen Arzt wechseln, statt ihre Lebensgewohnheiten zu ändern.

Interessanterweise ist es so, dass je mehr ein Mensch an Erdstrahlen erkrankt ist, er umso weniger bereit ist, die Möglichkeit von Erdstrahlen als Verursacher zu berücksichtigen. Die Ernsthaftigkeit seiner Erkrankung hindert ihn oft daran, an eine solche einfache Krankheitsursache zu glauben.

Wenn der Arzt mit seiner Diagnostik nicht weiterkommt, bleibt noch die These einer psychosomatischen Erkrankung. Damit wäre alles gesagt. Das ist eine Art All-inclusive-Paket, womit der Patient wenig anfangen kann.

Psychosomatische Krankheiten zählen heute zu den sogenannten Zivilisationskrankheiten. Das Wort psychosomatisch wird weitgehend missbraucht, wie ich im Laufe der Jahre erfahren durfte.

Echte psychosomatische Erkrankungen sind meistens das Ergebnis von Verletzungen und Blockierung der Seele durch ungeklärte Situationen. Sie können als Familienmuster vererbt werden. Sie resultieren oft aus Familiendramen. Sie werden dann, solange sie ungeklärt sind, von Generation zu Generation als seelische Belastung weitergegeben. Die Seele stirbt nicht.

Gehirnuntersuchungen in England von Menschen im Wachkoma haben nachgewiesen, dass jeder Mensch alles in seiner Umgebung wahrnimmt, solange er lebt. Selbst Menschen, die sich seit Jahren nicht mehr bewegt haben, zeigten eindeutig Reaktionen im Gehirn, wenn sie angesprochen wurden. Die Seele des Menschen wohnt also so lange im Körper, bis das Herz aufhört zu schlagen und dieser stirbt. Diese Seele wird ihre ungelösten Erlebnisse mitnehmen und der nächsten Generation vererben. Die nächste Generation wird entsprechend mit den Problemen konfrontiert, die sie nicht zu verantworten hat. Wer sich von einem undankbaren Schicksal betroffen und belastet fühlt, sollte Ursachenforschung betreiben. So sollte versucht werden herauszufinden, wodurch eine seelische Blockade entstanden ist. Dies kann bis zu Eltern, Großeltern usw. zurückführen. Wenn die Ursache gefunden ist, muss der »Knoten« in der Seele gelöst werden. So kann ein neues Leben angefangen werden.

Der Körper ist kurzlebig und nur der sichtbare Teil eines Menschen an dem Ort, wo er sich momentan befindet. Die Seele ist zwar unsichtbar, aber unsterblich, immer und überall dabei. Sie kennt die ganze Familiengeschichte, ihre Freude und das Leid aus den vielen Generationen. Sie möchte gerne, dass ihre Schmerzen geheilt werden. Das gilt auch für die ungelösten Schmerzen der früheren Generationen. Wir Menschen müssen lernen, unsere Seelen zu lieben, damit wir gesund bleiben oder wieder gesund werden.

Psychiatrische Krankenhäuser sind voll von intelligenten Menschen, deren Seelen erkrankt sind. Sie haben teilweise ungelöste Situationen und Probleme früherer Generationen geerbt, ohne etwas davon zu wissen. Unbekannte und möglicherweise dramatische Ereignisse aus der Vergangenheit, von Eltern und Großeltern, können einen vernichtenden Effekt auf die Seele eines Menschen haben. Das kann in die Psychiatrie führen.

Die entsprechenden und zugeordneten Zähne, passend zu den belastenden seelischen Situationen, sind meistens krank. Sie sind selten röntgenologisch zu erkennen. Es ist zu vermuten, dass viele psychisch Kranke bis zu zehn schlechte Zähne, im seelischen Sinn, haben, die von herkömmlichen Zahnmedizinern als gesund und vital begutachtet werden.

Ein dafür besonders gut ausgebildeter Zahnarzt kann die Ursache einer seelischen Belastung herausfinden und beseitigen. Zähne und ihre Wurzel sind sozusagen die Antennen der Seele.

Auch durch NLP-Sitzungen bei erfahrenen Spezialisten ist eine Erkennung der psychosomatischen Ursachen bis auf mehrere Generationen zurück möglich.

NLP ist die Abkürzung für Neurolinguistische Programmierung. NLP kann, wie gesagt, helfen, die Verursacher festzustellen und zu löschen.

Durch fachliche Anwendung der modernen Psychologie und von NLP ist es heute möglich, die Ursache in Gruppentherapien herauszufinden. Sie werden Skulptur- oder Familienaufstellung genannt. Sobald die Verursacher der seelischen Verletzungen festgestellt sind, kann der Betroffene unterschiedlich reagieren. Das können heftige Weinkrämpfe, Wut oder teilweise unbeherrschte Aggressionen sein. So befreit er sich endgültig von seinen seelischen Verletzungen und kann ein befreites Leben beginnen.

Experten der Hypnose haben schon vielen Menschen geholfen, deren unbekannte Begabungen herauszufinden. Eine besondere Fähigkeit kann im Unterbewusstsein eines Menschen veranlagt sein. Wenn sie nicht erkannt wird, kann der Mensch seelisch erkranken. Er kann so seinem vorbestimmten Lebensweg nicht nachgehen. So kann zum Beispiel ein Burn-out-Syndrom entstehen.

Jeder muss die Chance bekommen, seine Bestimmung zu erkennen und auszuüben, um zufrieden oder sogar glücklich leben zu können.

Hypnose wird in einigen esoterischen Kreisen als Eingriff und mögliche Verletzung der Seele angesehen und daher nicht unbedingt empfohlen.

Durch Hypnose, die weit in das frühere Leben der Betroffenen zurückführt, können seelische Blockierungen festgestellt, behandelt und beseitigt werden.

Laut Aussagen von ehemals klinisch Toten soll Hypnose ein ähnlich wohliges Gefühl wie der Sterbemoment selbst vermitteln. Raum und Zeit spielen angeblich in diesem Moment keine Rolle mehr und der Übergang vom Leben zum Tod wird als sehr angenehm empfunden.

Zahnärzte, die Hypnose anwenden können, vermeiden nur die Anwendung von Betäubungsmitteln bei ängstlichen und schmerzempfindlichen Patienten. Diese Art von Hypnose ist nur ein Beruhigungsmittel, aber kein Eingriff in die Seele.

Naturmediziner haben nach langjährigen Beobachtungen festgestellt, dass psychosomatische und organische Krankheiten eine definierte Verbindung haben. Damit ist gemeint, dass alle Krankheiten unterhalb des Bauchnabels mit ungelösten Problemen im Rahmen der Großeltern, Eltern und Kindern zu tun haben.

Rheuma, eine Krankheit, die überwiegend Frauen trifft, soll mit Kind oder Kindern zu tun haben. Frauen, die sich Kinder wünschen und keine haben, bzw. bekommen können, fallen auch darunter. Hier geht es um Menschen, die ein Kind gerne als Besitz hätten. Die Meinung der Experten geht dahin, dass ein Kind im Alter von 15 Jahren spätestens losgelassen werden soll.

Dafür, dass zu wenige Kinder in unserer Gesellschaft nachkommen, wird schnell ein Besitzanspruch auf ein Kind gestellt. Das Kind wird häufig durch Egoismus seiner Mutter zurückgehalten. Somit wird es daran gehindert, sein Leben in eigener Verantwortung anzugehen. Das ist kein gesunder Zustand. Ein junger Mensch kann so nicht erfahren, ob er erwachsen oder noch Kind ist; Hotel Mama kann auch sehr angenehm sein. Alles wird erledigt, das Kind bekommt, was es möchte. Das sollte lieber nicht unendlich beibehalten werden. Vereinsamung, Alkohol, Drogen und Depressionen können eines Tages die Konsequenz als Muttersatz werden. Eine 18-fache Mutter sagte im Fernsehen: »Gib den Kindern Halt, solange sie klein sind, und gib ihnen Flügel, wenn sie groß sind.«

Die Krankheiten oberhalb des Bauchnabels werden demnach durch ungelöste Probleme mit dem Partner oder Freunden verursacht.

Bei den Zähnen ist es übrigens ähnlich. Die unteren Zähne stehen für Probleme der Ahnen, die oberen Zähne für das eigene Leben.

Es ist also wichtig, alle Phasen des Lebens immer gründlich abzuschließen. Die Seele wird somit nicht belastet und der Körper bleibt gesund.

Problemen, denen man ausweicht oder vor denen man flüchtet, können, solange sie nicht gelöst werden, schwerwiegende Folgen auf die Gesundheit haben. Sie können auf Kinder und Enkelkinder übertragen werden.

MEINE PERSÖNLICHE EINSTELLUNG ZU DEM BEGRIFF »PSYCHOSOMATISCH«

»PSYCHO« bedeutet Wesen oder Wesensart und »SOMA« bedeutet Körper.
Eine gesunde Psyche ist das Ergebnis der harmonischen Funktion von Körper, Geist und Seele.
Stimmt in dieser Komponente etwas nicht, dann ist »PSYCHO« gestört. Der verstimmte Bereich muss dann lokalisiert werden, um die Ursache wirksam bekämpfen zu können. Somit wird Soma nicht krank.
Die Schulmedizin wirft alles in einen Topf, sobald Psycho und Soma nicht mehr mitein-

ander übereinstimmen. Damit steht noch nicht fest, ob die Erkrankung von seelischem, geistigem oder motorischem Ursprung ist. Unsere Gesellschaft hat sich in den letzten Jahrzehnten geändert und neue Krankheitsformen ins Leben gerufen. Psychosomatische und Zivilisationskrankheiten gelten seitdem als neue Bezeichnungen für Krankheiten, von deren Verursachern die klassische Schulmedizin leider nichts wissen will.

Man stelle sich vor, es gäbe nur die Bezeichnung Erkältung, um z.B. Lungenentzündung, Schnupfen und Grippe zu definieren. So ungefähr ist es meist mit der Bezeichnung psychosomatisch.

Als »psychosomatisch« betrachte ich Blockierungen der Seele, die ein Mensch ohne Unterstützung selten allein verarbeiten kann. Dies könnte z.B. die Folge einer Vergewaltigung sein, manchmal auch der Verlust einer großen Liebe.

Es kann auch das Ergebnis der Aussage eines Therapeuten sein, wie z.B. diese: Eine Frau hatte eine Krankheit, die im Allgemeinen über verschiedene Stufen zum Tode degenerierte. Ihr ehrgeiziger Therapeut beriet die Frau sehr fachmännisch. Er erzählte ihr, welche Stufen hintereinander kommen würden, und zwar bis zum Ende. Unabhängig von ihrer Angst wurde die Frau so programmiert, dass nichts mehr »schiefgehen« konnte. Sie wartete täglich auf die Verschlechterung. Ihre Seele war blockiert, und sie räumte sich keine Chance mehr ein. Sie suchte nicht mehr nach rettenden Möglichkeiten. Der Kampf war aus!

Ein 35-jähriger Kunde war sichtbar deprimiert. Er erzählte mir, sich vor einiger Zeit verhoben zu haben, und seitdem seien die Schmerzen unerträglich. Er fürchtete sogar, seinen Beruf aufgeben zu müssen. Der Arzt, der den Ausführungen nach wahrscheinlich wenige Kenntnisse über die Wirbelsäule hatte, behauptete, dass es Verschleiß sei. Es wäre auch ziemlich sicher, dass sein Patient in sieben bis acht Jahren in einem Rollstuhl sitzen würde. Solche Äußerungen aus dem Mund eines Therapeuten betrachte ich als eine Vergewaltigung der Seele des Patienten. Wenn ein Arzt sich in dieser Form negativ ausdrückt, ist er als Arzt unfähig und als Mensch ein Versager. Scharlatane gibt es demnach überall und in allen Berufen. Der Mann hatte sich auf Grund dieser Aussage mittlerweile aufgegeben. Als ich ihm erzählte, solche Erfahrungen vor 15 Jahren selbst gesammelt zu haben, war er von meiner Beweglichkeit überrascht. Ich konnte ihn davon überzeugen, dass es sich lohnt, die Krankheit selbst zu bekämpfen. Ich empfahl ihm, einen fähigen Arzt aufzusuchen und die unterstützenden Therapien eines qualifizierten Fachmanns in Anspruch nehmen.

Politiker und andere leitende Personen der Gesellschaft können so ungerechte Entscheidungen treffen, woran die Betroffenen anschließend erkranken werden. Entscheidungen von Verantwortlichen haben immer menschliche Konsequenzen, die sich positiv oder negativ und mehr oder weniger seelisch auswirken.

Es wurde in der Naturmedizin beobachtet, dass Krankheiten der Seele zur Auslösung von körperlichen Erkrankungen führen können. Diese Krankheiten sollen im Allgemeinen zwischen vier Monaten und circa einem Jahr nach dem seelischen Tiefpunkt auftreten. Die Voraussetzungen dafür wären, dass der Körper entsprechend geschwächt ist.

Unsichtbare Phänomene aus unserer Umgebung, die sowohl hormonelle wie auch neurovegetative Störungen verursachen, machen den Körper krank. Die Psyche leidet auch. Die Beseitigung der technischen Ursachen im Hause kann dazu ausreichen, eine Genesung herbeizuführen. Ich hatte es selbst nach schmerzhaften Jahren erfahren dürfen. Hiermit sind Elektrosmog, Kunststoff- und Metallstörungen gemeint, Erdstrahlen kommen dazu.

Gesellschaftsbedingte Erkrankungen wie durch Unterdrückung und Mobbing am Arbeitsplatz erzeugen einen seelischen Druck, wodurch der Mensch letztendlich körperlich erkrankt. Der Herzinfarkt wurde nicht selten von den lieben Kollegen verursacht, die gemeinsam am Grab weinen.

Die Probleme unserer Gesellschaft sind vielfältig. Die Einsamkeit ist eines der schlimmsten Probleme.

Die Seele reagiert auf Wünsche, wenn man ihr diese Wünsche eindeutig signalisiert. Es gibt dazu eine einfache Vorgehensweise. Wünscht man sich z.B. einen Partner, dann sollte man sich Bilder von zwei Partnern kaufen, wie man sie sich gerne vorstellt. Diese Bilder von einer harmonischen Partnerschaft, die man eventuell aufgehängt hat, werden täglich unbewusst aufgenommen. Die Seele fokussiert sich auf die Information. So werden durch die eigene Aura andere Seelen im täglichen Leben angesprochen. Irgendwann ist es so weit, fast immer dann, wenn man am wenigsten damit rechnet. Schöne und harmonische Gruppenbilder helfen, sich besser auf Gruppen zu polarisieren, ob im Beruf oder Sport. Man sollte sich also mit Bildern konfrontieren, die einer gewünschte Lebensweise oder einem Traum entsprechen. Selbst wenn man die Bilder nicht mehr bewusst aufnimmt, die Seele registriert sie immer, wenn man vorbeigeht.

An dieser Stelle sollte auch über die Wahl von Fernsehprogrammen nachgedacht werden. Dabei wird die Seele ebenfalls unbewusst programmiert.

DER GEIST WILL IMMER ANGEREGT SEIN

Ein Mensch braucht immer Ziele, um gesund bleiben zu können.
Seine Zielverfolgung erlaubt ihm, viele Unannehmlichkeiten des Lebens zu übersehen.

Ein Ziel programmiert immer das Unterbewusstsein und wird Teil des Lebens. Deshalb sollten die Ziele immer positiv ausgerichtet sein.

Negative Ziele, um Profit zu erlangen oder jemandem etwas Schlechtes zu wünschen, belasten die Seele ungünstig. Schwerwiegende Belastungen der Seele, die durch eigene Verarbeitung zu Lebenszeiten nicht gelöscht werden, können nicht nur sehr negative Auswirkungen auf einen selbst haben. Sie werden möglicherweise als seelische Information auf Kinder und Enkelkinder unsichtbar übertragen. Wichtig ist also, spürbare Probleme nicht wegdrücken zu wollen, sondern immer, gezielt und ohne zu warten, diese zu verarbeiten. Gute Freunde können beratend dabei helfen, sich regelrecht »auszukotzen«, um Probleme und Ungerechtigkeiten zu verarbeiten.

Negative Ziele können auch folgendermaßen aussehen: Wenn z.B. jemand öfter ein Kranksein simuliert mit dem Ziel, damit eine Frührente zu erreichen, fixiert er sich auf ein bestimmtes Krankheitsbild. Er programmiert sich so gut, dass er eines Tages an seiner simulierten Krankheit tatsächlich erkrankt. Ein Stilllegungswunsch endet somit mit einer Stilllegung.

Mir sind oft ältere Menschen aufgefallen, die sich bis ins hohe Alter immer informiert, kleine Aufgaben erledigt und ihren Geist dabei permanent angeregt haben. Solch ein Denker ist in der Lage, einen schwach gewordenen Körper über längere Zeit zu überlisten.

Altersschwäche des Körpers kann bis zu einem gewissen Grad erfolgreich durch die Geisteskraft überwunden werden. Das Leben kann allein durch eine positive Einstellung in die Verlängerung gehen.

Wir Menschen wurden mit einem Geist ausgestattet, um ihn bis zum letzten Atemzug zu nutzen. Zum Faulenzen ist der Geist nicht gedacht.

Der Mensch als Baustein der Gesellschaft muss seine eigene Entwicklung fördern, um seinen Anteil für alle leisten zu können.

Die daraus resultierende Zufriedenheit und Motivation verhelfen ihm zu neuen Zielen und zu einer besseren Gesundheit.

Eine gut funktionierende Partnerschaft besteht nur, wenn gemeinsame Ziele angestrebt werden. Sobald sich einer der Partner nicht mehr mit den gemeinsamen Zielen identifiziert, ist der Sinn dieser Partnerschaft bereits gescheitert. Die Zahl der heutigen Ehescheidungen bestätigt das.

Ein Leben ohne Ziele ist ein Leben ohne Inhalt. Ein inhaltloses Leben macht einsam und krank. »Wer rastet, der rostet.« Ein 70 Jahre alter Student hat noch Lebensfreude.

In Amerika wurde festgestellt, dass ältere Menschen mit Haustieren gesünder sind als

ihre Zeitgenossen ohne Haustiere. Mit dem Tier kann man sprechen und spazieren gehen. Die Verantwortung für das Tier lenkt von sich selbst ab. Ein Tier verursacht laufend Arbeit und Beschäftigung. Das Halten eines Tieres wird deshalb in Amerika für alte Menschen gefördert. Somit werden weniger Tabletten geschluckt und Kosten im Gesundheitswesen eingespart.
Leute mit schlechten Lebenserfahrungen brauchen kein Mitleid. Sie haben aus dem Leiden sehr viel gelernt. Sie brauchen höchstens etwas Unterstützung, um Lebensfreude neu zu entdecken. Mitleid heißt *mit leiden*. Das gemeinsame Weinen hilft niemandem, um positive Ziele zu erreichen.
Alles hat seinen Sinn im Leben, ob gut oder schlecht. Wer sich im Tal befindet, muss den Berg wieder hochklettern. Oben hat er wieder die Sonne.
»Wer die Vergangenheit verdrängt, kann die Zukunft nicht meistern.«
Die Lösung vieler Probleme ist Eigenleistung, Psycho-Präparate dagegen sind die Betäubung, aber nicht die Lösung.

WER WILL SÜCHTIG WERDEN?

Die Fernsehsendung »Monitor« berichtete vor längerer Zeit, dass 60 % der Ärzte Tranquilizer, eine Art Betäubung, verschreiben. Somit verhelfen sie ihren Patienten zu einer Sucht.
Allein in Deutschland sollen 1,2 Millionen Menschen medikamentensüchtig sein, Tendenz steigend. Den betäubten Menschen geht es nach der Behandlung schlechter als vorher. Die süchtigen, abhängigen Patienten kommen logischerweise immer wieder. Somit steigert sich der Umsatz um das Drei- bis Vierfache. Schon im Jahre 1990 wurden sieben Millionen Dosen verschrieben.
Einige Ärzte wurden laut Monitor unter Androhung ihres Lizenzverlustes zur Besinnung gebracht. An Skandale aus der Medizinerbranche hat man sich inzwischen gewöhnt.
Als wir vor Jahren krank waren, haben wir einige derartige Erfahrungen sammeln können. Meine Frau wurde unter anderem großzügig mit Hormonpräparaten behandelt. Vieles wurde versucht. Eine positive Änderung blieb leider aus, weil die Ursachen nicht erkannt wurden.
Das immer wiederkehrende Wort psychosomatisch und die daraus entstandene Verzweiflung führten letztendlich zum Besuch eines Psychiaters. Soweit kommt ein Mensch, wenn er nicht weiterweiß.

Auf die Frage des Psychiaters: »Fühlen Sie sich krank?«, wird mit Ja geantwortet. Der Stein kommt ins Rollen! »Kommen Sie nächste Woche wieder und vergessen Sie nicht, den Krankenschein mitzubringen.«
So einfach kann man als psychisch krank eingestuft werden. Die Eskalation ist perfekt. Der Patient verliert die Hoffnung, wird geschwächt, abhängig und manipulierbar gemacht.

MEDIZINISCHE ERFAHRUNGEN AUS DER VERGANGENHEIT

Wir entschlossen uns zum Kauf eines neuen Schlafzimmers und ließen einen neuen komfortablen Teppichboden verlegen. Die Möbel wurden so ausgewählt, dass der Fernseher mit Fernbedienung seinen Platz in circa einem Meter Höhe bei circa zwei Meter Entfernung vom Bett fand. Somit konnte man die längeren Sitzzeiten im Wohnzimmer kürzen. Die Wirbelsäule würde liegend weniger belastet sein als im Sitzen, dachten wir.
Statt weniger wurden die Rückenbeschwerden immer schlimmer. Sie führten mich zu einem Orthopäden mit gut gehender Praxis. Seine fünf Behandlungszimmer wurden fließbandartig belegt.
Als ich später hörte, dass seine Durchschnittszeit pro Patient bei 2,8 Minuten liegt, begriff ich, wieso er so schlank und sportlich aussah. Seine Praxis war mehr oder weniger seine Rennbahn.
Als ich schon auf seinem Behandlungstisch lag, sagte ich ihm, dass ich mich im Lendenwirbelbereich etwas verrenkt habe. Er behandelte mich mit nur einem Griff und schon machte es »klack« im Rücken. Ohne irgendeine Kontrolle seiner Manipulation behauptete er: »Jetzt ist alles wieder in Ordnung«, und schon war er weg zum nächsten Patienten. Als er seine Runde durch die fünf Zimmer in wenigen Minuten beendet hatte, war er sehr bestürzt, mich noch daliegen zu sehen. Ich sagte, er hätte mich nicht ein-, sondern ausgerenkt. Er überzeugte sich, deblockierte mich dieses Mal richtig und setzte seinen Marathon fort.
Kurze Zeit darauf bekamen meine Frau und ich fast gleichzeitig sehr starke Schmerzen seitlich im Kopf, mal tat es in den Zähnen weh, mal im Augenbereich, mal im Ohrenbereich. Wir liefen beide den ganzen Tag mit ständigen Erkältungsbeschwerden und einem Taschentuch herum.
Alle medizinischen Untersuchungen brachten kein Ergebnis. Eines Tages wurde uns vorgeschlagen, die Nebenhöhlen durch die Nase zu punktieren, damit eventuelle Schleimrückstände ausgespült werden können. Aus den Nebenhöhlen kam einiges heraus, was dort nicht hineingehörte. Anschließend ging es uns für kurze Zeit besser.

Die Ursache wurde dabei nicht festgestellt. Es wurde wieder nur an einem Problem repariert.

Wir entschlossen uns, mit guten Bekannten für einige Tage nach Paris zu fahren. Das Wetter war dort ziemlich kühl und ich bekam nach langem Laufen das Gefühl einer Unterkühlung in der linken Hüfte. Wir hatten mindestens fünfzig Kilometer in den drei Tagen zu Fuß zurückgelegt. Ich glaubte, dass die Hüftprobleme infolge der Belastung nur eine Erscheinung von kurzer Dauer sein würden.

Die Hüftprobleme empfand ich ähnlich einem Muskelkater. Leider verschwanden die Schmerzen nicht, sie wurden sogar wesentlich schlimmer. Das Laufen fiel mir zeitweise sehr schwer. Bei Kälteeinbruch wurde es unerträglich.

Die rechte Schulter begann ebenfalls sehr zu schmerzen. Neben den lähmungsartigen Schulterbeschwerden waren die Hüften an manchen kälteren Tagen nicht gewillt, mehr als hundert Meter zu laufen.

So ging es monatelang und wurde nicht besser.

Es war völlig deprimierend und die Zukunft sah eher trüb aus. Die Schulden für das neue Haus, die Versorgung der Familie und wie lange würde ich noch arbeiten können, waren die offenen Fragen, die zu einer Dauerbelastung wurden.

Da ich nicht mehr in die schon erwähnte orthopädische Fabrik des Marathonläufers wollte, suchte ich eine andere Praxis auf.

Der neue Orthopäde rühmte sich, gerne zu spritzen, wie ich im Warteraum erfahren sollte.

DIE VERZWEIFLUNG

In meiner damaligen Unkenntnis nahm ich jedes Mittel an, von dem ich mir Hilfe versprach. An Tabletten und Spritzen hat es nicht gefehlt.

Nach den inzwischen über dreißig Jahren ohne Medikamente und einigen Fastenkuren glaubte ich allerdings, dass mein Körper mittlerweile von diesen Stoffen völlig entgiftet sei.

Es gibt auch andere Möglichkeiten als nur Chemie.

Die eigene Krankheit zu akzeptieren, ist sehr wichtig. Diese Krankheit ist eine Botschaft. Sie ist nicht zufällig da. Man muss sie annehmen, ihr den Kampf entschieden ansagen und ihr gedanklich keine Zukunft geben.

Alle zufälligen Informationen, die mir in der Zeit zukamen, wurden gesammelt.

Fatalistische und negative Aussagen von Therapeuten müssen so vehement abgelehnt werden, dass sie sich noch lange daran erinnern werden. Negative Prognosen können den Kampf und Lebensmut eines Patienten so lähmen, dass sein Schicksal tatsächlich fatal werden kann.
Die negative Aussage eines Arztes bewirkt einen Placeboeffekt in umgekehrter Weise. Damit verliert der Patient Hoffnung und Kampfbereitschaft.
Das ist unverantwortlich und darf auf keinen Fall hingenommen werden.
Selbst ein angeblich hoffnungsloser Fall sollte immer moralisch unterstützt werden. Nur die Schöpfung bestimmt über das Leben. Ein Arzt ist kein Schöpfer.
Wer sich über eine solche Aussage ärgert, weil er sich geschwächt fühlt, kann auf dieselbe Weise bluffen und gestärkt eine Arztpraxis wieder verlassen. Nach dem Motto: »… und ich bin Hellseher, ich werde meine Krankheit überwinden, und Sie, Herr Doktor, auch noch überleben.«
Hier empfehle ich das Buch mit beigefügtem Tonträger. »Wieder gesund werden« von O. Carl Simonton.
Mit dieser Lektüre kann eine Krankheit in einer anderen Dimension gesehen und verarbeitet werden.
Aus den gewonnenen positiven Gedanken ergeben sich ungeahnte Hoffnungen und neue Kraft. Die Krankheit und ihre Ursachen können mit einer anderen Lebenseinstellung bekämpft werden. Die Verwirrung lässt nach. Durch eine andere Einordnung geht man entschieden den Kampf an, ganz gleich welche Art von Krankheit man hat.
Man darf niemals aufgeben und auch niemals eine negative Meinung zulassen.
Krankheiten sind da, um bekämpft zu werden und dabei viel über den Sinn des eigenen Lebens zu lernen.
Menschen, die angeblich nur noch ein paar Tage oder Wochen zu leben haben, überleben manchmal ihren Arzt.
Die damaligen Diagnosen des unfähigen Orthopäden sollten mein Leben für einige Jahre prägen und ihm schaden. Seine Aussage lautete sinngemäß: »Das Röntgenbild zeigt eine eindeutige Osteoporose der Hüfte und ebenso einen fortgeschrittenen Verschleiß. Obwohl es in Ihrem Alter nicht üblich ist, werden wir langfristig um eine Hüftprothese nicht herumkommen. Eine Operation der beiden störenden Bandscheiben im Lendenwirbelbereich lässt sich langfristig nicht vermeiden. Sie sind nicht der Einzige, das ist eine Zivilisationskrankheit.«
Dieser schwache Trost des Mediziners wurde zum wichtigsten Denkanstoß meines Lebens.

Ich begann somit zu überlegen, was Zivilisation mit Krankheiten gemeinsam haben könnte. Etliche Monate später sollte ich fündig werden.

Zwischenzeitlich befand sich meine Frau wegen chronischem Asthmas in Behandlung. Sie saß jede Nacht im Bett, atmete laut und hilflos.

Unsere Gedanken waren Tag und Nacht immer die gleichen: »Wieso sind wir beide so krank?« Ich befürchtete, mit erst dreißig Jahren in einem Rollstuhl sitzen zu müssen. Operationen kamen nicht in Frage. Viele Operationen an Hüften und Wirbelsäule waren damals medizinische Experimente, die oft in den Rollstuhl führten. Inzwischen hat sich das Wissen der Chirurgie sehr verbessert, aber ein Restrisiko bleibt immer. Die meisten Operationen an Hüften und Wirbelsäule sind sowieso überflüssig. Sie sind das Ergebnis davon, dass Orthopäden kaum in der Lage sind, Hüftgelenke und Wirbel korrekt zu deblockieren. Sie spritzen überwiegend nur und verschreiben Einlagen und Sohlen, um die Beinlängendifferenz des Patienten zu kompensieren. Die Hüften bleiben dann blockiert und verschleißen entsprechend einseitig. Da kein Orthopäde in der Lage war und mir bis heute noch immer keiner bekannt ist, habe ich mich mit dem Thema befasst. Die Deblockierung der Hüftgelenke dauert weniger als eine Minute. Der Griff ist sehr einfach. Daher neige ich dazu, zu glauben, dass entweder die Mediziner von ihrem eigenen System dumm gehalten werden, oder dass sie wiederum den Patienten so lange hinhalten, wie sie daran verdienen können.

WIRKLICHE URSACHE UND ENTSPRECHENDE BEHANDLUNG

Der Beckenschiefstand verursacht Hüftprobleme. Es werden oft vergebens Hüftprothesen eingesetzt, statt die Hüften über eine kurze Behandlung des Beckenschiefstandes zu deblockieren. Eine Deblockierung des Beckens und der Hüften kann in der Regel bis zu einer Minute dauern. Das ist eine leichte Übung: Gewusst wie!

Orthopäden sind selten in der Lage, einen Beckenschiefstand richtig zu erkennen.

Es wird geröntgt und gespritzt. Wirbelsäulenprobleme sind aber äußerst selten auf dem Röntgenbild zu erkennen. Eine Wirbelsäule muss man fühlen, vom Halswirbel bis zum Steiß, um Blockierungen erkennen zu können. Ein guter Therapeut lehnt Röntgenbilder ab.

Die Wirbelsäule und die Hüften werden am besten gefühlt, wenn der Patient auf dem Bauch liegt. Die Halswirbelsäule wird besser gefühlt, wenn der Mensch sitzt oder steht. Jeder Wirbel muss aus derselben Lage vom Therapeuten behandelt werden, vom Schulterbereich bis zum Steiß und zuletzt im Sitzen für die Halswirbelsäule.

Der Patient dreht ohne Gewalt seinen Kopf langsam und mit aller Kraft gegen die Hand des Therapeuten und richtet dabei seine Wirbelsäule sanft in die richtige Position.

Die Hüften müssen aber als Erstes deblockiert werden. Sie sind das Fundament und bestimmen die Statik der Wirbelsäule. Ohne Ausrichtung der Hüften ist das Fundament schräg. Darauf kann man nicht bauen. Also erst die Hüften und dann die gesamte Wirbelsäule von oben nach unten, zuletzt wird der Hals deblockiert.

RECHTZEITIGE ERKENNTNIS HÄLT LANG

Jedenfalls bin ich sehr dankbar dafür, zur richtigen Zeit auf die Ursachen meiner Erkrankungen gestoßen zu sein.

Ich begann so, rechtzeitig gegen den Strom zu schwimmen.

Das Resultat lässt sich sehen. Mit 28 Jahren war ich ein hoffnungsloses Wrack. Mit über 64 bin ich dagegen fit, und das nur, weil ich die Ohnmacht der Schulmedizin rechtzeitig verstanden habe. Ich lernte die Naturgesetze anzunehmen, zu respektieren und mich entsprechend zu fügen.

Kein Mediziner hat das ertragreiche Vergnügen bekommen, mich aufzuschneiden, wie es vorgesehen war. Die anstehenden drei Operationen von damals haben sich ziemlich schnell völlig erübrigt.

DER HANDAUFLEGER

Aus Verzweiflung entschlossen wir uns, einen Magnetopathen in Holland an der deutschen Grenze zu besuchen. Die Wirkung seiner Heilkräfte war über die Grenzen hinaus bekannt. Wir fuhren sehr früh los, um gegen 3.00 Uhr morgens dort zu sein. Wir wussten nicht genau, wo der Heiler wohnte. Der Zöllner empfahl uns, den gerade vorbeifahrenden Autos zu folgen, »die wollen auch alle dahin«.

An diesem Samstag um drei Uhr morgens standen schon sieben Busse und eine Menge Autos auf dem Parkplatz. Es waren mehrere Hundert Menschen da. Aus Dänemark, Belgien, Österreich usw. hatten Menschen in ihrer Not die Strapazen der Fahrt auf sich genommen. Auch kranke Ärzte waren mit ihren Familien da. Den Aussagen nach behandelte Cornielje fast rund um die Uhr. Er brauchte höchstens zwei Stunden Schlaf, um sich von den täglich über tausend behandelten Besuchern regenerieren zu können. Ein außergewöhnliches Phänomen.

Wir kamen in Gruppen von circa 20 Personen, Frauen und Männer getrennt, an Georg Cornielje vorbei. Ich wusste zwar aus Frankreich von den heilenden Fähigkeiten guter Magnetiseure, aber die Zahl der vielen Rollstuhlfahrer, der teilweise verkrüppelten Menschen und der Krebskranken, die bei Cornielje zu Besuch waren, gab Anlass zum Nachdenken. Alle waren sehr gespannt.

Jeder kam dreimal pro Behandlungstag an ihm vorbei. Er hielt seine Hände circa zwanzig Zentimeter vom Körper entfernt und glitt von Kopf bis Fuß hinab. Er hielt kurz da, wo er die Beschwerden spürte. Er fühlte den Krankheitsherd von selbst. Er fuhr so weiter über den ganzen Körper. Damit war ein Gang abgeschlossen.

Er spürte auch, ob sich jemand mit böser Absicht im Raum befand. Ein eingeschlichener Journalist z.B. hatte keine Chance. Cornielje spürte es sofort und sein ungewöhnlicher Blick reichte aus, damit der Journalist den Raum schnellstens verließ.

Ein Teil seiner Behandlung erfolgte durch den Einsatz sonderbarer Kräfte, die sich physikalisch nicht erklären lassen. Es war eindeutig eine Form von starkem, natürlichem Magnetismus. Der Patient stand seitlich vor ihm und geriet sichtbar sehr schnell in eine physische Ohnmacht. Die Körperhaltung war zwar wie hypnotisiert, blieb aber streng gerade.

Cornielje breitete dabei seine Arme aus, so weit es ging. Seine Handinnenflächen waren dabei dem Patienten zugewandt. Die Füße des Patienten blieben bewegungslos auf der Stelle. Der Körper blieb auffallend starr und kippte langsam zu der einen Hand von Cornielje. Der machtlose Körper pendelte dann zurück zu der anderen Hand. Der Winkel zu jeder Seite betrug mindestens 30°.

In einer solchen Haltung wäre im Normalfall jeder Mensch längst hingefallen.

Wir empfanden nach seiner Behandlung eine starke, aufgeputschte Stimmung und spürten eine deutliche Veränderung. Der Körper kribbelte angenehm. Es war ein wunderbares Gefühl, wie schon lange nicht mehr erlebt.

Wir kehrten aber zu den unsichtbaren und noch ungeahnten Krankheitsursachen im Hause zurück. So wurde die Behandlung von Cornielje innerhalb kürzester Zeit wieder zunichtegemacht.

Ein Mädchen erzählte uns, es sei ihr letzter Tag bei Cornielje. Sie war vor drei Wochen aus Würzburg mit einer weit fortgeschrittenen und unheilbaren Krebskrankheit gekommen und in der preiswerten Pension von Cornielje geblieben. Ihr Krebs wäre mittlerweile völlig verschwunden. Cornielje hatte ihr allerdings untersagt, an derselben Stelle zu Hause zu schlafen, dort wäre eine Wasserader unter dem Bett. Diese Ader sei an ihrem Krebs schuld, wie es eben immer bei Krebs wäre.

Die Aussage nahmen wir so hin. Wir hatten noch keine Ahnung davon. Das sollte sich später ändern.

STRAHLEN MACHEN KRANK

Als technisch denkender Mensch war mir das etwas zu viel. Es erinnerte mich allerdings daran, dass der Internist meiner Frau schon mal gesagt hatte: »Ihr Asthma ist mir unerklärlich, vielleicht verläuft eine Wasserader unter ihrem Bett?«
Als sie mir damals davon berichtete, konnte ich nicht fassen, dass ein Internist einen solchen Blödsinn in die Welt setzen kann.
Der Lauf des Lebens sollte mich bald eines Besseren belehren.
Meine Schulterschmerzen wurden immer heftiger. Wir dachten, der Luftzug aus dem offenen Autofenster sei die mögliche Ursache. Obwohl die Schmerzen hauptsächlich rechts waren, nahm ich diese Theorie an und fuhr immer mit geschlossenem Fenster. Aber das blieb selbstverständlich ohne Wirkung.
Circa acht Monate lang bekam ich zwei- bis dreimal wöchentlich Kortison-Spritzen in den Schulterbereich. Eines Tages konnte ich den rechten Arm absolut nicht mehr heben. Kurz darauf war der rechte Arm wie gelähmt. Er konnte zuletzt nur mit Hilfe der linken Hand auf den Tisch gelegt werden. Mit meinem Beruf war vorläufig Schluss. Der erste Krankenschein wurde für fünfzehn Tage ausgestellt. Irgendeine wirksame Therapie war nicht mehr in Sicht. Die Verzweiflung war groß.
Eine ältere Bekannte war zu der Zeit zu Besuch. Sie erzählte uns eine seltsame Geschichte. Bei ihr in der Nachbarschaft sei ein Mann in die Wohnung gekommen, um Strahlen zu untersuchen. Er hatte alle möglichen Messgeräte mitgebracht, die bei elektrischem Strom ausgeschlagen und geheult hätten. Die Elektrostörungen wurden beseitigt. Seitdem gehe es den Leuten in der Wohnung viel besser. Die Frau wusste nicht, was genau passiert war.
Die Zivilisationskrankheit vom Orthopäden, die Wasserader vom Internisten und jetzt auch noch die Strahlen aus den Stromleitungen! Das alles war doch ein bisschen viel für einen Ungläubigen. Immerhin ging es den Leuten danach wieder besser, wir dagegen waren kränker als je zuvor.
Wir hatten überall Elektrogeräte im Hause inklusive Fernseher und Radiowecker im

Schlafzimmer, die Anzahl der Elektrogeräte war beträchtlich. Gab es vielleicht eine Verbindung zwischen unsichtbaren Strahlen und unseren Krankheiten?

Ich erkundigte mich nach dem Mann mit den Messgeräten und bat ihn um einen Besuch. Er kam mit seiner Frau an einem Samstag. Die Anzeigen aus seinem selbst gebauten Verstärker waren verblüffend. Die starken elektromagnetischen Felder aus meinem Radiowecker erzeugten demnach nachts eine ständige Bestrahlung in meiner rechten Schulter. Der Mann lieferte mir die bisher plausibelste Erklärung meiner Erkrankung. Anschließend wurden elektrische Felder gemessen. Die stromführenden Leitungen aus den Wänden bauten ein starkes Wechselfeld im Schlafzimmer auf.

Das Feld übertrug sich in dem Metallgestell des Bettes. Das Bett war durch die Antennenwirkung der Metalle stark elektrisch belastet. Die 50-Hertz-Schwingungen aus dem Wechselstrom übertrugen sich nachts auf unseren Körper wie von einem elektrischen Stuhl in Miniausführung.

Die für den störenden Stromkreis zuständigen Sicherungen wurden geortet. Sie sollten dann vor dem Schlafengehen jede Nacht von Hand am Sicherungskasten abgeschaltet werden.

Ein sehr starkes elektrostatisches Feld aus dem Velours-Teppichboden verursachte ein permanentes Aufwirbeln von Staubpartikeln in der Luft.

Die Staubpartikel waren angeblich schuld an unseren verschmutzten Nasennebenhöhlen, an den seitlichen Kopfschmerzen und auch an den regelmäßigen Asthmaanfällen.

Der Mann befasste sich ausschließlich mit Elektrobiologie. Die schädlichen Auswirkungen der angesprochenen Wasseradern waren ihm zwar bekannt, aber das Thema gehörte nicht zu seinen Interessen.

Der Radiowecker verschwand sofort. Der Strom wurde jede Nacht über die Sicherung ausgeschaltet. Nach zwei Wochen war der Arm wieder beweglich und ich konnte meine Arbeit wieder aufnehmen. Hüfte und Wirbelsäule waren aufgrund der Verrenkungen noch nicht schmerzfrei. Der allgemeine Gesundheitszustand wurde jedoch von Tag zu Tag spürbar besser.

Auf den schönen, komfortablen Teppichboden wollte meine Frau nicht verzichten. Ihre Atmung hörte sich nachts nach wie vor ziemlich schlimm an. Ihr Asthma wurde stetig stärker.

Wir konnten Folgendes nachvollziehen: Seitdem der Teppichboden verlegt war, hatten wir Schmutz in der Nase, Schmerzen im Gesicht, Asthmaanfälle und ständige Erkältungen. Die Luft roch etwas chemisch und fühlte sich geladen wie vor einem Gewitter an. Ständig gab es schwebende Staubpartikel in der Luft, die man beim Sonnenschein im Zimmer eindeutig sehen konnte. Die Luftfeuchtigkeit im Schlafzimmer war um fast dreißig Prozent höher als normal. Wir empfanden die Luft trotzdem als trocken, wurden außerdem häufig wach und hatten immer Durst.

Letztendlich hatte uns keiner der Mediziner irgendeinen Hinweis auf die möglichen Ursachen unserer Erkrankungen gegeben. Nur der Internist alleine hatte es gewagt, Wasseradern anzusprechen. Wir hatten ihn aber nicht ernst genommen.

Eigentlich wäre zu erwarten gewesen, dass gerade in einer Zeit, in der Schulmediziner ihre Arztpraxen voll mit Technik ausrüsten, diese Technik auch die Ursachen von modernen Erkrankungen erkennen würden.

LUNGEN UND STOFFE

Es war immer noch schwer zu glauben, aber die Erkrankungen der Atemwege schienen doch durch den Teppichboden im Schlafzimmer ausgelöst worden zu sein.

Ich stellte mir das Ganze noch mal vor: Die Schmutzpartikel, die man tagsüber in der Luft schweben sieht, wenn die Sonne im Raum scheint, sind sicher nachts immer noch vorhanden. Man liegt dann genau in dem Bereich, in dem tagsüber der meiste Schmutz in der Luft zu sehen war. Bei jedem Atemzug zieht der Schmutz durch die Nasennebenhöhlen bis in den Rachen hinein und trocknet diesen somit künstlich. Die Luft wird demnach als trocken empfunden. Der Kloß im Hals verursacht den Durst während der Nacht. Die Verschmutzung der Nasennebenhöhlen kommt einer Entzündung gleich.

Die Energie, die den Schmutz in die Höhe schleudert, nennt man ein elektrostatisches Feld. Dieses wird durch Teppichböden aus Kunstfasern verursacht. Die ausgasenden Chemikalien wirken als zusätzliche Belastung. Die Luft wird durch chemische und elektrostatische Aufladung des Teppichbodens positiv ionisiert. Positive Ionisation gehört zu der Ionosphäre, negative gehört auf die Erdoberfläche. Eine positive Ionisation der Luft hat in einem Schlafzimmer nichts zu suchen. Der Mensch braucht die negative Ionisation der Erde, um sich regenerieren zu können. Die positive Ionisation reicht bis ca. 35 Kilometer hoch.

Der Körper ist, wie schon gesagt, süchtig nach einer elektrischen Regeneration. Er kennt von Natur aus nur natürliche Strahlungen. Künstliche Strahlungen kennt er nicht, nimmt sie aber trotzdem auf, ohne differenzieren zu können. Alle Formen von künstlichen Strahlungen und Elektrizität sind unbiologisch. Sie belasten somit den menschlichen Körper im Schlaf. Das positive Feld des Teppichbodens lädt den Körper nachts auf. Der Körper entlädt sich, sobald er sich wieder erden kann oder negative Metalle anfasst. Es wirkt wie ein Stromschlag, so wie wenn ich aus dem Auto ausstieg, den Schlüssel wegsteckte und die Tür schloss, dann funkte es nämlich gewaltig.

Hinzu kommt die hohe Luftfeuchtigkeit im Schlafzimmer durch einen Teppichboden.

Das Buch von Alfred Eisenschink: »Falsch geheizt ist halb gestorben«, half mir, den Grund von hoher Luftfeuchtigkeit und Milbennestern zu verstehen.

Jeder Mensch atmet zwischen sechs und zehn Liter Luft pro Minute ein, um seine Lungen mit genug Sauerstoff zu versorgen. Die wünschenswerte Luftfeuchtigkeit sollte um die 50 % betragen, damit die ca. 100 qm bis 120 qm große Lungenfläche Energie aus dem Sauerstoff entziehen kann.

Die ausgestoßene Atemluft ist bei einer Körpertemperatur von 37 Grad immer zu 100 % mit Luftfeuchtigkeit gesättigt, bei 37 °C und 100 % Luftfeuchtigkeit fallen genau 41 Gramm Wasser pro Kilo ausgeatmete Luft an.

Je mehr die Luft erwärmt wird, umso mehr sinkt die relative Luftfeuchtigkeit im Raum. Wenn also eine Luftfeuchtigkeit von 70 % bei 25 Grad eingeatmet wird, befinden sich bereits 14 Gramm Wasser pro Kilo in der Luft.

Das bedeutet, dass die Lungen nur noch 27 Gramm produzieren können, um die hundertprozentige Luftfeuchtigkeit von 41 Gramm pro Kilo zu erreichen.

Eisenschink beschreibt die angenehme Waldluft eines Novembertages. Bei 0° Lufttemperatur und nur 4 Gramm Wasser pro Kilo Luft werden 100 % Luftfeuchtigkeit gemessen. Der Wassergehalt ist jedoch so gering, dass die Lungen frei arbeiten und somit 37 Gramm Wasser pro Kilo Luft ausstoßen können, damit die 41 Gramm erreicht werden.

Eine normale Körpertemperatur entscheidet immer über den Ausgleich und kondensiert entsprechend.

In Normalfall atmet man freier als bei einer Gewitterluft. Bei einer Gewitterluft von 25 Grad und 60 % Luftfeuchtigkeit ergeben sich ca. 12 Gramm Wasser pro Kilo Luft.

Von wenigen Ausnahmen abgesehen gibt es auch Schlafräume, die trotz Teppichboden eine sehr niedrige Luftfeuchtigkeit haben. Der Grund dafür kann in einer Fußbodenheizung liegen, wodurch der Teppichboden getrocknet wird.

Naturteppiche sind atmungsfähig und nehmen keine Feuchtigkeit an.

Planungsingenieure für Luft- und Klimatechnik gehen von einer stündlich durchschnittlichen Produktion von 50 Gramm Wasser und 100 Watt Temperatur pro Mensch aus. Hierbei wird der gesamte Wasserausstoß aus Atemluft und Schwitzen berücksichtigt.

Die Wasserproduktion eines Vierpersonenhaushaltes beträgt circa zehn Liter am Tag, bzw. bis zu 100 Liter pro Woche. Hierfür sind als Hauptverursacher die Verdunstung durch die Ausatmung und die Feuchtigkeit aus Badezimmer und Küche verantwortlich. Es wird zu wenig gelüftet. Moderne Fenster sind dicht, der Luftwechsel liegt fast bei null. Es liegt nahe, dass Teppichböden sich besonders gut für die Aufnahme der Feuchtigkeit eignen. Wassermoleküle sind schwerer als die der Luft. Die Wasseranteile gehen zu Boden. Über Feuchtigkeit und Raumtemperatur freuen sich die Milben am meisten.

DIE LUFTELEKTRIZITÄT

Wie schon geschildert, reagiert der Mensch sehr empfindlich auf elektrische Störungen. Die verschiedensten Reaktionen unseres Körpers beweisen einfach, dass er auf Elektrizität reagiert.
Ohne Elektrizität gibt es kein Leben. Damit ist die natürliche Elektrizität gemeint. Die vom Menschen erfundene künstliche Elektrizität schadet dem Körper.
Die Luftelektrizität und der Erdmagnetismus sind der Hauptenergieträger des Lebens. Kunststoffe verändern die natürliche Luftelektrizität in eine positive Ladung. Das ist der Grund, weshalb sich Kunststoffe elektrostatisch aufladen und Staubpartikel anziehen. Die positiv gewordene Luftionisation wird als stickig empfunden und ähnelt so einer Vorgewitterstimmung.
Der Mensch braucht die negative Luftionisation, um sich wohlzufühlen und zu regenerieren. Die negative Luftelektrizität ist wohltuend. Im Wald kann man da, wo nach einem Gewitter Wasser plätschert, angenehm durchatmen.
Die elektrostatische Aufladung von Kunststoffen kann leicht bis zu 50.000 Volt/Meter betragen. Elektrostatische Effekte entstehen auch aus Reibungen. Beim schnellen Kämmen z.B. stehen die Haare zu Berge und bleiben teilweise am Kamm hängen.
Plastikfolien bleiben oft an der Hand haften, als wenn sie kleben würden. Jede Form von Elektrizität wandelt sich in Magnetismus um. Ist mein Körper elektrisch negativ geladen und die Plastikfolie positiv, wirkt das sich ergebende Feld magnetisch aus. Die Folie ist dann entsprechend schwer abzuschütteln.
Diese Form von Elektrizität oder Magnetismus durch Kunststoffe ist immer eine ungünstige Beeinflussung der menschlichen Umgebung. Es ist deshalb wichtig, Kunststoffe in einem Haus weitgehend zu meiden. Alle Kunststoffgegenstände sollten möglichst aus dem Schlafzimmer verschwinden. Sie sind oft Verursacher von Schlaflosigkeit und Krankheiten. Mit Kunststoffen können gefährliche und lebensbedrohliche Störungen entstehen.

Regen und offenes Feuer regenerieren die negative Ionisation der Luft und wirken beruhigend. Dies verhilft deshalb zu einem tief regenerierenden Schlaf.
Elektrische und elektromagnetische Strahlungen, Radioaktivität und chemische Umweltbelastungen verändern die Ionisation der Umgebung.
Ionen sind Atome oder Atomgruppen, die durch Aufnahme oder Abgabe von Elektronen zu Trägern positiver oder negativer Ladung werden. Diese Eigenschaften werden auch in der Technik gebraucht.
In der modernen Gastechnik zum Beispiel gibt es kaum ein Heizgerät, welches nicht durch Ionisation überwacht wird. Strom wird in die Flamme gegeben. Die Flamme hat die Eigenschaft, diesen Strom weiterzuleiten. Es ergibt sich eine Ionisationsspannung, die von einem elektronischen Empfänger aufgenommen wird. Wenn die Flamme sich nicht bildet oder wenn die Verbrennung nicht stimmt, dann bleibt die Gaszufuhr zu und das Gerät schaltet auf Störung. Das ist ein sehr zuverlässiges Sicherheitssystem.

RAUCHEN UND LUFTELEKTRIZITÄT

Raucher wandeln mit jeder Zigarette die gesunde negative Luftionisation eines Raumes in eine positive um. Die Umgebungsluft wird somit energetisch geschwächt und mit Teer, Nikotin, Aluminiumsalzen und anderen Zusätzen belastet. Ein einziger Raucher beeinträchtigt die Gesundheit aller in seiner Umgebung.
Die Radonkonzentration der Luft in Verbindung mit verqualmter Luft verursacht eine Verdopplung an Folgeprodukten von Feinstaub. Somit ist das Krebsrisiko in einem Raucherhaushalt zehnmal höher als in einem Nichtraucherhaushalt.
Radon ist nach dem Rauchen die zweithäufigste Ursache für den Lungenkrebs. Allein in Deutschland sterben jährlich schätzungsweise zwischen 2000 und 6000 Menschen durch zu hohe Radonbelastung an Lungenkrebs (Verbraucherinitiative Bonn).
Radon ist ein radioaktives Gas und ist überall. Die Erde stößt ständig Radon aus. Alles in der Natur ist radioaktiv, auch Menschen. Hinzu kommt, dass die modernen Baumaterialien auch Radon abgeben.

Radioaktivitätsschwankungen und Blutsenkungen verhalten sich gleich (Hartmann). Wenn Radioaktivität Blutsenkungen in ihrer Umgebung beeinflusst, dann gilt das auch für das Blut desjenigen, der sich in einem mit Radon belasteten Bereich befindet.
Wenn in einem mit besonders viel Radon belasteten Haus auch noch geraucht wird,

dann sind die langfristigen Schäden auch bei Kindern nicht abzuschätzen. Raucher, die es nicht sein lassen können, sollten fairerweise nur draußen rauchen.

Ich erlebte vor der Zeit des Rauchverbotes in Kneipen den ersten Asthmaanfall meines Lebens. Wir hatten uns mit Verwandten in einer lebhaften Kneipe getroffen und an einen Tisch in die oberste Etage gesetzt. Im Laufe des Abends hatte sich die Kneipe sehr gefüllt und die Zahl der Raucher war sehr hoch.

Während der Unterhaltung nahmen wir nicht wahr, dass wir uns bereits in einer richtigen Rauchwolke befanden. Als wir die Kneipe verließen und mit der frischen Luft konfrontiert wurden, wirkte das auf mich wie ein Schock. Ich konnte kaum mehr atmen. Diese unerträglichen und furchtbaren Erstickungsgefühle musste ich die ganze Nacht ertragen.

Das Erlebnis hatte mich zumindest bereichert. Jetzt weiß ich in etwa, was Asthmatiker durchmachen und welchen Einfluss das Rauchen auf die Atemwege von Nichtrauchern haben kann.

Für den Raucher ist es nicht so schlimm, denn er will es ja nicht anders.

Für den Nichtraucher ist aber das Passivrauchen einer Körperverletzung gleichzustellen.

Ein kleiner Tipp aus der Zeitschrift »Der Naturarzt«: Wer sich das Rauchen abgewöhnen möchte, kann es mit der Kalmuswurzel versuchen. Man sollte mehrmals täglich ein kleines Stück kauen, bis sich die Bitterstoffe herauslösen und dann ausspucken. Das soll einem den Zigarettengenuss verübeln.

DER SCHWAMM IM SCHLAFZIMMER

Die Luftelektrizität im Schlafzimmer kann durch den Teppichboden und sein elektrostatisches Feld völlig zerstört werden. Die Luftfeuchtigkeit steigt sehr hoch.

Die Wassermoleküle der Ausatmung fallen Nacht für Nacht auf den Boden und erhöhen so die Luftfeuchtigkeit. Ein gummierter Teppichboden atmet nicht und kann infolgedessen die Wasserpartikel unmöglich verarbeiten. Die Feuchtigkeit sammelt sich an. Bei zwei Personen in einem 16 qm großen Schlafzimmer und acht Stunden pro Nacht kommen bei zehn Litern ausgeatmeter Luft pro Mensch und pro Minute ca. 400 Gramm Wasser zusammen. Hinzu kommt, dass jeder Mensch bis zu einem Liter pro Nacht schwitzt bzw. ausdünstet. Die anfallende Menge an Feuchtigkeit kann nur dann abgebaut werden, wenn eine ausreichende Durchlüftung im Durchzug alle Feuchtigkeitsspeicher leicht erreichen kann.

Im Winter muss die Heizung angestellt werden, damit eine eventuelle Kondensation der Wände abgebaut wird. Schlafräume, die nie beheizt werden, sind ungesund. Ein gesundes Schlafzimmer muss möglichst ein größeres Fenster zum Süden haben, um von der Sonne intensiv bestrahlt zu werden.

Schimmelpilze und Stockflecken bilden sich sonst zum Nachteil für die Gesundheit.

Wenn die Lungen statt 50 % zum Beispiel 90 % gesättigte Luft wegen einer zu hohen Luftfeuchtigkeit im Raum bekommen, dann bleibt ihnen nur ein Rest von 10 % zu verarbeiten. Mit einem atmungsfähigen Holzboden dagegen stünde eine saubere Luft mit ca. 50 % Luftfeuchte voll zur Verfügung.

Die Staubpartikel aus der Luft eines Velours-Teppichbodens werden zusätzlich eingeatmet. Eine vorgesättigte und dreckige Luft bedeutet Sauerstoffmangel.

Einige chemische Stoffe aus gummierten Teppichrücken brauchen bis zu zehn Jahren, bis sie vollständig ausgasen. Der Geruch dieser Teppiche verbreitet sich im ganzen Haus und wird Tag und Nacht eingeatmet.

Völlig ungeklärt bleibt noch die Menge an Viren und Bakterien, die mit Straßenschuhen im Laufe der Zeit ins Haus gebracht werden. Sie können sich für lange Zeit in einem Teppichboden einnisten. Ein schwaches Immunsystem kann irgendwann und unerklärlich dadurch angegriffen werden.

Haare und andere Rückstände von Haustieren können selten vollständig von einem Teppichboden beseitigt werden.

Zurzeit sind es mindestens zwei Millionen Menschen, die in Deutschland an Pollen- und Hausstauballergie leiden. Möglicherweise hat die Ausstattung der Schlafzimmer einen wesentlichen Einfluss auf ihren Gesundheitszustand.

Besser und hygienischer ist immer ein atmungsfähiger Naturboden, den man ab und zu wischen kann. Naturstoffe atmen und eignen sich für den Menschen immer besser als tote Stoffe.

Milben lieben besonders feuchtwarme Materialien. Sie halten sich in Teppichböden, Polstermöbeln und Betten auf. In nicht gut durchlüfteten Räumen vermehren sie sich bis auf zwei Millionen pro Quadratmeter. Bettkästen, die eine Durchlüftung des Bettes von unten nicht zulassen, ermöglichen die Speicherung von Feuchtigkeit und Milben besonders. Milben sind immer und überall vorhanden, ca. 500.000 Milben pro Quadratmeter in einer Matratze werden als normal angesehen. Man schläft also nicht allein.

Die Angewohnheit von Oma, das Bettzeug am Fenster zu durchlüften, war immer die beste Maßnahme.

Fenster und Türen schließen dicht und es wird kaum noch durchgelüftet.

Als Ergebnis dieser Überlegungen entschied ich mich damals, den Teppichboden in Abwesenheit meiner Frau herauszureißen. Ich war mir sicher, dass diese Entscheidung im Sinne der Gesundheit die richtige war. Mit einem Bekannten zogen wir innerhalb weniger Minuten den Teppichboden unter den Möbelstücken heraus und warfen ihn in den Garten. Der Estrich sah nicht so gemütlich aus.

Als meine Frau nach ihrer Rückkehr die Änderung im Hause feststellte, war die Stimmung nicht besonders gut. Am nächsten Morgen aber wachte sie auf und berichtete, zum ersten Mal seit Monaten die ganze Nacht durchgeschlafen zu haben. Sie hatte von da an nie wieder einen Asthmaanfall. Die Schmerzen in Augen, Zähnen und im Gesicht verschwanden ziemlich schnell.

Das Raumklima wurde schlagartig besser. Die Luftfeuchtigkeit sank von durchschnittlich 80 % bis 90 % auf 50 % bis 60 %.

Ich elektrisierte mich nirgendwo mehr. Mein Körper hatte lediglich als Stromspeicher für das elektrostatische Feld gedient und dafür vermutlich nachts nur unter Stress gelegen. Die nächtliche Regeneration hatte wegen des Teppichbodens über Monate gelitten. Ein Teppichboden muss nicht grundsätzlich Verursacher von Beschwerden sein. Der Flor und die unnatürlich chemische Behandlung machen den Unterschied, nicht der Preis.

Wir hatten uns für Parkett entschieden, obwohl andere Möglichkeiten wie Sisal, biologisches Linoleum mit Korkanteilen oder Kork auch gute Möglichkeiten gewesen wären.

Einige Zeit später erfuhr ich, dass ein Computer auf gewissen Teppichböden nicht funktioniert. Auf jeden Fall musste man ein riesiges Kupfergitter unter den Teppichböden, besonders in Banken, als Schutzmaßnahme verlegen. Das Gitter wurde dann geerdet und die Technik funktionierte anschließend zuverlässig.

Wenn Technik aufgrund einer unsichtbar verseuchten Umgebung nicht funktioniert, wäre es logischerweise zu viel verlangt, wenn ein Mensch unter derselben Voraussetzung gesund bleibt.

NACHDENKEN, UMDENKEN, MITDENKEN

Wir hatten unbewusst über Jahre Raubbau mit unserem Körper betrieben, so dass eine rasche und vollständige Heilung kaum möglich gewesen war. Es muss wohl unser Schicksal gewesen sein, aus Krankheiten zu lernen.

Wer krank wird, sollte immer über Naturgesetze seines Körpers nachdenken, sei es über Ernährung oder über Baubiologie, besonders im Schlafbereich. Der Körper teilt seine Unzufriedenheit über Schmerzen und Krankheiten mit. Das sind seine einzigen Alarmsignale.

Hohe Krankenkassenbeiträge begründen nicht die Erwartung, von der Schulmedizin geheilt zu werden. Die geleisteten Zahlungen sind keine Garantie für eine Genesung. Sie sind Solidaritätsbeiträge für diejenigen in der Gesellschaft, die nicht so viel Glück haben.

Man ist also grundsätzlich gefordert, selbst nachzudenken und seinen eigenen Körper gut zu behandeln. Davon hängt das eigene Leben ab.

Der Arzt ist ein Berater und weiß relativ wenig über die Lebensgewohnheiten seiner Patienten. Er stößt oft an die Grenzen seines Wissens, besonders wenn die Krankheitsursache in baubiologischen und Strahlungsangelegenheiten zu suchen ist. Kortison und Penicillin werden leicht verordnet, wenn die Krankheitsursache nicht eindeutig erkannt wird.

Im Zweifelsfall sollten immer biologische Alternativen vorgezogen werden, um den Körper nicht unnötig zu vergiften. Ein fähiger Arzt lenkt fast immer ein, wenn der Patient sich für die verabreichten Medikamente und deren Auswirkungen interessiert. Man sollte auch den Arzt fragen, was man selbst tun kann.

Durch die Nahrungskette werden dem Körper Dünger und Chemikalien aller Art zugeführt. Die Fleischskandale der letzten Jahre stellen eigentlich eine eindeutige und ausreichende Warnung dar. Die langfristige Auswirkung eines überhöhten Fleischkonsums ist eine schleichende Giftablagerung im Körper.

Eine Krankheit ist immer ein Lebewesen. Ein Lebewesen braucht seine Nahrung, um weiterleben zu können.

Wenn eine Krankheit für ihr Wachstum zwangsläufig regelmäßig bestimmte Nahrungsmittel benötigt und bekommt, ernährt sie sich dadurch und wächst.

Chemikalien in der Nahrungskette und falsch gewählte Medikamente schwächen das Immunsystem. Der Körperwiderstand lässt nach, der Stoffwechsel wird übersäuert.

Chemische Medikamente wie Antibiotika helfen gefährliche Erkrankungen zu verhindern. Der Nachteil ist wiederum, dass sie fast immer eine Übersäuerung des Stoffwechsels verursachen. Daher sollte die genaue Dauer und Menge der Einnahme mit dem Arzt abgestimmt werden.

Amerikanische Studien haben gezeigt, dass die Zufuhr von Penicillin durch den Fleischkonsum eines Tages dazu führen kann, dass der Körper sich immunisiert. Das bedeutet, dass irgendwann eine dringend und lebensnotwendige Verabreichung von Penicillin wahrscheinlich nicht mehr oder nicht mehr ausreichend wirken kann.

Die Nahrung einer Krankheit muss erforscht und unterbunden werden, damit die Krankheit aushungert und stirbt. Im Zweifelsfall kann eine Fastenkur, möglichst unter ärztlicher Beobachtung, Wunder wirken. Die meisten Mediziner kennen sich leider mit der Beziehung zwischen Krankheit und deren Ernährung nicht aus.

Ein Arzt gibt nicht gerne zu, sich mit etwas nicht auszukennen. Unbekannte Therapien als Blödsinn oder ähnlich zu bezeichnen, das ist seine Art, Selbstschutz zu betreiben. Darauf sollte man nicht hereinfallen. Es gibt andere Ärzte. Selbst der Vertrauensarzt muss nicht jede Situation richtig bewerten können.

Wer heilt, der hat recht. Die Methode, die zur Heilung führt, ist immer die richtige.

Man muss sich für den richtigen Therapeuten entscheiden. Im Ernstfall empfiehlt es sich, mehrere Meinungen im Betracht zu ziehen, auch die von Heilpraktikern.

Arrogante Ärzte, die durch einen gewillten Abstand zu ihren Patienten wenig menschliche Nähe zeigen, sind sehr oft als Mediziner dritter Klasse anzusehen. Ein Mensch ist kein Gegenstand. Seine Gefühle und die Kommunikation mit seinem Therapeuten können vieles klären.

Aus eigenen Erfahrungen kann ich sagen, dass es sehr wichtig ist, vor chirurgischen Eingriffen die Meinung von mehreren Fachleuten einzuholen. So kann vermieden werden, dass gesunde Körperteile in die Krankenhausabfälle geraten. Was weg ist, ist weg!

Für größere Operationen sollte die Meinung eines Neurochirurgen eingeholt werden, damit die Erhaltung von gesunden Nervenbahnen gesichert werden kann. Das kann den Rollstuhl ersparen.

Dank meiner kritischen Betrachtungen von Diagnosen ist es mir im Alter von 28 Jahren gelungen, bis heute ein Hüftgelenk zu retten. Die angesagten Operationen an der Wirbelsäule und die angeblichen Bandscheibenvorfälle haben sich ebenso als überflüssig erwiesen. Nun, über 30 Jahre später, bin ich in der Lage, mit denselben Knochen wie damals lange Tageswanderungen problemlos zu bewältigen.

Wenn eine Operation unumgänglich ist, dann sollte möglichst längere Zeit vorher für die Abnahme und Konservierung von eigenem Blut gesorgt werden.

Ein guter Heilpraktiker sollte in kritischen Situationen vorher immer konsultiert werden. Gute Heilpraktiker identifizieren den Patienten mit seinen natürlichen Eigenschaften als ein Naturprodukt. Dadurch können sie oft bessere Heilungsergebnisse erzielen als viele Schulmediziner. Das eine schließt aber das andere nicht aus.

Die Grundlagen beider Berufe sind völlig unterschiedlich. Heilpraktiker wurden in der Vergangenheit häufig und zu Unrecht in Misskredit gebracht. Ein guter Schulmediziner kann die Heilpraktikerprüfung nicht ohne ausreichende Vorbereitung bestehen. Ihre

Diagnostik, Arbeitsweise und Therapien sind völlig unterschiedlich. Der Arzt ist mehr chemisch gerichtet, der Heilpraktiker dagegen natürlich.
Wie schon erwähnt, eine vertrauensvolle Kommunikation zwischen Therapeut und Patient ist die Basis für eine wirkungsvolle Therapie. Vorausgesetzt, der Therapeut kann es.

KAPITEL 7 –
NEUE WELT UND GESUND WERDEN

INTERESSANTE ERFAHRUNGEN

Eine andere Lebensweise und die Beseitigung der vielen Störungen im Hause machten sich schnell bemerkbar. Verzweiflung, häufige Selbstmordgedanken und Alpträume waren rasch verschwunden. Meine Ängste, eines Tages in einem Rollstuhl sitzen zu müssen, waren nicht mehr begründet. Ich schaute wieder zuversichtlich in die Zukunft. Es waren noch nicht alle Schmerzen völlig verschwunden, aber drei Monate nach der biologischen Haussanierung konnte ich an einem Surfkurs im korsischen Mittelmeer teilnehmen. Es war traumhaft und unfassbar zugleich. Es war ein tolles Gefühl, endlich wieder zu leben und zu genießen. Wir gingen dennoch sehr behutsam mit der wiedergewonnenen Gesundheit um.

Leider wurden wir immer wieder mit neuen Problemen konfrontiert. Die jahrelang eingenommenen Chemiebomben in Form von Medikamenten hatten ihre destruktiven Ziele erreicht. So kamen noch für lange Jahre die Nachwirkungen hinterher.

Meine Frau bekam eine Art Herpes, eine Hautkrankheit, die für Schulmediziner heute noch als fast unheilbar gilt. Die Nieren hatten zu viele Medikamente verarbeiten und filtrieren müssen. Für die Herpesbehandlung wurden wieder Antibiotika über mehrere Monate verschrieben. Das Ergebnis war eine Verschlechterung und Verbreitung über den ganzen Körper.

Ich schlug ihr vor, auf Naturheilkunde umzulenken. Die Fähigkeiten von einem Handaufleger in Bezug auf Hautkrankheiten waren mir nicht fremd. Leider bleiben solche Menschen in Deutschland unbekannt, da sie nicht offiziell praktizieren dürfen. Handaufleger, auch Magnetiseure oder Schamanen dürfen in Deutschland ihre hilfreiche Gabe nur mit einer Heilpraktikerprüfung ausüben. Ein Handaufleger berührt den Körper seiner Besucher nicht oder kaum und verabreicht keine Medikamente.

Die wohltuenden Wirkungen von Handauflegern werden in der Bibel zitiert. Das reicht leider nicht aus, um ein christliches Volk zu überzeugen. Gute deutsche Handaufleger müssen deshalb aus Deutschland flüchten. Sie üben ihre Gottesgabe meistens direkt hinter der Grenze aus. In Frankreich dürfen Handaufleger ohne irgendeine Prüfung praktizieren. Sie fühlen nur die Schmerzstelle und ihre Ursache und bekämpfen das Unheil mit ihrer Energie. Die Ergebnisse sind oft faszinierend. Medizinische Kenntnisse dafür zu verlangen ist ein Schwachsinn der deutschen Behörden. Handauflegen hat nur mit Fühlen und Ausgleichen von Energien am Körper zu tun.

Wer Disharmonien in einem Körper fühlt und ortet, ist auch fähig, über die Zugabe seiner eigenen Energie eine Beschwerde zu beseitigen, oft sogar dauerhaft.

Die Natur hat ihre eigenen Gesetze, die sich nicht immer erklären lassen. Man muss es einfach so akzeptieren. Der menschliche Verstand hat seine Grenzen. Gefühle sind wie das Fühlen selbst und daher kaum zu beschreiben.

Die Gelegenheit zu einem Handaufleger nach Frankreich zu fahren, ergab sich ziemlich schnell.

Dort, in einer gut besuchten Kneipe, unterbrach ich die Unterhaltung der Leute an der Theke. Meine Frage lautete: »Kennt jemand einen guten Magnetiseur in der Nähe, der auf Hautkrankheiten spezialisiert ist?«

In einer deutschen Kneipe hätten wohl die meisten mit dem Kopf geschüttelt und einen Psychiater empfohlen. Die Franzosen jedoch waren alle am Überlegen und deren Gedankenaustausch war ernst und lebhaft. Die Auswahl war dann einstimmig. Wir fuhren zu einem Bauern sechzig Kilometer nördlich von Angouleme, nämlich nach Chassiecq. Der Hof war so versteckt und so alt, dass wir erst nicht begriffen, dass so viele Menschen den Weg dorthin fanden.

Der Bauer meinte, er müsse ständig seine Energie an Kranke abgeben, sonst würde er selbst krank werden. Sein Gesicht war stark durchblutet und verriet eine starke Energie. Seine Küche war gleichzeitig sein Behandlungszimmer. Die Fenster waren sehr klein. An diesem sonnigen Tag strahlte so wenig Licht herein, dass eine Lampe eingeschaltet werden musste. Die Holzbank, auf der sich einige Generationen zuvor die Hosenhinterteile poliert hatten, wurde mir zugewiesen. Meine Frau sollte sich auf ein Bett in einer dunklen Ecke des Raumes legen. Er setzte sich ihr zur Seite und begann, seine Hände ca. 20 cm entfernt von ihrem Körper zu halten. Er fing an, stark zu schwitzen und der Schweiß lief ihm die Stirn herunter. »Das ist kein Herpes, Herpes schwingt anders«, meinte er. »Das ist eine seltsame Art von Schuppenflechte.« Er streckte die Hände still und konzentriert ca. 15 Minuten über sie aus. Zum Schluss bat er uns, am nächsten Tag mit zwei Liter Wasser wiederzukommen. Er wollte das Wasser magnetisieren und meine Frau sollte es unbedingt trinken. Er war sich sehr sicher, als er zu meiner Frau sagte: »Sie werden die nächsten drei Tage starke Schmerzen haben, weil die Krankheit den Körper verlässt, und dann sind Sie von der Krankheit für immer geheilt.« Als wir ihn verließen war meine Frau merkwürdig aufgeladen und sehr unruhig. Sie war ein Energiebündel und fühlte sich dabei sehr wohl.

Am nächsten Tag waren wir wieder da. Er hielt beide Flaschen Wasser einige Sekunden in den Händen fest. Nach einer kurzen Nachbehandlung fragte er nach einem Photo

meiner Frau, damit er sie auch aus der Ferne behandeln könne. Er merkte einen Widerstand von ihr während der Behandlung. Er wollte ihre Schwingungen durch ein Bild festhalten, um seine Behandlung ohne ihr Wissen und ihren Widerstand fortsetzen zu können. Die Entfernung spielte dabei keine Rolle. Diese Energien kennen keine Grenzen. Die Hautkrankheit war, wie versprochen, innerhalb einer Woche völlig verschwunden und trat nie wieder auf.
Es war wieder eine Krankheit weniger!
In Westfalen ist auch das »Wegbeten« von Warzen bekannt und wird deshalb stillschweigend akzeptiert. Hat jemand die Fähigkeit, die Gegenschwingungen von Warzen zu besitzen, kann es genügen, an ihm vorbeizugehen, um von Warzen endgültig geheilt zu werden.

DER ORTSWECHSEL

Die starken Wetterveränderungen und die Feuchtigkeit des Münsterlandes verursachten wiederkehrende und unangenehme Reaktionen. Hüftleiden und Rückenbeschwerden traten damals zeitweise und vorübergehend wieder auf. Ich war besser über Kaltwettereinbrüche informiert als die Meteorologen. Bei warmem und trockenem Wetter dagegen war ich meistens schmerzfrei. Bei Kälte verkrampfte sich mein Körper und begann an seinen Schwachstellen zu schmerzen. Ein menschlicher Körper ist eine Technik, die Wärme braucht, um »rund« laufen zu können. Durch die Wärme werden Krampfzustände vermieden.
Sobald es kälter wird, sollten lange Unterhosen angezogen werden. Es ist zwar nicht sehr ästhetisch, aber es wirkt. Technik funktioniert im warmen Zustand immer besser. Ein Auto erreicht seine Höchstleistung auch erst, wenn der Motor warm ist.
Aufgrund eigener Erfahrungen bin ich sehr skeptisch, was die gesundheitliche Zukunft vieler Jugendlicher angeht. Die T-Shirts und Pullover sind so kurz geworden, dass der Rücken und der Nierenbereich auch im Winter nackt sind, geschweige denn, dass sie überhaupt Unterhemden tragen. Das wird wahrscheinlich nicht lange gut gehen.
Die Alten pflegten sich im Winter besonders im Nierenbereich sehr warm anzuziehen. Dabei sollten unter anderem Blasenentzündungen und Rückenschmerzen vermieden werden.
Ich gewann die Überzeugung, dass ein Mensch, der von Süden nach Norden zieht, eher mit gesundheitlichen Problemen zu rechnen hat, als einer, der von Norden nach Süden

zieht. Zwischen dem 50. und dem 52. Breitengrad, also dort, wo ich beruflich bedingt hingekommen war, ins Münsterland, wurden mir anfangs die klimatischen Nachteile spürbar bewusst. Inzwischen aber, 40 Jahre später, hat sich mein Körper angepasst.

Urlauber wissen allerdings, dass eine Sonnenkur im Süden dazu verhilft, den nächsten Winter besser zu verkraften. Menschen mit niedrigem Blutdruck (Yin-Typen) empfinden das eindeutig und reagieren sehr positiv darauf. Eine ausgeglichene Sonnenkur im Sommer hilft wirklich, den nächsten Winter besser zu überwinden.

Menschen mit hohem Blutdruck (Yang-Typen) fürchten den Süden wegen seiner höheren Temperaturen. Sie glauben, dort Blutdruckprobleme zu bekommen. Die hohe Luftfeuchtigkeit zu Hause ist an manchen Tagen bei 20 Grad wesentlich unerträglicher als die trockene Luft im Süden bei 40 Grad. Der Yang-Typ ist allgemein konservativ veranlagt und lässt es nicht unbedingt auf einen Versuch ankommen.

VERBLÜFFENDE ERFAHRUNGEN

Damals, Monate nach den Stromuntersuchungen im Schlafzimmer, sollten zum nächsten Winter einige Altbeschwerden wieder auftreten. Wir wurden mit hartnäckigen Krankheitsbildern konfrontiert, die uns aber nicht vollends mutlos werden ließen.

Meine Frau konnte kaum mehr sitzen. Das Steißbein schmerzte unerträglich. Der Orthopäde nannte dieses eine Coccycodynie, eine angeblich »psychosomatische« Erscheinung mit ihrer Festsetzung im Steißbein. Schon wieder etwas Psychosomatisches!

Die Migräne und Depressionen waren zeitweise noch da und waren auch als psychosomatische Erkrankungen gedeutet worden. Der Psychiater hatte erwartungsgemäß nicht helfen können und meine Frau war schon längst aufgegeben worden. Der Frauenarzt verordnete eine Hormonbehandlung.

Wir versuchten mit Hilfe der Ärzte weiter nach Lösungen zu suchen. Mit dem Orthopäden hatten wir meine Beschwerden in Hüfte und Wirbelsäule geklärt. Langfristig käme ich nicht um eine Operation herum. Das hieß also, dass zwei Bandscheibenoperationen und ein künstliches Hüftgelenk an der linken Seite auf Dauer nicht mehr zu vermeiden seien.

Einige Ärzte waren sehr bemüht, uns zu helfen. Sie blieben jedoch erfolglos. In guten Hoffnungen blieb manchmal ein Placeboeffekt für einige Tage übrig.

Um dieses Phänomen zu erklären, ein Placebo-, auch Rosenthal-Effekt genannt, wirkt folgendermaßen: Je höher die Überzeugungskraft eines Menschen ist, umso größer ist die Wirksamkeit seiner Aussagen. Bei Versuchen an älteren und wehleidigen Patienten haben Ärzte festgestellt, dass die Wirksamkeit von Scheintabletten genauso effizient war wie die der echten Medikamente. Man stellte sogar fest, dass der Erfolg auch von der Farbe der Tabletten abhing. Der Placebo Effekt wirkt besser und hält länger, wenn die Empfehlung vom Arzt selber und nicht von einer Krankenschwester kommt. Eine positive Auswirkung des Effektes konnte im Durchschnitt bis zu sieben Wochen andauern.

Rosenthal beauftragte zwei verschiedene Gruppen von Studenten, Ratten zu beobachten. Für das Experiment hatten beide Gruppen keinen Kontakt untereinander. Die eine Gruppe wusste nichts über den Auftrag der anderen. Die eine Gruppe sollte beweisen, dass Ratten sehr dumm sind. Die andere Gruppe sollte die Intelligenz der Ratten dokumentieren. Jede Gruppe bewies überzeugend und dem Auftrag entsprechend, dass die Ratten dumm bzw. intelligent sind.

Überzeugungskraft, Placeboeffekt und die Manipulierbarkeit von Menschen sind eng miteinander verbunden.

Die Aussagen des Orthopäden, mich betreffend, waren weder überzeugend noch akzeptabel. Einen Verschleiß der Hüfte mit kaum 30 Jahren empfand ich als unrealistisch. Ich erinnerte mich an frühere Zeiten. Als Kind musste ich jedes Jahr mit meinen Eltern Kartoffeln auf dem Acker sammeln. Obwohl ich von der Körpergröße her näher an den Kartoffeln war als die unermüdlichen alten Leute, war mir diese Arbeit sehr lästig. Die gebückte Haltung der alten Leute, die ihr Leben lang Knochenarbeit geleistet hatten, hatte nie zu Hüftprothesen geführt. Solche Operationen waren damals nicht bekannt oder äußerst selten. Es wurde nicht dermaßen wie heute über Rückenschmerzen geklagt. Heute sollen angeblich zehnjährige Kinder schon Verschleiß in den Gelenken und in der Wirbelsäule haben. Teilweise können sie sich mit zehn Jahren nicht so bücken wie der Opa mit seinen 70 Jahren und mehr. Irgendetwas stimmte also in unserer Welt nicht mehr.

Inzwischen waren wir immer kritischer geworden. Wir erwähnten beim Orthopäden den Wunsch, zu den Alternativmedizinern der Klinik für manuelle Therapie in Hamm überwiesen zu werden. Dort befinden sich Spezialisten für Wirbelsäulen- und Gelenkerkrankungen. Sie behandeln auf Naturbasis und ohne Messer. Daraufhin sprang der Arzt auf und meinte, uns auf keinen Fall zu diesen Scharlatanen schicken zu wollen. Dieser Arzt hatte mit seinen Behandlungsmethoden in unseren beiden Fällen durchwegs versagt und wollte uns den Weg zu den Fachleuten verhindern. Wir bestanden darauf, unsere Röntgenbilder mitzunehmen und verabschiedeten uns für ewig von diesem »Orthopäden«. Unser Hausarzt meldete uns in der besagten Klinik an.

Kurz darauf kam ich mit einem Kunden auf das Thema Gesundheit zu sprechen. Er war ein begabter Ingenieur und betreute die gesamte Technik eines Krankenhauses im Münsterland. Er berichtete, dass sich in seiner Nachbarschaft jemand mit Erdstrahlen befasst. Damit hätte er schon viele Menschen von ihren Leiden befreit.

Da ich noch nie gehört hatte, dass die Erde strahlen soll, bat ich den Mann, uns so schnell wie möglich zu besuchen. Die Strahlen aus dem Radiowecker hatten eine schmerzhafte Lähmung der Schulter verursacht und die Wirbelsäule über Jahre geschädigt. Ich hatte schon einiges mit Strahlen hinter mir, und das sollte sich auf keinen Fall wiederholen.

Der »Erdstrahlenmann« kam am Vorabend vor unserer Aufnahme in der Klinik in Hamm. Er zog einen Metallstab aus seiner Tasche. Es war eine Wünschelrute, womit er im Schlafzimmer blitzschnell hin und her lief. Er kam auf mich zu und sagte, es sei alles gar kein Wunder, dass wir beide krank seien. Da, wo das Bett steht, sind die Strahlen besonders stark und wir müssten das Bett sofort umstellen. Es gehörte da in die Ecke und sonst nirgendwo anders hin. Das Thema war für ihn erledigt und schon war er auch wieder verschwunden. So schnell hatte noch niemand unseren Wohnbereich durcheinandergebracht.

Meine Frau mit ihrem Hang zum Dekorativen gab mir schnell zu verstehen, dass sie mit dem Unsinn nichts zu tun haben wollte. Ihre Reaktion war vorerst völlig abwertend. Dann erinnerten wir uns an die Worte des örtlichen Internisten. Er hatte uns auf eine mögliche Wasserader aufmerksam gemacht. Das Krebsmädchen in Holland hatte ihre Krankheit auf einer Wasserader bekommen. Wir stellten das Bett dann doch sofort um.

DIE MANUELLE THERAPIE

Am nächsten Morgen fuhren wir nach Hamm. Wir wussten, dass in dieser Klinik keine gewinnbringenden Operationen durchgeführt werden. Wir hatten Vertrauen.

Nach den fast zwei Jahren Hüftleiden stand ich nun einem der angeblichen »Scharlatane« gegenüber. Er schaute sich sorgfältig das Röntgenbild an, das ich ihm mitgebracht hatte und fragte: »Warum sind Sie hier?« – »Weil ich ein künstliches Hüftgelenk bekommen soll«, antwortete ich.

Er meinte nur, er wäre froh, wenn alle Patienten hier in der Klinik so gute Hüftgelenke hätten. Ich fand das gar nicht lustig und erzählte ihm von den zwei schlimmen Jahren, die hinter mir lagen, von den furchtbaren Schmerzen und von den schlaflosen Nächten. Das wolle er gerne glauben, aber meine Hüften seien trotzdem im besten Zustand.

Als zwei seiner nachkommenden Kollegen zufällig und unabhängig voneinander die gleiche Meinung äußerten, hätte ich gerne den versagenden Orthopäden dabeigehabt. Er hätte sich von den von ihm bezeichneten »Scharlatanen« erklären lassen müssen, wie man ein Röntgenbild betrachtet. Wäre ich nicht so kritisch gewesen, hätte er die unnötige Hüftoperation eines Tages doch durchgesetzt, um seinem Jagdfreund einen Gefallen auf Kosten meiner Gesundheit zu tun.

Die Ärzte kommentierten den Fall so: Das Röntgenbild des Orthopäden sei von schlechter Qualität und völlig überbelichtet, so dass der Knorpel nicht eindeutig erscheine. Somit glaube man, dass beide Knochen aufeinanderstehen und sich ständig reiben.

Wenn ein Orthopäde seine eigenen Röntgenbilder nicht auswerten kann, dann ist ihm der Laie ausgeliefert.

Die Ärzte zeigten mir Bänder der Wirbelsäule, die angeschwollen waren. Diese Bänder verliefen von den Lendenwirbeln über die Hüftkuppeln bis in die Beine. Diese Anschwellung wäre im Hüftbereich bei jedem Schritt und im Stehen stark gereizt und würde entsprechend schmerzen. Die Anschwellung fand ihren Ursprung in den verrenkten Wirbeln, welche die Bänder stark eingeklemmt und somit zur Schwellung gebracht hatten.

»Mehr als 500 Meter am Tag ohne Schmerzen kann ich schon lange nicht mehr laufen«, erklärte ich ihm. Daraufhin meinte er, ich solle morgen wieder kommen, dann würde er mir etwas Traubenzucker an der Stelle neben der Wirbelsäule einspritzen, an der man die Bänder sieht. Anschließend sollte ich bis ins Zentrum von Hamm laufen. Hin und zurück sind es circa neun Kilometer. Wenn ich zurück sei, würde ich schmerzfrei sein. Das war schwer zu glauben.

EINE BEISPIELHAFTE KAMPFANSAGE FÜR DAS LEBEN

Meine Frau und ich bekamen aufgrund der starken Krankenhausbelegung vorerst getrennte Zimmer. Einer meiner Zimmerkameraden war von der Bechterew'schen Krankheit betroffen. Seine Gangart war extrem langsam, seine Schrittlänge höchstens um die ca. 15 Zentimeter. Er ging tief geneigt, konnte den Kopf kaum drehen, war aber sehr willensstark und entschlossen. Diese Verhärtung der Wirbelsäule in fast einem einzigen Knochen machte ihm sehr zu schaffen. Seine Gesichtsausstrahlung war sehr verbissen. Er erzählte mir einige Zeit später etwas aus seinem Leben, was mich sehr bewegte. Er stammte aus einer wohlhabenden Familie und stand, als er erkrankte, als Erbe vor einem Reichtum mit Managementverpflichtungen. Die in dem Testament festgelegten Pflichten konnten wegen

der Krankheit nicht mehr eingehalten werden. Er bekam das Gefühl, nichts mehr wert zu sein. Um sich zu beweisen, dass es sich lohnt, weiter für das Leben zu kämpfen, unterzog er sich einer harten Prüfung. Er schrieb seiner Frau einen Abschiedsbrief.
In einer Zeit, als seine Gangart noch schlechter gewesen war, setzte er sich ins Auto und fuhr zum nächsten internationalen Flughafen nach Düsseldorf. Er buchte den nächsten und am weit entferntesten Flug und ließ Auto und Restgeld zurück. Er landete in Buenos Aires. Von da aus ging er mit kleinen Schritten in Richtung Anden. Er legte unter extremen Bedingungen über zweitausend Kilometer zu Fuß zurück. Er schlief unterwegs bei Tieren, ernährte sich von Pflanzen und Milch. Als er mehrere Monate später in Valparaiso ankam, ging er zu der deutschen Botschaft. Er meldete seiner Frau, dass er Geld für den Rückflug bräuchte und bald zurückkommen würde.
Aufgrund seiner eigenen Wette zwischen Leben und Tod hätte es für ihn nur eine Möglichkeit gegeben. Er fühlte von da an sein Leben als lebenswert und kümmerte sich im Krankenhaus um einige sehr kranke Menschen. Er war ein einfühlsamer Seelentröster geworden und erklärte mir, dass er vor der Krankheit solche Mitgefühle nicht gekannt habe. Er bereute sogar, sich früher seinen Mitmenschen gegenüber ziemlich grob verhalten zu haben. Ich hatte sehr viel Respekt vor ihm.
Es ging ihm gesundheitlich sehr schlecht, aber er hatte trotzdem den Sinn seines Lebens erkannt und war das lebende Beispiel, weshalb man nie aufgeben sollte. Man muss mit eindeutiger Zielsetzung und festem Willen jede Krankheit unausweichlich bekämpfen. Dabei muss man immer im Hinterkopf behalten, dass Ärzte nicht allwissend sind.

BEKANNTSCHAFT MIT KRITISCHER LITERATUR

Am zweiten Tag unseres Krankenhausaufenthaltes gingen wir nach Hamm, wie der Arzt es uns empfohlen hatte.
Über die sogenannten Erdstrahlen, die noch so frisch in meinem Gedächtnis waren, wollte ich mehr erfahren. Ich besorgte mir Literatur über Biophysik. Darunter war das Buch »Man stirbt nicht im August« von Köhnlechner.
Das Buch war ein guter Einstieg in die Welt der Biophysik und der krank machenden Umweltstörungen. Ein Buch von Volker Faust »Wetterfühligkeit« mit Berichten über Klimaveränderungen durch falsche Städteplanung nahm ich auch mit. Die Hochhäuser um die Städte herum, die entweder den Smog festhalten oder ständigen Luftzug verursachen, sind schuld an vielen Krankheiten.

In dem Buch steht unter anderem, dass sich die günstigen Klimabedingungen in Deutschland über 700 Meter auf einem Südhang und mindestens 50 Meter über der Talsohle befinden. Nebel- und Smogrückstände halten sich meistens in tieferen Bereichen der Talsohle auf und können daher abfließen, ohne die Gesundheit der höher lebenden Menschen anzugreifen. Eine deutsche Klimakarte von gesunden Gegenden bestätigte die Aussagen von Faust.

Einige Zeit später sah ich eine Fernsehsendung, in der ebenso angegeben wurde, dass die höchste Lebenserwartung in Deutschland in der Freiburger Gegend sei.

Obwohl ich bis dahin nie viel gelesen hatte, kam ich in der Klinik ohne Buch nicht mehr aus. Ich las jede freie Minute, von frühmorgens bis spät in die Nacht. »Man stirbt nicht im August« gab mir die Informationen, nach denen ich so lange gesucht hatte. Ich erprobte sogar später zwei der empfohlenen Geräte über Raumluftverbesserung und stellte schnell fest, dass es in einem Privathaus nichts Besseres als ein natürliches Raumklima ohne Geräte geben kann.

In dem Buch wurde wiederholt behauptet, dass die Ursache von Krebs nur auf gestörte Schlafplätze zurückzuführen ist. Es bestätigte wieder genau das, was das krebskranke Mädchen in Holland berichtet hatte.

Auch der Ursprung des Hufeisens als Dipol zur Beruhigung von Tieren und Menschen in seinem Glücksbringereffekt wurde genau erklärt. Die nachgemachten Kunststoffhufeisen an den Autokühlern sind weit von der Realität entfernt. Physiker haben festgestellt, dass das Hufeisen in seiner Form gewisse Resonanzen aus der Umwelt absorbiert. Dadurch fühlen sich Menschen und Tiere, besonders Pferde, wohl und werden ruhiger.

Darüber hinaus wurde über die Zunahme von Erkrankungen und Todesfällen berichtet, woran die Wellen von Radio-, Fernseh- und anderen Sendern maßgeblich verantwortlich sind. Die Lang- und Mikrowellen in der Umwelt bestrahlen uns ständig.

Wir sind also permanent von Strahlungen umgeben. Der Druck von Bürgerinitiativen auf Kommunen und Betreiber gegen Mobilfunk war damals im Anmarsch.

Immer mehr betroffene Bewohner klagen mittlerweile über Gesundheitsbeschwerden und fordern eine Senkung der Grenzwerte. Die elektromagnetische Verdichtung von Wellen wächst permanent und die Krankheiten auch. UMTS und bald LTE kommen hinzu.

Viele Experten sind über die unvorhersehbaren Konsequenzen dieses Elektrosmogs sehr besorgt.

Meine Krankheit hatte sich als nützlich erwiesen. Sie hat mir die Augen geöffnet und den Zugang zu faszinierenden Informationen über unsere Umwelt ermöglicht. Das sollte

mein Leben qualitativ wesentlich verbessern. Jahre später würde ich meine Informationen weitergeben und dabei viele Menschen von ihren Krankheiten größtenteils befreien.
Über Köhnlechner erfuhr ich zum ersten Mal von dem Forschungskreis für Geobiologie von Dr. med. Hartmann in Waldbrunn bei Eberbach. Dr. med. Hartmann hatte sich seit vierzig Jahren erfolgreich mit der Krebsforschung befasst. Er hatte sich nach physikalischen, umweltbedingten und natürlichen Ursachen orientiert. Er hatte damit recht, wie seine Forschungsergebnissen und Erfolge belegen. Das ist auch die Erklärung, weshalb die Schulmedizin in Sachen Krebs nicht weiterkommen kann. Sie berücksichtigt nur chemische und operative Prozesse, aber keine natürlichen Ursachen.
Hartmann hatte auf Grund seiner Erfahrungen den Forschungskreis gegründet.

AUFATMEN

Nach unserer Rückkehr aus dem Hammer Stadtzentrum hatten wir bestimmt zehn Kilometer in den Beinen und ich war zum ersten Mal seit Jahren schmerzfrei. Jetzt war ich sicher, dass die Hüfte nicht verschlissen war. Ich kam endlich zur Ruhe.
In der Vergangenheit hatte ich mir sowieso nie erklären können, weshalb die Hüfte schon nach zweihundert Metern wehtat und wiederum fünfzig Kilometer Radfahren nichts ausgemacht hatten. Die Reibungen im Hüftgelenk sind zwar beim Radfahren genauso vorhanden, aber das Gelenk ist angewinkelt und der Rücken gebogen, das entlastet die eingeklemmten Nerven. Beim Stehen und Laufen dagegen überträgt sich das gesamte Körpergewicht auf die blockierten Wirbel und somit auf die eingeklemmten Nerven und deren Schwellung in der Hüfte. Bei solchen Feststellungen sollte man sich von einer Hüftoperation distanzieren.
Die Verwendung von Elektrogeräten am Bett seit Beginn der 70er Jahre hat dazu geführt, dass Wirbelsäulen- und Hüftprobleme zu Volkskrankheiten geworden sind.
Wer betroffen ist und die Qualität der konsultierten Orthopäden verfolgt, hat alle Gründe, sich selbst Gedanken über die eigenen Knochen zu machen.
Es wird nach wie vor viel gespritzt, geröntgt, bestrahlt, operiert und daran verdient. Die Blockierungen als Ursache werden selten festgestellt, gefühlt, deblockiert und kontrolliert. Eine Blockierung ist eine mechanische Verformung, die nur mechanisch bzw. chiropraktisch beseitigt werden kann. Mögliche andere Verursacher auch seelischer Art müssen folglich behandelt werden.
Es war erstaunlich und faszinierend, was die Hammer Ärzte vollbrachten.

Ein Sportler, dessen Knie fünfmal von herkömmlichen Medizinern operiert wurde, war gerade eingeliefert worden. Der Arzt kommentierte: »Jetzt, wo sie ihm das Knie kaputt operiert und dabei noch gut verdient haben, schicken sie ihn zu uns. Wenn wir eine Behandlung anfangen, die nach den unnötigen Operationen vielleicht erfolglos bleibt, dann heißt es, *wir* hätten versagt.«

Der freundliche und menschliche Facharzt fand immer Zeit, um meine Fragen zu beantworten. Er erklärte mir sehr viele Techniken der Wirbelsäule.

Meiner Frau konnte trotz aller Bemühungen leider nicht geholfen werden. Ihr Steißbein schmerzte weiterhin und sie konnte nicht sitzen. Der Arzt gab uns den Rat, sich in einem Geschäft für Motorroller einen Reifenschlauch zu kaufen und diesen in der Rundhülle eines Sitzkissens aufpumpen zu lassen. Ein solches Luftkissen würde zunächst helfen, das Steißbein zu entlasten. Die Schmerzen wurden erträglicher und das Kissen war von nun an überall dabei.

Jeden Donnerstag wurden wir, falls erforderlich, in der Wirbelsäule deblockiert und anschließend sklerosiert. Die Wirbelsäule wurde dabei von oben bis unten und beidseitig mit einer Traubenzuckerlösung gespritzt. Die Sklerosierung war zwar nicht schmerzhaft, aber durch die nervliche Anspannung ziemlich unangenehm. Dem Traubenzucker wurde ein biologisches Betäubungsmittel beigemischt, um diese unangenehmen Gefühle zu mindern.

Traubenzucker hat die Eigenschaft, die zu schwach gewordenen Bänder durch den Reiz anzuspannen und somit eine Stabilisierung der Wirbelsäule zu bewirken.

Wir erlebten damals den Behandlungserfolg erst nach circa zwei bis drei Monaten. Während des dreiwöchigen Aufenthaltes wurden wir immer wieder auf die langfristige und nicht sofortige Auswirkung aufmerksam gemacht.

Außerdem gab es in der Klinik sehr viele Störungen durch Leuchtstoffröhren und mitgebrachte Elektrogeräte. Die Metallbetten dienten als Antennen und Verstärker für all die elektrischen Störungen. Baubiologie lässt sich in einem Krankenhaus nicht leicht realisieren.

KAPITEL 8 –
EINFACH UNGLAUBLICH

EINE VERBLÜFFENDE WISSENSCHAFT

Zu Hause zurück, hatten wir endlich unsere elektrosmog- und erdstrahlenfreien Schlafplätze wieder. Nach der Sklerosierung konnte es nur noch aufwärtsgehen. Jetzt waren wir auf die Auswirkung der Bettumstellung sehr gespannt. Sie ließ nicht lang auf sich warten.

Migräne, Depressionen und andere Beschwerden verschwanden sehr bald von allein. Die Wirkung des Schlafplatzes war von größter Bedeutung gewesen, einfach unvorstellbar! Nur die Coccycodynie des Steißbeins machte nicht mit. Die Schmerzen waren zwar schwächer als vor dem Klinikaufenthalt, aber doch noch sehr störend.

Bald fuhren wir in die Sommerferien. Ich hatte mir vorher einige Stahldrähte von verschiedener Stärke besorgt, um eine Wünschelrute zu basteln. Ich konnte nicht akzeptieren, dass nur ein paar Leute diese Fähigkeit haben sollten und andere nicht. Ich wollte es wissen.

Anfangs versuchte ich es in der Art, wie der Rutengänger es bei uns praktiziert hatte. Ich spürte vorerst absolut nichts. Ein Bekannter hatte mir erzählt, dass man mit zwei Schweißdrähten solche Strahlen auch spüren könne. Als Handwerker hätte er schon oft verborgene Wasser und Stromleitungen damit finden können.

Zwei Schweißdrähte werden an einem Ende auf eine Länge von circa zehn Zentimetern gebogen, das sind die Griffe. Die Drähte selbst werden so gehalten, dass die Spitzen nach vorn zeigen und nur leicht in der Waagerechten nach unten neigen. Dann läuft man sehr langsam und konzentriert vorwärts. Besser ist, sich vorher ein Ziel festzulegen – das, was man suchen möchte, wie unterirdisches Wasser zum Beispiel.

Irgendwann wird man einen unsichtbaren Widerstand spüren. Bei dieser auftretenden Störzone drehen sich die Schweißdrähte entweder zueinander oder auseinander. Sie drehen sich von den Störungen in irgendeine Richtung weg, abhängig von dem Menschen, der die Drähte hält. Der Versuch funktioniert sicher irgendwann. Man muss es mehrmals probieren, aber ein Erfolg ist für jeden »lebenden« Menschen sicher. Beide Gehirnhälften müssen etwas Neues lernen. Dafür muss geübt werden. So ist es auch beim Schwimmen oder Radfahren.

Um die Rute empfindlicher zu machen, kam ich auf die Idee, die dicken und schweren Stahldrähte gegen die dünneren Stahldrähte, die man aus dem Flugmodellbau kennt, zu tauschen. Ich bog, an einem Ende angefangen, den Stahldraht wie eine Schnecke, so dass ein Durchmesser von ungefähr 10 cm erreicht wurde. Das andere Ende wurde ca. 10 cm als Griff in dieselbe Richtung wie die Schnecke gebogen. Die gesamte Länge der waagerechten Rute betrug somit ca. 50 cm. Das gerollte Stück sollte einen größeren seitlichen Widerstand bilden, um die Strahlen empfindlicher spüren zu können. Es funktionierte sehr deutlich und sofort.

Ich hielt diese Einhandrute wie die Stahldrähte, fast waagerecht, leicht nach vorne geneigt. Ich lief langsam, konzentriert und mit völlig entspannter Muskulatur, beide Ellbogen am Körper angelehnt. Ich empfand schnell einen unsichtbaren Widerstand. Ich lief weiter. Die Rute führte mich, deutlich spürbar, über unregelmäßige Linien. Ich erfuhr später, dass ich entweder dem Verlauf von Wasserläufen oder Erdverwerfungen nachgelaufen war.

EIN SEMINAR BESONDERER ART

Dem verblüffenden Gefühl wollte ich nach unserem Urlaub unbedingt nachgehen. Meine Frau und ich fuhren zu einem Wochenendseminar des inzwischen verstorbenen Reinhard Schneider aus Wertheim. Sein allgemeines Wissen, seine physikalischen Erkenntnisse in der Natur, bei Menschen, Pflanzen und Tieren waren faszinierend.

Dabei erstaunte es mich beispielsweise, zu hören, dass Fische Wellen senden, um untereinander zu kommunizieren. Die unerklärliche Kommunikation der Fische kannte ich aus Korsika. Dass deren Kommunikation über Wellen geschieht, war mir allerdings neu.

Es war mir bis dahin ebenso unbekannt, dass gewisse Käfermännchen durch Ultraschall ihr Weibchen noch in 50 km Entfernung genau orten können. Fledermäuse orten und jagen nachts ihre Beute ausschließlich durch Ultraschall.

Wellen und Elektromagnetismus sind also feste Bestandteile der Natur.

Geckos sind subtropische Echsen, die sich blitzschnell selbst an der glatten Unterseite einer Glasscheibe bewegen können. Der Grund dieser Fähigkeit ist eine ungewöhnlich starke und konzentrierte elektromagnetische Strahlung aus den Füßen der Geckos. Die Strahlung kann mit Hilfe der Kirlian-Fotografie nachgewiesen werden. (Mehr über die Kirlian-Fotografie in einem weiteren Kapitel.)

Unsere Haustiere verfügen ebenfalls über Sensoren bzw. Antennen oder Sender. Sie befinden sich bei Katzen und Hunden in den längeren Haaren um die Nase oder bei Kühen in den Hörnern.

Bei uns Menschen sind solche Sensoren auch vorhanden. Eine hohe Stirn, welche zwei ausgeprägte »Hörneransätze« zeigt, ist der Beweis für ein besonderes intuitives Vermögen. Diese Fähigkeit ist bei Frauen ausgeprägter als bei Männern.

Die Natur hat eben dafür gesorgt, dass Kinder durch die Mutter besser gefühlt und geschützt werden. Diese Veranlagung prägt auch die Berufswahl. Deshalb findet man sehr viele Pädagogen mit dieser Eigenschaft.

Wenn ein Mensch sich sehr stark konzentrieren oder erinnern muss, dann fasst er instinktiv mit Daumen und Mittelfinger seine beiden »Fühler« an der Stirn. Er ruft damit unbewusst seine Intuitionen durch Akupressur zu Hilfe. Er schafft dazu einen Ausgleich zwischen seinen beiden Gehirnhälften, wodurch die Konzentration wieder angeregt wird.

Im Urlaub hatte ich beim Tauchen festgestellt, dass die schönsten Fische nur zu sehen waren, solange man keine Harpune oder kein Messer bei sich trug. Sobald man eine Waffe bei sich hatte, waren die Fische verschwunden.

Ein Weltumsegler mit sehr vielen Naturerfahrungen berichtete in einer WDR2-Sendung, dass Delfine und Wale seiner Meinung nach die Gehirnströme eines Menschen empfangen und nach »Gut« und »Böse« selektieren können.

Tiefseetaucher wissen, dass Wale aus 3000 Meter Entfernung so starke Ultraschallwellen senden, dass der Taucher dabei Schmerzen empfindet. Mit diesem Ultraschall testen die Wale, ob der Fremde als Freund oder als Feind ins Revier kommt. Ihr Gespür richtet sich scheinbar nach der Aura des Tauchers oder nach den Gehirnwellen, ähnlich denen eines EEG-Gerätes.

Wale und Delfine verfügen über ein viel längeres und feiner vernetztes Nervensystem als Menschen, was vermuten lässt, dass sie über ein wesentlich größeres Intelligenzvermögen verfügen. Delfine werden im Dienst der US-Army ausgebildet und eingesetzt.

Die Vorträge von Schneider machten neugierig. Sie waren eine gute Voraussetzung, um die Natur besser zu beobachten. So kann man verstehen, weshalb Bäume und andere Pflanzen sich an gewissen Stellen verformen, vermehren und an anderen Stellen nicht wachsen oder sterben. Es gibt Rückschlüsse auf unterirdische Geschehnisse. Die Natur besteht im Wesentlichen aus reiner Elektrizität und sendet entsprechend ihre Wellen.

Schneider lehrte uns mit der Gabelrute umzugehen. Der Mensch gibt als Antenne beim Anfassen der Rute seine positive und negative Elektrizität ein. Die linke und rechte Körperseite sind unterschiedlich polarisiert: Yin und Yang. Diese Elektrizität lässt sich an den Händen mit dem Vielfachmessgerät eines Elektrikers genau nachweisen, ebenso die Fließrichtung des Stromes.

Polaritäten und Gegensätze sind überall in der Natur und so auch in jedem Menschen vorhanden, solange er lebt. Diese Elektrizität bildet ein magnetisches Feld. Ist die Körperelektrizität eines Tages verschwunden, dann ist der Mensch bereits tot.

UNSICHTBAR UND ERSTAUNLICH

Um uns zu verblüffen, hatte Herr Schneider einen Fernseher mit Verstärker aufgestellt. Als wir die Wünschelrute sicher, fest und stolz im Griff hatten und in Richtung Fernsehschirm liefen, schaltete Schneider genau die Gegenfrequenz der Wünschelrute ein – und wir bekamen prompt die Rute ins Gesicht. Dagegen war nichts zu machen. Es war verblüffend, dass die Strahlen der Wünschelrute, wofür mein Körper zugleich Energieträger und Empfänger ist, eine Gemeinsamkeit mit den künstlich erzeugten Strahlen eines Fernsehers haben soll. Da aber alle diese Strahlen in der Natur vorhanden sind, ist es verständlich, dass das Naturprodukt Mensch irgendwann auch darauf reagiert.
Schneider lehrte uns die Grifflängentechnik. Er hatte festgestellt, dass je nach Art der Bodenstörungen andere Wellenlängen vorhanden sind. Weil der Körper sich als perfektes Aufnahmegerät für alle Wellenformen darstellt, forschte er nach den entsprechenden Antennenlängen einer Wünschelrute.
Später erfand er für diesen Zweck die Umstellung der Skalaeinteilung der Lecherantenne. Ärzte und Heilpraktiker können, nach einer entsprechenden Ausbildung, Krankheiten abhängig der gesendeten Wellenlängen in einem kranken Körper genau orten.
Die Lecherantenne ist mit einer einstellbaren Skala versehen. Die Einstellung entspricht den Wellenlängen der Störungen, die man suchen möchte, wie z.B. von Erdverwerfungen und Wasser.
Bei Wasser kann sogar die Fließrichtung ermittelt werden, die Tiefe und auch die Schüttung in Liter pro Minute oder Kubikmeter pro Stunde. Die Polarität des Wassers ist auch durch einen Magnetstab an der Lecherantenne zu ermitteln. Die Polarität ist für viele Krankheiten sehr wichtig. Ein gesundes Blut ist magnetisch, ein krankes Blut ist elektrisch.
Die Schneider-Methode ist nicht die einzige, aber sicherlich eine der besten, um sich den Einstieg in diese noch umstrittene Wissenschaft zu verschaffen.
Es wurde jedenfalls eindeutig klar, dass jeder Mensch die Fähigkeiten besitzt, mit Strahlen umzugehen. Die meisten müssen diese aus der Natur mitgegebene Fähigkeit erst wecken. Dafür genügt es, ein paar Minuten täglich zu üben. Das Gefühl, eine Strahlung zu spüren, sagt aber noch nichts über ihre Art oder Gefährlichkeit aus. Dafür gibt es Schulungen wie z.B. im Forschungskreis von Dr. Hartmann.

Mit geringem Aufwand und ohne lange zu lernen, sollte dann jeder in der Lage sein, den besseren Schlafplatz für sich herauszufinden. Das ist das Wichtigste überhaupt für eine dauerhafte Gesundheit.

Selbst die selbst gebastelte Einhandrute eines Anfängers kann dazu reichen, zumindest im Groben, gefährlichen Störungen auszuweichen. Der gute Schlafplatz muss völlig widerstandsfrei sein. Nirgendwo in dem Feld, wo ein Mensch schlafen soll, sollte ein Widerstand zu spüren sein. Von innen und bis zu jeder Außenseite des Bettes, auch vom Kopf bis zum Fuß, nirgends sollte ein Widerstand zu spüren sein. Als Anfänger muss man sich dafür sehr langsam und konzentriert bewegen.

Zum Schluss des Wochenendseminars stand ein Mann auf. Er hatte über beide Tage sehr aufmerksam zugehört. Er war sehr gerührt und konnte sich nicht verkneifen, einigen Tränen freien Lauf zu lassen. Er erklärte sinngemäß: »Ich bin Ingenieur in Nachrichtentechnik und kenne mich mit Wellentechnik sehr gut aus. Meine Frau war seit Längerem an Krebs erkrankt. Frau Carstens (Ärztin und Gründerin von Natur und Medizin in Bonn) hat mich immer darum gebeten, mich unbedingt mit Strahlen zu beschäftigen. Meine Frau ist vermutlich daran erkrankt und gestorben. Ich wollte an diese Dinge nicht glauben. Jetzt bin ich völlig davon überzeugt. Es ist leider zu spät. Ich gebe mir heute die Schuld, aufgrund meiner Nachlässigkeit den weiteren Fortschritt der Erkrankung meiner Frau zugelassen zu haben.«

Das war eine sehr »packende« Aussage.

Die enge Verknüpfung von Strahlen und Krankheiten wurde mir immer deutlicher.

Die mit der Wünschelrute so deutlich spürbaren Energien können bei einem längeren Aufenthalt nicht ohne Auswirkung auf den Körper bleiben. Der Schlafplatz als längster Aufenthaltsort ist somit für einen ohnmächtigen Mensch der gefährlichste Platz.

Verständlich wurde mir auch, weshalb wir uns nach einer Woche Urlaub an einem fremden Ort immer besser fühlten. Unser Körper wurde durch den Ortswechsel von störenden Wellen von zu Hause befreit und fing so an, sich zu regenerieren.

Nach dem Seminar kamen wir zu der täglichen Realität zurück. Das lange Sitzen am Wochenende verursachte erhebliche Steißbeinprobleme. Ein Arztbesuch war wieder fällig. Endlich funkte es bei ihm. Die Sache mit dem Steißbein hatte vielleicht etwas mit Frauenproblemen zu tun und so empfahl er meiner Frau, eine Bauchspiegelung machen zu lassen.

Es gibt Verwachsungen, die man Endometriosen nennt. Sie entwickeln sich aus der Gebärmutter wie »Tintenfische« und greifen, zerren, ziehen alles an sich, was sie während ihres Wachstums unterwegs finden. Wenn Endometriosen die Eierstöcke angreifen, wird es vielleicht nie Kinder geben. Wenn es die Bänder der Wirbelsäule sind, kann es zu unerträglichen und undefinierbaren Schmerzen kommen. Der Ursprung dieser Schmerzen wird von den meisten Medizinern äußerst selten festgestellt. Die Schmerzen können sich im Rücken, im Darm, in den Nieren, in den Beinen, in den Hüften usw. manifestieren und können deshalb die verschiedensten Fachbereiche der Medizin betreffen.

Die verzweifelten Patienten müssen häufig Jahre warten, bis einer der Mediziner auf die Idee kommt. Es ist keine seltene Erkrankung. Allein durch die wenigen Gespräche im Bekanntenkreis hatte dieser Tipp einigen Frauen dazu verholfen, von ihren jahrelangen Beschwerden befreit zu werden. Darunter befand sich zum Beispiel eine junge Frau, die ewig über starke Periodenschmerzen klagte. Sie konnte außerdem keine Kinder bekommen. Sie ließ sich nach Endometriosen untersuchen. Volltreffer! Die Schmerzen verschwanden und sie erwartete kurz darauf ihr erstes Kind. Eine bayerische Fernsehsendung behandelte kürzlich auch das Thema. Einige der Frauen hatten teilweise unter qualvollen Schmerzen bis zum Rentenalter leiden müssen, bis die Endometriosen entdeckt wurden. Bitteres Schicksal!

Endometriosen können koaguliert werden, d.h. verbrannt. Es ist nicht immer unproblematisch, wenn sie sich zwischen Gebärmutter und Darm breitgemacht haben. Die Darmwand könnte dann leicht verletzt werden. Im Extremfall muss die Gebärmutter entfernt werden, um eine vollständige Beseitigung der Endometriosen zu ermöglichen. Den kleinen Eingriff nahm meine Frau gern in Kauf, wenn dieser zu der Beseitigung der unerträglichen Schmerzen ihrer Coccycodynie führen würde. So war es dann auch. Der Krankenhausarzt hatte meisterhaft gearbeitet. Die Endometriosen waren hartnäckig und schlecht erreichbar gewesen, aber er hatte es über den Bauchnabel geschafft.

Keine richtige Krankheit und trotzdem über Jahre krank!

Die Coccycodynie ist auch bei Männern vorzufinden. Sie kann, wenn auch selten, durch Verwachsungen im Bauchraum verursacht werden.

Zur ziemlich gleichen Zeit wurden wir beide unsere jahrelangen Schmerzen los. Meine Wirbelsäulen- und Hüftprobleme gehörten weitgehend der Vergangenheit an.

Wir fühlten uns frei. Wir hatten all unsere Erkrankungen besiegt. Wir hatten gelernt, nach wichtigen biologischen Richtlinien zu leben. Wir waren in der Lage, unsere Gesundheit so zu beherrschen, dass wir kaum einen Arzt beanspruchen mussten.

Meine Frau zog Bilanz und sagte mir zu ihrem vierzigsten Geburtstag: »Ich bin noch nie so gesund gewesen wie heute, selbst als kleines Mädchen nicht.« Sie hatte keine einschränkenden Gesundheitssorgen mehr. Unser gemeinsames Ziel, über Jahre die eigenen Krankheiten zu bekämpfen, war erreicht. Sie fühlte sich endlich befreit, selbstsicher und begann damit, ihr Leben anders und frei zu gestalten. Die Ehe scheiterte letztendlich daran.

Es ist im Leben immer so, wie es sein soll. So lernt man nie aus.

Das soll auch beweisen, dass eine Partnerschaft nur durch gemeinsame Ziele Bestand hat. Die Art der Ziele spielt keine Rolle, die Hauptsache ist, dass man gemeinsame Ziele hat.

Unser gemeinsames Ziel bestand darin, unsere Krankheiten zu bekämpfen. Für andere Ziele gab es während der zeitraubenden Erkrankungen keine Zeit.

Ohne gemeinsame Ziele und Spielregeln verliert jede Art von Gesellschaft ihren Halt und ihr Zusammengehörigkeitsgefühl. Das gilt sowohl unter Ehepartnern als auch zwischen Politikern und dem Volk.

SO SCHNELL KANN MAN STERBEN

Weihnachten 1985 starb mein Schwiegervater neben mir in meinem Wagen.

Er duzte seinen Arzt und war sehr stolz darauf. Das sollte ihm das Leben kosten. Als wir am Vorabend des Heiligabends zu Besuch kamen, um die Feiertage gemeinsam zu verbringen, hielt er sich am Tischrand fest. Er stand gebückt und kraftlos da und konnte kaum Luft holen. Er hatte sich Anfang November bei Gartenarbeiten erkältet.

Er hatte schon immer über Herzrhythmusstörungen geklagt. Sobald sein Herz unregelmäßig schlug, zog er sich ängstlich zurück und rief dann seinen angeblichen Freund an. Der Arzt nahm ihn nach den vielen Jahren anscheinend nicht mehr ernst, da mein Schwiegervater wehleidig veranlagt war.

Sein Arzt hatte Anfang November die Erkältung als Bronchitis diagnostiziert und entsprechende Medikamente verschrieben. Mein Schwiegervater hatte sich damit abgefunden. Er bekam mittlerweile nur noch stehend oder sitzend Luft. Er schlief zuletzt nur noch sitzend. Seine letzte Nacht verbrachte er in der Küche, wechselweise stehend oder sitzend.

Am Heiligabend morgens bekam er kaum noch Luft. Gegen seinen Willen fand ich noch einen Internisten, der bereit war, ihn sofort zu untersuchen. Mein 14-jähriger Sohn kam mit. Wir fuhren bei dem »Vertrauensarzt« meines Schwiegervaters vorbei, um die Überweisung abzuholen. Der Arzt selbst händigte mir die Überweisung aus und kommentierte arrogant und selbstsicher wörtlich: »Ach, wissen Sie, Herr Laforge, das ist die alte Sache.« Er meinte damit die Herzrhythmusstörungen. Ich nahm die Überweisung und ging kommentarlos. Diese Art von Medizinern hatte ich schon zur Genüge kennengelernt. Eine Antwort wäre verlorene Zeit gewesen, und Zeit blieb uns nicht mehr allzu viel.

Mein Schwiegervater war nicht mehr in der Lage, die Stufen zum Internisten allein hochzugehen. Der Arzt untersuchte ihn, röntgte und sagte: »Der Mann muss sofort ins Krankenhaus, seine Lungen sind voll Wasser.«

Das Krankenhaus war ca. 40 km entfernt. Die Strecke nach Frankenberg war sehr kurvenreich. Mein Schwiegervater protestierte während der Fahrt. Er wollte absolut nicht ins Krankenhaus, sondern Weihnachten zu Hause mit der Familie verbringen.

Ich fuhr so schnell ich konnte. Er atmete immer schwerer. An einer roten Ampel, 500 Meter vom Krankenhaus entfernt, fiel sein Kopf nach vorne. Sein Mund war offen: Das war es gewesen! Mein letzter Kommentar an den Sohn, der mit im Auto saß: »Dein Opa ist tot!«

Im Krankenhaus angekommen, bekam ich den Vorwurf: »Warum haben Sie den Mann selbst transportiert, fünf Minuten vorher wäre er zu retten gewesen.«

Hätte der Internist eine halbe Stunde zuvor nicht einen Krankenwagen bestellen können? Mit welch einer Sorte von Arzt hatten wir es wieder zu tun gehabt?

Ich hatte meinen Schwiegervater immer davor gewarnt, sich nur auf die Meinung eines einzigen Arztes zu verlassen. Das blinde Vertrauen in seinen »Freund« war für sein Schicksal entscheidend und ein Selbstmord zugleich.

Das Leben ist lebensgefährlich, wie folgender Spruch einer Radiosendung ausdrückt: »Würde man in einem Friedhof eine Kerze auf alle Gräber der Leute, die durch einen unnatürlichen oder verfrühten Tod unter die Erde kamen, anstecken, dann würde der Friedhof in der Nacht wunderbar hell aufleuchten.«

Der Konkurrenzdruck der Ärzte nimmt zu. Alleine von 1960 bis 1990 hatte sich laut Presseberichte die Zahl der Ärzte in Westfalen-Lippe verdreifacht. Von der Versorgung her hört es sich sehr gut an.

Nach Schätzung der Ärztekammer hatten zu der Zeit circa zehn Prozent der Ärzte »echte wirtschaftliche Probleme«.

Die Ärztekammer hatte Beschwerden von Patienten über die unfeine Art von Medizinern erhalten.

Die wirtschaftliche Not eines Arztes kann für einen Patienten gefährlich werden. Der Arzt könnte, statt rechtzeitig zu überweisen, auf die Idee kommen, den Patienten so lange zu behalten, bis nichts mehr geht. Auch das habe ich am eigenen Leib erfahren müssen.

Meine Erfahrungen mit der Schulmedizin hinterlassen eine Menge Spuren. Die folgende

Geschichte klärt noch einmal über das Wissen und die Feinfühligkeit von manchen Ärzten und Professoren auf.

Während eines schönen Abendessens in einem Fischrestaurant blieb mir eine Gräte im Hals stecken. Nach einigen Tagen war sie immer noch da und störte schmerzhaft. Ich suchte einen Hals-Nasen-Ohren-Arzt auf. Dieser begann seine Untersuchung damit, mir in Nase und Ohren zu schauen, statt sofort nach der Gräte im Hals zu suchen. Er konnte keine Gräte finden und überwies mich in die Unikliniken. Der Empfangsarzt sprach mich extrem unfreundlich an, genau wie die anderen Patienten auch. Er fand die Gräte auch nicht. Daraufhin nahm er Rücksprache mit dem Chefarzt, einem älteren netten Professor. Dieser bestand sofort darauf, den Hals zu röntgen. Die Gräte könnte seiner Meinung nach ungünstig liegen und irgendwann gefährlich durchstechen. Ich akzeptierte seine Argumentation und ließ mich widerwillig röntgen. Auf dem Röntgenbild konnte nichts festgestellt werden und ich wurde mit meinen ungeklärten Problemen nach Hause zurückgeschickt.

Ich erzählte einer befreundeten Lehrerin die Geschichte. Sie hatte immer Sauerkraut im Kühlschrank und gab mir sofort den Inhalt einer kleinen Packung Sauerkraut zu essen. Die Gräte war schon nach fünf Minuten vergessen. Sie erklärte mir, dass kleine Kinder alles Mögliche schlucken, auch Heftzwecken. Das Sauerkraut würde die verschluckten Gegenstände binden und durch seine Säure gleichzeitig von der eingestochenen Haut lösen.

Kurz darauf, während einer Geburtstagsparty, erzählte ein Bekannter von ähnlichen Erfahrungen. Er konnte seine Gräte über Wochen nicht loswerden. Seine lustigen Freunde hatten ihm geholfen: »Was durch den Mund gekommen ist, muss auch durch den Mund wieder raus.« An diesem Kegelabend tranken sie über den Durst, um seine Gräte zu feiern. Sie begleiteten ihn anschließend zur Toilette, um ihm den Finger in den Hals zu stecken. Nachdem er sich übergeben hatte, war die Gräte weg. Nach seiner witzigen Geschichte stellte ich ihm die Frage, ob er auch geröntgt worden war. Darauf erklärte er mir, dass Gräten auf Röntgenbildern absolut unsichtbar sind. Man kann sich die unnötige Bestrahlung also ersparen. Der Professor der Uniklinik Münster und seine zwei Kollegen haben das nicht gewusst.

Es war wohl mein Schicksal, immer wieder auf versagende Ärzte zu treffen. Ich gehe davon aus, dass es eine Fügung war, um über etablierte Systeme nachzudenken. Im Leben ist es immer so, wie es sein soll. Es gibt keine Zufälle, es fällt uns zu. Fakt ist, dass mich die Anregung zum Nachdenken über die letzten 35 Jahre zu einer stabilen Gesundheit geführt hat. Die Gesundheit, die Ursachen von Wirbelsäulen-, Krebs- und anderen Erkrankungen wurden somit zu einem interessanten Hobby.

Die Skandalberichte aus den Medien sorgen dafür, dass das Vertrauen in die Schulmedizin schwindet. Skandale und Skandälchen reichen von Herzklappen über die Augen bis hin zu den Abrechnungen.

Im Juli 1992 zum Beispiel begann in Frankreich ein Prozess gegen Ärzte, die ab 1987 mindestens 7000 Blutern aidsverseuchtes Blut verabreicht hatten. Die Mediziner waren sich, laut Presseberichten, der Folgen bewusst. Sie schritten aber nicht ein, weil sonst der Import von teurerem gesundem Blut nach Frankreich unvermeidbar gewesen wäre.

Eine kleine Kürzung des Atomwaffenprogramms der französischen Regierung hätte gereicht, um das nötige Geld zur Lebensrettung dieser 7000 Menschen zu beschaffen. Schon 1993 waren ungefähr 300 der infizierten Bluter, von Kindern bis zu den Senioren, qualvoll an Aids gestorben. Der Prozess dauerte circa sieben Wochen und war somit schnell »vom Tisch«. Das war nur ein kleiner politisch-medizinischer »Zwischenfall«. Das Urteil fiel daher sehr mild aus.

Diese Untaten von Schulmedizinern werden in Frankreich für lange Zeit ihren Schatten hinterlassen. Frankreich ist laut »Aids-Nachrichten aus Forschung und Wissenschaft« der Spitzenreiter der HIV-Infizierten in Europa.

Im Oktober 1993 wurden die deutschen Gesundheitsämter ebenso der tödlichen Schlamperei bezichtigt. Nach Aussage der Medien war es den verantwortlichen Politikern schon lange bekannt, dass auch in Deutschland aidsinfiziertes Blutplasma verwendet wurde. Viele Bluter starben daran.

Das erinnert mich an die qualvollen und tödlichen Experimente der Naziärzte. Damals gab es Krieg und Zwänge. In Friedenszeiten geschieht es weitgehend freiwillig. Einige Mediziner und Politiker haben »sozusagen« keine Angst vor dem Tod!

In einer »Panorama«-Sendung vom 12. Oktober 2000 berichteten zwei Experten vom Bundesinstitut für Arzneimittel, dass viele Medikamente nie richtig überprüft worden seien. So sollen noch bis zu diesem Tag allein in Deutschland 22.000 Medikamente mit großem Risiko im Umlauf sein. Beide Pharmakologen, die Herren Peter Schönhöfer und Ulrich Hagemann, waren der Meinung, dass allein nur in Deutschland ca. 16.000 Tode durch Nebenwirkungen von Arzneimitteln jährlich zu verbuchen sind.

Bis zur heutigen Zeit hat sich im System, bis auf die Methoden, nichts geändert.

Eine empfohlene Literatur zum Thema: »Kursbuch, Medikamente und Wirkstoff«.

Wenn man wie ich sehr häufig wegen der Unfähigkeit von Schulmedizinern über Jahre gelitten hat, dann achtet man besonders auf solche Negativmeldungen. Man freut sich umso mehr darüber, dass man noch glimpflich davongekommen ist. Jeder wird deshalb im eigenen Interesse aufgefordert, über seine Gesundheit nachzudenken und vorsichtig zu sein.

Aufgrund der Erfahrungen habe ich mich auf die Suche nach andersdenkenden Ärzten gemacht. Diese Ärzte gibt es! Der Doktor muss nicht nur nett sein. Er muss auch was können und für seine laufende Fortbildung was tun.

Die beste Möglichkeit, um die Fähigkeit eines Arztes zu erfahren, besteht darin, ihn nach seiner Meinung zur Alternativmedizin zu fragen. Man sollte etwas nachbohren und gezielte Fragen stellen, wie zum Beispiel über Erdstrahlen und Elektrosmog. So wird er seine Kenntnisse, Erfahrungen und Akzeptanz mitteilen können.

Lehnt er jedoch diese Wissenschaften grundsätzlich ab, dann empfehle ich den Arzt zu wechseln. Ohne Einbeziehung dieser elementaren Voraussetzung kann ein Arzt heutzutage vielen seiner Patienten kaum noch vollständig und langfristig helfen. Ein Arzt, der sich nur als Hilfsarbeiter der Pharmaindustrie sieht, ist nicht vertrauenswürdig.

Pharmaindustrie und Mediziner haben ein gemeinsames Interesse: Der Patient muss wieder kommen. Ein gesunder Patient ist bereits kein Patient mehr.

Die Fernsehsendung »Heilung unerwünscht« in der ARD zeigte den Widerstand, effektive Medikamente auf den Markt zu bringen. Wovon würde die Branche leben, wenn alle Patienten wieder gesund werden. Der Gewinn ist besser, wenn die Mediziner mitspielen. Dafür sorgt die Pharmaindustrie.

Es gibt aber mehr gute Ärzte, als man denkt. Die schwarzen Schafe, die der Schulmedizin und deren Patienten schaden, sollte jeder weitgehend meiden.

Schulmedizin und Pharmaindustrie haben es zwar geschafft, lebensbedrohliche Krankheiten effizient zu bekämpfen, dafür bleibt aber meistens die Abhängigkeit der Patienten länger erhalten.

Das durchschnittliche Lebensalter ist gestiegen. Man muss also auch festhalten, dass Hygiene, richtig angewandte Antibiotika und Chirurgie immer wieder lebensrettende Wunder vollbringen können.

KAPITEL 9 –
ANDERE ÄRZTE

FORSCHUNGEN, ÜBER DIE MAN ZU WENIG HÖRT

Ich schlich mich in eine Tagung für Ärzte und Heilpraktiker von Dr. med. Hartmann ein, um mehr über die Ursachen von modernen Erkrankungen zu erfahren.
Dr. med. Hartmann stand mit seinem Kollegen Dr. med. Aschoff auf der Bühne und sagte zu Beginn seines Vortrages und nach seiner 40-jährigen Arbeit: »Wie Sie alle wissen, gibt es keinen Krebs ohne Wasserader.«
Er wiederholte diese Aussage nie mehr, weil die genaue Ursache eines zwischenzeitlich einzelnen Krebsfalles nicht exakt nachvollziehbar war. Die Lebensweise des Kranken war im Nachhinein nicht genau zu erklären. Alle bis dahin über Jahrzehnte akribisch genau untersuchten und dokumentierten Krebsfälle ergaben denselben Verursacher. Das Buch dazu: »Krankheit als Standortproblem«.
Diese Aussage war für mich jedenfalls sehr überraschend.
Da ich die Wissenschaftler in dem Raum noch nicht kannte, war ich mir nicht sicher, bei den richtigen Leuten zu sein. Prof. Dr. König und einige andere sehr versierte Physiker und Wissenschaftler waren auch da. Der Raum war mit ca. 200 Personen, die Hälfte davon waren Ärzte, ziemlich voll. Sie kamen aus dem deutschsprachigen Raum, aus Österreich, aus der Schweiz, einige aus dem Elsass und auch aus den Niederlanden. Es waren durchwegs intelligente Leute. Niemand widersprach den Aussagen von Dr. Hartmann. Es schien so, als ob die Aussagen für alle absolut normal waren.
Sollte die lebensvernichtende Krankheit Krebs wirklich eine so einfache Ursache haben?
Warum wussten die anderen Ärzte nichts darüber?

Dr. Hartmann begann als junger Arzt, sich mit der Thematik zu befassen, als drei seiner Patienten im Abstand von je zwei Jahren an Magenkrebs starben.
Dr. Hartmann wusste, dass seine drei verstorbenen Patienten denselben Schlafplatz gehabt hatten. Der Schlafplatz war der einzige Platz, wo alle drei sich über längere Zeit aufgehalten hatten.
Dr. Hartmann kam letztendlich auf die Idee, das Verhalten von Tieren an der Schlafstelle zu beobachten.
Dr. med. Picard aus Moulins in Frankreich hatte zur selben Zeit ähnliche Beobachtungen

wie Dr. Hartmann gemacht. Die Bewohner eines mehrstöckigen Hauses waren in den übereinanderliegenden Betten der verschiedenen Wohnungen von den gleichartigen Krankheiten betroffen. Schlafräume in Frankreich sind in Wohnblöcken ziemlich klein. Für das optimale Stellen eines Bettes gibt es oft nur eine Möglichkeit.

Aggressive Neutronenstrahlungen aus der Erde wurden in allen Fällen als Verursacher der Krankheiten festgestellt. Gegen diese aggressiven Strahlen gibt es keine Entstörung. Ausweichen ist die einzige Lösung.

Mediziner wie Aschoff, Rothdach und viele andere haben sich auch diesen Forschungen gewidmet und sind zu denselben Erkenntnissen gekommen.

Es ist auffallend, dass diese »anderen« Ärzte in der Regel auch versierte Physiker sind. Ein »normaler Mediziner« ist daher selten in der Lage, die Verbindungen zwischen Naturgeschehnissen wie Neutronenstrahlung und zum Beispiel chronischen Erkrankungen, Unfruchtbarkeit und Krebs zu verstehen.

DIE SCHARLATANE

Diese Wissenschaft gerät hauptsächlich ins Zwielicht, weil ungeschulte und geschäftstüchtige Leute mit einer Wünschelrute unterwegs sind, um die Wohnungen nach Strahlen zu untersuchen. Ihr Wissensstand und Niveau sind teilweise erschreckend gering. Sie fühlen nur etwas, wissen aber nicht, was. Sie können selten das differenzieren, was sie fühlen bzw. vermuten.

Überzeugte Ärzte, die gerne solche Dienste zum Schutz ihrer Patienten empfehlen würden, finden selten den richtigen Fachmann und geben irgendwann auf.

Gesunde Schlafplätze werden selten oder nie geortet. Es werden Entstörgeräte oder Decken für viel Geld verkauft, angeblich um die Natur von ihren Strahlungen abschirmen zu können, statt das Bett auf einen ungestörten Platz zu stellen.

Das Unwissen von kranken und verzweifelten Menschen wird dabei voll ausgenützt. Viele der Auftraggeber möchten aber am liebsten nicht umdenken und nichts verändern. Sie wollen ihr Bett auch nicht versuchsweise umstellen. Das Bett steht da seit zwanzig Jahren und soll auch da stehen bleiben.

Sie suchen also solange nach jemandem, bis der ihnen bestätigt, dass das Bett da stehen bleiben kann, wo es immer gestanden hat. Sie warten regelrecht darauf, betrogen zu werden, und kaufen das »Entstörgerät«.

Eines Tages finden sie den geschickten und hemmungslosen Verkäufer. »Wenn Sie die

Decke oder das Gerät kaufen, können Sie ihr Bett so stehen lassen.« In der Not wird nicht selten ein Kredit dafür aufgenommen.

Manche Geräte werden an der Steckdose angeschlossen, andere haben eine Batterie. Wieder andere, die man nicht öffnen darf, beinhalten z.B. einen Fahrradschlauch oder einen Ziegelstein. Auf dem teuren Gerät steht eindeutig, dass das Aufmachen zur Zerstörung führt.

Wissenschaftler, die sich weltweit mit der Materie befassen, haben bisher keine Möglichkeit gefunden, die schädlichen Strahlen in irgendeiner Weise dauerhaft abzuschirmen.

Die Vielfalt der Wellen und deren Bündelung unter den krank machenden Betten kann selbst von den fortschrittlichsten Messtechniken nicht gemessen oder erfasst werden. Nur ein Geomagnetometer wie von der Fa. Mersmann kann die Belastung eines Schlafplatzes sehr präzis auf einem Computerbildschirm zeigen. Das besagt aber noch nicht, wo die guten Schlafplätze in der Wohnung sind. Vor der Messung müssen alle künstlichen Störungen wie Kunststoffe usw. gefunden und beseitigt werden.

Nach der Aufstellung von unwirksamen Entstörgeräten stellt sich zunächst im Allgemeinen ein Placeboeffekt ein.

Wenn man nach einigen Tagen oder Wochen merkt, dass alles umsonst war, dann ist der Verkäufer schon längst über alle Berge. Das nennt man Geschäft.

Durch diese geschickten Landstreichern wird somit eine weitgehend erforschte Wissenschaft in die Lächerlichkeit gezogen.

Im Zweifelsfall ist die einzige wirksame Entstörung gegen Erdstrahlen folgende: Ein verstärkter Holzrahmen wird unterhalb des Bettes versteckt eingebaut. Es werden vier oder fünf stabile Gummirollen so unter dem Rahmen eingebaut, dass die Füße des Bettes, kaum sichtbar, sich um circa einen Zentimeter über dem Boden befinden. Das Bett wird jede Nacht oder jede Woche auf eine andere Stelle gerollt, und zwar so lange, bis man sich besser bzw. gut fühlt.

Der Platzwechsel wird dazu führen, dass der Körper nicht mehr dauerhaft von immer denselben aggressiven Störungen an denselben Organen angegriffen wird.

Dieser Bettumbau ist oft leicht zu verwirklichen. Es ist auch egal, wo das Bett nachts steht, es geht niemanden etwas an.

Wenn man keine andere Hilfe findet, dann muss man sich selbst helfen. Die Hauptsache ist, dass man wieder gesund wird und seine Energie wieder für Freuden statt für Schmerzen verwenden kann.

Irgendwann wird man fühlen, an welchen Stellen im Raume man eindeutig besser und länger schläft, wo Beschwerden nachlassen oder vollkommen verschwinden. Der Körper sensibilisiert sich deutlich spürbar und aktiviert seine Warnsysteme.

Der Schlafplatztausch ist, zumindest vorübergehend, immer eine richtige Maßnahme. Er sollte auch bei Eheleuten untereinander regelmäßig stattfinden.

Wenn man zum Beispiel immer unter Kopfschmerzen leidet, kann ein Umdrehen im Bett zum Fußende hin über mehrere Wochen ausprobiert werden. Das kostet nichts und kann eine sehr überzeugende Wirkung zeigen. Die ersten Tage können allerdings unangenehme Ortswechselreaktionen durch einen unruhigen Schlaf auslösen. Man sollte dies aushalten und die Reaktionen des Körpers genau beobachten. Wenn gar nichts geht, dann sollte man die Matratze einfach woanders hinlegen und das so lange versuchen, bis der Versuch überzeugend gelingt.

Aggressive Erdstrahlen können schon innerhalb eines halben Meters eine völlig andere Struktur haben oder gar nicht mehr vorhanden sein.

Der neue Radiowecker mit Flüssigkristallanzeige wird nur noch mit Batterie betrieben und etwas weiter vom Kopf und höher als der Liegeplatz auf ein Regal gestellt.

Man braucht auf nichts zu verzichten, man muss nur umdenken. Solche Maßnahmen können sehr schnell zu einer Verbesserung des Gesundheitszustandes bis hin zur vollständigen Genesung führen.

WAS SAGEN FACHKUNDIGE PHYSIKER DAZU?

Als 1903 Rutherford (Nobelpreis in Nuklearphysik) und Mac Lennan, USA Astrophysiker, die ultradurchdringliche natürliche elektromagnetische Strahlung entdeckten, wurden sie von Goeckel und Kohlhörster, auch US-amerikanische Astrophysiker, in ihrer Entdeckung bestätigt.

Diese Strahlung nannte man kosmische Wellen. Goeckel bewies, dass diese Strahlung in 4000 Meter Höhe sehr viel intensiver war als am Meeresspiegel. In 9000 Meter Höhe waren die Strahlungen sogar um das Achtfache stärker als an der Erdoberfläche.

Millikan und Bowen, auch US-amerikanische Astrophysiker, führten diese Messungen bis zu einer Höhe von 15.000 Metern durch, ebenso bis zu einer Tiefe von 3500 Metern im Muir-See. Sie bewiesen, dass die kosmischen Strahlungen problemlos bis zu 37 Meter tiefes Wasser durchdringen. Dem entspricht die Absorptionsfähigkeit von einer 1,80 Meter dicken Bleiplatte. Diese Strahlungen erwiesen sich um das Hundertfache stärker als die härtesten Röntgenstrahlen.

Aschoff beschreibt den Krebsplatz so: Der Boden zeigt an solchen Stellen eine ionisierte Strahlung.

Der französische Physiker Pierre Cody untersuchte zwischen 1933 und 1939 über 10.000 Krebsplätze in der Stadt Le Havre. Er verglich mit zwei Ionisationskammern die Strahlungsunterschiede zwischen dem Krebsplatz (Schlafplatz) und dem ungestörten Platz neben dem Bett.

Cody versuchte, diese Erdstrahlung durch Bleiplatten unter den Betten abzuschirmen. Die Bleiplatten verfärbten sich bräunlich und wurden nach einiger Zeit in den Krebsbereichen stark radioaktiv. Cody stellte auch eine dunkle Verfärbung des Parkettbodens an denselben Stellen fest. Ein Röntgenfilm in seiner dichten Kassette konnte durch seine Schwärzung nicht mehr entwickelt werden. Aus der Erdstrahlung unter dem Bett traten zehnmal mehr elektrische Ladungsträger auf als auf neutralen Stellen in der Ionisationskammer.

Die Messungen wiederholte Cody sechsmal täglich und stellte dabei einen Strahlungsrhythmus fest. Dieser Rhythmus veränderte sich sowohl nach dem Tages- als auch nach dem Jahresablauf. Das bedeutet, dass die Radioaktivität sich permanent und nach der Tageszeit ändert. Dadurch wird unser Lebensrhythmus mitbestimmt.

Die Radioaktivität nimmt außerdem bei Warmwetter-Fronten ab. Sie wird bei Kaltwetter-Fronten wieder stärker.

Eine außergewöhnlich starke Ionisierung ist in allen Krebsbetten registriert worden. Die Gammastrahlung wurde dabei als sekundär angesehen. Auf diesen natürlichen Störungen fließt kein Strom mehr durch das Gewebe eines Menschen. Die Reizstreifen aus dem Boden verhindern eine Durchblutung. Der Regulationsmechanismus eines Menschen ist dann gestört. Die Zellen atmen nicht mehr. Ein Schlackenabbau ist somit nicht mehr gegeben.

Der Wissenschaftler Wüst sprach von einer magnetischen Unruhe auf Störzonen.

Professor Höxter aus der Schweiz stellte eine Zellmutation an lebenden Menschen durch ionisierte Strahlung fest. Eine Veränderung des Spins (Drehachse der Elementarteilchen des Blutes) wurde auf Reizzonen festgestellt, wobei Frequenz und Wellenlänge der Reizzonen die Änderung der Drehachse bestimmen.

Die Kernspintomografie ermöglicht, solche Störungen festzustellen. Die Verbindungen zwischen Krankheiten und Störungen aus der Erde finden in der Schulmedizin leider nie statt. Krebs, Spin, Kernspintomografie, Nuklearmedizin und die Feststellungen von Cody und Höxter passen einfach zu gut zusammen.

In einem Menschen lässt sich viel Technisches finden und erklären. Protonen, Neutronen,

Elektronen als Mikromagnete und weiter mit Drehachse, Polarität und Spin machen verständlich, dass die Kernspintomografie nicht aus purem Zufall erfunden wurde.

Die wissenschaftlichen Erkenntnisse von Ärzten, die Menschen und die Natur als Ganzes zu sehen, wurden bis jetzt von der etablierten Schulmedizin noch nicht berücksichtigt. Sie werden häufig strikt abgelehnt. Nach meiner Überzeugung liegt es daran, dass sich zu wenige Mediziner mit Elektrophysik beschäftigen.

Ohne Vorkenntnisse von Elektrophysik ist die Verfolgung von elektrochemischen Prozessen in Lebewesen und in der Natur nicht nachvollziehbar.

Das Ministerium für Umwelt, Raumordnung und Landwirtschaft des Landes Nordrhein-Westfalen veröffentlichte infolge des Tschernobyl-Unfalls eine kostenlose Broschüre unter dem Namen »Strahlenschutzvorsorge in Nordrhein-Westfalen«. In der Broschüre werden Radioaktivität, Erdstrahlen, kosmische Strahlung, Ionisierung, die inneren Strahlen eines Menschen und das Durchdringungsvermögen von Radioaktivität im menschlichen Körper leicht verständlich beschrieben. Die Phänomene sind also an offiziellen Stellen bekannt (nicht weitersagen).

KREBSFORSCHUNG UND KREBSFORSCHER

Der Heilpraktiker Walter Rauscher aus Karlsruhe, Autor von »Erfolgreiche Krebstherapie« und »Tödliche Mykosen«, las während eines Vortrages folgendes Zitat vor:

»Die Chancen einer Heilung werden umso geringer, je länger die Erkrankung dauert bzw. je größer der Tumor ist. Denn die Abwehr eines Organismus verschlechtert sich rapide in dem Maße, wie sich die Geschwulst ihrem Endstadium nähert. Die Schulmedizin greift aber erst in das Geschehen ein, wenn es eigentlich nichts mehr zu heilen gibt. Statt die von Monat zu Monat sich stetig verschlechternde Abwehrlage um jeden Preis aufzuheben, den Stoffwechsel wieder in Gang zu bringen und die Krebsgifte auszuleiten, werden nach wie vor Maßnahmen mit Strahlen- und Chemotherapie eingeleitet, die zu einer weiteren Verschlechterung der Immunität und schließlich zu ihrem totalen Zusammenbruch führen!«

In der ARD-Sendung »Meine letzte Hoffnung« vom 18. Oktober 2010 wurden die Arbeiten, chirurgischen Eingriffe und Beratungen eines erfolgreichen Arztes gefilmt. Er ergänzte eine Aussage, indem er sagte, dass der Krebs trotz Chemotherapie häufig wiederkommt.

Wie schlecht es um die Chancen der orthodoxen Krebsbehandlung steht, veranschaulicht ein Beitrag im HP-Journal 7/82 von dem Schweizer Professor Dr. Schröder, den ich hier nicht vorenthalten möchte: Der Nobelpreisträger J.D. Watson nennt die Krebsforschung »wissenschaftlich bankrott, therapeutisch ineffektiv und außerdem verschwenderisch«. Nobelpreisträger Burnett schreibt: »Jeder, der die Krebsforschung einer umfassenden und unvoreingenommenen Überprüfung unterzieht, muss am Ende zu dem verheerenden Eindruck kommen, dass alles nutzlos war. Das Endresultat von Tausenden von ›Mannesjahren‹ der Arbeit an verschiedenen Aspekten ist gleich null.

Die Statistik und die zitierte Aussage des National-Cancer-Institutes gibt den beiden Nobelpreisträgern recht. Wie wenig Aufklärung und Früherkennung, die als beste Waffe gegen den Krebstod bezeichnet werden, tatsächlich wert sind, beweist die große Zahl der bedeutenden Krebsärzte, die selbst der Krankheit zum Opfer fielen.

William Mayo, der Gründer der berühmten Mayoklinik, der mehrere wissenschaftliche Arbeiten über den Magenkrebs geschrieben hat, starb selbst an Magenkrebs. An der gleichen Krankheit starben der bekannte englische Krebschirurg Wilkie und der indische Krebschirurg Borges.

James Ewing, der Direktor der Forschungsabteilung des Memorial-Krankenhauses in New York, erlag dem Blasenkrebs.

Frank Horsfeld, der Direktor des Sloan-Kettering-Institutes, eines der größten Krebsforschungsinstitute der Welt, starb am Pankreas-Karzinom.

Davis Karno, Leiter der chemotherapeutischen Abteilung desselben Institutes, wurde ein Opfer des Lungenkrebses.

Leslie Goulds, der ein zweibändiges Werk über Krebs geschrieben hatte, erlag dem Darmkrebs.

Evarts Graham, der eine neue Operationsmethode für Lungenkrebs – die »Graham-Methode« – eingeführt hat, starb an Lungenkrebs.

Diese Liste bedeutender Krebsforscher, die der Krankheit, deren Bekämpfung sie ihr Leben widmeten, selbst erlegen sind, ließe sich fast endlos fortsetzen.«

Dieses beweist, dass Ärzte keine Götter sind. Daher ist es wichtig, die Beratung von Naturmedizinern bzw. von Homöopathen oder Heilpraktikern rechtzeitig mit einzubeziehen.

Einige Untersuchungsmethoden der Krebsvorsorge werden von vielen Naturmedizinern kritisiert. Sie meinen, dass Quetschungen des untersuchten Organs (z.B. der Brust) zur Auslösung der Krankheit führen können. Dr. med. Hackethal warnte immer davor, dass sich ein Krebs als schlafendes Haustier, durch Quetschungen aber in ein unkontrollierbares Raubtier verwandeln kann. Dadurch kann also eine Krankheit ausgelöst werden, die sich möglicherweise sonst nicht entwickelt hätte.

Jeder Mensch muss also entsprechend selbst entscheiden, was für ihn richtig ist. Leben und Risiko sind immer miteinander verbunden, gleich wie und wo.

Die Krebsvorsorge hat schon viele Menschen gerettet. Was daraus wird, ist immer vom eigenen Schicksal abhängig. Es ist ungefähr wie der Sicherheitsgurt im Auto. 999 Menschen werden gerettet, weil sie sich angegurtet hatten, und einer stirbt, weil er angegurtet war. Dieser konnte sich nicht schnell genug aus dem Auto retten.

Man sollte sich nicht bedingungslos der Schulmedizin überlassen, sondern seine Gesundheit zum Selbstschutz kritisch betrachten.

KAPITEL 10 –
NIE MEHR IRGENDWO!

DER SCHLAFPLATZ

Wir bekamen übers Wochenende Besuch aus Frankreich, ein Cousin mit Frau und Kindern. Sie packten mengenweise Medikamente aus. Die Frau sah müde und traurig aus. Kein Arzt hatte bisher die Ursache ihrer Erkrankung feststellen können. Aus der Ferne war es zwar noch schwierig, aber ich wollte versuchen, die Gründe ihrer unerklärlichen Beschwerden herauszufinden. Ich ließ mir einen Plan ihres Schlafzimmers anfertigen.
Beide, Mann und Frau, standen nebeneinander vor mir, wie in der waagerechten Position auf dem Rücken liegend, in ihrem Bett zu Hause.
Mit ihrem Einverständnis ließ ich meine selbst gebastelte Einhandrute an ihrem Körper entlanggleiten. Eine quer laufende Störung war eindeutig über beiden festzustellen. Die Strahlung verlief im Magenbereich der Frau. Die deutlichste Ausstrahlung befand sich genau da, wo sie ihre Schmerzen hatte. Die Störung verlief bei ihm im Beinbereich.
Die starken Strahlen auf ihrem Schlafplatz waren also mittlerweile von den dauerhaft bestrahlten Körperteilen aufgenommen und entsprechend gespeichert worden.
Der Feststellung nach verfolgten wir den wahrscheinlichen Strahlungsverlauf auf dem Plan. Ich schlug vor, die Betten nach ihrer Rückkehr in Paris so zu verstellen, dass den am Körper festgestellten Strahlen weitgehend ausgewichen werden konnte.
Es verging keine ganze Woche, bis mein Cousin zurückrief. Seine Frau hatte keine Schmerzen mehr. Sie hat lange nicht mehr so gut geschlafen. Sie war morgens fit und wollte ihre Medikamente nicht mehr einnehmen. Sie wäre aber, seiner Meinung nach, sehr leichtsinnig. Seine Frau wollte aus dem Gefühl heraus keine Medikamente mehr einnehmen.
Einige Jahre sind vergangen. Sie hat nie wieder einen Rückfall gehabt und ist nach wie vor fit.
Ihr Schlafplatz wurde allerdings bei der nächstmöglichen Gelegenheit kontrolliert. Viele Störungen sind nur vor Ort festzustellen. Ferndiagnosen sollten irgendwann vor Ort überprüft werden, damit eventuelle Sekundärstörungen auch beseitigt werden können.
Während eines Firmenseminars in der Nähe von Stuttgart fiel mir ein Kollege aus Norddeutschland besonders auf. Er sah sehr schlecht und abgemagert aus. Er kam von selbst auf mich zu und erzählte mir, dass er seit fast einem Jahr sehr krank sei. Eigentlich war er nur gekommen, um sich »auf dem Laufenden zu halten«, und auch, um nicht in Ver-

gessenheit zu geraten. Sein als speziell angesehener Virus beschäftigte mittlerweile die Herren Professoren aus Bremen »persönlich«. Es konnte nichts Konkretes festgestellt werden.

Ich erkundigte mich nach seiner Lebensweise und gab ihm einige entsprechende Tipps. Zwei Wochen später erfuhr ich, dass er die Arbeit wieder aufgenommen hatte.

Die Professoren hatten keine Erklärung für seine plötzliche Genesung, und der Kollege traute sich leider nicht, etwas zu verraten.

Der Schlafplatzwechsel ist selten ergebnislos. Der elektrische Strom des Schlafzimmers sollte auch jede Nacht über die Sicherung versuchsweise abgestellt werden. Ein Netzfreischalter kann später eingebaut werden.

Wer über einige Wochen konsequent und geduldig bleibt, wird zwangsläufig eine bedeutende Änderung seines Gesundheitszustandes feststellen.

Bei Andeutung einer Erkrankung sollte grundsätzlich der Schlafplatz gewechselt werden. Das gilt besonders, wenn die Schulmedizin mit ihrer Diagnosen nicht weiterkommt. Der Schlafplatzwechsel kostet nichts, kann parallel zu allen anderen Maßnahmen erprobt werden und ist möglicherweise lebensrettend.

Das älteste Gesetz der Chinesen, ca. 5000 Jahre alt, ist angeblich heute noch gültig. Es war verboten, ein Haus zu bauen, ohne vorher das Grundstück auf Untergrundstörungen untersucht zu haben.

In der westlichen Welt wird überall und gedankenlos gebaut. Die Schlafplätze werden von Architekten auf dem Plan eingezeichnet und oft bis zum Lebensende beibehalten. Lebensende besagt aber nichts über das erreichte Alter.

Es fällt mitunter schwer, etwas an dem vertrauten Umfeld zu ändern. Man hat seine Wohnung nach den eigenen Vorstellungen von Bequemlichkeit vor Jahren eingerichtet. Entsprechend sind die Gewohnheiten entstanden, die man nicht gerne ändern möchte. Plötzlich soll man versuchen, wegen ein bisschen Krankheit woanders zu schlafen. Das ist aber die wesentliche Überwindung, die man braucht, um zu einem gesunden Schlafplatz zu wechseln.

Gewohnheiten entstehen nur aus Bequemlichkeit. Es wird aber auch mit neuen Gewohnheiten bequem werden, besonders wenn sich dabei die Gesundheit regeneriert.

Bequemlichkeiten sind die Entspannung der Seele. Der Körper braucht dagegen Bewegung und Änderungen, um fit gehalten zu werden. Das gilt überall und immer. An einem Regentag zum Beispiel fühlt sich die Seele vor dem Fernseher sehr wohl. Der Körper dagegen hätte lieber den negativ ionisierten Sauerstoff beim Spazierengehen im Regenwetter.

Ein Schlafplatzwechsel kann sich ähnlich regenerierend auf einen geschwächten Körper auswirken.

KAPITEL II –
ELEKTRIZITÄT, MENSCH UND TIER

ELEKTRIZITÄT UND BESTRAHLUNGEN

Die elektrische Leitfähigkeit des menschlichen Nervensystems ist perfekt und ohne Stromverluste.
Metallische Stromleitungen wie Gold, Kupfer usw. haben Verluste. Selbst die Supraleiter der modernen Elektronik weisen Stromverluste auf.
Vor ca. 130 Jahren wurde die Möglichkeit der Produktion und Weiterleitung von Elektrizität entdeckt.
Die Elektrizität wurde vorerst mittels Wasserkraft durch Talsperren erzeugt. Ähnlich wie das Schaufelrad einer alten Mühle wurde ein Generator angetrieben.
Ein Stromgenerator funktioniert genau umgekehrt wie ein Elektromotor.
Durch die Anordnung von Magneten und Spulen (gewickelter Kupferdraht), die durch Wasserkraft aneinanderrotierten, erzeugte man die Energie, die man auch von starken Magneten kennt, wenn man sie aneinanderhält.
Aus dieser magnetischen Energie wurde Strom gewonnen. Man einigte sich auf eine Wechselwirkung von fünfzig Umpolungen pro Sekunde und regelte entsprechend die Umdrehungen. So wurden 50 Magnete pro Sekunde während der Drehungen aneinander geführt. Dadurch entstand unser elektrischer Strom von fünfzig Hertz.
Die angegebene Hertzzahl versteht sich immer für die Zahl der Schwingungen innerhalb einer Sekunde. In Amerika sind es 60 Hertz.
Heute noch wird der Strom in demselben Rhythmus erzeugt, so dass alle bestehenden Elektromotoren weiter funktionieren können.
Länder und Kontinente wurden sehr dicht mit Stromkabeln vernetzt, bis in das letzte Haus, bis in die letzte Steckdose.
Vor fünfzig Jahren hatte man einen Schalter und eine Steckdose pro Raum. Diese Stromleitungen wurden aus Sicherheitsgründen durch Stahlrohre gezogen, bevor sie unter Putz verlegt wurden. Durch dieses Stahlrohr ergab sich eine gewisse Abschirmung des elektrischen Feldes vor den Stromverlusten aus den Leitungen selbst. Falls das Rohr geerdet wurde, wurden auch zum größten Teil diese Störungen zur Erde zurückgeführt. So war ein Großteil der elektrischen Störfelder nicht mehr in dem Raum vorhanden. Das kam den Menschen zugute, die sich über ihr Nervensystem als perfekte Antenne zwischen Erde und Kosmos im Raum aufhielten.

Sehr bald nahm der Stromkonsum zu. Alle Wände wurden unter Putz kreuz und quer und drunter und drüber mit Stromkabeln versehen. Dafür begann man irgendwann, die sogenannten Stegleitungen zu verwenden. Diese sind leicht zu verlegen, aber nicht abgeschirmt.

Wenn man sich die elektrischen Leitungen eines heutigen Hauses nach konventioneller Bauweise ohne Wände vorstellt, dann erscheint ein riesiger Käfig von Stromleitungen. Der Käfig baut von überall her ein elektrisches Feld auf und der Mensch ist mittendrin. Die elektrischen Stromverluste aus den Leitungen toben sich aus. Das Nervensystem zieht diese unnatürlichen 50-Hertz-Schwingungen an und dröhnt mit. Strom riecht nicht, man sieht ihn nicht, man kann ihn nicht anfassen. Er ist trotzdem da, wie auch bei einem elektrischen Stuhl.

Dass ein Mensch eine sehr gute Antenne ist, ist mittlerweile bekannt, dass er auf Strom reagiert, ist auch bekannt. Daher fasst niemand freiwillig in eine Steckdose.

Für einen Mensch können, richtig angefasst, schon 64 Volt tödlich sein. Bei vierbeinigen Tieren reichen sogar 32 Volt. Über ihre vier Pfoten wird eine zweimal höhere Stromleistung als bei Menschen zur Erde zurückgeführt.

Die Intensität des erlebten Kurzschlusses hängt von der Kontaktfläche ab.

Selbst Neugierige wagen es nicht, einen elektrischen Stuhl zu testen.

Ein Arzt ortet Krankheitsursachen, indem er starke elektromagnetische Röntgen- oder Magnetstrahlen durch einen menschlichen Körper sendet.

Es wird davor gewarnt, sich mehr als einmal alle sechs Monate röntgen zu lassen. Die Bestrahlung dauert zwar nur einen Bruchteil von Sekunden, könnte aber bei häufigen Wiederholungen gesundheitsschädlich und sehr gefährlich werden.

Mit der Magnet-Resonanz-Therapie bis hin zur Kernspintomografie könnte der Arzt notfalls weitere Untersuchungen vornehmen. Für eine effektive Behandlung wird oft eine Bestrahlungsreihe vorgeschlagen. Es können Ultraschallwellen, Infrarot-, Ultraviolettstrahlungen, Elektroschocks, Mikrowellen, Magnetotherapie usw. verwendet werden. Die verschriebenen zehn Bestrahlungen zum Beispiel werden jeweils nur drei bis fünf Minuten und bis zu drei bis vier Wochen verteilt verabreicht. Falls die Maßnahme anschlägt, wird eine Pause bis zur nächsten Behandlung eingehalten. Die medizinischen Geräte wurden zwar auf die Verträglichkeit der Menschen genauestens geprüft, der Arzt aber möchte trotzdem eine Überdosis vermeiden. Das versteht eigentlich jeder. Somit wird letztendlich erkannt und zugegeben, dass unkontrollierte und häufige Bestrahlungen gesundheitsschädlich sind. Nach der medizinischen Bestrahlung geht man nach Hause, wo alle erdenklichen Elektrogeräte aufgestellt wurden.

Die Summe der Bestrahlungen aus den Elektrogeräten wurde niemals in ihrer Verträglichkeit am Menschen getestet. Jede Wohnung ist individuell gestaltet, ebenso die Bestrahlungen innerhalb dieser Wohnungen.

Die modernen Geräte heutzutage benötigen in den meisten Fällen keine 230 Volt mehr. Sie werden über elektronische Bausteine gesteuert, die mit Niederspannung funktionieren. Das heißt, dass die Elektronik nur entweder 1,5 Volt, 3 Volt, 8 Volt, 9 Volt, 12 Volt, 24 Volt, oder 32 Volt und so weiter braucht, um zu funktionieren.

Die 230 Volt aus der Steckdose werden aber nach wie vor voll als Energiequelle benutzt. Um diese 230 Volt auf die gewünschte Niederspannung für die Elektronik zu reduzieren, wird ein Transformator benötigt. Dieser sogenannte »Trafo« besteht aus zwei Eisenkernen, die mit je Tausenden von Kupferwindungen umwickelt sind. Die eine Windung ist dünn und lang, die andere ist dicker und kürzer. Die eine Windung bekommt 230 Volt aus der Steckdose und produziert dabei ein entsprechendes magnetisches Feld, die andere Windung des Trafos empfängt diese elektromagnetischen Wellen und wandelt diese wiederum in die gewünschte Niederspannung, je nachdem was die Elektronik für eine Spannung braucht. Es ist eine Art von elektrischer Kupplung für die Umformung verschiedener Ströme und Spannungen.

Ein Trafo unter Spannung erzeugt also ein elektromagnetisches Feld, von dem die Schwingungen in der Elektrophysik elektromagnetische Sferics genannt werden.

Elektromagnetische Sferics sind sehr durchdringlich und kaum abzuschirmen. Die elektromagnetischen Felder bauen sich ringförmig auf und enden immer da, wo sie angefangen haben.

Elektrische Felder aus Elektroleitungen dagegen sind lineare Strahlungen, streuen geradeaus und sind deshalb einfacher abzuschirmen, und das besonders, wenn sie an ihrer Quelle abgefangen werden. Elektrische Felder sind nicht gebündelt wie in einem Trafo. Elektrische Kabel sind im Ruhezustand kaum elektromagnetisch. Sie werden etwas oder mehr elektromagnetisch, je nachdem wie viel Strom für eingeschaltete Geräte durch die Leitungen fließen muss. Stromleitungen sind im Vergleich zu den Trafos der Geräte, die sie versorgen, kaum gefährlich. Für die Nacht im Schlafzimmer sollten aber alle Geräte und Stromleitungen stromlos sein. Ein Netzfreischalter kann durch einen einzigen Trafo außer Betrieb gesetzt werden.

Eine extrem teuere Möglichkeit für die Abschirmung elektromagnetischer Felder nennt sich Mumetal, das teilweise in speziellen Labors und Operationssälen verwendet wird.

Die Verwendung einer vollen Abschirmung im Wohnbereich wäre wiederum gefährlich. Der Mensch muss permanent in Resonanz mit dem Kosmos bleiben. Der Empfang der natürlich kosmischen Wellen ist extrem wichtig für das Nervensystem und auch für die Einspeisung von natürlicher Elektrizität in Gewebe und Zellen.

Ein ringförmiges elektromagnetisches Feld aus Trafos durchdringt Wände, als ob sie gar nicht da wären, ebenso auch Menschen in der Nähe.
Elektromagnetische Felder schwingen mit 50 Hertz und sind sehr aggressiv. Sie warten auf das nächste elektromagnetische Feld in der Nähe, um sich diesem magnetisch unsichtbar anzuschließen. Sie ziehen sich gegenseitig an.
Der Mensch mittendrin hat dann keinen biologischen freien Raum mehr. Er wird permanent bestrahlt. Sein Gesundheitszustand lässt irgendwann nach. Dann geht er zum Arzt, um sich bestrahlen zu lassen. Paradox, oder!
Die kontrollierte Bestrahlung beim Arzt wird demnach nicht viel nutzen können, zumindest langfristig nicht. Die unkontrollierten und aggressiven Bestrahlungen über 24 Stunden am Tag, Tag für Tag, zu Hause und im Job, setzen sich durch und bestimmen somit letztendlich den Gesundheits- oder Krankheitszustand.

KÜNSTLICHE SCHWINGUNGEN

Der Mensch, das perfekte Elektrogerät, die perfekte Antenne zwischen Erde und Kosmos, lässt sich den ganzen Tag von den fünfzig Schwingungen pro Sekunde aus dem Stromnetz bestrahlen. 50-Hertz-Schwingungen entsprechen genau dem mittleren Bereich, womit das Nervensystem arbeitet und am empfindlichsten reagiert. Der Mensch schwingt elektrisch zwischen 7 bis 100 Herz. Das ist der Bereich zwischen Traumphase und extremer Aufregungsphase (Silva Mind).
Seit Beginn der 70er Jahre hat der Einzug elektrischer Wecker und Radiowecker mit 230 Volt in den Schlafzimmern begonnen. Das Wort Orthopäde fing an, immer bekannter zu werden. Es fing erst mit den Schultern an, dann waren die Lendenwirbel dran und schließlich die Hüften.
In dem schon erwähnten Buch »Elektrobiologie« von Fischer wird dokumentiert, dass unsere Nerven und Muskeln pulsierende Gleichströme weiterleiten. Diese Spannungen betragen zwischen 10 bis 100 Millivolt. Ihre Pulsfrequenzen, die von den Nervenfasern weitergeleitet werden, betragen bis zu 100 Hertz.

Genau die 50 Hertz aus dem Stromnetz befinden sich im größten Empfindlichkeitsbereich eines Nervensystems.

In den Wänden am Kopfende des Bettes verlaufen elektrische Leitungen. Manche Verlängerungskabel werden um das Bett herum und auch unter dem Bett verlegt. Jedes Kabel baut ein elektrisches Feld um sich herum auf. Jede Form von Elektrizität bildet ein elektromagnetisches Feld. Das elektromagnetische Feld der Kabel wird intensiver, abhängig davon, wie viel Strom die angeschlossenen Geräte verbrauchen und wie stark der Strom dafür fließen muss. Das bedeutet also, dass ein Kabelwirrwarr nicht nur ein elektrisches Feld aufbaut, sondern auch ein elektromagnetisches Feld als zusätzliche aggressivere Strahlungsform aufbauen kann.

Der Lattenrost des Bettes kann dazu über einen Motor und seine Fernbedienung verstellt werden. Metalle und stromführenden Leitungen unter dem Bett greifen Nacht für Nacht den Menschen an, bis er eines Tages wirklich auf die automatische Bettverstellung angewiesen ist.

Der menschliche Körper als Antenne ist sehr süchtig nach Strom und nimmt daher auch diese unnatürliche Strahlung unbewusst auf. Der Körper erkennt nicht, dass diese fremde und relativ neuartige Strahlung einen Angriff auf sein Wohlbefinden bedeutet, und kann sie deshalb nicht abwehren. Die Elektrogeräte am Kopf kommen dazu.

In meinem Fall war es so: Mein Radiowecker hatte nicht nur einen Trafo wie alle, die auf 220/230 Volt funktionieren. Er hatte dazu noch eine Drehwalze, um die Klappzahlen motorisch zu bewegen. Dieser Motor entwickelte ein zusätzliches elektromagnetisches Feld. Das Gerät war auf meinem Nachttisch aufgestellt und strahlte, während man auf dem Rücken lag, genau in meine rechte Schulter. Nach circa sechs Monaten waren die ersten Schmerzen in der rechten Schulter in Erscheinung getreten. Später entwickelte sich eine vollkommene Lähmung des rechten Armes. Bis dahin hatten sich Bänder der Halswirbelsäule gelockert. Einige Wirbel waren blockiert und verrenkt, weil sie keinen Halt mehr hatten. Bei jeder Kopfdrehung war ein unangenehmes Knistern und Knacken im Hals zu hören. Dabei merkte ich, dass ich den Kopf wesentlich mehr zu der einen als zu der anderen Seite drehen konnte. Die Schmerzen dehnten sich spürbar bis zu den Lendenwirbeln und später in den Brustwirbelbereich aus. Wie üblich wurden mir Massagen verschrieben. Anschließend fühlte ich mich kurzfristig wohler, dann aber schlechter als zuvor. Bald gab ich die Massagen auf.

Ich hatte gemerkt, dass meine Durchblutung an den massierten Stellen angenehm angeregt wurde, aber dass wiederum gewisse Arten von Massagen meine schon lockeren Bänder der Wirbelsäule noch lockerer machten.

Die gesamte Wirbelsäule hatte sehr bald kaum noch einen Halt. Es entstanden täglich und selbst während des Schlafes neue Verrenkungen und neue Schmerzen. Die unbeschreiblichen Schmerzen waren häufig von Lähmungserscheinungen begleitet. Die Schmerzen strahlten über den gesamten Körper bis in die Zehen aus. Bei den Brustwirbelverrenkungen war die Atmung und somit die Luftaufnahme sehr begrenzt. Es entwickelten sich sehr starke Herzschmerzen.

Aus meiner Angst heraus, einer Herzerkrankung zum Opfer zu fallen, veranlasste der Arzt, dass ein EKG gemacht wurde. Das EKG war in Ordnung. Die Herzprobleme kamen nur von den verrenkten Brustwirbeln, wie ich später erfahren sollte. Die stetige Degeneration der Wirbelsäule führte zu den ersten Hüftschmerzen.

Um es technisch besser verständlich zu machen: Man stellt sich die Rheinbrücke und die von ihrer Mittelsäule abgehenden Stahlseile vor. Die Seile tragen die Brücke von der Mitte aus. Wenn die Seile sich lockern und kraftlos werden, dann wird die Brücke sehr bald keinen Halt mehr haben.

So kann man sich die Statik der Wirbelsäule und deren abgehende Bänder vorstellen. Die Rheinbrücke ist auf jeder Seite des Rheins aufgelegt, ähnlich wie unsere Wirbelsäule auf die Hüften. Wenn die Bänder nachlassen, hängt der gesamte Körperbau auf den Hüften. So wird der Mensch bald zum Wrack und es können sich mehrere Wirbel hintereinander und kettenweise verrenken bzw. schmerzhaft blockieren. Nerven werden so eingeklemmt. Eine optimale Steuerung der abhängigen Organe ist durch den eingeklemmten Nerv nicht mehr gesichert. Das betroffene Organ meldet sich durch Schmerzen und informiert so, dass die Körpertechnik einen Defekt hat. Die Wirbelsäule hat keinen Halt mehr und die Wirbel verdrehen sich bei jeder Bewegung degenerativ bis zu den Hüften. Die Hüften verdrehen sich durch die falsche Statik der Wirbelsäule und werden aus diesem Grund häufig unnötig durch Prothesen ersetzt.

So muss die Intelligenz eines Menschen einspringen und den Defekt sobald als möglich in Ordnung zu bringen.

Die Ursachen des Desasters sind einfach zu erklären.

Vom Gehirn aus über das Rückenmark, die Nerven und die Muskulatur bis zu den entsprechenden Organen werden Stromimpulse und Funken über sämtliche Organe des Körpers gesteuert und verteilt. Das Gehirn entscheidet alleine über den Rhythmus dieser Impulse, je nachdem welche Funktion gefordert wird.

Wenn gewisse Gehirnfunktionen nicht in Ordnung zu sein scheinen, verordnet der Arzt ein EEG, was so viel heißt wie Elektroenzephalogramm. Für das Herz wird ein EKG gemacht, ein Elektrokardiogramm. Das sind elektrische Messungen am Körper.

Daher wird leicht verständlich, dass fremde Ströme einen wesentlichen Einfluss auf den Körper haben und die Körpertechnik durcheinander und krank gemacht wird.

Die Nerven übernehmen ihre Befehle und steuern über Bänder eine Spannungskraft von ca. 40 Kilo, wodurch die Wirbelkörper aneinandergehalten werden. Durch die Nerven werden auch alle Organe, die sich ungefähr in der Höhe der entsprechenden Wirbel befinden, gesteuert.

So übernimmt zum Beispiel das Herz seine Befehle aus dem Brustwirbelbereich, der untere Körperbereich diese aus dem Lendenwirbelbereich.

Wenn zwei Wirbelkörper nicht mehr richtig aufeinandersitzen bzw. verdreht oder verrenkt sind, sind die Nerven entsprechend eingeklemmt. Die Nerven protestieren mit Hilfe von Schmerzen als Alarmsignale. Der Schmerz soll nur darüber informieren, dass etwas in dem Körperbereich nicht stimmt.

Eine Nervenentzündung kann daraus folgen und unerträgliche und lähmende Schmerzen verursachen.

STÖRUNGEN DER GEHIRNFUNKTIONEN

Alle Organe werden, wie gesagt, durch Stromimpulse aus dem Gehirn gesteuert.

Bedenkt man, dass moderne Telefone als Mobilfunktelefone bis zu sieben Watt Leistung und teilweise auch mehr senden, so ist es leichter zu verstehen, dass Augen- und Gehirnschäden durch fremde Strahlungen verursacht werden können (Dr. Volkrodt). Die Leistungen eines Mobiltelefons haben demnach zwangsläufig eine Auswirkung auf die Gehirnströme eines Menschen.

Am Ohr, wohin ein Mensch sein Mobiltelefon hält, befindet sich auch die Zirbeldrüse. Die Zirbeldrüse ist für die Steuerung des Hormonsystems zuständig.

Das, was in der Zirbeldrüse und im Gehirn geschieht, wenn die starken elektromagnetischen Mikrowellen von einem Handy hineingesendet werden, sollte lieber nicht ignoriert werden. Herr Auer, Experte aus Österreich, warnte davor, Kinder unter 16 Jahren mit einem Handy telefonieren zu lassen. In der Schweiz und in Österreich sei man sich der Gefahr bewusst: Kinder unter sechzehn Jahren sollten nicht mit dem Handy telefonieren. Deren Zirbeldrüse ist für solche elektromagnetischen Mikrowellenbelastungen noch nicht ausgereift, das gilt besonders für Mädchen.

In einem Artikel der Westfälischen Nachrichten vom 23. Dezember 2009 unter der Überschrift »Wer trägt die Folgeschäden?« ging es um die Errichtung eines neuen Sendemastes auf einem Sportplatz. Weiter: In Deutschland und vielen Ländern der EU ist ein Grenzwert der Signalstärke für Mobilfunk (Mw/M2) von 10.000 erlaubt. Einige Nachbarn haben wesentlich schärfere Grenzwerte.

Der Wiener Ärztekammerpräsident Walter Dorner fordert: Solange man gesundheitliche Gefahren durch Mobilfunkstrahlung nicht 100-prozentig ausschließen könne, werde die Ärztekammer die österreichische Bevölkerung daher auch weiterhin zu einem sorgsamen Umgang mit Mobiltelefonen auffordern. Zum Beispiel: »Das Handy während des Gesprächsaufbaus nie in Kopfnähe halten! Kinder und Jugendliche unter 16 Jahren sollten am besten gar nicht mit dem Handy telefonieren! So wenig wie möglich in Fahrzeugen telefonieren (die Strahlung ist höher)!« Das Umweltinstitut München schreibt: »Der in Deutschland derzeit gültige Grenzwert ist allein auf Vermeidung akuter Schädigung ausgerichtet. Er bietet keinen Schutz vor möglichen Langzeitschäden unter Vorsorgegesichtspunkten.« Der Kommentar dazu in der WN: »Wie wird mit dem für viele Mitbürger höchstem Gut, der Gesundheit, umgegangen?

Technik ja, aber nicht aus Kostenersparnis die Gesundheit gefährden. Wer wird eines Tages die Folgeschäden tragen? Rein rechtlich sind die Betreiber und Eigentümer der Gebäude und Grundstücke haftbar: private Kommunen und Kirchen.«

Die Kirchtürme sehr vieler Kirchen wurden inzwischen mit gut versteckten Mikrowellensendern ausgestattet. Der Sendemast ist somit unsichtbar. Das Bistum kassiert die Mieten. Die treuen Kirchgänger darunter bekommen die geballte Ladung voll mit und ahnen nichts davon. Selbst in einer Kirche ist nicht immer gut, was vom Himmel kommt.

Stellt man sich die elektrochemische Veranlagung eines Menschen vor, dann wird eine Verbindung von gestörten Gehirnzellen durch elektromagnetische Wellen leichter verständlich. Deren Einfluss über dem Elektrolyt des Körpers und der Zusammenhang mit den zunehmenden Fällen von Alzheimer-Erkrankungen sind ebenso leicht vorstellbar.

GEFÄHRLICHE STRAHLUNGEN ABSCHALTEN

Ein Techniker aus der westfälischen Stadt Dülmen bekam im Dezember 2008 einen ungewöhnlichen hohen Blutdruckanfall. Sein Arzt konnte nichts feststellen und schickte ihn für weitere Untersuchungen zu einer Computertomografie. Bei Beobachtung der Ergebnisse fragte ihn der Arzt, ob er viel mit dem Handy telefonieren würde. Darauf antwortete er:

»Ja, circa zwei Stunden täglich.« Als der Arzt ihn fragte, an welches Ohr er das Handy beim Telefonieren halten würde, antwortete er sinngemäß: »Ich schreibe mit der rechten Hand und halte mit der linken Hand mein Handy an das rechte Ohr.« Der Arzt sagte ihm: »Sie haben einen inoperablen Gehirntumor an der rechten Seite.« Zwei Ärzte haben in seinem Fall die Verbindung zwischen Gehirntumor und Handy gemacht. Der Onkologe dagegen, der ausschließlich von Tumoren lebt, wollte nichts verraten. Er sagte nur: »Das hätten Sie sich auch auf der Couch holen können.« Ein Kommentar dazu erübrigt sich.

Aus einem internationalen Bericht »Cancer and Cellphones« aus intensiven Studien von fünf europäischen Ländern zwischen 2004 und 2007 lassen sich folgende Untersuchungsergebnisse von Handytelefonierern entnehmen: Die Bedingung für die Teilnahme an der Untersuchung war, dass alle seit über zehn Jahren mit dem Handy telefonierten. Die Untersuchungsergebnisse haben die Vermutungen bestätigt. Über 40 % der Dauertelefonierer hatten schon ein Glioma. Ein Glioma ist eine Art Gehirntumor.

Die US-Gesundheitsbehörde warnte schon vor über 10 Jahren davor, nicht über 30 Minuten am Tag mit dem Handy zu telefonieren.

Die Zeitschrift »Fit und Fun« berichtete in ihrem Artikel »Die Gefahr aus dem Handy« darüber, ein Handy nie in der Herzgegend zu tragen. Ein Handy strahlt immer, auch im abgeschalteten Zustand. Aus dem Auto sollte nur über eine externe Antenne telefoniert werden, damit die Strahlen draußen bleiben. Heutzutage werden die Autos fast ausschließlich mit Bluetooth ausgestattet. So bleiben die Mikrowellen im Auto und »braten« mehr oder weniger die Menschen, die sich während des Telefonierens darin aufhalten. Es wird außerdem empfohlen, das Handy weder am Bett noch in der Nähe des Arbeitsplatzes aufzubewahren. Solche Empfehlungen werden leider so lange belächelt, bis die Krankheit dann da ist, gemäß dem Spruch: »Wer nicht hört, muss fühlen!«

Interessanterweise lehnt die Schulmedizin sämtliche Strahlungen, die sie nicht kennt, einfach ab.

Die Strahlungen, welche von der Schulmedizin anerkannt werden, sind fast nur die, womit Geld verdient wird. Ein Arzt kann demnach nicht alles wissen. Strahlungen sind Physik für Physiker. Schulmedizin ist Chemie von der Pharmaindustrie.

Das Herz sendet starke elektrische Impulse aus. Ungefähr einmal in der Sekunde fegt eine Polarisationswelle von einer Seite zur anderen, wodurch ein Dipolfeld entsteht, das mit einem Galvanometer oder Voltmeter gemessen werden kann (WBM).

Fremde Elektrizität und Wellen sind daher immer eine Form von Bestrahlung für den Körper, mal aggressiver, mal weniger aggressiv. Es kommt immer auf die Art der Wellen und ihre Intensität an.

DER MENSCHLICHE KÖRPER ALS ELEKTROMOTOR?

Dr. med. Aschoff dokumentierte, dass gesunde Zellen einen magnetischen Kraftfluss erzeugen. Das elektrische Membranpotential beträgt dabei etwa 70 Millivolt. Bei Krebs sinkt diese Spannung bis auf etwa 10 Millivolt.

Bei 10 Millivolt und weniger kann die zur Krebszelle gewordene Zelle keinen Sauerstoff durch die Membranen diffundieren lassen. Bei einer zu niedrigen Spannung, wie unter 10 Millivolt, arbeiten die Zellmembranen nicht mehr. Sie sind zwar noch nicht tot, warten aber nur auf neue Energie, um weiter arbeiten zu können. Diese Energie kommt von einem gesunden, ungestörten Schlafplatz.

Der Vergleich mit einem kleinen Elektromotor macht die Arbeitsweise der Zellen verständlicher. Braucht ein kleiner Elektromotor 70 oder 90 Millivolt, ähnlich der Membran einer Zelle, um arbeiten zu können, dann arbeitet logischerweise der Motor nur, wenn diese Spannung ansteht. Bei 10 Millivolt ist eine Spannung zwar noch messbar, sie reicht aber nicht mehr aus, um den kleinen Motor, in unserm Fall die Zellmembran, in Bewegung zu bringen.

So ist es mit allen unseren Zellmembranen, die mit 70 bis 90 Millivolt arbeiten und Sauerstoff für das Gewebe aufnehmen. Der Stoffwechsel ist so in Ordnung und stimmt. Der Körper ist gesund. Die Seele ist ausgeglichen. Das Leben kann genossen werden.

Bekommen allerdings die Zellmembranen nur 10 Millivolt an elektrischer Spannung oder darunter, dann bewegen sich die Zellmembranen nicht mehr. Infolgedessen wird kein Sauerstoff mehr in das Gewebe hineingepumpt. Naturmediziner sprechen bei einer Zelle unter 10 Millivolt von einer Krebszelle. Die Zelle ist, wie gesagt, nicht tot. Sie steht nur so lange still, bis sie ihre elektrische Spannung wiederbekommt, um weiter arbeiten zu können. Das bedarf einer gründlichen Schlafplatzsanierung.

Ein ausgeglichener Magnetismushaushalt ist das beste Prophylaktikum gegen alle Krankheiten (WBM).

Jede Form von Elektrizität erzeugt ein magnetisches Feld. Das gilt sowohl für Menschen als auch für Elektrogeräte.

Wir können uns die Körperfunktionen so vorstellen: Der menschliche Körper funktioniert elektrochemisch. Er braucht ständig elektrische und chemische Energien, um leben zu können.

Das Leben ist ein Oxydationsprozess. Tagsüber bekommt der Mensch seinen chemischen Anteil über Nahrungsmittel, Luftelektrizität, Erdmagnetismus, ionisierte Atemluft und Getränke, seine elektrische Energie bekommt er außerdem über elektromagnetische Sonnenstrahlen wie Infrarot- und Ultraviolettstrahlen.

Auch für Pflanzen sind diese Strahlungen erforderlich, um deren lebensnotwendige Fotosynthese anregen zu können.

Der Mensch erhält dazu außerdem feinstoffliche elektrische Energien, wozu zum Beispiel Intuitionen und telepathische Empfindungen gehören.

Die kinesiologischen Reaktionen, worunter unter anderem die Fähigkeit des Rutengehens eingeordnet wird, die Träume und Intuitionen, die mehr zum geistigen Bereich gehören, dienen einer irdischen Bodenhaftung und Lebensorientierung.

Während der Nacht werden die Intensitäten von natürlichen elektrisch- und elektromagnetischen Energien des Kosmos auf der Erde vom Mond bestimmt. Je nach Mondphase werden nachts die unsichtbaren Energien elektrophysikalisch bis um das Siebenfache intensiviert. Die feinstofflichen Energien aus dem geistigen Bereich erreichen den Menschen aus diesem Grund besser in der Nacht.

Sein Gehirn befindet sich in der ruhigen Phase des Schlafes im Alphabereich. Der Alphabereich des Gehirns ergibt zwischen 7 und 14 Schwingungen pro Sekunde. Langsamere Schwingungen im Thetabereich sind nur von Neugeborenen in den ersten fünf bis sieben Tagen ihres Lebens bekannt.

Der Betabereich betrifft den Wachzustand und beginnt bei über 14 Schwingungen pro Sekunde. Bei ca. 20 Hertz pro Sekunde denkt der Mensch logisch und klar.

In starken Aufregungsphasen gehen die Gehirnschwingungen bis zu 100 Frequenzen pro Sekunde. Mit den logischen Gedanken ist es dann vorbei. 100 Schwingungen pro Sekunde gelten für Wutausbrüche. In diesem Fall geht jeder Ansprechpartner instinktiv in Deckung.

Die Thematik der Gehirnwellenforschung und ihre verblüffende Wirkung wird über die Silva-Mind-Control-Methode von dem Texaner José da Silva in 28 Sprachen und in über 100 Ländern der Welt erfolgreich vermittelt. Das System dient dazu, Gedächtnis- und Konzentrationsvermögen zu trainieren. Beim Trainieren der untersten Schwingung bekommt jeder Teilnehmer von Silva-Mind deutliche hellseherische Fähigkeiten. Silva-Mind ist in der Geschäftswelt der bedeutenden Manager der höheren Laufbahn bekannt.

Der eingeschlafene Mensch befindet sich also in dem Betabereich und somit in Empfangsbereitschaft für die feinstofflichen elektrischen Signale aus dem geistigen Bereich (Schöpfung). Das nennt man die Traumphase. Wie man so schön sagt: »Eine Nacht darüber schlafen!« Man geht mit einem Problem ins Bett und schläft ein. Entweder träumt man von der Lösung oder sie ist beim Aufwachen da. Auch das ist kein Zufall.

DER KÖRPER ALS ELEKTRISCHER NACHTSPEICHER?

Ab Mitternacht bekommt der Körper keine Energie mehr von der Sonne. Währenddessen liegt der Mensch auf circa zwei Quadratmeter Fläche und muss die Nacht über einen Erdmagnetismus um fünf Nanotesla permanent speichern, damit seine Zellen in elektrischer Spannung regeneriert werden können.
Die Erde ist ein elektrischer Kondensator, welcher ständig durch den Blitz und seine Milliarden von Volt als Spannung und ebenso seine Millionen Ampere als Strom wieder aufgeladen wird.
Während der Nacht ist ein chemischer Ernährungsbedarf kaum vorhanden. Die Organe eines Menschen regenerieren sich, insbesondere die Leber.
Der vorhandene Erdmagnetismus aus der Natur wird während der Nacht vom 400.000 km langen Nervensystem des menschlichen Körpers aufgenommen und über die Synapsen (Zwischenfasern) an die Zellen weitergeleitet. Dort wird die erdmagnetische Energie in ein elektrisches Potential umgewandelt.
Das elektrische Potential lädt fortlaufend alle Zellen nach und regeneriert sie in ihrer lebensnotwendigen Spannung. Mit der gewonnenen elektrischen Spannung werden die Zellmembranen aktiviert, damit Sauerstoff in das Gewebe hineingepumpt werden kann.
Das ist ein wichtiger Vorgang, um das Blut reinigen und stärken zu können. Es regt über Nacht wiederum die Leber als Blutfilter an.
Daher muss der Schlafplatz absolut frei von aggressiven Strahlen sein, die den gesund machenden Erdmagnetismus stören oder zerstören würden.
Mit einem ausgeglichenen Erdmagnetismus am Schlafplatz fließt das Blut leicht. Das Herz hat keine Mühe, das Blut bis in die letzten Extremitäten des Körpers zu transportieren. Selbst Füße und Fingerspitzen werden angenehm durchblutet und warm. Nach zwanzig Minuten eines bewegungslosen Liegetests auf dem Rücken, Arme und Beine gerade, bleiben die Füße angenehm warm und kribbeln nicht. Das Herz schlägt ruhig, der Körper fühlt sich angenehm schwer und entspannt an. Das Atmen geht leicht, der ganze Körper wird mit Sauerstoff optimal versorgt.
Man schläft durch. Die Träume werden klar und angenehm, es gibt dann äußerst selten oder nie mehr sinnlose Träume oder Alpträume. Die Seele ist völlig ausgeglichen.
Ein gesunder Schlafplatz kann eine unerwartete positive Wende im Leben mit sich bringen.
Wenn ein Schlafplatz durch Erdstrahlen, bzw. von Neutronenstrahlungen, wie von Kunst-

stoffen und Metallen gestört ist, dauert es oft keine zehn Minuten, bis die Füße und Fingern anfangen zu kribbeln. Die Beine werden oft kalt. Das Blut fließt also nicht richtig oder nicht mehr. Das Herz beginnt möglicherweise laut zu schlagen und sogar zu schmerzen. Der Atem wird schwer oder stockt. Für das Experiment braucht man nur ruhig bis zu 20 Minuten auf dem Rücken liegen. Die Organe, die den negativen Strahlungen ausgesetzt sind, beginnen oft innerhalb weniger Minuten zu schmerzen. Während des Tests fühlt man sich nervös, wie unter Spannung, und würde sich gerne bewegen oder sogar aufstehen.

Jetzt versteht man, weshalb der Körper sich jede Nacht hin- und herwälzt, weshalb man nachts immer kalte Füße hat. Der Körper wehrt sich dabei ständig gegen eine Daueraggression von unsichtbaren Strahlungen an den betroffenen Körperstellen.

Seine Bewegungen, sein Hin-und-her-Wälzen die ganze Nacht, sind natürlicher Selbstschutz. Sie dienen nur dazu, den Kreislauf und somit die Herztätigkeit auf schlechten Schlafplätzen künstlich anzuregen.

Durch seine Nachtarbeit schützt sich der Körper zwar instinktiv, verliert aber dabei entsprechend an Ruhe und Regenerationsvermögen. Wenn ihm die unsichtbaren Störungen zu stark vorkommen, verweigert er einfach den Schlaf.

Auf einer ungestörten Stelle dagegen bewegt sich der Mensch die ganze Nacht kaum oder überhaupt nicht. Man schläft sofort ein, schläft tief durch und wird oft in derselben Körperlage wieder wach.

Atmosphärische Störungen wie vor Erdbeben, Gewittern, Schneefall oder bei Vollmond können trotzdem einen unruhigen Schlaf vermitteln. Das ist dann die Ausnahme.

Der Test sollte möglichst auf dem Boden und ohne Matratze durchgeführt werden. Der Grund ist, dass eine Matratze aus unbiologischen Stoffen auch das Gefühl eines belasteten Platzes vermitteln kann. Da man nie weiß, woraus eine Matratze entstanden ist, sollte man besser den Test ohne Matratze machen. So wird man eine neutrale Aussage über den Schlafplatz machen können. Fühlt sich der Platz auf dem Boden gut an, dann legt man die Matratze auf dieselbe Stelle und wiederholt den Test. Fühlt man sich genauso gut, dann ist die Matratze in Ordnung. Fängt es wieder mit Unruhe und Kribbeln an, dann ist die Matratze nicht in Ordnung.

EINE BIOLOGISCHE MATRATZE IST WICHTIG

Zurzeit sind mir nur die Latexmatratzen der Fa. Latex-Green aus Sri Lanka als biologisch gut verträglich bekannt. Es gibt sicher andere, aber ich kenne sie nicht. Ich bin sehr sensibel und deshalb seit Jahren auf der Suche. Bei allen bisher erprobten Matratzen ergab sich ein mehr oder weniger starkes Kribbeln, wodurch meine Nachtruhe mehr oder weniger empfindlich gestört wurde.

Die Firma Baumberger Schlafkomfort (www.baumbergerschlafkomfort.de) importiert und verarbeitet Latexkerne von Latex-Green. Es gibt mehrere Matratzenversionen zur Auswahl.

Es gibt viele aus Kunststoffen und Metallanteilen, worauf der Mensch schlecht reagiert. Selbst viele Latexmatratzen haben ihren Ursprung in Ländern, wo unbiologische Anteile verwendet werden. Darauf reagiert man sehr unruhig, manchmal so, als wenn das Blut kochen würde. Es sollte jedenfalls bei dem Liegetest immer an die Matratze gedacht werden.

Der Schlafplatz besteht aus einer kleinen Fläche von knapp zwei Quadratmetern. Wenn das Bett auf lebensvernichtenden Strahlungen steht, ergibt sich logischerweise eine Umkehrung aller gesunden Lebensprozesse.

Es gibt neutrale, positive und auch negative und destruktive Strahlungen. Das Bett um einen Meter zu verschieben, kann ein völlig anderes Schlafgefühl vermitteln – dies kann sogar lebensrettend sein.

GESTÖRTER ERDMAGNETISMUS, RADIOAKTIVITÄT UND KREBS

Der Erdmagnetismus ist in Abhängigkeit der unterirdischen Gesteinsschichten und deren spezifischer Radioaktivität von Ort zu Ort verschieden. Die Ionisation an diesen Stellen der Erdoberfläche wird dadurch wesentlich beeinflusst und für den Menschen entsprechend positiv oder negativ.

Der Physiker Cody hat diese Effekte bei seinen Untersuchungen von 10.000 Krebsbetten eindeutig festgestellt und wissenschaftlich dokumentiert.

Mit Hilfe eines Geomagnetometers kann man feststellen, dass an solchen Krebspunkten, wie Cody sie beschrieb, ein eindeutiger Abfall des Erdmagnetismus vorhanden ist.

Diese Stellen an der Erdoberfläche sind also dermaßen energielos im Sinne positiver Energie, dass der Mensch nicht oder kaum noch schläft. Er schläft zwar ein, wird aber zwischen Mitternacht und zwei Uhr wieder wach. Er bleibt bis fünf Uhr morgens wach und schläft erst dann wieder ein. Um sieben Uhr steht er auf, völlig müde und »gerädert« von seiner Nacht. Dazu hat er Schmerzen, die er am Vorabend, nach einem ganzen Tag Arbeit, nicht hatte. Oft schmerzt die Wirbelsäule schon vor dem Aufstehen.

Er wird um Mitternacht wieder wach, genau zu dem Zeitpunkt, wenn die Energie der

Sonne auf der Erde verschwindet. Die Energie des Mondes wird wirksam. Bei Vollmond werden die unerwünschten Energien noch stärker, der Schlaf noch schlechter. Die Störungen aus der Erde nehmen bei Vollmond an Intensität zu, die Schmerzen auch.

Der Betroffene bekommt nicht mehr die elektrisch-magnetische Energie, die sein Körper braucht, um auftanken zu können. Der Schlaf wird aus Protest verweigert.

Mit diesem Warnsignal will der Körper mitteilen, dass es an diesem Schlafplatz unsichtbare Strahlungen gibt, die ihn angreifen. Ihm fehlt dabei nur ein ungestörter Erdmagnetismus, damit er über Nacht Energie für seine Zellen nachtanken kann.

Die natürliche Ionisation bzw. Radioaktivität der Umgebung ist ebenso im gleichen Rhythmus verändert. Cody konnte dies als Nebeneffekt seiner wissenschaftlichen Studien belegen.

Pierre Cody stellte fest, dass sich die natürliche Radioaktivität permanent ändert, abhängig der Jahreszeiten und Wetterveränderungen. Das wäre eine Erklärung für Wetterwechsel und saisonbedingte Empfindlichkeiten.

Radioaktivität gehört zu den magnetischen Phänomenen in der Natur.

Es gibt keinen Magnetismus ohne Elektrizität und keine Elektrizität ohne Magnetismus. Jeder Elektriker kennt das, aber leider nicht jeder Mediziner. Ohne Magnetismus gibt es kein Leben.

Ohne den gesunden Erdmagnetismus am Schlafplatz kann sich keine regenerierende Elektrizität für eine gesunde Zellenspannung bilden.

Die Zellen der betroffenen Organe am gestörten Schlafplatz erhalten also nicht mehr die notwendige magnetische Energie, um 70 Millivolt zu bilden. Somit ist eine Funktion der Zellmembranen kaum noch oder schlimmstenfalls nicht mehr gegeben. Die Zellenspannung fällt so mit der Zeit Nacht für Nacht weiter ab. Sobald eine Zellspannung von 10 Millivolt unterschritten ist, reicht die Spannung nicht mehr, um die Zellmembranen zu aktivieren. Die Zellmembranen stehen still. Wie schon gesagt, eine Zelle unter 10 Millivolt Spannung kann als eine Krebszelle angesehen werden.

Demnach kann es sich lohnen, das Bett auf eine andere Stelle zu verschieben, falls eine Krankheit vorliegt. Einen Versuch ist es wert.

Womöglich ist der Erdmagnetismus an der neuen Stelle in Ordnung. Die Energie wird von den Zellen aufgenommen. Sie speichern die Elektrizität wieder ein, die Spannung steigt, die Zellmembranen arbeiten wieder, der Stoffwechsel wird aktiviert, die Durchblutung ist wieder da, die Gesundheit kommt wieder.

Die Stromsicherung des Schlafzimmers kann dazu auf Verdacht und auch als Zusatzmaßnahme jede Nacht abgestellt werden. So wird eine weitere Strahlung vermieden.

Um einen Genesungsprozess genauer zu aktivieren und zu verfolgen wird der pH-Wert des Morgenurins täglich überprüft. Falls der pH-Wert unter 7,4 angezeigt wird, empfiehlt sich die Einnahme von Mineralsalzen, um Elektrolyt und Stoffwechsel wieder zu aktivieren.

Zur Unterstützung eines gesunden pH-Wert wird auf eine fleischlose Ernährung umgestellt. Ebenso wird auf Milch und Milchprodukte verzichtet. Nur die Muttermilch ist für den Menschen gedacht, Kuhmilch sollte für die Kälber bleiben.

Bald geht es wieder spürbar aufwärts. Der Elektrolyt stimmt wieder, die gesunden Zellen können ihre Energie an die kranken Zellen elektrolytisch weitergeben. Das Nervensystem übernimmt und leitet jetzt die elektrisch-natürliche Energie, ohne Hinderung, durch alle Körperteile.

Alle elektrischen Befehle aus dem Gehirn kommen genau da an, wo sie bestimmt sind. Selbst die wohltuenden elektromagnetischen Infrarot- und Ultraviolettstrahlen der Sonne werden übernommen und im Körper weitergeleitet.

Die Wirbelsäule entspannt sich, die Rückenschmerzen werden weniger oder verschwinden sogar völlig.

Die sogenannten psychosomatischen Beschwerden lassen nach, das Hormonsystem regeneriert sich wieder und das sehnsüchtig und schon lange nicht mehr erhoffte Kind kommt vielleicht als Bonbon dazu.

Hormone werden von den Chinesen als flüssige Nerven bezeichnet. Experimente von westlichen Medizinern haben diese chinesischen Angaben eindeutig bestätigt. Dafür wurden zwei Feldhasen an den Pfoten über ihre Blutadern verbunden. Sobald einer der Feldhasen irgendwo gepiekst wurde, reagierten beide gleichzeitig durch Zucken der gleichen Körperteile.

Zu den elektrischen Vorgängen, die unsere Körper und Zellen maßgeblich beeinflussen, gibt es auch noch die molekularen Vorgänge. Genauso sind Krankheiten oder Nahrungsmittel entweder rechts- oder linksdrehend molekular polarisiert.

Eine biologische Ernährung mit rechtsdrehenden Molekülen kann positiv gegen die linksdrehenden Moleküle wie beispielsweise von einer Krebserkrankung wirken.

Früher gab es Joghurtbecher mit der Angabe: »Mit rechtsdrehender Milchsäure«. Heute heißt es »mit L +«. Das bedeutet mit lebenswichtigen Kulturen: rechtsdrehend.

DIE HAUT REAGIERT MESSBAR AUF STRAHLEN

Die Haut, die als erster Empfänger von Strahlen reagiert, verändert ihren elektrischen Widerstand ständig, je nach der Strahlenqualität, die sie aufnimmt. Das ist mit konventionellem Analog- oder Digitalvielfachmessgerät vom Hauselektriker leicht messbar.
Dafür werden in einem Rhythmus von 30 Sekunden die Hautwiderstandswerte während circa zwanzig Minuten gemessen. Ein Diagramm wird dabei erstellt.
Die Testperson liegt dafür auf einer definierten Stelle auf dem Rücken und bleibt für den Test völlig ruhig, Arme und Beine in ausgestreckter Position und nicht überkreuzt. Zwei Elektroden, möglichst aus Messing 63, werden von der Testperson alle 30 Sekunden für weniger als 3 Sekunden angefasst. Der angezeigte Widerstand auf dem Messgerät wird auf einem Diagrammblatt eingetragen.
Wenn die Messung genau geführt wird und der Liegeplatz in Ordnung ist, wird das Diagramm nach circa fünf Minuten ruhiger und wie eine gerade Linie aussehen. Der Test sollte, wie gesagt, 20 Minuten dauern. Die gerade Linie ist das Zeichen für einen ruhigen Platz. Ein solcher Platz ist in der Regel ein optimaler und gesunder Schlafplatz.
Zeigt das Diagramm nur Spitzen sowohl nach oben als auch nach unten, dann ist davon auszugehen, dass der Schlafplatz als gesundheitsschädlich anzusehen ist. Die Spitzen steigen meistens während sieben bis zehn Minuten, als wenn der Körper gegen eine Aggression kämpfen wollte. Dann fällt der Widerstand völlig zurück, als wenn der Körper nicht mehr dagegen ankommt und sich etwas regenerieren möchte. Kurz darauf kämpft er wieder in derselben Weise, bis er wieder aufgibt. Diese Phasen wiederholen sich. Der Körper findet keine Ruhe. Er kämpft nur noch. Das geht langfristig nicht gut. Die Testperson fühlt es meistens sehr deutlich.

Wir wissen durch Messungen mit Geomagnetometer, dass der Erdmagnetismus an sogenannten Krebspunkten völlig zusammenfällt. Ein Geomagnetometer besteht aus einem Computer mit Bildschirm und Drucker. Dazu gehört eine hochempfindliche Messsonde für Erdmagnetismus.
Die Firma Mersmann, Hersteller von Geomagnetometer, wollte während eines Kongresses in Eberbach am Neckar ihr neuestes Gerät vorstellen. Dazu sollte ich einen unsichtbaren Krebspunkt im Kongresssaal zeigen, um das Gerät genau vorführen zu können. Ein solcher aggressiver Punkt mit einem Durchmesser von ca. 30 cm war ca. 10 Meter weiter spürbar. Als der Vorführer mit seiner sehr empfindlichen Sonde über den Punkt kam, sackte der Erdmagnetismus auf null.

Das sind die gleichen Punkte der Erdoberfläche, die der Physiker Pierre Cody bei zehntausend Krebsfällen mit Ionisationskammer untersucht hatte. Dabei stellte er eine bedeutende Veränderung der natürlichen Radioaktivität fest. Genau an diesen Punkten waren auch die Krebserkrankungen entstanden. Bei zehntausend Fällen sind Zufälle ausgeschlossen.

Dr. med. Dieter Aschoff führte auf dem Krebskongress am 5. November 1983 in Baden-Baden mit seinem Vortrag »Geopathogene Zonen, elektromagnetische Regulation und Onkogenese« verblüffende Untersuchungsergebnisse über die Krebsentstehung vor.

Wir wissen, wie schon gesagt, dass ein gesundes Blut magnetisch ist. Ein krankes Blut dagegen ist elektrisch. Starker Magnetismus ist das Ergebnis von starker Elektrizität.

Eine zu schwache Elektrizität kann keinen nützlichen Elektromagnetismus produzieren. Ist die elektrische Spannung zu schwach, kann kein elektromagnetisches Feld produziert werden. Das Elektrogerät bleibt regungslos, es springt nicht an.

Der menschliche Körper und alle seine Teile funktionieren genau nach diesem Prinzip. Alle Zellen des Körpers können nur arbeiten, wenn sie natürlich elektromagnetisch geladen sind. Dafür brauchen sie eine ideale Zellenspannung um die 70 bis 90 Millivolt.

Wie schon gesagt, die Zellen können nur magnetisch bleiben, wenn sie die ganze Nacht an Stellen verbringen, wo ein natürlicher Erdmagnetismus sie auflädt. Ohne gesunden Erdmagnetismus am Schlafplatz kann es für die Zellen keine Regeneration geben.

Daher ist die Aussage von Naturmedizinern nachvollziehbar, wenn sie sagen, dass bei einer abgefallenen Zellenspannung auf zehn Millivolt oder weniger eine Zelle als eine Krebszelle zu bezeichnen ist. Die Zelle dabei ist nicht tot. Sie wartet nur auf magnetische Energie aus der Erde, um arbeiten zu können.

Somit fällt es leicht, den Schlafplatz und den gesunden Schlaf als eine Art gesunden elektrischen Anschluss an Mutter Erde anzusehen. Der Körper lädt nachts seine Akkus wieder auf. Der Elektrolyt arbeitet gut, die Zellen regenerieren sich, die Zellmembranen bleiben aktiv und pumpen Sauerstoff in das Gewebe hinein. Der Stoffwechsel ist bestens und die Durchblutung stimmt, die Regeneration ist perfekt. Der Mensch ist fit.

Die konstanten Hautwiderstandswerte auf einem gesunden Schlafplatz spiegeln den elektrischen Widerstandswert der inneren Organe wider.

Somit ist leicht zu verstehen, dass steigende und unregelmäßige Hautwiderstandswerte den Hinweis auf gesundheitsgefährdende Schlafplätze geben. Der Elektrolyt der betroffenen Organe ist so nicht mehr gegeben.

Je höher der elektrische Widerstand, umso weniger fließt die Energie.

Organe werden entsprechend nicht mehr energetisch versorgt. Das führt zwangsläufig zu einer Unterversorgung und sehr bald zu einem Zusammenbruch des Stoffwechsels.

Das bedeutet, dass die betroffenen Körperteile dadurch teilweise oder sogar völlig von den anderen durchbluteten Organen isoliert sind.
Das erklärt, dass Erkrankungen, die man vorerst als Dauerschmerz empfindet, nichts anderes sind als eine Art beginnender Fäulnis.

PHYSIK UND OHNMACHT DER SCHULMEDIZIN

Die Intensität der Störungen, die Veranlagung und das Schicksal jedes Einzelnen, seine Aufenthaltsdauer auf gestörten oder gesunden Plätzen, seine Ernährung, der basische Haushalt, seine Einstellung zum Leben und seine körperlichen Bewegungen bestimmen seinen Gesundheitszustand sowohl körperlich als auch seelisch.
Die Haut ist mit durchschnittlich neun Kilo Gewicht unser schwerstes und empfindlichstes Organ. Es reagiert also nicht nur auf Streicheleinheiten. Ihr elektrischer Widerstand verrät exakt ihre Akzeptanz oder Ablehnung für Energien.
Demnach ist ziemlich auszuschließen, dass die Schulmedizin eines Tages Herr des Krebses und vieler chronischer Krankheiten werden kann.
Um weiterzukommen, müssten sich Schulmediziner mit der Elektrophysik des menschlichen Körpers befassen. Infolgedessen müssten sie sich mit Strahlungen und Energien aller Art befassen. Die Schulmedizin befasst sich aber nur mit Strahlungen, die Geld bringen.
Es ist kaum zu erwarten, dass sich etwas daran ändert. Die wirtschaftlichen Folgen für das gesamte System der Krankenkassen, Schulmedizin und Pharmaindustrie wären unabsehbar. Der kranke Mensch bleibt demnach ein handelbarer Gegenstand.
Die moderne Krebsforschung, die weltweit bisher Milliarden Dollar und Tausende von Mannesjahren Arbeit verschluckt hat, befasst sich fast ausschließlich mit den eigentlichen Problemen. Das heißt, dass sie sich nur mit Krebszellen und bereits krebskranken Organen befasst. Die Ursachen der Erkrankungen werden nicht oder kaum berücksichtigt. Die Erforschung von Krankheitsursachen wird überwiegend von Tiermedizinern praktiziert. In der Tiermedizin geht es um Artenschutz. Hinzu kommt, dass Tiere kein Geld verdienen, um Systeme zu bereichern.
In einer Fernsehsendung im Morgenmagazin kommentierte Ende 1995 ein Mediziner, dass trotz mehrerer Tausend Mannesjahre der Krebsforschung man immer noch das Ergebnis null zu verzeichnen hätte.
Würde man sich in der Technik nur mit Problemen befassen, würde heute keine Maschine

funktionieren. Probleme sind immer die Hinweise, die dazu dienen, Ursachen festzustellen und zu ergründen. Die Ursachen werden beseitigt, damit die Probleme nicht mehr erscheinen. Probleme sind immer nur die Nebenwirkung von Ursachen.
Die moderne Schulmedizin behandelt überwiegend Probleme und kommt so nicht weiter. Eine solche Vorgehensweise bezeichnen Techniker als »fehlerblind«.
Wenn das Rauchen als Hauptverursacher von Krebs genannt wird, muss man wissen, dass rund fünfzig Prozent der Lungenkrebskranken nie geraucht haben. Demnach gibt es andere Ursachen. Das Rauchen ist ein Beschleuniger.

Ärzte stufen sich selbst gerne und oft genug als die obersten Richter aller Heilkundeformen ein und bauen so einen notwendigen Schutzschild für ihr häufiges Versagen ein. Dabei haben sie selbst selten den Durchblick von ihrem eigenen Auftrag, der unter Eid abgelegt wurde, und der lautet: »Heilen«.
Es gibt mehrere »wissenschaftliche« Studien, die beweisen, dass es keine anderen Erdstrahlungen gibt als solche, die sich beispielsweise an den konstruktiven Feststellungen von Cody anschließen würden. Die notwendigen Messtechniken dafür sind weitgehend vorhanden. Dieselben Wissenschaftler, die die natürlichen Strahlen der Erde ablehnen, wissen aber paradoxerweise von der natürlichen Radioaktivität, ihrer ionisierenden Effekte, von ultravioletten Strahlen, von Erdmagnetismus usw.
Sie sind nur nicht in der Lage, die Verbindung zwischen Natur, Mensch und Gesundheit zu erstellen (oder sie wollen es nicht). Dazu empfehle ich zwei Bücher: »Unsichtbare Umwelt« von Prof. Dr. Dr. Ing. Herbert König und »Wünschelrute« von Christopher Bird. Das interessante Buch von Christopher Bird berichtet von militärischen und medizinischen Forschungsergebnissen.
Genauso wie es schlechte Ernährungsformen gibt, die den Körper chemisch krank machen, gibt es auch schlechte Strahlungsformen, die den Körper elektrisch und magnetisch krank machen.
Krankheiten, die durch die natürliche Radioaktivität wie die von Erdstrahlen entstehen, lassen sich oftmals völlig beseitigen, vorausgesetzt das Schicksal des Betroffenen erlaubt es.
Eine künstliche Radioaktivität wie die von Atomanlagen zum Beispiel zerstört überwiegend das Leben, welches sie angegriffen hat.
Eine atomare Umweltverseuchung ist auch eine Veränderung der natürlichen Ionisation, wodurch Krebs und Leukämie ebenso entstehen. Das ist bekannt und wird ohne Weiteres angenommen.
Das Tückische im Falle der künstlichen Radioaktivität ist allerdings, dass je nach ihrer

Intensität und Beschaffenheit die Chromosomen der betroffenen Lebewesen völlig in Unordnung geraten, was letztendlich zu Missbildungen führen kann. Zwei Köpfe, fünf Pfoten, Kinder mit überdimensionalen Köpfe sowie viele anderen Erscheinungsformen sind mittlerweile aus der Presse bekannt. Tschernobyl war ein gutes Beispiel dafür. Die Missbildungen sowie Krebs- und Leukämiefälle um das Mururoa Atoll wurden aus den früheren Testserien im Fernsehen vorgeführt, also noch bevor Chirac seine stärkere Testserie startete. Das französische Volk wurde selbstverständlich nicht oder kaum über solche zerstörerischen Auswirkungen der grandiosen Taten ihrer so glorreichen und heldenhaften Politiker informiert.

Mini-Fernsehgeräte mit Flüssigkristall-Bildschirmen reagieren empfindlich auf stark gestörte Zonen. Ist der Bildempfang sehr verzerrt oder nicht mehr vorhanden, dann sollte man das Gerät an einem anderen Ort aufstellen. Zehn Zentimeter Entfernung können schon ausreichen, um außerhalb eines aggressiven Strahlungspunktes zu sein. Dieselben zehn Zentimeter Verschiebung können infolgedessen auch am Schlafplatz eine ähnliche Wirkung auf erkrankte Organe haben.
Irgendwann wird die Technik des Fernsehgerätes so geändert, dass das Bild ungestört bleibt. Die technische Funktion des Menschen ist in ihrer Grundlage seit Millionen Jahren nicht zu verändern. Man kann eine Prothese als Ersatzteil einsetzen. Dafür ändern sich nicht die Grundfunktionen.

ELEKTROSMOG, DIE KRANK MACHENDE RHYTHMIK

An meinem Bett hatte ich damals alle Geräte, um meinen Körper elektrisch und elektromagnetisch durch 50 Hertz zu bestrahlen. Von den Elektroleitungen bis hin zu den starken elektromagnetischen Feldern aus Radiowecker und Fernsehgerät war alles da, um meinen Körper jede Sekunde der Nacht anzugreifen. Mit Hilfe der Fernbedienung blieb der Fernseher die ganze Nacht in Bereitschaft auf Stand-by.
Die aus allen Geräten entstehenden elektromagnetischen Felder konnten sich unsichtbar aneinanderschließen und bündeln. Diese Felder sind eben magnetisch und können sich deshalb gegenseitig anziehen. So wird ein Schlafraum unsichtbar mit den 50-Hertz-Rhythmen völlig verseucht. Der Raum schwingt unsichtbar mit.
Der Mensch liegt mittendrin und wird die ganze Nacht davon bestrahlt. Das war die eigentliche Ursache meiner damaligen Erkrankungen.

Aus den vielen Gesprächen in Warteräumen und mit Ärzten war mir die steigende Zahl von Hüftprothesen und Halsmanschetten deutlich aufgefallen. Die Ärzte berichteten, dass so etwas und in dieser Form von früher her nicht bekannt sei.

Man findet heute Rheumakranke ohne Rheumawerte, weder im Urin noch im Blut. Die steigende Zahl von Arthrose, Diabetes, Rheuma, Gicht, Allergien und anderen Krankheiten innerhalb weniger Jahre gab mir auch sehr zu denken.

Zufälligerweise fiel mir ein, dass diese Erkrankungen besonders mit der Entwicklung des elektrischen und elektronischen Konsums, Beginn der 70er Jahre, zeitlich übereinstimmen. Die relativ plötzliche Dichte der ständig wachsenden orthopädischen Praxen kam noch hinzu.

Mein Körper wollte sich nachts nach seinen eigenen Gehirnsignalen zwischen 7 und 100 Hertz in Ruhe von den Strapazen des Tages erholen. Sein 400.000 Kilometer langes Nervensystem nahm stattdessen die 50-Hertz-Rhythmik der Stromverluste im Raum, Nacht für Nacht, auf. Das konnte nicht gut gehen. Die natürliche Steuerung durch Gehirnimpulse wurde zu sehr beeinflusst und geriet durcheinander. Meine Wirbelsäule verlor dadurch ihren Halt und wurde krank.

Elektromagnetische Sferics können bis zu mehreren Metern um einen kleinen Trafo biologisch wirksam sein. So wird ein bioelektrischer Lebensraum entsprechend in unbiologischen Schwingungen durcheinandergebracht.

Sferics sind das Umfeld eines elektromagnetischen Feldes.

Wir hatten eine Federkernmatratze. In einer Federkernmatratze befindet sich ein bis zu ca. 200 Meter langer Stahldraht, um die Federn miteinander zu verbinden. Es wirkt wie eine riesige Antenne. Die Metalle übernahmen die elektrischen und auch die elektromagnetischen Felder aus den Trafos der Umgebung. Somit war die gesamte Matratze elektrisch auf ca. 100 Voltmeter aufgeladen.

Mit einer entsprechenden Stechsonde gegen die Metalle ließ sich die elektrische Aufladung der Matratze eindeutig messen. Sobald ich mich auf die Matratze legte und die Stechsonde in die Hand nahm, waren die 100 Voltmeter in meinem Körper messbar. Mein Bett war sozusagen ein minielektrischer Stuhl. Nur die elektrische Leistung war weniger.

Die Auswirkung der biologisch fremden Belastung zeigt sich nur über längere Zeit. Es hängt immer davon ab, mit welcher elektrischen Leistung ein elektrischer Stuhl betrieben wird.

Die Zeitschrift »Deutsches Ärzteblatt 92«, Heft 38, 22. September 1995, berichtet auf den Seiten »Medizin Aktuell« über folgendes Thema:

»Elektromagnetische Felder und Krebserkrankungen im Kindesalter
Eine Zusammenfassung epidemiologischer Studien
Mögliche gesundheitsschädigende Effekte von elektrischen und magnetischen Feldern werden anhaltend in der Öffentlichkeit diskutiert. Der rasche Ausbau von Sendernetzen für das mobile Telefonieren hat diese Diskussion weiter verstärkt. Zunehmend häufig wird von besorgten Eltern die Frage gestellt, ob es gefährlich sei, in der Nähe von Hochspannungsleitungen zu leben. Daher sollte jeder Arzt über den derzeitigen wissenschaftlichen Stand unterrichtet sein. Einige epidemiologische Studien haben auffällige Ergebnisse erbracht. Der vorliegende Beitrag weist aber auch auf viele Inkonsistenzen hin. Zum Nachweis eines kausalen Zusammenhangs fehlen neben konsistenten epidemiologischen Daten bisher weitgehend aussagefähige experimentelle Daten und ein biologisch plausibles Modell.«

Die Modelle und Experimente sind mittlerweile in und an den meisten Betten derjenigen zu finden, die zu Dauerkunden der Orthopädie und anderen medizinischen Fächern geworden sind. Die schnurlosen Telefone, welche 24 Stunden am Tag Mikrowellen mit ca. 7 Volt alle 6 Sekunden für ihre eigene Kennung in vielen Wohnungen senden, sind sicherlich gefährlicher als der Sendemast.

Ärzte konnten während ihrer immer seltener gewordenen Hausbesuche zu interessanten Feststellungen kommen. Rheumatische Beschwerden bestimmter Körperteile können fast immer in der Nähe von Elektrogeräten wie Radiowecker usw. beobachtet werden. Den Symptomen nach wird zwar Rheuma diagnostiziert, aber bei Blut- und Urinuntersuchungen lassen sich meistens keine Rheumawerte feststellen. Also doch kein Rheuma?

DER ERDMAGNETISMUS

Ich erfuhr, dass Chinesen, Ägypter und Griechen seit ca. 5000 Jahren versuchten, möglichst mit dem Kopf zum Norden zu schlafen. Ihrer Meinung nach schliefe man somit in den Erdmeridianen. Es würde sich positiv auf den Körper auswirken, weil er von den erdnatürlichen Magnetfeldern Nord/Süd nachts durchflutet wird. Die magnetische Anziehungskraft der Erde lässt sich leicht mit einem Kompass feststellen.

Im Institut für Schlafforschung in Berkeley/USA wurde festgestellt, dass ein Mensch, mit dem Kopf zum Norden schlafend, einen niedrigeren Blutdruck und einen tieferen Schlaf aufweist.

Seit vielen Jahren ist bekannt, dass sich Zugvögel und andere Tiere nach dem Erdmagnetfeld orientieren. Hunde und Katzen, die verlassen oder verloren wurden, finden über Hunderte von Kilometern den Weg nach Hause zurück. Sie verfügen weder über einen Kompass noch über Landkarten. Sie können auch nicht nach dem Weg fragen und kommen trotzdem an.

Wonach richten sich die Tiere, wenn nicht nach Veränderungen des Erdmagnetfeldes? Um festzustellen, ob das menschliche Gehirn auch die Eigenschaften eines Kompasses hat, ließ der britische Wissenschaftler Robin Baker 137 Studenten die Augen verbinden. Dann wurden die Studenten auf Zickzackwegen abtransportiert und in Entfernungen zwischen 8 km und 60 km von ihrem Universitätsort ausgesetzt. Die Versuchspersonen mussten nun – weiterhin mit verbundenen Augen – folgende Aufgaben lösen:

a) Angabe der Himmelsrichtungen Nord – Süd – Ost – West.
b) Angabe der Himmelsrichtung zu ihrer Universität.

Erwartet hatte man, dass die Studenten irgendwelche zufällig gewählten Richtungen angeben würden. Überraschenderweise konnten aber sehr viele Versuchspersonen sowohl Himmelsrichtungen als auch die Richtung zur Universität richtig angeben, so dass die Versuchsergebnisse als signifikant bezeichnet werden mussten.

Nun befestigte man am Kopf der Studenten Metallstäbe. Einige davon waren magnetisiert, andere Stäbe nicht. Die oben genannten Aufgaben der Richtungsbestimmung wurden nun erneut gestellt. Die Versuchspersonen mit nicht magnetischen Stäben konnten die Aufgaben weiterhin »überzufällig« richtig lösen, die Studenten mit den Magnetstäben verloren jedoch ihren Richtungssinn.

Ähnlich verliefen die Versuche, wenn man anstatt der Dauermagnetstäbe Elektromagnetspulen mit regelbarer Stromstärke einsetzte. Frauen schnitten bei den Versuchen etwas besser ab als Männer. Baker kommt zu dem Schluss, »dass die Versuchspersonen jenseits aller Zweifel bewiesen, dass sie einen magnetischen Richtungssinn besitzen«. Letzterer trat übrigens nicht mehr in Erscheinung, wenn man den Studenten die Augenbinde abnahm. (Aus WBM 9.)

DAS BETT

Als ich über unsere Matratze einen Kompass von oben nach unten streifen ließ, veränderte sich die Himmelsrichtung ständig. An manchen Stellen drehte sich die Kompassnadel sogar um 360 Grad. Was hätte es dann genützt, mein Bett genau nach Norden zu stellen. Nach dieser Erkenntnis entschlossen wir uns, neue Matratzen ohne Metalle und ohne Kunststoffe zu kaufen.

Biologische Stoffe wie Seegras, Stroh, Kokos, Rosshaar, reine Wolle, Futon usw. sind sicher biologisch optimal. Sie können aber nach längerer Zeit eine Mulde bilden. Das muss allerdings nicht unbedingt den Komfort beeinträchtigen.

Wir entschieden uns für Naturlatex.

Latex ist ein Naturgummi und wird mit einem geringen Anteil Synthetik aufgeschäumt und gebunden. So wird die gewünschte Festigkeit erreicht. Wir legten dazu eine gute Schafswolldecke mit Baumwolltrikot auf die Latexmatratze, damit die Körperausdünstung während der Nacht besser aufgenommen wurde.

Neuartige Latexmischungen können allerdings unerwünschte Störungen während der Nachtruhe verursachen, die gleich einer gesundheitlichen Störung sind.

Treten Probleme erst nach einer neuen Anschaffung auffällig auf, dann ist man gut beraten, diese neue Anschaffung für einige Zeit aus dem Zimmer zu entfernen. So kann die Ursache genauer festgestellt werden. Im Gegensatz zu den Latexmatratzen aus früheren Zeiten werden heute Klebstoffe verwendet, die den Gesundheitszustand angreifen können. Der Geruch dieser Latexmatratzen kann einen Hinweis auf ihre unbiologische Zusammensetzung liefern.

Eine Unbedenklichkeitsbescheinigung des Herstellers sollte auf jeden Fall verlangt werden. Somit ist es anschließend besser möglich, den Hersteller rechtlich zu belangen, falls man wegen zu aggressiven Synthetikmischungen auf der Matratze nicht schlafen kann.

Ein Wasserbett kam für mich selbstverständlich niemals in Frage. Außerdem wird die Wassertemperatur über einen elektrischen Heizstab auf Körpertemperatur erwärmt. Das Wasser leitet die elektrische Spannung auf den menschlichen Körper über. Das ist mit einer Messsonde oder einem Vielfachmessgerät zu messen. Nicht selten können auf einem Wasserbett bis zu 150 Volt an einem Mensch gemessen werden.

Am 2. Januar 1992 berichtete der Sender WDR2, dass eine Gesellschaft für Elektrosmogforschung Heizdecken untersucht habe. Über 70 % der Heizdecken waren defekt. Sie hatten teilweise bis zu 8 Volt Verlust. Herzrhythmusstörungen, Schlafstörungen und einiges mehr wurden als Ergebnis der defekten Decken zitiert. – Da kann man sich nur noch »warm anziehen«.

TIERE REAGIEREN AUF UNSICHTBARE VERÄNDERUNGEN IN DER UMWELT

Um die Reaktion von Lebewesen auf magnetische Veränderungen, Elektrizität und Ionisation deutlicher zu machen, möchte ich folgende Geschichte einbringen:
Ein Bekannter, Dr. Michael Hoffmann, von internationalem Ruf in Sachen Wasser, erzählte während eines Besuches von seinem Aufenthalt in Sibirien. Er untersuchte dort für Greenpeace den Zustand der Seen und den Umfang der Umweltschäden, die durch defekte Rohölleitungen entstanden waren. Während seiner Arbeiten war er mit Einheimischen ebenso konfrontiert wie mit deren Lebensweise.
Die Naturvölker hoch im sibirischen Eis besitzen als einzige Ressource Rohöl. Sie brauchen um 120 Rentiere pro Einwohner als Lebensgrundlage.
Ihr Leben ist abhängig von Rentierfleisch, Rentierfett und Rentierfellen.
Allein die Rohölleitungen wirkten auf die Nomaden lebensbedrohlich.
Früher waren die Ölleitungen oberirdisch über die ganze Landschaft verlegt. Die Rentiere weigerten sich, unter den Leitungen her zu laufen. Man dachte erst, dass die Tiere Angst vor den sichtbaren Leitungen hatten. Das Problem war für die zahlreichen Nomaden von einer solchen Wichtigkeit, dass man sich dazu entschied, die Ölleitungen unsichtbar in der Erde zu verlegen. Die Maßnahme hatte leider einen Haken.
Die männlichen Rentiere spüren scheinbar etwas aus dem Boden, laufen jedoch darüber. Die weiblichen Tiere dagegen weigern sich, über die Stellen, in denen Ölleitungen unsichtbar eingegraben sind, zu laufen.
Die Herden müssen aber zum Winter, zur Paarungszeit, südlich ziehen, dorthin, wo es wärmer ist. Im Norden bei minus 70 Grad Kälte können sich die Tiere nicht paaren. Sie werden daher in Richtung Süden geführt, wo sie sich bei minus 50 Grad paaren können.
Viele Herden bestehen aus über 5000 Tieren. Deren Fortpflanzung und somit die Lebensgrundlage der Nomaden sind wegen der Durchquerung der unterirdischen Ölleitungen gefährdet.
Die Tiere haben Unsichtbares aufgespürt. Das war nur durch eine Veränderung des Erdmagnetfeldes zu erklären. Möglicherweise haben auch die Metalle eine Rolle gespielt. Sicher ist aber, dass eine andere Ionisierung des natürlichen elektrischen Gleichfeldes an den Stellen die Ursache war. Durch die Reibung des fließenden Öls an den Rohrwänden entsteht zwangsläufig ein elektrostatisches Feld. Je höher die Geschwindigkeit des Öls, umso höher entwickelt sich das elektrostatische Feld, umso höher die Veränderung der

Luftionisation in dem Bereich. In einer ansonsten absolut natürlichen Umgebung reagieren die Tiere besonders empfindlich. Sie kennen nichts anderes als reine Natur.

Jede Reibung erzeugt eine elektrische Energie. Ein unterirdischer Wasserlauf, der sich zehn Meter am Tag bewegt, ungefähr so viel wie ein zehntel Millimeter pro Sekunde, reicht aus, um eine messbare elektrische Spannung von circa einem Millivolt zu erzeugen. Bei höherer Geschwindigkeit bildet sich ein entsprechend stärkeres Feld. (Geobiologe Remi Alexandre).

Magnetismus, Elektrizität, Leben, Natur, Menschen, Tiere und Pflanzen sind eng miteinander verknüpft.

Dr. Michael Hoffmann durfte eine andere Erfahrung in der Wildnis machen. Für seine Untersuchungen wurde ihm ein Hubschrauber der Aeroflot mit Pilot zur Verfügung gestellt. Eine amerikanische Journalistin begleitete ihn. Sie wurden abends per Hubschrauber abgeholt. Eines Abends wurden sie von dem Piloten nicht wieder gefunden. Da die Temperaturen nachts bis auf minus 70 Grad fallen können, befanden sie sich in der Gefahr, zu erfrieren.

Dem sensiblen und intuitiven Instinkt von Nomaden in der Region ist es zu verdanken, dass sie gefunden und gerettet wurden. Sie hatten gespürt, dass sich jemand in der Nähe in Gefahr befindet. Sie bekamen Kleidung aus Rentierfellen und blieben eine ganze Woche lang bei den Nomaden. Erst dann fand der Pilot sie wieder. In der Zwischenzeit wohnten sie mit den Nomaden in einem Zelt aus Rentierfellen. Das Zelt war in der Mitte beheizt durch ein Feuer aus Rentierfetten. Ein Loch oben im Zelt war der Kamin.

Die Mahlzeiten bestanden aus Rentierfleisch. Die Schlitten waren aus Rentierknochen und Rentierfellen gebaut und von Rentieren gezogen. So wurden tagsüber Wettrennen mit Rentieren und Schlitten gemacht. Michael Hoffmann sagte dazu, dass trotz der 70 Grad minus die Rentierkleidung sehr warm gewesen wäre.

Wir wissen auch, dass Wale extrem auf Schallwellen reagieren. Bekannt ist, dass der Eurostar, der Schnellzug zwischen Paris und London, den Ozean dermaßen in Schwingungen bringt, wenn er durch den Ärmelkanal fährt, dass die entstandenen Schwingungen bis in die New Yorker Bay von den Walen zu empfangen sind.

Nie sind so viele Wale gestrandet und gestorben wie in den letzten 25 Jahren. Das ist kein Zufall.

Die Tiere verfügen über ein natürliches Echolot und senden selbst ihre eigenen Wellen, um sich erkenntlich zu machen. Sie orientieren sich wie Hunde oder Brieftauben zum Beispiel nach dem Erdmagnetismus. Schiffe und Flugzeuge nutzen auch erdmagnetische Angaben, um Häfen und Flughäfen genau ansteuern zu können.

Jeder Punkt der Erde hat seinen ganz speziellen Erdmagnetismus. Es wiederholt sich um den ganzen Globus nicht. Es können nur Störungen des Erdmagnetismus auftreten, wenn besondere Metalle und Mineralien sich in der Erdkruste befinden. Diese Verschiebungen sind in den Navigationskarten immer vermerkt.

Es werden in den Meeren Erdgasquellen durch Schallwellen gesucht. Militärschiffe senden starke Sonarwellen. Es ist mittlerweile auch bekannt, dass Wale in den Bereichen gestrandet sind, wo Militärschiffe starke Sonarwellen gesendet haben. Die Wale bekommen falsche Signale und verlieren somit ihren Kurs. Sie wissen nicht mehr, wo sie sich befinden.

Rätselhaft ist jedoch, weshalb sie immer wieder an gewissen Stränden landen. Es ist zu vermuten, dass aus geographischen Gründen ein Teil von besonders intensiven Schallwellen sie wie von einem Echo bis zu diesen Orten führt. Die technischen Geräusche verändern bedrohlich das Leben der Tiere. Geräusche sind grundsätzliche elektromagnetische Schallwellen.

Ultraschallwellen sind in ihrer Leistung nicht zu unterschätzen. Sie können auch Metalle durchdringen. Sie werden sogar in der Industrie benutzt, um zum Beispiel Kupfer zu schweißen. Solarkollektoren zum Beispiel bestehen aus Kupferrohren, die auf Kupferplatten verschweißt sind. Würde man mit Hilfe von Wärme, wie von einer Flamme, beide Teile schweißen wollen, dann würde sich das Material verformen. Die unschöne Verformung wäre von außen sichtbar und der Sonnenkollektor dadurch unverkäuflich. Daher wird kaltgeschweißt in einem Bereich von 20.000 Hertz. Dieser Schwingungsbereich befindet sich gerade an der untersten Grenze der für den Menschen nicht hörbaren Ultraschallwellen. Sensible Menschen reagieren trotzdem darauf und müssen einen Gehörschutz tragen. Sensible Tiere reagieren deutlich auf Schallwellen. Damit finden sie ihre Orientierung und auch ihr Futter. Fremde Schallwellen können also ihr Leben gefährden.

MENSCHEN REAGIEREN AUCH

Dr. Äthenstaed konnte durch mehr als 400.000 pyroelektrische Einzelmessungen von Studenten den Nachweis führen, dass alle Gewebe lebender Organismen als fundamentale physikalische Eigenschaft ein pyroelektrische und piezoelektrische Verhalten besitzen. Einfacher gesagt: »pyro« bedeutet Wärme, »piezo« bedeutet elektrisch. Das bedeutet, dass in allen Geweben ein permanenter Dipol-Moment besteht, analog eines Magneten.

Dr. Äthenstaed fand somit heraus, dass ein von der Natur verändertes Magnetfeld eine Veränderung des Blutbildes verursacht. Die Drehachse der Elementarteilchen des Blutes, auch Spin genannt, verlagert sich schon innerhalb weniger Minuten (WBM).

Eine Federkernmatratze, die aus 200 Meter Stahldraht besteht und einen Kompass beeinflusst, beeinflusst demnach zwangsläufig einen menschlichen Körper.

Nicht selten ist ein Körper den ganzen Tag mit elektrischen, elektromagnetischen und elektrostatischen Feldern konfrontiert. Die Nacht in einer Umgebung von Radioweckern, Fernsehgerät, Ladestation für Handy usw. gibt den Rest dazu. Der Körper findet keine biologische Umwelt und somit keine Ruhe mehr.

Er hat keine Chancen, sich zu erholen. Er kämpft nur noch, kann seine Müdigkeit vom Vortag nicht abbauen und für den nächsten Tag sich nicht regenerieren.

Wenn ein Körper nur kämpfen muss, keine Chance findet, sich in einer biologischen Umgebung zu regenerieren, dann baut er zwangsläufig ab. Er entwickelt keine Abwehr mehr und wird entsprechend krank.

Tagsüber wird er überwiegend mit unbiologischen Dingen konfrontiert, die seinem Naturell widersprechen. Es fängt mit der Zündspule im Auto an. Trafos von Geräten aller Art und die Computerstrahlungen dazu begleiten ihn den ganzen Tag. Tagsüber ist er in Bewegung und hellwach. Bei Tageslicht lässt er sich nicht so leicht beeinflussen. Die Sonne unterdrückt weitgehend viele der negativen Strahlungen und mindert dabei ihre Intensität.

Im Bett dagegen verbringt der Mensch ein Drittel seines Lebens auf nur zwei Quadratmetern. Wenn er eingeschlafen ist, verliert er bis zu zwei Drittel seiner Kraft, um sich regenerieren zu können. Im Schlaf ist er ziemlich aufgegeben und wehrlos. Zwischen Mitternacht und fünf Uhr morgens können Strahlungen aller Art bis um das Siebenfache stärker sein als tagsüber. Das macht einen Körper besonders leicht angreifbar. Bei einer Dauerbelastung ist das Risiko sehr groß, so dass seine Gesundheit nicht standhalten kann.

Die erste Haut eines Menschen ist seine eigene Haut als empfindliches Körperorgan. Die zweite Haut eines Menschen ist seine Kleidung. Die dritte Haut ist das Haus, in dem er lebt.

Der Mensch lebt innerhalb aller dieser drei Komponenten.

Wenn dort permanent Störungen vorhanden sind, die unsere moderne Konsumwelt mit sich bringt, dann sollte man ernsthaft darüber nachdenken, ob einige der Störungen, zumindest für die Nacht, beseitigt werden sollten.

Es gilt eine Pauschalregel: Biologische Produkte sind die Produkte, die Adam und Eva auf der Erdoberfläche fanden: Wolle, Baumwolle, Holz, Naturlatex aus den Bäumen usw. Alle Produkte aus dem Erdinneren wie Metalle, Kunststoffe aus Rohöl, ebenso Synthetics sollten im Hause weitgehend vermieden werden. Sie können, je nachdem wo sie stehen, gefährliche Neutronenstrahlungen aus der Erde übernehmen und im Hause weitersenden.

Deren Einfluss kann sogar im ungünstigen Fall erheblich stärker sein als die ursprüngliche Erdstrahlung selbst. Darin sehe ich den Grund für eine Zunahme von 60 % mehr an Krebsfällen allein innerhalb der letzten zwanzig Jahre.

Es ist mir möglich, durch eine genau definierte Platzierung von Plastikgegenständen in der Umgebung eines Menschen seine Reaktionen darauf spürbar und schmerzhaft, an einem von ihm gewählten Organ, nachzuweisen.

Plastikflaschen mit Wasser am Bett und Gefäße aus dickem Glas (sie können wie eine Lupe wirken und aufgenommenen Strahlungen weitersenden) sowie metallische Gegenstände sollten zumindest im Schlafraum vermieden werden.

Fernseh- und Stereoanlagen sollten nach Gebrauch abgeschaltet werden. Die Trafos werden so nicht mehr mit Strom versorgt und es wird kein Elektromagnetismus produziert. Es kann niemandem mehr geschadet werden.

Eine Mehrfach-Steckdose mit eingebautem Schalter hilft, alle Geräte, die darüber mit Strom versorgt sind, abzuschalten. Es gibt sie sogar mit Fußschalter. Das macht das Ausschalten bequemer.

Sobald nicht mehr gehört oder gesehen wird, werden also die Geräte komplett abgeschaltet.

Nur noch das Kabel der Mehrfachsteckdose kann ein elektrisches Feld bilden. Die übrigen elektrischen und elektromagnetischen Felder der Geräte sind dafür aber verschwunden.

NATUR FÜR DIE NACHT

Im Schlaftrakt sollte dafür gesorgt werden, dass die Stromsicherung nachts abgeschaltet wird. So ist gewährleistet, dass kein Strom mehr in den Wänden vorhanden ist. Auf diese Weise kann sich weder ein elektrisches noch ein elektromagnetisches Feld aufbauen. Es ist zwar nicht möglich, fremde Wellen von außen zu verhindern, aber durch den Abbau der eigenen Felder können die Wellen von außen nicht mehr magnetisch angezogen oder verstärkt werden.

Der Mensch befindet sich somit weitgehend in einem biologischen Umfeld.

Wichtig ist darauf zu achten, dass beim Ausschalten der Sicherung zum Schlaftrakt Heizung, Kühlschrank, Kühltruhe und Klingel noch funktionieren. Es wäre dann möglich, diese Geräte über einen anderen Stromkreis zu versorgen, damit der Stromkreis zum Schlafzimmer nachts stromfrei gemacht werden kann. Für einen geübten Elektriker dürfte es kein Problem sein, die Geräte über einen anderen Sicherungskreis anzuschließen.

Damit der Strom nachts vollautomatisch abschaltet, sobald das letzte Licht ausgeschaltet wird, kann ein automatischer Netzfreischalter hinter der störenden Sicherung eingebaut werden.

Die Elektroindustrie weiß sehr wohl von den Problemen und bietet deshalb eine Lösung. Somit kann man tagsüber die modernsten Elektrogeräte betreiben und nachtsüber sorgt ein Netzfreischalter für eine automatische Befreiung der elektrischen Störungen.

Der Automat fühlt genau, wenn Strom fließt. Er schaltet den Strom ab, sobald die letzte Lampe ausgeschaltet ist und kein Strom mehr fließt. Sobald das Licht wieder eingeschaltet wird, fühlt es der Netzfreischalter. Er schaltet dann den Strom wieder ein. Ein Netzfreischalter wird in der Regel direkt hinter der Sicherung im Sicherungskasten eingebaut.

Um sicher zu sein, dass der Netzfreischalter gut funktioniert, kann eine schwache Orientierungsbirne in eine Steckdose des Schlafzimmers eingesetzt werden. Diese kleinen Birnen haben einen hohen Widerstand und verbrauchen sehr wenig Strom, den der Netzfreischalter sich normalerweise nicht merken kann. Bleibt nachts das Birnchen an, bedeutet es, dass der Netzfreischalter nicht abgeschaltet hat. So kann man davon ausgehen, dass irgendwelche Geräte in dem Sicherungskreis noch eingeschaltet sind. Das können ein Babyfon unter dem Kinderbett, ein Kofferradio, ein Kassettenrekorder, ein Radiowecker oder auch eine elektrische Zahnbürste im Badezimmer sein. Diese Geräte haben teilweise sehr starke Trafos, die aktiv bleiben und entsprechend strahlen. Das tun sie, solange sie in der Steckdose noch eingesteckt sind, auch wenn das Gerät ausgeschaltet ist.

So werden unnötige elektromagnetische Felder produziert. Dadurch merkt der Netzfreischalter, dass Strom verbraucht wird. Er kann nicht unterscheiden, wofür Strom gebraucht wird, ob für Licht oder für Geräte. Er merkt einfach nur, dass zurzeit Strom benutzt wird. Er spürt also den Stromverbrauch der Trafos und schaltet entsprechend nicht ab.

An eine weitere Gefahr durch Trafos hatte ich nicht gedacht:
Ein Kunde in der Nähe der Stadt Rheine berichtete, dass der Trafo eines Kassettenrekorders in einem Kinderzimmer zu heiß geworden und geschmolzen war. Das Kind starb an

Vergiftung durch die entstandenen Gase. Die Wicklungen eines Trafos sind voneinander durch Kunstharze isoliert. Beim Schmelzen können sie sehr giftige Gase entwickeln.

Um die elektrischen und elektromagnetischen Felder der Einzelgeräte weitgehend zu unterbinden, ist es zu empfehlen, einen Schnurschalter nachträglich in die Geräteschnur einzubauen. Das Gerät kann einfach über den Schnurschalter abgeschaltet werden und es wird so auf die elektromagnetische Bestrahlung verzichtet. Wenn der Stecker aber gut zugänglich ist, dann sollte man ihn einfach herauszuziehen. Man spart Strom, schont seine Gesundheit und die Geräte werden ebenso vor unnötigem Verschleiß geschützt.

Das Babyfon sollte nur mit Batterien betrieben werden. Die elektromagnetischen Strahlungen sollten in der Nähe von Kindern unbedingt vermieden werden, um eine weitgehend natürliche Umgebung zu sichern. Mittlerweile gibt es Babyfone, die mit DECT-Mikrowellen betrieben werden. Diese Geräte sollte man möglichst im Geschäft stehen lassen.

Ob ein solches Gerät unbedingt nötig ist, ist außerdem fraglich. Bis vor dreißig Jahren gab es solche Geräte nicht. Die Sinne der Erwachsenen waren feinfühlig und aufmerksam auf das Kind gerichtet. Sich blind auf Elektronik zu verlassen, verursacht auch das Abstumpfen vieler Gefühle. Die zwischenmenschliche Kommunikation und Interaktionen werden ohne Geräte besser gefördert.

Geräte gehören zum Konsum und werden oft ohne besondere Notwendigkeit gekauft. Viele Mütter, die ein ruhiges Kind haben, stellen trotzdem ein solches Gerät unter das Kinderbett, einfach weil das Gerät dazugehört. Sie ahnen nicht, wie das Kind dabei bestrahlt werden kann. Wenn das Kind in der folgenden Nacht weint, wird sich die Mutter für den Kauf des Gerätes selbst loben. Ohne Gerät hätte das Kind wahrscheinlich genauso gut geschlafen wie alle Nächte zuvor. Ein Kind weint auch aus Protest gegen Reize, die es empfindlich stören.

Moderne Satellitenantennen werden häufig in der Nähe eines Schlafbereiches installiert. Es sollte zumindest darauf geachtet werden, dass deren Verstärker entweder weit von den Schlafplätzen angebracht oder nachts abgeschaltet wird. Auch da entstehen unerwünschte elektromagnetische Felder. Sensible Menschen können dadurch einen gestörten Schlaf haben. Die Elektronik der Antenne kann für die Nacht mit einem Schalter versehen werden.

KAPITEL 12 – STRAHLENDE UMGEBUNG

WELLEN, WELLENLÄNGE UND LEBEWESEN

Unsere 230-Volt-Steckdosen haben alle den Nachteil, dass der Stecker links- oder rechtsrum unterschiedlich eingesteckt werden kann. Einer der zwei Kontakte einer Steckdose ist die sogenannte Phase. Sie führt den Strom, der mit einem einfachen Phasenprüfer festgestellt werden kann. Er leuchtet auf, sobald seine Spitze auf den Phasenkontakt der Steckdose und der Daumen auf das Griffende gedrückt wird. Der menschliche Finger wirkt dabei als eine Art Erdung, auch Masse genannt.

Nach elektrischen Richtlinien muss die Phase immer aus dem rechten Kontakt einer Steckdose kommen. Wenn der abgewinkelte Stecker eines Gerätes in der Steckdose so steckt, dass der Winkel nach unten zeigt und das Kabel entsprechend hängt, dann befindet sich automatisch der Schaltkontakt des Schalters in der Phasenleitung. Das Gerät wird somit über die Phase ausgeschaltet. Die Phase gelangt im Ruhestand nicht bis zum Gerät, weil sie am Schalter aufhört.

Die Phase ist für den elektrischen Smog aus dem Stromkabel verantwortlich.

Ein solcher Schalter schaltet üblicherweise nur eine der zwei Leitungen im Kabel ab. Es sollte deshalb und aus Sicherheitsgründen immer die Phase abgeschaltet sein.

Wenn aber doch der Stecker andersherum einsteckt wird, wird die Phase durch das Gerät oder die Lampe geführt und endet auf dem Weg zur Steckdose zurück am abgeschalteten Schalter. Das bedeutet, dass die Phase im abgeschalteten Zustand auf dem Hin- und auch auf dem Rückweg, bis zum Schalter zurück, zwei Mal parallel nebeneinander geführt wird. So wird ein elektrisches Feld in dem Kabel doppelt aufgebaut und das Gerät befindet sich unter einer unnötigen und unerwünschten Spannung. Wird der Stecker richtig herum eingesteckt, wird die Phase sofort am Schalter abgeschaltet und gelangt nicht bis zum Gerät. Demnach steht nur eine kurze Strecke bis zum Schalter unter Spannung.

Das Problem kann bei allen Geräten und Lampen mit einem einpoligen Schalter auftreten.

Richtig wäre, entweder eine nicht drehbare Steckmöglichkeit zu schaffen, oder einfacher noch, beide Leitungen des Kabels über einen zweipoligen Schalter nahe der Steckdose auszuschalten. Es gibt zu diesem Zweck Zwischenschalter, die direkt in die Steckdose gesteckt werden und in die der Stecker des Gerätes oder der Lampe gesteckt werden kann. So wird eine zweipolige Abschaltung zwischen Steckdose und Gerätestecker ermöglicht.

Es können unnötige Elektrofelder im ausgeschalteten Zustand der Geräte völlig vermieden werden.

Der Mensch erfand die Möglichkeit der industriellen Produktion von Elektrizität vor ca. 130 Jahren. Eine dichte Vernetzung versorgte bald nahezu jedes Haus. Dann wurde die Möglichkeit erfunden, Wellen zu senden und zu empfangen. Mit den langen Wellen wurde der Radioempfang möglich.

Die lange Welle war im Vergleich zu heutigen Wellen nicht aggressiv. Sie war aber trotzdem für die Menschen, die als Antennen wirkten, nicht harmlos.

Die Chemische Rundschau vom 12. September 1986 berichtete über das Thema: »Radiowellen sind nicht harmlos – Beeinflussung biologischer Systeme«.

In Stahlbetonbauten war die lange Welle nicht immer gut zu empfangen. Sie war teilweise durch den Beton abgeschirmt. Die Abschirmung durch Metalle gilt ebenso als Abschirmung für natürliche kosmische Wellen, die der Mensch als Empfänger zum Leben braucht. Der gesunde Mensch schwingt mit den biologischen Rhythmen der Natur in seinem Umfeld.

Um die Wichtigkeit von biologischen Rhythmen und Wellen für den Menschen zu verdeutlichen, eignet sich folgendes Beispiel von den ersten U-Booten. Die Besatzungen von U-Booten litten während des Krieges schon nach kurzer Tauchfahrt unter Erkrankungen des Hals-, Nasen- und Rachenraumes. Sie bekamen auch Kopfschmerzen, nervöse Unruhe und Konzentrationsmängel. Als Ursache vermutete man luftchemische Veränderungen wie beispielsweise durch Sauerstoffmangel. Wie sich später herausstellte, handelte es sich nicht um ein luftchemisches, sondern um ein luftphysikalisches Phänomen. Die Luft in den U-Booten entsprach nicht mehr der von der Natur entsprechend elektrisch geladenen Atemluft.

Ein Wissenschaftler der Firma Siemens, Dr. Fritz Hahn, stellte fest, dass das elektrische Gleichfeld der Atmosphäre in den U-Booten fehlte. Nach dem Krieg löste er das Problem durch elektrische Gleichfeldgeräte. (Sinngemäß aus: »Man stirbt nicht im August« von Köhnlechner.)

Eine Veränderung des elektrisch-natürlichen Gleichfeldes oder eine Abschirmung von natürlichen Wellen durch Metalle oder Sonstigem bedeutet immer einen Mangel an natürlichen Informationen für den Körper.

Metallische Abschirmungen im Haus wie durch Stahlbeton und alukaschierte Dachisolierungen trennen, zumindest teilweise, Mensch und Tier von der Natur. Sobald ein Auto unter einer Brücke fährt, ist beispielsweise der Deutschlandfunk auf Langwelle nicht mehr zu hören.

Langwellen, UKW (Ultrakurzwellen) und Mikrowellen haben unterschiedliche »Kräfte« und Wirkungen. Die lange Welle ist nicht aggressiv genug, um durch die Brücke dringen zu können.

Mit UKW ist der Empfang deutlich besser. Die Ultrakurzwellen kommen unter derselben Brücke sehr gut an. Sogar eine perfekte Stereoabtrennung aus dem Autoradio bleibt hörbar. Ultrakurz dringt durch und ist somit aggressiver. Je kürzer die Welle ist, umso aggressiver ist sie.

Der Mensch als perfekte Antenne zwischen Erde und Kosmos empfängt alle Wellen, ob gut oder schlecht. Das Nervensystem kann nicht differenzieren.

Künstlich erzeugte Mikrowellen, die extrem kürzer sind, stellen eine größere Gefahr für alle biologischen Systeme dar.

In der WDR2-Sendung »Quintessenz« vom 13. Oktober 1988 wurde folgendes Thema behandelt: »Was sind Mikrowellen?«

Ein Bericht über Mikrowellengeräte, war auf Anfrage erhältlich. In diesem Bericht wurde auf gesundheitliche Störungen wie grauer Star hingewiesen. Vorsichtsmaßnahmen im Umgang mit Mikrowellengeräten wurden auch angegeben.

In dem Bundesgesundheitsblatt 27 vom Juli 1984 wurde bemängelt, dass 11 % der getesteten Mikrowellenkochgeräte technisch und im Sinne der DIN/VDE-Normen nicht einwandfrei waren. Insbesondere wurde der Emissionsgrenzwert von 5 Milliwatt per Zentimeter in 5 cm Abstand von den Geräten zum Teil erheblich überschritten. Es handelte sich dabei um gewerblich eingesetzte Mikrowellengeräte.

Bei den Haushaltsgeräten, die nicht wie die gewerblichen Geräte überprüft werden, ist die Strahlung ebenfalls nicht zu verachten. Moderne Hochfrequenzmessgeräte reagieren jedenfalls selbst in mehreren Metern Entfernung heftig auf eingeschaltete Mikrowellenöfen. So wird der Mensch dazwischen gleichzeitig gebraten.

DIE GEFAHR LAUERT

Die französische Zeitschrift »L'EXPRESS« veröffentlichte 1982 einen Artikel über Mikrowellen unter dem Titel: »Les micro-ondes qui tuent«, was so viel heißt wie: »Die tödlichen Mikrowellen«.

Bundeswehrsoldaten, die über Jahre Radaranlagen bedient haben, sind teilweise sehr krank geworden oder starben sehr früh. Sie haben lange kämpfen müssen, damit die Ursache ihrer Erkrankungen anerkannt wurde.

In dem Bericht von Keith Hindley wird von dem Tod Joseph Yannons berichtet. Joseph Yannon hatte 15 Jahre auf dem Gipfel des Empire State Building in New York gearbeitet. Er starb 1974 durch einen zu langen Aufenthalt im Bereich von Mikrowellen, so die Ergebnisse einer Prüfkommission von der Ersatzkasse der Angestellten der Stadt New York. Zum ersten Mal wurde offiziell festgestellt, dass Mikrowellen töten können, was in den USA eine Reihe von Prozessen nach sich zog. Die meisten Staaten der Welt handelten mit einer Mikrowellentoleranz von 10 Milliwatt pro Quadratzentimeter als annehmbares Niveau, aber wie unangemessen diese Toleranz war, beweist der Tod Joseph Yannons, der sich in einer Umgebung von nur 1,5 mW aufgehalten hatte. Zuerst begann Yannon, über seine Augen zu klagen, dann über seine Ohren. Dann bekam er grauen Star und klagte über Gleichgewichtsverlust, zum Schluss erkannte er niemanden mehr. Als Yannon starb, war sein Körpergewicht von 81 Kilo auf 30 Kilo gesunken.

Die Arbeiten von Professor Milton Zaret der Universität New York konnten einen Vergleich zu den bisher beobachteten Fällen zahlreicher Patienten bestätigen: Der zu lange Aufenthalt an Mikrowellen und der graue Star waren aneinandergekoppelt. In einer Zeitschrift vom »New England Journal of Medicine« erklärte Dr. Hylar Friedman, Pathologe der amerikanischen Armee, dass Zellenerkrankungen beim Militär von El Paso in Texas zwischen vier- und zwölfmal höher als normal seien, von denen die Hälfte der Kranken mit einer langfristigen Mikrowellenbestrahlung konfrontiert worden waren.

Seit über dreißig Jahren ist die Mikrowellen-Krankheit in der Sowjetunion bekannt. Russische Forschungen ergaben, dass selbst eine Mikrowellen-Toleranz von nur 0,1 Milliwatt pro Quadratzentimeter noch eine nicht unerhebliche Gefahr für Lebewesen darstellt. Unsere westlichen Toleranzwerte sind um fünfzig Mal höher.

Die Sowjets mussten es wissen, als sie die amerikanische Botschaft 1976 in Moskau unter Mikrowellenbeschuss nahmen. Dazu empfehle ich das Buch von Paul Brodeur mit wissenschaftlichen Studienergebnissen »Mikrowellen – die verheimlichte Gefahr« und auch das kleine, sehr interessante und leicht verständliche Buch »Sind Mikrowellenherde Gefahrenherde?« von Lotz und Ulmer. In diesen Büchern werden weitere Literaturhinweise gegeben. Die verschiedenen Literaturquellen machen Angaben zum Thema Mikrowellen, die sehr zum Nachdenken anregen.

Meiner Ansicht nach stellt die weltweite, schleichende und zunehmende Umweltverseuchung durch Mikrowellen langfristig eine größere Gefahr dar als gebietsweise auftretende, kleinere atomare Unfälle.

Die Mikrowelle wird so definiert: die Mikrowelle ist eine elektromagnetische Welle, die Wassermoleküle in einer unvorstellbaren Geschwindigkeit aneinander und hin und her dreht und reibt. Aus dieser Reibung entsteht Wärme, die bei entsprechendem Einsatz der Mikrowelle bis um die 3600 Grad erreichen kann.

Die Ozonschicht leidet sehr unter den CO_2-Emissionen und wird dünner. Die Ozonschicht dosiert auf eine natürliche Weise die Dosis an elektromagnetischen Infrarot- und Ultraviolettstrahlen der Sonne. Das entstandene Ozonloch lässt somit zu viele Infrarot- und Ultraviolettstrahlen durch, dadurch erwärmt sich die Erdoberfläche. Der Treibhauseffekt verursacht eine Klimaerwärmung. Menschen erkranken an Melanomen. In Australien und Amerika geht man sogar mit einem T-Shirt baden, um sich gegen die Gefahr zu schützen. In Europa lässt man sich weiterhin von der Sonne braten, so als ob nichts wäre. Araber sagen dazu: »Nur Esel und Europäer gehen ungeschützt in die Sonne!«

Die elektromagnetischen Ultraviolettstrahlen verursachen Hautverbrennungen wodurch Melanome, Hautkrebs, entstehen können.

Die junge Haut von kleinen Kindern kann auf spätere Reaktionen programmiert werden. Daher sollten Kinder immer gegen Sonnenstrahlen durch Kleidung aus Baumwolle geschützt werden.

Der unverhältnismäßig hohe CO_2-Ausstoß durch Verbrennung von fossilen Stoffen gegenüber den Werten der natürlichen Oxydation von Lebewesen und Umwelt mit ca. 3,5 % CO_2 ist nicht alleine verantwortlich für die rapide Klimaerwärmung innerhalb der letzten zwanzig Jahre.

Schlechte Verbrennung von Rohstoffen gibt es aus der Industrie seit dem 19. Jahrhundert. Inzwischen sind Industrieabgase weitgehend reduziert worden. Der Erste und Zweite Weltkrieg und alle anderen Kriege, die es zurzeit noch gibt, sorgten und sorgen durch unkontrollierte und massive Verbrennungen aus den verschiedenen Explosionsarten von unzähligen Bomben und Munitionen für eine extreme CO_2-Belastung. Allein die Vulkanausbrüche weltweit sind starke Verursacher von hohen CO_2-Werte.

Mit Kriegen wird viel Geld verdient. Deutschland ist weltweit der drittgrößte Exporteur von Kriegsmaterialien, die das Elend vieler Unschuldiger zu verantworten haben. Der Zweite Weltkrieg war die beste Werbeaktion für die Qualität von deutschen Waffen. Der Unterschied ist nur, dass man heute nicht mehr selber Krieg führt, sondern Krieg machen lässt. Die CO_2-Emission, die durch Kriegsmaterialien von der Herstellung bis zu deren Explosionen weltweit verursacht wird, lässt sich durch die Abschaffung der Glühbirnen nicht wieder ausgleichen.

Industrie und Gebäudetechnik schaffen bessere Isoliersysteme, um Energie zu sparen.

Die Produktion der modernen Isoliermaterialien und sparsame Heizsysteme verursachen ebenso eine CO_2-Produktion. Trotzdem ist es richtig, neue Systeme zu produzieren und einzusetzen. Der Energieverbrauch wird dadurch massiv gebremst. Nur so kann auf Dauer weniger CO_2 in die Atmosphäre gelangen.

Abgase alleine können es aber nicht geschafft haben, in dieser kurzen Zeit von circa zehn Jahren die Weltmeere bis in eine Tiefe von 13.000 Metern um 3 bis 4 Grad zu erwärmen. Einige Fische, die noch vor zehn Jahren an der spanischen Küste zu finden waren, leben jetzt an der norwegischen Küste.

Das Schnee- und Eis-Datenzentrum (NSIDC) in Boulder, Colorado, teilte im Oktober 2010 mit, dass die Arktis als Folge der Meereserwärmung und des Klimawandels in 20 bis 30 Jahren während der Sommermonate eisfrei sein wird.

Die Mikrowellen-Lobbyisten wissen sicher, wodurch sich die Meere so schnell erwärmt haben. Nur eine Welle, die nach Wassermolekülen süchtig ist, kann eine solche Meereserwärmung verursacht haben. Die Mikrowelle greift, drillt und erhitzt Wassermoleküle. Nur die Mikrowelle ist in der Lage, bis in die tieferen Gegenden der Weltmeere zu gelangen und diese dermaßen schnell zu erwärmen.

Das Prinzip kennen wir aus den Mikrowellenherden. Lobbyisten bestreiten nach wie vor den thermischen Effekt der Mikrowelle. Hausfrauen kennen aber den Unterschied. Ein spürbarer thermischer Effekt kommt nur auf die Intensität an. Die Verteilung der Mikrowellen von Sendern ist glücklicherweise nicht so intensiv wie die im Mikrowellenherd, dafür aber um den gesamten Globus verteilt. Mikrowelle bleibt Mikrowelle. Die Mikrowelle erfüllt das, wofür sie unter anderem geschaffen ist, nämlich Wärme zu produzieren. Der Unterschied ist nur, dass wir durch die globale Verteilung sehr viel langsamer gebraten werden, so dass wir es gar nicht merken. Wirken tut es trotzdem.

Die Sendeleistung der Mikrowellensender ist zum Glück wesentlich geringer als die innerhalb eines Mikrowellenofens. Das Prinzip ist aber letztendlich gleich.

Wie schon gesagt, die Mikrowelle reibt und drillt Wassermoleküle aneinander, wodurch, je nach Einsatz, eine Erwärmung bis zu 3600 Grad möglich ist.

Die Meere, die Eisberge, die Gletscher und der Schnee bestehen zu 100 % aus Wasser. Die Luft um uns herum hat eine Feuchtigkeit von ca. 20 % bis zu 100 %. Überall in der Welt werden wir von Mikrowellen berieselt. So sind wir mit unseren Handys überall erreichbar. Sendemasten, Satelliten, Radar und Funkanlagen sorgen für eine lückenlose und globale Mikrowellendichte.

Eine Studentin aus Billerbeck im Münsterland erzählte mir von ihren Erfahrungen während der sechs Monate, die sie mit einer armen Familie in Peru verbracht hat. Die Menschen bewohnten eine Berghütte auf dem Berg mitten in der Wildnis. Sie lebten von ihrer kleinen Ernte und von ihren Tieren. Das Wasser zum Trinken, Kochen und Waschen holten sie aus dem nebenan fließenden Bach, elektrischen Strom gab es nicht. Die Studentin war von ihren Erfahrungen begeistert und kommentierte dazu, dass es dort keinen Elektrosmog gab. Als ich sie fragte, ob sie mit ihren Eltern in Deutschland die ganze Zeit nicht telefoniert hätte, antwortete sie: »Doch mit meinem Handy.«

Es wird auch mitten im Busch mit Handys telefoniert. Die Mikrowellen sind überall verdichtet. Unsere Natur, die nur aus Wasser besteht, wird davon überall berieselt. Die Meere und Flüsse werden ebenso durch diese unheimliche Welle erwärmt. Der Wärmeeffekt ist gering, weil die Intensität insgesamt gering ist. Es geht langsam und schleichend, aber immer noch schnell genug, um die Natur zu zerstören.

Bisher hatte man UMTS zur Verfügung, um mit einem Laptop überall Internet zu empfangen. Mit UMTS braucht man keinen Telefonanschluss. Eine Reihe von Kritikern hat damals vor der Elektrosmogbelastung der Umwelt durch UMTS gewarnt. Jetzt haben wir uns alle daran gewöhnt. UMTS wird durch LTE ersetzt. LTE heißt »Long Term Evolution«. Es wird um das Zehnfache leistungsfähiger als UMTS sein, mit der zehnfachen Geschwindigkeit (bei einem Zehnfachen an Datenmengen) – Mikrowellen pur!

Die Sonntagszeitung der »Frankfurter Allgemeinen« vom 10. März 2002 publizierte eine ganze Seite mit dem Titel »Die ganze Welt funkt – das Universum der mobilen Kommunikationstechnik«.

Das Frequenzspektrum von gepulsten Mikrowellen reicht von 300 Megahertz bis zu 30 Gigahertz. Ein Megahertz (MHz) entspricht einer Million Schwingungen pro Sekunde. Ein Gigahertz (GHz) entspricht tausend Megahertz.

Von den Satellitennetzen über öffentliche Funknetze, private Funknetze und weltweite Kommunikationsnetze über NMTS, GSM, GPRS, GPS, DECT, UMTS, WLAN, Bluetooth, HiperLAN, Mikrowellenöfen und FWA ist die Rede.

Sie sind ein Teil der Systeme, die über Mikrowellen funktionieren. Sie pulsen unterschiedlich und überall. Sie reiben und drillen alle Wassermolekülen, die sie auf ihrem Weg treffen. Reibung erzeugt Wärme. Nicht lächeln! Wir Menschen bestehen alle aus Wasser und bekommen die Mikrowellen voll mit!

Dazu kommen die Mikrowellen von schnurlosen Telefonen, die 24 Stunden am Tag senden. Sie senden sogar circa alle sechs Sekunden für ihre eigene Kennung um die sieben Volt. Der Radius der gesendeten Wellen reicht bis ca. 200 Meter. Alle Menschen in der Nähe haben etwas davon. Das menschliche Herz arbeitet dagegen mit circa einem Volt pro Herzschlag. Ein Kurzschluss zwischen dem Pulsen eines schnurlosen Telefons und dem Pulsen des menschlichen Herzens in nächster Umgebung ist möglich.

Ich bin persönlich sehr nachdenklich darüber, dass der »plötzliche Tod durch Herzstillstand« gerade auch im Alter um die 40 bis 50 Jahre in den letzten Jahren so extrem zugenommen hat. Wer ein altes schnurloses Telefon zu Hause hat, hat also keinen Grund, sich über einen Sendemast in der Nähe zu beschweren. Sein Telefon ist ein Mikrowellensender.

Die Industrie hat reagiert. Zuerst gab es strahlungsarme schnurlose Telefone. Diese haben nicht mehr gesendet, sobald sie in die Gabel gesteckt wurden. Neben der Gabel war die Mikrowellenstrahlung für 200 Meter im Umkreis aber wieder voll da.

Einige Hersteller haben neue Telefone entwickelt, die Mikrowellen nur dann senden, wenn telefoniert wird. Ist das Gespräch beendet, senden sie keine Mikrowellen mehr. Hinzu kommt, dass die Trafos weitgehend gegen Vorschaltgeräte getauscht wurden. So wird auch diese elektromagnetische Störung wesentlich verringert. Siemens C380, Orchid L-R, das sind unter anderem die Beispiele für schnurlose Telefone der neuen Serien. Wie gesagt, es werden nicht mehr 24 Stunden am Tag unnötig Mikrowellen gesendet, sondern nur, wenn man spricht. Dauertelefonierer sollten daher nur mit einem Festnetztelefon telefonieren. Sie würden sich und ihre Familie vor den Mikrowellen schützen. Das ist nicht nur gut für den Menschen, sondern auch gut für die Umwelt. Nach der Abschaffung der Dauerbestrahlung ist es durchaus möglich, dass die eigene Familie und auch die Nachbarschaft besser schlafen.

Vierbeinige Tiere und Haustiere in der Nähe sind auch durch Mikrowellensender und Geräte sehr benachteiligt. Ihr Nervensystem übernimmt ebenso die gefährlichen Strahlungen. Durch den direkten Bodenkontakt ihrer vier Füße leiten sie den aufgenommenen Elektrosmog intensiver zur Erde zurück.

Die Herstellerangaben der neuen Schnurlostelefone begrenzen sich nur darauf, dass die neuen Telefone stromsparend sind. Es wird nicht angegeben, dass es dabei um eine weitgehende Abschaffung von gefährlichen Mikrowellen im Wohnbereich geht. Man würde ja sonst indirekt zugeben, dass die Strahlen schädlich sind.

Mikrowellen im Haus können aus undichten Küchengeräten entweichen. Ein menschlicher Körper als perfekte Antenne besteht zu mehr als 70 % aus Wasser. Der Wärmeeffekt der Mikrowelle gilt somit auch für den Menschen in der Nähe. Die Augen sind besonders gefährdet, da ihr Wasserhaushalt sehr gering ist. Somit sind sie am wenigsten durchblutet und am meisten durch Mikrowellen gefährdet. Da macht sich die thermische Auswirkung der Mikrowellen besonders bemerkbar. Das Auge wird deshalb in den meisten Berichten als besonders empfindlich angegeben. In Amerika wird die jährliche Zunahme der Kataraktfälle auf zwei Millionen geschätzt.

In Eberbach wurde mir während eines Kongresses von einer der ausstellenden Firmen ein trichterartiger Mikrowellen-Detektor mit akustischer Anzeige zum Test in die Hand gegeben. In ca. 10 Meter Entfernung richtete ich die Sonde auf ein Mikrowellenküchengerät. Als das Gerät eingeschaltet wurde, löste die Sonde ein unerträgliches Geräusch aus. Das ausländische Mikrowellengerät befand sich laut Auskunft im Originalzustand. Sicher ist die Strahlung einer Mikrowelle im Gegensatz zu Radar- oder Richtfunkanlagen immer von kurzer Dauer. Falls aber das Gerät stark undicht ist, kann eine gefährliche Verluststrahlung austreten. Durch eine häufige Nutzung erhöht sich die Belastung und die Folgen sind nicht absehbar. Die Speisen, die nach der Mikrowellen-Erwärmung ihre lebenswichtige molekulare Drehung verloren haben, werden anschließend gegessen.

Die Zunahme von Mikrowellen um den gesamten Erdball verdichtet sich auf der Erdoberfläche in unserem gesamten Lebensraum. So wächst auch die Zunahme von elektrosensiblen Menschen. Der Schlaf wird immer schneller gestört, selbst auf guten Schlafplätzen. Bei Vollmond merkt man die Wirkung noch intensiver.

Die unsichtbare Umweltverseuchung steigt so stark an, dass kaum noch ein biologisches Umfeld in Deutschland zu finden ist. Elektrosensible haben es da schwer. Um gut schlafen zu können, fahren sie oft in die Nähe eines Sees oder mitten in einen Wald. Wasser und Wald entladen die Luft. Viele der betroffenen Elektrosensiblen fahren deshalb ein Wohnmobil.

Wegen der militärisch aufgestellten Radaranlagen aus dem Kalten Krieg und der intensiven Mikrowellennutzung war Deutschland noch vor circa zehn Jahren um ein Fünfzigfaches mehr mit Mikrowellen bestrahlt als das Industrieland Japan selbst.

Die natürliche, negative Luftionisation der Erdoberfläche wird davon ungünstig beeinflusst. Die negativ geladene Luftionisation ist unser Lebenselixier.

Der Körper reagiert auf die Minderung der unsichtbaren Qualität seiner natürlichen Umgebung und verweigert den durchgehenden Schlaf. Er reagiert mehr oder weniger empfindsam, je nach Mondphase.

Wer in Teilen Amerikas oder anderer Länder mit geringerer Bevölkerungsdichte gewesen ist, wird wissen, dass der Empfang auf Handys nicht immer und überall möglich ist, wie wir es in Deutschland kennen. Wer dort schon mitten in der Natur übernachtet hat, wird fast immer einen erholsamen und ungestörten Schlaf erfahren haben.

Mikrowellengeräte im Hause bringen noch zusätzliche Nachteile.

Im französischen Radio wurde davor gewarnt, Babyflaschen im Mikrowellenherd zu erwärmen. Die Wärme, die von außen fühlbar ist, ist sehr viel geringer als die, die sich tatsächlich im Kern der Flasche befindet. So können dem Baby starke innere Verbrennungen zugefügt werden.

Am 2. Oktober 1991 fand in Münster eine Tagung über »Mikrobiologische Wirkungen« statt. Es ging hauptsächlich um bakterielle Belastungen von Fleisch nach einer Mikrowellenerwärmung, wobei die frikadellenartige Lebensmittelform von gewissen Imbissketten besonders unter Beschuss geriet.

Die zu schnelle Erwärmung im Mikrowellengerät genügt nicht, um die Schwelle der siebzig Grad zu erreichen. Mindestens siebzig Grad sind erforderlich, um Salmonellen und andere Viren zu eliminieren. Diese Temperatur wird leider im Mikrowellengerät oft unterschritten. Dies ist zwar auf eine unsachgemäße Bedienung zurückzuführen, es ist aber täuschend warm und äußerst giftig.

Bei einer Mikrowellengarung ist auf eine gute Erhitzung der Speisen zu achten. Neue Salmonellenmutationen erfordern eine Mindesttemperatur von 140 Grad, um vernichtet zu werden. Um die Gefahren der Mikrowellen insgesamt in der Umwelt genauer zu erkennen, sollten alle Mikrowellen weltweit für einige Wochen gestoppt werden.

Durch die plötzlich gestoppte Reibung und Erhitzung von Wassermolekülen könnte eine ebenso plötzliche und überzeugende Reaktion der Natur feststellbar sein. So könnte man über den Einsatz einer ungefährlichen Welle nachdenken.

Um so weit zu sein, muss aber vorerst der gesamten Menschheit das Wasser bis zum Halse stehen. Inzwischen läuft uns die Zeit davon.

Selbst eine sofortige Abschaltung könnte schon zu spät sein. Die Erde wird sich womöglich auch ohne uns regenerieren müssen.

GEHIRNFREQUENZEN ALS VERNICHTUNGSMITTEL FÜR MENSCH UND UMWELT: HAARP

HAARP steht für »High Frequency Aktiv Auroral Research Programm«.

HAARP ist ein US-amerikanisches ziviles und militärisches Forschungsprogramm, das auf hochfrequenten elektromagnetischen Wellen basiert. Die Anlage befindet sich nordöstlich von Gakona in Alaska.

Die gesendeten Wellen bestehen aus biorhythmischen Schuman- und ELF-Wellen. ELF-Wellen steht für »Extremly Low Frequency«.

Mit den HAARP-Versuchen sollen eigentlich menschlich natürliche Wellen reproduziert werden, die über die Ionosphäre eine Manipulation der Menschen auf der Erde ermöglichen sollen.

Die Wellen, womit ein Mensch gesteuert wird, sind bekannt. Somit ist es möglich, aus der Ferne einen Einfluss bzw. eine Manipulation auf das menschliche Unterbewusstsein auszuüben, wenn die passende Welle gesendet wird.

Der Mensch lebt, schläft, reagiert und führt alle seine Bewegungen und Überlegungen nur zu den jeweiligen entsprechenden Wellen bzw. Frequenzen aus. Das Gehirn arbeitet entsprechend.

Es sind fünf Frequenzbereiche, die einen Menschen steuern: Delta, Theta, Alpha, Beta und Gamma. Das sind auch die Frequenzen, mit denen Silva-Mind-Control arbeitet.

- Der Delta-Bereich ist die Phase nach der Geburt, ungefähr so, wenn ein Baby die Augen zum ersten Mal öffnet. Es ist auch die Welle für Tiefschlaf und Koma. Sie pulst zwischen 0,4 und 3,5 Hertz. Es sind Sub-ELF-Wellen.

- Der Theta-Bereich ist die Traumphase im Schlaf wie auch der Bereich für Hypnose und Trance. Das ist der Bereich, in den man bei den Silva-Mind-Übungen unter Anleitung zurückversetzt wird. Die Schwingung beträgt zwischen 4 und 7 Hertz. Es sind ELF-Wellen.

- Der Alpha-Bereich ist der entspannte Wachzustand und auch der Bereich der Meditation. Diese Welle pulst zwischen 8 und 13 Hertz.

- Der Beta Bereich ist der normale Wachzustand. In dem Bereich arbeitet man ruhig und konzentriert. Dieser Wellenbereich pulst zwischen 12 und 30 Hertz.

- Die Theta-, Alpha- und Beta-Bereiche sind ELF-Wellen. Es sind genau die Wellen, womit die Amerikaner momentan forschen.

- Die Gamma-Welle ist die Phase von Aufregungen, aktivem Arbeiten und auch von unbe-herrschten Reaktionen. Die Schwingungen pulsen zwischen 25 und 100 Hertz. Das ist der Bereich der SLF-Wellen. Es ist auch der Bereich, worin sich unser Elektrosmog mit 50 Hertz befindet, um unsere Nerven, Bänder und Muskel zu schwächen bis hin zu den Bandscheibenvorfällen.

Das Spiel der Amerikaner und inzwischen auch das anderer Nationen ist ein sehr gefährliches Spiel mit der Natur. Der Mensch und auch die gesamte Natur werden über natürliche, kosmische Schwingungen gesteuert. Die Nacht sendet uns den Thetabereich, der Tag sendet uns den Betabereich.

Der Versuch, Menschen zu steuern, nimmt somit logischerweise Einfluss auf die Natur. Mit HAARP kann zum Beispiel auch das Wetter gesteuert werden.

Einige Wissenschaftler führen die vielen Naturkatastrophen der letzten Jahre auf HAARP zurück. Sie sind davon überzeugt, dass Erdbeben, Tsunamis, Überschwemmungen und mehr auf das Konto von HAARP zu verbuchen sind, und gehen sogar davon aus, dass HAARP außer Kontrolle geraten ist.

Den Berichten nach wird George W. Bush mitunter verdächtigt, den Hurrikan Katrina in New Orleans verursacht zu haben. In den Berichten, soweit sie wirklich stimmen, wird sogar angegeben, dass David Rockefeller auf der Bilderberger-Konferenz in Kanada am 6. Juni 2006 forderte, 90 % der Menschheit zu vernichten, weil sonst die Ressourcen nicht reichen würden.

Es ist auch damit zu rechnen, dass sich aufgrund der ELF-Wellen neuartige Krankheiten besonders im psychischen Bereich bilden oder bilden werden.

Diese Waffe greift auf Schlaf, Träume, Intuitionen, Geist, Intelligenz und Bewegungen aller Art bei den Menschen ein.

Der Mensch wird völlig steuerbar und kann dazu gebracht werden, Dinge zu tun, die er im Normalfall nie tun würde.

Mit HAARP ist es möglich, einen Teil oder sogar die gesamte Menschheit auszulöschen. Es braucht nur den Deltabereich mit 0,4 Hertz über ein oder zwei Wochen auf ein ausgewähltes Gebiet zu senden. Die Menschen fallen alle in ein Koma, trinken und essen nichts mehr, der Körper verhungert und stirbt. Es gibt angeblich bewegliche HAARP-Geräte bis zu der Größe, die in eine Aktentasche passen. Der Erfinder Nicola Tesla trat bereits 1912 mit »weckergroßen Geräten« vor die Öffentlichkeit, brachte Gebäude und Brücken ins Wanken und erklärte, mit dieser Technik die Erde spalten zu können. Hitler nutzte das Wissen von Nicola Tesla, um seine Waffen zu entwickeln. Einige der Erfindungen von Tesla sind dermaßen brisant, dass sie noch nicht veröffentlicht wurden.

Was haben die Amerikaner damit schon für Experimente gemacht?

Was kann diese Waffe noch, was ist das Ziel?

Alle Lebewesen wie Tiere und Pflanzen sind ebenso gefährdet. Auch sie können über die Ionosphäre als Ladungsträger gesteuert werden, sobald ihre Gehirnschwingungen eingesetzt werden. Tiere können über ihre SLF-Wellen im höheren Gamma-Schwingungsbereich völlig wild gemacht und auch als Waffen benutzt werden.

Die Möglichkeiten sind unendlich und extrem gefährlich dazu. Unser Planet ist in Gefahr.

Siehe im Internet unter www.Haarp.alaska.edu, www.wikipedia.org/wiki/HAARP und mehr noch über Google oder andere Anbieter unter HAARP. Die Menge der Berichte über HAARP ist mittlerweile kaum noch zu zählen.

BIOLOGISCHE EFFEKTE

Dr. med. Aschoff, Erfinder des elektromagnetischen Bluttestgerätes, »Bio-Ohm-Tester« genannt, hat immer wieder bewiesen, dass sich das französische Volvic-Wasser sehr positiv auf Krebskranke auswirkt. Die Polarität einer Krebserkrankung wird als molekular linksdrehend angegeben. Das Volvic-Wasser aus Glasflaschen und mit der blauen Etikette ist dagegen sehr stark molekular rechtsdrehend. Das Wasser wirkt somit sehr positiv gegen die Erkrankung. Alle Naturmediziner und Heilpraktiker, die sich mit biologischen Prozessen und Schwingungen befassen, bestätigen diese Angaben.
In der Natur ist ziemlich alles rechts- oder linksdrehend. Die Auswirkung der molekularen Drehungen und deren Intensität entscheidet zwischen Gesundheit, Krankheit, Leben und Tod.
Die »normale« Schulmedizin kann selten etwas damit anfangen.
Schauen wir uns abends die Wetterkarte an, dann sehen wir von oben, dass alle Tiefdruckgebiete linksdrehend und alle Hochdruckgebiete rechtsdrehend sind. Die Dynamik der Tiefdruckgebiete ist größer als die der Hochdruckgebiete. Wir Menschen empfinden die rechtsdrehenden Hochdruckgebiete als positiv.
Alle Fettsäuren und Proteine, die der Mensch braucht, sind linksdrehend. Dies bezieht sich nur auf einen biologischen Effekt.
Die Drehungsformen sind scheinbar abhängig von den Atomen der verschiedensten Materien und deren Qualität. Die molekulare Drehung bezieht sich auf Wasser, Blut und auch auf unsichtbar austretende Strahlungen aus der Erde.
Wenn ein Umfeld unsichtbar links- oder rechtsdrehend polarisiert ist, werden die betroffenen Organe eines Menschen entsprechend polarisiert, ob negativ oder positiv. Demnach ist es nicht gleich, wo ein Mensch sich auf Dauer aufhält.
Besonders wirksam ist das im Schlaf, weil das Bett immer auf unsichtbaren Strahlungen aus der Erde steht. Mal sind diese Stellen neutral verträglich für den Körper, mal sind

sie molekular rechtsdrehend, mal sind sie auch linksdrehend. Rechtsdrehende Energien von gewissen Intensitäten können auf Dauer Probleme wie z.B. für das Nervensystem bedeuten. Schlafstellen auf linksdrehenden Energien können je nach Intensität einen Krebs vorbestimmen. Die Mischung von links- und rechtsdrehend könnte für eine Leukämie stehen. Es hängt immer von der Intensität der Strahlungen ab. Demnach reagiert der Körper auf einen belasteten Schlafplatz und verweigert den ruhigen Schlaf. Der Schlaf ist während der Vollmondphase kaum möglich, insbesondere zwischen Mitternacht und fünf Uhr morgens.

Biologische Drehungen, chemische, elektrische, elektrochemische Informationen und Radioaktivität stehen in einer natürlichen Verbindung. So ergibt sich letztendlich das Elektrolyt im menschlichen Körper, wovon wiederum Gesundheit oder Krankheit abhängen. Wissenschaftler sprechen bei starken Schlafplatzstörungen von einer Neutronenstrahlung.

Ein Atom ist die Grundeinheit aller Materie. Es besteht aus einem schweren Kern, welcher positiv elektrisch geladen ist. Um diesen Kern befinden sich die viel leichteren negativ geladenen Teilchen, die man Elektronen nennt.

Die Elektronen bewegen sich auf einer unberechenbaren Laufbahn. Diese Elektronen könnten möglicherweise ihre Drehung ändern.

Blut, Nahrung und unsichtbare Umgebung sollten in einem Ausgleich von links- und rechtsdrehend sein.

Das Yin-und-Yang-Prinzip der Chinesen betrifft auch die Nahrung. Es hängt davon ab, ob Gemüse oder Obst hängend oder nach oben steigend wächst.

Die Intensität der biologischen Informationen ist auch unterschiedlich.

Aus einer Zusammenstellung von Atomen bilden sich die Moleküle, die sich entweder als flüssiger oder gasförmiger Stoff entwickeln.

Gibt ein Atom ein oder mehrere Elektronen aus seiner Hülle ab, nennt man sie Ionen. Ein Ion hat andere chemische Eigenschaften als das Atom, aus dem es entstanden ist.

Die Umgebungsluft ist ein gasförmiger Stoff, wonach sich die Ionisation je nach Ort und Wetterlage ändern kann.

Die Luftionisation kann für den Mensch positiv oder negativ geladen sein. Diese elektrochemischen Gebilde der Ionen haben immer einen elektromagnetischen Wert.

ÄRZTE ALS IDEALISTEN UND FORSCHER

Das erwähnte Aschoff'sche Gerät kann Schwingungen erfassen, wie z.B. die des Blutes, und ermöglicht, die Ursachen von unerwünschten Schwingungen bzw. Erkrankungen zu ermitteln.

Ein entsprechendes Gegenpräparat kann präzis ermittelt und eingesetzt werden. Die Blutabnahme eines konfettigroßen Blutflecks behält seinen Informationswert noch zwanzig Jahre danach und mehr. Die gesundheitliche Entwicklung des Patienten kann dadurch mit wenig Aufwand noch Jahre danach verfolgt werden.

Der Umfang der Möglichkeiten dieses Gerätes scheint für einige Fachleute so spannend zu sein, dass sie damit wissenschaftliche Arbeiten teilweise zu einem Hobby gemacht haben.

Die Vorträge zeigen, dass die Privatforschungen von einigen Medizinern schon zu verblüffenden Erkenntnissen zwischen Mensch und Umwelt geführt haben.

Dr. med. Peter Rothdach, ein geschätzter Experte aus München, forscht auch erfolgreich mit der Aschoff'schen Methode.

Er berichtete in einer WBM-Zeitschrift (Wetter – Boden – Mensch), dass die molekulare Rechtsdrehung des Volvic-Wassers aus Frankreich nicht zu kippen ist. Das ergab sich bei allen Bluttests. Das Wasser kann auf einen Patienten wie ein Medikament im positiven Sinn wirken. Rothdach erwärmte versuchsweise ein Glas Volvic für ca. 10 Sekunden in einem Mikrowellenherd. Die molekulare Drehung des gesunden Wassers war danach blitzschnell verloren gegangen.

Infolgedessen lässt sich deuten, dass ebenso gesundes Gemüse nicht in einem Mikrowellenherd gegart werden sollte. Der Inhalt an Vitaminen bleibt vielleicht unberührt, aber die für die Gesundheit so wichtige molekulare Drehung wird durch Mikrowellen völlig zerstört.

Rothdach hatte schon dokumentiert, dass Kochen auf einer Elektroplatte eine aufladende Wirkung auf die Speisen hat.

Aus Frankreich ist mir bekannt, dass gewisse Feinschmecker in der Lage sind, festzustellen, ob ein Essen auf Gas als fossilen Brennstoff oder auf Strom gekocht wurde.

Die Aussage vieler: »Aus dem Mikrowellenherd schmeckt es anders«, bestätigt die empfindlichen Unterschiede.

Die Kochzeiten und Temperaturen sind zu gering, wie die britische Zeitschrift »New Scientist« berichtete. Die Mikrowelle reicht nicht aus, um Stoffe zu entwickeln, die typisch sind für eine Karamellisierung, für Fleisch und Nussgeschmack. Das Essen schmeckt deshalb anders.

************ bestätigen diese Ergebnisse. (WN 21. Januar 1992)
Nach diesen Erkenntnissen haben wir, meine Frau und ich, uns entschieden, unsere Ernährung auf gar keinen Fall durch Mikrowellen zu erwärmen. Die so wertvolle magnetische Drehung der Moleküle unseres Gemüses und anderer Speisen sollte auf keinen Fall durch Mikrowellen wertlos gemacht werden. So entschieden wir uns, auf ein solches Gerät zu verzichten.
Ein Kochgerät anzuschaffen, das noch vor 20 Jahren bei der Post angemeldet werden musste, kann kein Kochgerät sein.
Ein Mikrowellenofen ist Sender und Empfänger zugleich. Deshalb musste früher ein solches Gerät auch bei der Post gemeldet werden, weil nur sie über die Frequenzen entschied.

MAGNETISMUS?

Die im Mikrowellengerät enthaltenen starken Permanentmagnete beeinflussen den natürlichen Erdmagnetismus in der nahen Umgebung und machen das Gerät so schwer. Zumindest ist mit einer magnetischen Zerrung zu rechnen, je nachdem wie leistungsfähig die Magnete des Gerätes sind.
Kalifornische Forscher haben kürzlich im menschlichen Hirn zum ersten Mal Magnetpartikelchen gefunden, die nicht waren sind als ein zehntausendstel Millimeter. Magneten im Kopf!
Experimente haben bewiesen, dass Brieftauben, denen ein Magnet am Kopf angebracht wurde, ihren Weg nicht mehr zurückfanden.
Eine internationale Brieftaubenveranstaltung wurde in Australien am selben Tag gestartet wie eine Militärübung mit Radargeräten. Keine der teuren Tauben hat den Heimweg gefunden.
Lebewesen reagieren auf Erdmagnetismus und mitunter logischerweise auch auf Mikrowellen und Elektrosmog.

Ein altes französisches Sprichwort wird oft verwendet, das Menschen mit verwirrten Entscheidungen bezeichnet: »Il a perdu le nord«, was nichts anderes sagt als: »Er hat die Nordrichtung verloren«.

Unsere Häuser werden zunehmend von Metallen so zugepackt, dass ein normaler Kompass teilweise darauf reagiert.
Verliert ein Mensch in einer metallischen Umgebung auch seine Nordrichtung?

Der stark wachsende Verbrauch von Psychopharmaka kann demnach auch durch eine dauerhafte Isolierung zu kosmischen Wellen und die Veränderung des Erdmagnetismus durch zu viele Metalle im Hause mit verursacht werden.

Metalle, besonders Eisen und Stahl, können das Erdmagnetfeld ihrer Umgebung stark verändern.
Magnete und die Reaktion eines Kompasses sind der Beweis für die Verbindung zwischen Metallen, Magnetismus, Blut und Mensch, laut den Erfahrungen von Dr. Aethenstaedt. Die wirksamen Heilmagneten der japanischen Taiki-Methode sind ebenso ein Beweis dafür. Die Auflösung von Nierensteinen durch die dafür auf der Haut ausgelegten Magnete wurde von Aschoff erfolgreich praktiziert.

Mikrowellen sind sehr aggressiven Welle, die nach meiner Ansicht nicht ins Hause gehören, gleich ob sie von einem Schnurlostelefon, WLAN für den Computer, Ofen oder sonst was kommen. Die üblichen elektromagnetischen Wellen im Hause, von Trafos, Geräten auf Stand-by und mehr, reichen schon, um ihr vernichtendes Werk an den menschlichen Körpern zu leisten.

Die Dichtheit eines Mikrowellengerätes lässt sich angeblich folgendermaßen testen: Für den Test braucht man ein Glas frische, biologische Milch. Stellt man das Glas vor die Türdichtung eines eingeschalteten Mikrowellengerätes, so darf sich die Milch auf keinen Fall verändern oder gerinnen. Das würde sonst auf eine Undichtheit der Tür hinweisen. Die Mikrowellenundichtigkeit verteilt sich sowieso im ganzen Raum. Nicht nur das Essen wird warm bestrahlt, sondern auch die ganze Familie in der Nähe. Katzen fressen angeblich kein Futter, das durch Mikrowellen erhitzt wurde.

NEUE ERKENNTNISSE MIT MIKROWELLEN

Die Zeitschrift »Raum & Zeit« Nr. 55 (1/1992) erschien mit dem Titel: »Wissenschaftliche Studie legt nahe: Verbot für Mikrowellenherde«.

Der Artikel mit wissenschaftlicher Dokumentation wurde mit zwei weiteren Überschriften kommentiert:

»Über die Schädigung lebendiger Systeme durch direkte Bestrahlung mit Mikrowellen besteht eine außerordentlich umfangreiche, wissenschaftliche Literatur. Sie ist so aufschlussreich, dass man sich wundern muss, dass die Anwendung der Mikrowellentechnik nicht schon längst durch eine neue Technik ersetzt worden ist, welche im Einklang mit der Natur steht« – und weiter heißt es:

»Im Gegensatz zur technischen Mikrowelle beruht die Mikrowellenstrahlung der Sonne auf dem Prinzip des gepulsten Gleichstromes. Sie erzeugt keine Reibung in der Materie.«

Hiermit wird eine Aussage gemacht, die den Einfluss von künstlichen Mikrowellen in der Natur deutlich macht.

Daher ist die inzwischen erreichte globale Verdichtung von künstlich gepulsten Mikrowellen als Eingriff in die Natur kaum noch in Frage zu stellen.

Eine globale Erwärmung bis tief in die Weltmeere kann demnach nicht nur mit dem oberirdischen CO_2-Ausstoß zu tun haben.

Laut eines österreichischen Wissenschaftlers, H. Auer, wäre es genauso möglich, mit einer unaggressiven Welle zu telefonieren. Diese Welle wäre angeblich um das 16.000-Fache schwächer als die Mikrowelle.

Zum Thema Mikrowellen ist auch das Buch »Elektrostress, Elektrosmog« von Wulf-Dietrich Rose sehr zu empfehlen. Das Buch mit vielen Abbildungen ist informationsreich und sowohl für den Laien als auch für den Experten geschrieben.

Eine weitere Empfehlung ist das Buch von Manfred Fritsch: »Ein Leben unter Spannung«.

Die oft erwähnte Zeitschrift WBM, »Wetter – Boden – Mensch«, liefert ebenso laufend neue Erkenntnisse über Umwelt und Gesundheit. Sie ist erhältlich bei dem »Forschungskreis für Geobiologie« in Waldbrunn-Waldkatzenbach.

Mikrowellen sind im Ursprung natürliche Wellen, die keine Zerreibung der Materie verursachen.

Die Mikrowellen, die vom Menschen für Sender-Empfänger-Systeme entwickelt wurden, zerreiben und erhitzen die Materie. Sie werden auch gepulste Hochfrequenzen genannt.

Die heutige Navigation, aber auch Radar- und Richtfunkanlagen funktionieren mit Mikrowellen, und die Auswirkung in der Natur ist teilweise verheerend.

Was hinterlassen wir nur den folgenden Generationen!

WALDSTERBEN, MIKROWELLEN UND KATALYSATOR

Dr. Ing. Wolfgang Volkrodt berichtet in WBM 4/90 von seinen Untersuchungen über das Baumsterben durch Mikrowellenanlagen.
Er gilt als ein sehr erfahrener Mann auf dem Gebiet und alle seine Mahnungen mit Datenbelegungen an die Bundesregierung blieben bis jetzt leider unbeachtet.
Er fuhr in die Nähe von zwölf Radar- und Richtfunkanlagen und stellte ein ungewöhnliches Baumsterben fest. Die Bewohner in der Nähe waren sich darüber einig, dass ein Baumsterben vor Inbetriebnahme der Anlagen unbekannt war.
Ein ehemaliger Ingenieur der Deutschen Post aus Münster war auf den Bau von Richtfunkanlagen spezialisiert. Er hat an dem Bau solcher Anlagen auch im Ausland teilgenommen. Der Einfluss von Mikrowellen auf die Natur war ihm bekannt. Er sagte dazu: Wenn wir den Richtfunk drei Tage lang auf einen Baum richten, dann ist der Baum tot. Menschen und Tiere sind auch betroffen, aber sie bewegen sich permanent. So werden sie seltener von den gefährlichen Mikrowellen des Richtfunksenders sichtbar angegriffen.
Vieles wird auf Abgase geschoben. Es werden in den Städten Bäume gepflanzt, um den CO_2-Ausstoß abzufangen. Bäume lieben CO_2. Sie werden dabei sattgrün, besonders an den Kreuzungen, wo immer wieder gestartet wird. Gärtnereien produzieren absichtlich CO_2, damit die Pflanzen schneller wachsen. Erstaunlicherweise dort, wo seit Jahrzehnten auch bergauf alle Fahrzeuge ihre Abgase ablassen, sind die Wälder links und rechts der Straßen und Autobahnen grün.
In der Diskussion um Katalysatoren machte Dr. Hans Nieper während des Jahreskongresses 1990 darauf aufmerksam, dass der Platinverlust aus den Katalysatoren das Immunsystem der Lungen angreift. Darüber wurde in einem Sonderexemplar von »Raum & Zeit« mit dem Titel »Der steuerbegünstigte Lungenkrebs« berichtet.
Damals wurde Diesel wegen des Ausstoßes von Rußpartikeln kritisiert. Inzwischen wurde die Technik weiterentwickelt. Dieselfahrzeuge bekamen einen Rußfilter und sind teilweise mit weniger Verbrauch leistungsfähiger als Benziner. Mit einem Dieselauto fährt man in der Regel 100 Kilometer mit 6 oder 7 Litern. Ein Benziner der vergleichbaren Kategorie verbraucht dagegen bis zu 10 Liter.
Die Zeitung »Westfälische Nachrichten« veröffentlichte am 15. August 1992 folgende Untersuchungsergebnisse: Diesel ist ein Saubermann gegenüber dem Kat-Benziner. Ein Diesel-PKW modernster Bauart hat bei einem Vergleichstest weniger Schadstoffe ausgestoßen als ein Benziner gleicher Leistung mit geregeltem Katalysator. Wie der Technische Überwachungsverein Rheinland gestern in Köln berichtete, stößt der Benziner auf der

5000 Kilometer langen Reise 27,4 Prozent der nach der US-Vorschrift zulässigen Menge Kohlenmonoxid aus, der Diesel nur 2 %. Ähnlich auch das Ergebnis bei den Kohlenwasserstoffen (25,6 und 9,2 Prozent) und beim Kohlendioxid. Bei den Stickoxiden habe der Benziner allerdings besser abgeschnitten. Bei dem Test waren zwei Audi 100 eingesetzt, ein Benziner 2,0 E mit geregeltem Katalysator und ein Diesel 2,5 TDI mit Direkteinspritzung und Oxidationskatalysator.

In dem Bericht wurden der Platinausstoß aus dem Katalysator sowie die Umweltbelastung durch Platin nicht thematisiert.

Der geringere Verbrauch von Diesel bringt weniger Steuern in die Staatskasse. Höhere Jahressteuern schrecken von dem Kauf von Dieselfahrzeuge ab.

Der »Elsbeth-Motor« von dem Ingenieur Elsbeth wurde weder gefordert noch gefördert. Der Staat braucht wie gesagt die Mineralölsteuern.

Einerseits wird von der Regierung so getan, als will man ökologisch gut dastehen, andererseits möchte kein Finanzminister, dass weniger Kraftstoff verbraucht wird. Wie könnte man Salatöl für ein ökologisches Auto besteuern?

Damit auf Steuereinnahmen nicht verzichtet werden muss, belässt man es lieber bei den umweltschädigenden Autos.

Mit dem Elsbeth-Motor fuhr eine Stuttgarter Limousine für den Test 100 km mit vier Litern Salatöl bei einem Tempo von ca. 130 km/h.

Diesel kann auch getankt werden, wenn die Lebensmittelläden geschlossen sind. Salatöl besteht aus oberirdischen, schnell nachwachsenden Pflanzen und ist umweltverträglich. Das Resultat ist eine Schonung der fossilen Rohstoffe, wodurch eine Minderung von Kohlendioxiden erzielt wird.

Mineralisierte und verdichtete fossilen Stoffe aus der Erdkruste und ihre Umwandlung in eine sehr konzentrierte Form belasten die Umwelt.

Es sind aber die unterirdischen Rohstoffe, die den technischen Fortschritt ermöglicht haben und uns erlauben, komfortabler zu leben. Gegenüber den nachkommenden Generationen ist es daher unverantwortlich, unterirdische Rohstoffe zu verbrennen, wenn Alternativen an der Erdoberfläche vorhanden sind.

Die Luft ist durch unterirdische Rohstoffe über das Dreifache mehr mit CO_2 belastet als mit oberirdischen. In der Form sind sie nicht mehr recycelbar und verpesten unseren Lebensraum.

Eine dauerhafte Erwärmung der Atmosphäre könnte zu ähnlichen Verhältnissen führen wie auf der Venus. Forscher haben vor ca. 30 Jahren festgestellt, dass die Venus ständig von einem schwefelartigen Regen berieselt wird. Es handelt sich um einen sauren Regen.

Die Temperaturen an ihrer Oberfläche betragen ca. 470 Grad Celsius. Dadurch wird der saure Regen in ungefähr 40 Kilometer Höhe zurückgehalten und verdampft.

Eine zu hohe Wärmeproduktion an der Erdoberfläche könnte langfristig solche vergleichbaren Effekte verursachen. Eine Verdampfung des Regenwassers in der Atmosphäre würde den Beginn einer Austrocknung der Erdkruste einleiten und alle Lebewesen vernichten.

Alle warmen Abgase tragen zu einer Erwärmung der Atmosphäre bei. Eine Reduzierung von ausgestoßenen Abgasen durch energiesparende Techniken sollte deshalb immer angestrebt werden.

Die beste Lösung im Sinne der Umwelt wäre allerdings, völlig auf abgasproduzierende Techniken zu verzichten.

Der Haken ist nur, dass jeder Mensch zwar gerne zur Natur zurück möchte, aber keiner möchte es zu Fuß tun.

Elektrisch betriebene Autos sind eine Täuschung, solange man sie am Stromnetz aufladen muss.

Um Strom zu produzieren, werden Kraftwerke benötigt, die entweder als »Atomanlagen« oder als Verbrenner von fossilen Stoffen betrieben werden.

Die meisten dieser Kraftwerke erreichen oftmals einen Wirkungsgrad von höchstens 30 %. Das bedeutet, dass für 100 % verbranntes Öl, Gas oder Kohle das Kraftwerk nur 30 % Strom liefert. Der Rest ist für die Atmosphäre als CO_2, welches ja gerade weltweit reduziert werden soll.

Elektroautos tragen somit enorm zur Umweltverschmutzung bei. Mit Elektroautos werden nur die Städte von Abgasen entlastet.

Nur über den Betrieb mit Solarzellen wird man ein Elektroauto als umweltfreundlich bezeichnen dürfen.

Stanley Meyer aus Grove City, Ohio, hat behauptet, es sei ihm gelungen, Wasserstoff und Sauerstoff mit einem relativ geringen Energieaufwand zu trennen und in einer Wasserzelle zu hochenergetischem Gas zu generieren. Mit speziellen Zündstäben soll somit Wasser verbrennen. Es wäre für alle Motorenarten anwendbar. »Raum & Zeit«, Nr. 44, 50 und 53.

Solche Erfindungen und deren Wert werden nicht aufgegriffen. Die mächtigen Mineralölkonzerne haben das Wort, die Mineralölsteuern auch.

Umwelt und Mensch werden durchhalten, bis zum letzten Atemzug.

Dr. Volkrodt beschreibt in WBM, wie die Bäume, die auch als Antennen leben, über ihre Blätter auch unnatürliche Wellen empfangen und in einen elektrischen Strom umwandeln.

Dieser elektrische Strom wandert als Ladungsträger zum Erdboden hin und stört dabei das natürliche Ionengleichgewicht des Bodens. So wird eine Versäuerung des Bodens verursacht.

Bei den Untersuchungen des Waldsterbens wurde tatsächlich eine Übersäuerung des Bodens festgestellt. Um der Übersäuerung entgegenzuwirken, entschied man sich, den Boden an den Stellen zu kalken.

Wenn aber die Bodenversäuerung bis in die Wurzelspitzen des Baumes reicht, wäre es ein Irrtum, zu glauben, dass etwas Kalk an der Erdoberfläche genügt, den Baum zu regenerieren.

Es gibt viele Gegenden in der Welt, wo Luftverschmutzung nicht bekannt ist. Nahe den Mikrowellenanlagen sterben die Bäume trotzdem.

Elektrische Effekte ziehen immer chemische Reaktionen nach sich. Das gilt für alle Lebewesen, ob Menschen, Tiere oder Pflanzen. Alle Lebewesen sind letztendlich aus dem »gleichen Holz«.

In WBM 19/1986 berichten verschiedene Experten über das Waldsterben. Herr R. Fischer nennt als Faktoren die allseits bekannte Luftverschmutzung, die Vernichtung der Urwälder und den Planktonfaktor der Meere. So wird eine Schwächung des Erdmagnetfeldes erzeugt und eine einfallende kosmische Höhenstrahlung deutlich verstärkt.

Weiter berichtet Fischer von der kosmischen Verflechtung allen Lebens und von der Resonanz aller Lebewesen untereinander. Alles schwingt miteinander.

Holz und seine unübertroffene Resonanzfähigkeit hatte Stradivari schon erkannt: Schwingungen des Holzes erzeugen die hörbaren Wellen aus einer Geige.

Ebenso ist die extreme Resonanzfähigkeit der Bäume für elektromagnetische Wellen bekannt.

Bäume bestehen auch aus Wasser. Mikrowellen, die unter anderem den grauen Star bei Menschen verursachen, greifen auch die Gesundheit der Bäume an. Blätter und Äste sind in ihrer Struktur als Antennen geformt.

Zu Beginn der 70er Jahre wurden Hochspannungsleitungen von 220 auf 400 Kilovolt umgestellt und betrieben.

Herr Berends, Dipl.-Ing. aus Hamburg, berichtet in seinem Gutachten vom 19. September 1984 über »Waldsterben durch weltweit neu eingeführte Höchstspannungs-Freileitungssysteme, ausgelöst durch Koronarentladungen und die Folgen der Luftionisierung«.

In Gegenden, wo Nebelfelder eine Verbindung mit dem Wald herstellen, entsteht über dem Baum eine elektrische Entladung. Die Auswirkungen auf die Bäume hängen von den Wellenarten und Intensitäten ab.

Der elektrische Verlust von Hochspannungsleitungen ist nicht unerheblich. Ein Experiment von Herrn Erwin Zeller zeigt es.

Zeller baute eine herkömmliche Leuchtstoffröhre von 1,50 Meter Länge, Typ D, und 58 Watt Leistung Warmton auf ein Stativ. Er stellte diese senkrecht unter eine 380-KV-(Kilovolt)-Hochspannungsleitung. Kaum zu glauben – bei Einbruch der Dunkelheit leuchtete die Röhre zwar nicht hell, aber schön gleichmäßig. (WBM 4/90)

Demnach lebt der Wald durch den globalen Elektrosmog auf einem elektrischen Stuhl. Bäume sind nicht wie Menschen oder Tiere. Sie bleiben immer da, wo sie sind, und können nicht flüchten. Ihre einzige Flucht vor gravierenden und immer wiederkehrenden Störungen ist der Tod.

Einen Schimmer Hoffnung gibt es doch: Schneider erklärte während eines Vortrages, dass gewisse Tannen nur ab einer Nadellänge von ca. 6 Zentimetern von bestimmten Mikrowellen angegriffen werden. In gewissen Gegenden würden deshalb nachwachsende Tannen als Selbstschutz eine Nadellänge von 4,5 Zentimeter nicht überschreiten. Scheinbar erkennen die Bäume ihre Gefahrengrenze.

Um dem Einfluss von Elektroverlusten auf Menschen nachzugehen, stellte sich eine Testperson unter eine Hochspannungsleitung. Es ging um den Bau von Häusern in der Nähe von Hochspannungsleitungen. Für das Experiment hatte ich Schuhe mit Gummisohlen und Schuhe mit Ledersohlen mitgebracht. Ich hatte einen Eisenstab als Erdung unter der Hochspannungsleitung eingeschlagen. Ein Kabel des elektrischen Messgerätes wurde so an die Erde angeschlossen. Am Ende des anderen Kabels war eine Elektrode aus Messing 63 angeschlossen. Die Frau nahm diese Elektrode in die Hand. Sie war ziemlich groß und bildete somit eine gute Antenne.

Mit Gummischuhen und stehend, die Arme nach oben gestreckt, war die Frau mit 37 Volt Wechselstrom aus der Hochspannungsleitung geladen.

Als sie sich so klein wie möglich bückte, um eine kleine Antenne zu bilden, war sie nur noch mit 9 Volt geladen.

Mit den Lederschuhen hatte sie bei beiden Experimenten keine Spannung mehr im Körper. Die Spannung aus den Leitungen wurde über das Naturmaterial weiter zur Erde geleitet.

Damit wollte ich einerseits beweisen, dass kleine Kinder eine entsprechend kleine Antenne bilden, wodurch sie vom Elektrosmog weitgehend besser geschützt sind als die größeren Erwachsenen. Damit sollte auch bewiesen werden, wie notwendig es ist, Naturmaterialien zu tragen, um gut geerdet zu sein.

Die isolierenden Gummisohlen haben den Strom nicht zur Erde weitergeleitet. So muss das menschliche Nervensystem mit der unnötigen Belastung fertigwerden.
Das macht auch deutlich, wie wichtig es ist, ein Haus gut zu erden und so weit wie möglich Naturmaterialien zu verwenden. Alle größeren Metallteile, auf die nicht verzichtet werden kann, wie die Stahlmatten im Beton, sollten demnach aneinander punktgeschweißt und an einer separaten Erdung verbunden werden.

DIE KIRLIAN-FOTOGRAFIE

Herr Willi Franz, Ing. aus Solingen, gestorben im Juni 1992, führte mit Hilfe der Kirlian-Fotografie Studien über die Aura der Bäume durch. Eine Buchreihe von ihm zu diesem Thema ist im Handel erhältlich unter dem Namen »Handbuch der Kirlian-Fotografie«.
Darin beschrieb er genau, wie und zu welchem Zwecke die Kirlian-Fotografie verwendet werden kann. Seine vielfältigen Arbeiten werden in Fachkreisen besonders geschätzt. Willi Franz war unter anderem Leiter des »Arbeits- und Forschungskreises Kirlian-Fotografie«.
Durch die Kirlian-Fotografie kann bei Blättern wie bei Menschen das elektromagnetische Umfeld gemessen werden. Auch das Leben im Gemüse kann ermittelt werden. Somit ist ein Vergleich von echtem Biogemüse zu anderem Gemüse eindeutig möglich.
Wenn das elektromagnetische Feld, auch Aura genannt, durch Kirlian-Fotografie nicht mehr sichtbar ist, ist bereits kein Leben mehr vorhanden.
Alles, was schwingt, lebt, Materie ohne Schwingung ist tot.
Diese Art von sehr präzisen diagnostischen Möglichkeiten für Menschen wird auch »Energetische Terminalpunkt-Diagnose« genannt.
Das sowjetische Ehepaar Kirlian entwickelte die »Elektrophotographie im Hochfrequenzfeld«. Es ermöglichte, die Lumineszenzen (Lichtenergie) aus lebenden Objekten in einem elektrischen Feld zu beobachten.
Das Fotogerät besteht aus einer Milchglasplatte, auf die man zum Beispiel die Fingerkuppen aufdrücken kann. Die Hochfrequenz-Photographie zeigt genau das elektromagnetische Feld von den Endmeridianen der aufgedrückten Finger.
Das Krankheitsbild ist so sehr genau zu definieren. Wenn ein Organ passend zu seinem Meridian wenig oder keine Ausstrahlung mehr hat, dann wird es Zeit, zu handeln.
Die Chinesen haben eine 5000 Jahre alte Erfahrung mit der »vitalen Energie«, gleich »Chi«. Diese pulsiert und zirkuliert auf ihren dafür vorgesehenen Bahnen. Das sind unsere Meridiane, die in den Akupunktur-Lehren beschrieben werden.

Die chinesische Medizin sieht vor, das Gleichgewicht der Energien zu halten, von Kopf bis Fuß und von links nach rechts.
Chinesische Heiler fühlen deshalb den Puls heute noch links und rechts, statt nur an einer Seite, wie in der westlichen Welt üblich.
Gleichgehender Puls links und rechts und die eigene elektromagnetische Ausstrahlung des Körpers sind über seine Meridiane auf einer Kirlian-Fotografie eindeutig sichtbar. Sie stellen eine klare Gesundheitsanzeige dar.

GEDANKEN ZU QUARZUHREN

Ein Mensch wird durch elektromagnetisch pulsierende Fremdquellen beeinflusst.
Aus den schon genannten Phänomenen und aufgrund entsprechender Messungen habe ich mich vor langen Jahren dazu entschieden, keine Quarzuhr am Körper zu tragen.
Menschen, die als Energiebündel zu erkennen und vermutlich vom natürlichen Magnetismus geladen sind, beklagen sich oft darüber, dass Quarzuhren bei ihnen immer stehen bleiben. Ihre eigene Energie bringt den Quarz so durcheinander, dass er nicht mehr arbeitet.
Bei solchen Reaktionen ist zu vermuten, dass der Betroffene über heilmagnetische Fähigkeiten verfügt. Das sind die sogenannten Handaufleger, wie in der Bibel berichtet wird.
Laut Uhrmacher schwingt der Quarz einer Uhr 32.600-mal pro Sekunde, um die Zeit richtig angeben zu können.
Was sind die Schwingungen der einzelnen Organe eines Menschen?
Welchen Einfluss haben diese Schwingungen auf lange Sicht?
Bei den verschiedenen Messungen von Quarzuhren mit einer elektromagnetischen Feldsonde stellte ich um die 100 Nanotesla (magnetische Messeinheit) pro Sekunde Aufschlag fest.
Die 60-mal pro Minute aus einer Analog-Quarzuhr direkt an der Haut erinnern an einen Herzschrittmacher. Die Uhr wird direkt am Handgelenk getragen, gerade da, wo der Puls sich am besten messen lässt. Mit einem Metallarmband dazu ist die Übertragung der elektromagnetischen Störungen auf den Körper nahezu perfekt.
Kurzum, eine mechanische Uhr mit Automatik ist sicher besser.
Um den möglichen Einfluss vom Elektrosmog besser zu verstehen, sollte man sich immer den menschlichen Körper als eine hochempfindliche, elektromechanische Technik vorstellen. Die 60-mal des Sekundentakts pro Minute bei 100 Nanotesla elektromagnetisch am Handgelenk können nicht spurlos bleiben.

So kann man sich die Funktionen vorstellen: Nehmen wir an, wir haben eine Zentralheizung, bei der die Umwälzpumpe ca. 2800 Umdrehungen pro Minute leistet. Das umgewälzte Heizwasser ist ziemlich stark verschmutzt. Eines Tages kommt man auf die Idee, die Pumpengeschwindigkeit auf ein niedrigeres Tempo zu schalten. Die reduzierte Wassergeschwindigkeit erlaubt einigen der Schmutzpartikel, sich in den weniger gespülten Rohrkreisen abzusetzen. Sie fallen auf den Boden des Heizkörpers. Bei der nächsten Umschaltung der Pumpe auf die höchste Geschwindigkeit werden alle angesammelten Schmutzpartikel aufgewirbelt und schnell zusammengeführt. Eine Verstopfung an einer Schwachstelle irgendwo im Rohrkreis ist so nicht auszuschließen. Die Anlage erlebt sozusagen einen Infarkt.

Bekannt ist, dass die meisten Herzinfarkte nach einer starken Aufregung oder einer körperlichen Überbeanspruchung ausgelöst werden. Das heißt, dass die »Pumpe« in einem solchen Moment besonders aktiviert wird und dabei einiges aufwirbelt. Es sind gerade die Yang-Typen mit ihrem hohen Blutdruck, die überwiegend gefährdet sind. Sie verfügen über sehr viel dünnere Arterien als die Yin-Typen mit ihrem niedrigen Blutdruck.

Der Vergleich von verstopften Arterien durch schlechte Ernährung und dazu die 60 Pulse pro Minute mit den elektromagnetisch über 100 Nanotesla einer Quarzuhr kann also nicht gesundheitsförderlich sein. Es sind reduzierte Schwingungen im Pulsbereich.

Ein Kollege hatte sich einige meiner Erfahrungen angehört, aber nicht wirklich ernst genommen. Irgendwann bekam er Taubheit und Schmerzen im linken Arm. Er kam auf die Idee, seine Quarzuhr am rechten Arm zu tragen. Die Schmerzen setzten sich auf den rechten Arm um. Er ließ sich zu Weihnachten eine selbstaufziehende automatische Uhr schenken. Erst einige Monate später erzählte er mir von seinen Erfahrungen. Es ist nicht einfach, Dinge zuzugeben, über die man zuvor gelächelt hat.

ELEKTROCHEMISCHE VORGÄNGE IM KÖRPER

Das Nervensystem eines Erwachsenen beträgt ca. 400.000 Kilometer Länge und ist dafür ausgerichtet, elektrische Informationen aus dem Kosmos zu übernehmen, um alle Einzelzellen mit elektrischer Spannung zu versorgen, damit sie arbeiten können.

Untersuchungen in Nashville/USA haben bewiesen, dass ein Nerv eine wesentlich bessere Aufnahmefähigkeit von Strom besitzt als alle Stromleiter überhaupt. Selbst die Supraleiter der Elektronik kommen nicht mit.

Der unnatürliche Elektrosmog wird ebenso aufgenommen. Das Nervensystem ist gierig nach elektrischen Informationen. Es pulst genau wie die Wellen, die es empfängt. Das ist sein Job.

Der Nerv leitet Strom in einer ständigen Wechselwirkung von elektrochemischen zu chemisch-elektrischen Informationen. Er tut es genauso umgekehrt.
Die Zwischenstellen zwischen den Nervenfasern, die Synapsen, übernehmen die Informationen aus den Nerven und leiten diese bis zu den Zellen.
Der Nerv als sehr gute Antenne übernimmt somit sämtliche Informationsformen.
Der elektrolytische Prozess des Körpers wird zwangsläufig auch von künstlichen Informationen aus der Umgebung beeinflusst. Der Wasserhaushalt übernimmt und speichert die fremden Informationen.
Wassermoleküle sind die besten Informationsträger in der Natur. Der Mensch besteht überwiegend aus Wasser. Künstliche Informationen wie auch schlechte Ernährung fördern eine Übersäuerung des Stoffwechsels. Der pH-Wert und somit der Organismus werden geschwächt. Der Elektrolyt stimmt nicht mehr. Die Zellen kommunizieren bald nicht mehr miteinander, um sich gegenseitig zu unterstützen. Eine Krankheitsanfälligkeit wird somit zwangsläufig vorbereitet.
Gegen Krankheiten gib es wiederum chemische Präparate aus der Apotheke. Durch Betäubungs- und Schmerzmittel werden die chemischen Verbindungen der Synapsen lahmgelegt. Somit wird der Informationsfluss aus den Nerven zu den Zellen unterbrochen.
Immer mehr Menschen schließen sich unbewusst an Geräte an, die erhebliche Störungen mit sich bringen. Handys, Piepser, Funk- oder Euro-Funkgeräte usw. werden gerne in Kleidungstaschen, direkt im Herzbereich, getragen.
Wenn solche Geräte unbedingt mitgeführt werden müssen, dann sollte man sie möglichst in der Nähe, zum Beispiel im Aktenkoffer oder in der Werkzeugtasche, mitführen, aber nie in der Herzgegend.
Und trotzdem: Ein Kunde aus Nordhorn benutzte ein Euro-Funkgerät. Er trug es immer in derselben Hosentasche. Wir sprachen oft über mein Hobby mit den Strahlen. Er war sehr konservativ, das Thema interessierte ihn zwar, aber sehr ernst nahm er es nicht. Er fuhr für zwei Wochen nach Dänemark in den Urlaub. Sein Funkgerät blieb zu Hause. Später erzählte er mir, dass er von den schädlichen Strahlungen aus den Geräten mittlerweile überzeugt sei. Der Grund war, dass er vor seinem Urlaub starke Schmerzen in der Leiste hatte und deswegen einen Arzt aufgesucht hatte, der allerdings nichts fand. Im Urlaub verschwanden die Schmerzen. Aus dem Urlaub zurück, waren die Schmerzen

schnell wieder da. Dann erinnerte er sich an unsere Unterhaltung und wechselte das Gerät in die andere Hosentasche. Die Schmerzen wechselten auch rasch die Seite und griffen schmerzhaft die andere Leiste an. Schließlich entschied er sich, das Gerät respektvoll auf das Armaturenbrett seines Fahrzeuges zu legen. Die Leisten waren wieder schmerzfrei.

Interessant dabei ist, dass, selbst wenn der Körper eine lange Zeit braucht, um wegen Schmerzen an einer Seite zu protestieren, dieser die Information sehr schnell auch auf die andere Seite übernimmt. Sobald er die schädliche Information wieder erkennt, ist es ihm egal, ob es rechts oder links ist. Der Schmerz wird sehr schnell wiederkommen.

Laut des Bundesamts für Strahlenschutz sind zwei bis sechs Prozent der Deutschen extrem elektrosensibel. Das gilt nur für die Menschen, die ihre Elektrosensibilität und Umweltstörungen eindeutig fühlen.

Vom Aufbau des Nervensystems her sind aber alle Menschen elektrosensibel. Der eine spürt es deutlich, der andere nicht. Dies ist oft nur eine Frage der Zeit. Strahlungen nehmen in der Umwelt immer mehr zu. Die Strahlendosis und ihre Dauer bestimmen, wie lange es gut geht. Mit dem Altwerden verliert der Körper seinen Widerstand. Wer nicht elektrosensibel ist, ist bereits tot.

Bei Verwendung von magnetischer Akupunktur, auch Taiki genannt, wird empfohlen, bei Organbehandlung die Magnete spätestens nach drei Tagen abzunehmen.

Die Akupunkturmagnete können sehr rasch zur Genesung führen, vorausgesetzt, dass die Magnete mit dem Norden richtig auf die Haut aufgelegt werden. So können akute Sehnenscheidentzündungen und andere Beschwerden oft binnen Stunden verschwinden.

Gewohnheiten kommen oft aus der Bequemlichkeit, nicht nachdenken zu wollen, zumindest solange man noch gesund ist.

In unserer modernen Welt kann man mit allen angebotenen Geräten besser leben und teilweise sogar länger. Dafür muss man sie richtig und bewusst anwenden.

Strahlen nehmen wir überall unbewusst auf, ob natürliche oder künstliche. Dafür gäbe es unendlich viele Beispiele. Sobald ein Geschäft betreten wird, gehen die Türen automatisch auf. Sobald man hinausgehen will, geht man durch eine Strahlenschranke, um auf Diebstahl getestet zu werden. Am Flughafen ist es während der Sicherheitskontrolle ähnlich. Bald soll der Mensch vor jedem Flug »geröntgt« werden. Wer viel fliegen muss, darf beunruhigt sein. Menschen mit Herzschrittmachern ist die Annäherung an bestimmte Mikrowellengeräte und Funktelefone zu ihrem eigenen Schutz untersagt. Am Rande von Bundeswehrgebieten mit Radaranlagen wird teilweise eine Annäherung für Menschen mit Herzschrittmachern durch entsprechende Schilder untersagt.

Die thermischen Effekte von Mikrowellen kennen wir aus den Mikrowellenöfen.

Die nicht-thermischen Effekte von Mikrowellen werden von allen Lebewesen in Form von elektromagnetischen Wellen aufgenommen, auch die von Babyfonen auf DECT-Basis.

Die Schwingungen dieser Effekte sind möglicherweise die gefährlichsten. Sie werden aber kaum berücksichtigt. Militärische und kommerzielle Interessen überwiegen die notwendigen Warnungen.

Statt nach einer anderen und weniger problematischen Welle zum Schutz von Mensch und Natur zu forschen, lehnen sich die Verantwortlichen bequem zurück.

Der Spruch dazu: »Wissenschaftlich nicht nachgewiesen«.

Umdenken würde sogar neue Erfindungen, neue Produkte und neue Umsätze bringen. Stattdessen werden laufend neue Mikrowellenquellen hinzu produziert.

Die Strahlen von aufgestellten Radaranlagen der Polizei, ohne eine Verkehrswidrigkeit begangen zu haben, sind möglicherweise eine Körperverletzung. Es ist jedenfalls ein Eingriff in das menschlich-magnetische Feld.

Die polizeilich verbotenen Warngeräte auf Radarmessungen reagieren teilweise schon in einem Abstand von 600 Metern auf die Messgeräte der Polizei. Aus welcher Entfernung der menschliche Körper darauf reagiert und wie er darauf reagiert, das ist bis heute nicht bekannt oder wird einfach verschwiegen.

Die Leistungen der Radarfallen sind also nicht unerheblich und scheinen demnach um ein Vielfaches über dem zu liegen, was bei medizinischen Bestrahlungen toleriert wird. Es ist eine unkontrollierte Bestrahlung der menschlichen Organe.

Die Polizei verwendet auch Laserstrahlen zur Geschwindigkeitskontrolle. Bei medizinischer Anwendung von dosierten Laserstrahlen werden jedoch schon in Fachkreisen Bedenken bezüglich einer möglichen Abtötung des bestrahlten Gewebes geäußert. Autofahrer leben demnach gefährlich.

Geschwindigkeitsmessungen der Polizei schützen zwar Leben, sie sind aber sicher auch ohne Strahlungen möglich.

Kleine Laserpointer reichen in ihrer Leistung völlig aus, um Flugzeugpiloten vom Erdboden aus gefährlich zu blenden. Wer dabei erwischt wird, riskiert zehn Jahre Haft.

Die Lebewesen, die sich in unmittelbarer Nähe der aufgestellten Radaranlage befinden, reagieren auch. Menschen oder andere Lebewesen mit »Strahlenkanonen« anzupeilen, kann für die Gesundheit des Betroffenen schädlich sein.

Es wurde festgestellt, dass die Aufzeichnungen eines Elektroenzephalogramms (EEG) durch die Benutzung eines Handys in einer Entfernung von circa zwanzig Metern beeinflusst werden. Die Gehirnfunktionen werden durch die Handystrahlen aus zwanzig

Meter Entfernung durcheinandergebracht. Handys haben im Allgemeinen eine Mikrowellenleistung von ca. 2 Watt, wenn draußen telefoniert wird. In einem geschlossenen Auto oder im Hause kann das Handy bis zu 12 Watt senden, um die Widerstände von Karosserie und Wänden überwinden zu können.

Haustelefone als Mobilstation senden in 30 Meter Reichweite ca. 0,2 Watt. Auch das ist für Mikrowellen direkt am und im Kopf, an der Zirbeldrüse, nicht unerheblich. Die Dauer der täglichen Telefonate bestimmt das Endergebnis.

Wir werden den Fortschritt der Telekommunikationssysteme nicht hindern können und nicht hindern wollen. Wir werden aber sicher eines Tages bezüglich der Ausstattung der Geräte und auch hinsichtlich anderer Wellenlängen im Sinne der Gesundheit umdenken müssen. Die Zunahme an Todesfällen von Menschen durch Gehirntumore (Glioma) wird eines Tages keine andere Wahl zulassen.

Die Zeit der ersten Handys mit teleskopischer Antenne, die ab circa einem Meter Höhe über den Kopf senden, wird möglicherweise wieder kommen.

Erst wenn die immer massiver werdenden Gehirntumore durch Handystrahlen auch öffentlich bekannt gemacht werden, erst dann werden die technischen Besserungen kommen. Manchmal reicht es, dass eine einflussreiche Persönlichkeit betroffen wird, damit etwas »in Bewegung« kommt. Die Forschungsergebnisse aus mehreren europäischen Ländern inklusive Deutschland liegen bereits unmissverständlich vor.

Vielleicht werden eines Tages auch die Mikrowellen- und Laserbestrahlungen der Polizei als Körperverletzung angesehen. Es ist zwangsläufig ein Angriff auf die Gesundheit und das Leben.

Anzeichen für ein Nachdenken sind da, wenn auch ältere, wie folgender Bericht aus der Zeitung »Westfälische Nachrichten« vom 6./7. Mai 1995 zeigt:

»Polizei blitzt wieder

Düsseldorf: Autofahrer in Nordrhein-Westfalen müssen wieder damit rechnen, von der Polizei mit tragbaren Radargeräten geblitzt zu werden. Nachdem Gutachten die gesundheitliche Unbedenklichkeit der fernglasähnlichen Messgeräte erbracht hatten, gab die Regierung die Benutzung aber wieder frei. Die Messgeräte waren aus dem Verkehr gezogen worden, weil ein an Kontrollen beteiligter Polizeibeamter plötzlich gestorben war.«

Die Entscheidung klingt etwas zynisch, aber ist ein Mal kein Mal?

Im Bericht wird das Wort Laser nicht erwähnt, aber der Verdacht auf eine unsichtbare Gefahr bestand doch. Laserstrahlen töten Gewebe. Polizisten bestehen auch aus Gewebe.

Nach welchen Kriterien das Gutachten erstellt wurde, wird nicht angegeben. Ob EEG- oder Hautwiderstandsmessungen sowohl an dem bestrahlten Polizeibeamten als auch an den Autofahrern durchgeführt wurden, ist nicht angegeben.

Experten berichteten kürzlich, dass eine Brieftaube, die durch einen Richtfunkstrahl (Mikrowellen) fliegt, ihren Weg nie wieder findet.

Welche Leistung gebündelte und sehr kurzwellige Strahlen haben, ist in der Industrie bekannt. Laserstrahl-Schneidemaschinen schneiden perfekt mit einer verblüffenden Präzision jede Art von Metallen, gleich wie dick das Metall ist.

Die Verwendung von Licht-Laserstrahlen nimmt in Diskotheken und auf Großveranstaltungen zu. Ihre Effekte sind teilweise noch in 30 bis 40 Kilometer Entfernung am Himmel sichtbar.

Eine Veränderung in Natur und Tierwelt ist vermutlich nie untersucht worden. Welche molekularen und atomaren Veränderungen durch diese Art von Laserstrahlen in der Atmosphäre entstehen, ist ebenso völlig unklar.

Die Benutzung von Handys, CD-Playern und anderen elektronischen Geräten wird in allen Flugzeugen entweder untersagt oder erheblich eingeschränkt. Sie können die Bordelektronik empfindlich stören und so Flugzeugabstürze verursachen. Handys produzieren Mikrowellen und CD-Player Laserstrahlen.

Elektromagnetische Wellen kann man kaum oder nicht abschirmen. Wäre das möglich, wäre die Luftfahrt längst bedient worden.

Rundfunk, Fernsehen und Presse regen oft zum Nachdenken an.

In der WDR2-Sendung »Hallo, Ü-Wagen« vom 18. April 1991 wurde über Muttermale gesprochen. In diesem Zusammenhang gaben Spezialisten folgende Ratschläge:

Muttermale, die im Durchmesser größer als 7 Millimeter sind und sich durch ihre Färbung von anderen unterscheiden, sind verdächtig und vermutlich Karzinomträger. Sie müssen möglicherweise als Melanom, also als Hautkrebs eingestuft werden. Intensive Sonnenbestrahlungen wurden als hauptverantwortliche Ursache angesehen.

Für die Entfernung solcher Muttermale wurde empfohlen, sie bis in eine Tiefe von ca. 8 Millimetern herausoperieren zu lassen.

Von der Beseitigung durch Laserstrahlen wurde abgeraten, da sie das Gewebe angeblich töten und spätere Untersuchungen unmöglich machen würden. So ginge jeglicher Informationswert der Hautstellen verloren.

Wissenschaftler bestätigen somit auf Umwegen die Gefahren von Strahlen auf das Leben.

OZONLOCH, SONNE UND MENSCH

Sonnenstrahlen wirken filtrierend und regenerierend auf die Haut.
Die Ultraviolett- und Infrarotstrahlen gehören zu den günstigen und angenehmen Sonnenwellen. Die sehr positive Wirkung der schönen und kräftigen Sonnenstrahlen ist gesund und wohltuend. Stundenlange Sonnenbestrahlung macht aber die Haut krank. Im Alter wird die verbrannte Haut faltig und unschön. Dazwischen aber ist die Haut einer unerwarteten Gefahr ausgesetzt.
Die unvorbereitete Haut eines Touristen aus dem Norden kann dramatische Folgen durch stundenlange Sonnenbestrahlung nach sich ziehen. Wie bekannt, die Gefahr ist in den letzen Jahren wegen des größer gewordenen Ozonlochs stark gewachsen.
In Australien und Amerika wird sogar teilweise aus diesem Grund mit einem T-Shirt im Meer gebadet. Direkte Sonnenexposition der Haut soll nach dringlichen Empfehlungen der jeweiligen Regierungen vermieden werden.
Die Zahl der durch das Ozonloch der südlichen Hemisphäre an Melanomen erkrankten Australier wurde schon 1991 auf ca. 140.000 Menschen geschätzt.
Gase, wie zum Beispiel aus Spraydosen oder alten Kühlschränken, sind auch an der Zerstörung der Ozonschicht schuld. Die Gase, die zu der Zerstörung der Ozonschicht führen, brauchen zwischen 30 und 70 Jahren, um die Ozonschicht durch die Atmosphäre erreichen zu können. Das Ozonloch nimmt so für einige Generationen danach noch zu.
Die internationale Politik hat zum Handeln leider noch Zeit. Erst müssen die wirtschaftlichen Interessen der verschiedenen Nationen berücksichtigt werden!
Die Warnung der Fachleute bezieht sich darauf, dass die nördliche Hemisphäre sich deutlich zu öffnen beginnt. Die Sonnenstrahlen werden nicht mehr natürlich durch Ozon gefiltert.
Um unsere Gesundheit besser zu schützen, sollten wir also in Zukunft den Aufenthalt in der Sonne besser dosieren.
Seltsam ist, dass die Medien an warmen Tagen davor warnen, sich wegen der starken und ungesunden Ozonmengen zu überanstrengen. Minuten später wird über alle möglichen Sportarten wie z.B. Radfahren und mehr berichtet.
Paracelsus sagte: »Die Dosis bestimmt, was Gift ist.«
Ozongase gehören mindestens 20 Kilometer hoch in die Atmosphäre, aber nicht auf den Erdboden.
Abdunsthauben früherer Bauarten zum Beispiel waren mit einem Ozonfilter ausgerüstet, um Bronchienprobleme zu vermeiden.

Die Infrarotstrahlen der Sonne sind für die Haut lebenswichtig. Man sollte deshalb mindestens eine Stunde täglich draußen sein. Davon profitieren alle Organe. Haut und Augen brauchen das Licht und die kosmischen Wellen. Der Stoffwechsel wird durch Luft und Bewegung aktiviert. Die Stimmung wechselt zu guter Laune über und führt zu einer allgemeinen Regeneration von Körper, Geist und Seele.

Und trotzdem ist es wichtig, die Haut vor direkten Sonnenstrahlen zu schützen.

Araber zum Beispiel wissen besser mit der Sonne umzugehen. Sie hüllen ihren Körper vollkommen in Kleidung ein, um sich vor der Sonne zu schützen. Ihr natürlicher Sonnenschutz besteht aus reinem Olivenöl und dem Saft von frisch gepressten Zitronen. Dabei muss die Saftmenge das Öl milchig färben.

Auch für den Sonnenschutz könnten wir ohne Chemie auskommen.

Ein arabisches Sprichwort sagt: »Nur Europäer und Esel exponieren sich der Sonne.«

AUGEN, SONNE, HAUT UND KÜNSTLICHES LICHT

Eine Sonnenbrille kann auch durch eine baumwollene Schirmmütze ersetzt werden, wenn man nicht direkt Richtung Sonne schauen muss. Schatten für die Augen zu schaffen, das kann als Schutz ausreichend sein und oftmals besser als Gläser wirken.

Viele Sonnenbrillen bringen nur eine Verdunkelung, aufgrund derer sich die Pupille anpasst. Dabei merkt die Pupille nicht, dass die Ultraviolettstrahlen nicht oder zu wenig von den Gläsern gefiltert werden. Damit wird die Netzhaut angegriffen. Eine Sonnenbrille sollte grundsätzlich in einem Fachgeschäft gekauft werden, damit ein guter UV-Filter die Augen effektiv schützen kann.

Die Sonne gab es schon immer. Der Mensch wurde ohne Sonnenbrille geboren.

Die Alten schützten ihre Augen mit Hilfe einer Kopfbedeckung. Natürlich soll vermieden werden, direkt in die Sonne zu schauen.

Die Augenmuskulatur bleibt dabei in permanenter Übung, um den Einfluss von zu starken Strahlen zu vermeiden. Das ist nicht schädlich.

Eine gute Übung, um die Augen zu regenerieren besteht, darin, mit geschlossenen Augen mehrere Minuten täglich Richtung Sonne zu schauen.

Der Versuch, das Tageslicht mit technischen Mitteln zu imitieren, ist wohl misslungen.

Über Leuchtstoffröhren wurden langjährige Forschungen in den USA und in der Schweiz geführt.

Das Magazin »Der Spiegel« publizierte in der 39. Woche 1982 einen Artikel mit dem Titel: »Hautkrebs durch Leuchtstoffröhren?«
Forscher der London School of Hygiene and Tropical Medicine analysierten 274 weibliche Melanom-Patienten und 549 Kontrollpersonen. Das Risiko, an einem Melanom zu erkranken, war um fast das Dreifache höher bei Daueraufenthalten unter Leuchtstoffröhren. Während eines Seminars erklärte Prof. Dr. König, Physiker der TU München, die Auswirkung des Leuchtstoffröhrenlichts.
Die Strahlung von Leuchtstoffröhren wäre in der Lage, die wichtigen Infrarotstrahlungen so zu mindern, dass es bei den betroffenen Menschen zu einem Hormonausstoß führt. Diese Art von Hormonausstoß kann wiederum je nach Prädisposition die Vorbereitung eines Melanoms sein.
So ist auch die langfristige Auswirkung der geballten Strahlung von Solariumröhren besser zu verstehen. Daher ist in vielen Ländern der Besuch eines Solariums unter 16 Jahren verboten.
Eine Glühbirne dagegen produziert eine Infrarotstrahlung. Der Glühwiderstand einer Glühbirne glüht eben als eine Nachbildung der glühenden Sonne. Die Sonne glüht und schenkt uns dabei die lebenswichtigen Infrarotstrahlen, die wir zum Leben brauchen.
Die Empfehlung von König lautete, dass man unbedingt versuchen sollte, sich unter Glühbirnenlicht aufzuhalten, falls gleichzeitig ein Daueraufenthalt unter Leuchtstoffröhren sich nicht vermeiden lässt. Die Bestrahlung aus einer zusätzlichen Tischlampe zum Beispiel würde wiederum genügen, um die Haut positiv zu beeinflussen.
Das aggressive Licht der Röhren wird von vielen Menschen als sehr störend empfunden. Hinzu kommt, dass der Trafo der Röhre, auch Drossel genannt, ein starkes elektromagnetisches Feld entwickelt. Das Feld kann man mit einem einfachen Telefonverstärker testen. Mit einem solchen Gerät kann man auf einfache Weise auf die Spur einiger elektromagnetischer Störungen kommen.
Auch ein Dimmer-Schalter erzeugt elektromagnetische Wellen bis zu den Lampen, worunter sich ein Mensch über Stunden aufhält. Die 50-Hertz-Sinuswelle des elektrischen Stromes wird durch einen Dimmer oben und unten abgeschnitten. Dadurch werden sogenannte Oberwellen mit höheren Frequenzen erzeugt, die sich über die gesamte Stromleitung bis hin zur Lampe, entsprechend der Lichtleistung, als ein elektromagnetisches Feld generieren.
Leuchtstoffröhren gehören nicht in die Wohnung. Sie erzeugen ein totes Licht. Das ist mit einer Spektrumbrille sehr genau sichtbar. Mit einer Spektrumbrille sieht man das Licht einer Glühbirne als eine weiche Umhüllung des Körpers, das alle Regenbogenfarben zeigt.

Das Lichtspektrum ist, wie schon gesagt, ähnlich wie die natürliche Sonnenstrahlung. Der Körper braucht ein gesundes Licht.

Das Lichtspektrum einer Leuchtstoffröhre ist nur direkt unterhalb der Röhre feststellbar. Es erscheint als sehr dünner Streifen. Es ist definitiv ein totes Licht. Es sind zwar auch die Regenbogenfarben vorhanden, aber sie sind sehr schwach und können den Mensch nicht erreichen.

Ähnlich ist es auch mit Sparbirnen. Dies sind Mini-Leuchtstoffröhren, denen die Rotlichtanteile fehlen. Es gibt noch Ärzte, die dem Patienten bei Erkältung empfehlen, sich unter Rotlicht zu setzen. In Tierzuchtbetrieben wird Rotlicht für die neugeborenen Jungtiere verwendet. Es fördert das Wachstum. Genau das gesunde Licht ist es, das den Menschen jetzt durch Energiesparlampen entzogen wird.

Halogenlicht wirkt in sechs bis acht aggressiven Lichtpunkten um die Halogenlampen herum. Deren Lichtspektrum ist kurz und dazu aggressiv.

Als ich mich an der Rezeption eines Hotels in Ratingen anmelden wollte, empfand ich das Licht extrem gedämpft. Die Empfangsdame sprach von einer Augenkrankheit, wodurch sie eine helle Beleuchtung nicht gut vertragen konnte. Ihr stand das Wasser bis zu den Pupillen. Sie konnte aufgrund ihrer Lichtempfindlichkeit im Sommer keinen Urlaub mehr machen. Selbst im Winter musste sie die meiste Zeit eine starke Sonnenbrille tragen. Die Bindehaut ihrer Augen war zum größten Teil unwiderruflich zerstört. Laut ihrer Aussage hatte der Arzt behauptet, dass diese Erkrankung typisch sei bei einer Dauerbeleuchtung von Halogenlampen. Die Frau hatte ihre Wohnung schon mit den ersten Halogenlampen ausgestattet. Der blaue Ton der ersten Lampen war sehr aggressiv.

LED-Licht wirkt wie sehr kleine Querbalken direkt unter der Lampe und hat kein ausreichendes Lichtspektrum. Nur die Glühbirne erzeugt einen warmen Ton mit den weichen Regenbogenfarben um den Körper herum. Moderne Leuchtkörper erzeugen ein lichtarmes Licht, ähnlich dem Licht von Leuchtstoffröhren.

In vielen der modernen Häuser von 2009 sind schon keine Glühbirnen mehr zu finden. Viele Altbauten wurden bereits auf moderne Leuchtkörper umgerüstet.

Die Mitarbeiterin eines Hautarztes berichtete mir, dass in früheren Jahren in der Praxis zwischen acht bis neun Melanomfällen im Durchschnitt festgestellt wurden. Das Jahr 2009 mit 38 Melanomfällen bis Mitte November gab sehr zu denken.

Sicher ist, dass nach der Unentschlossenheit der Politiker eine Minderung von CO_2-Gasen in absehbarer Zeit nicht zu erwarten ist. Kioto und Kopenhagen sind trotz aller Warnungen gescheitert. Die 2,5 Milliarden Chinesen und Inder kommen erst jetzt in den Konsumrausch. Sie werden auch dazu beitragen, dass die Wälder abgeholzt werden.

So gesehen, könnte eines Tages das derzeitige Desinteresse der deutschen Politiker für Kinder als lobenswert bewertet werden.

Um sich vor Hauterkrankungen und Melanomen weitgehend schützen zu können, wird es von Tag zu Tag wichtiger, die Haut zu schützen. Baumwolle ohne Synthetikbeimischung eignet sich besonders gut dazu. Die Kleidung sollte möglichst weiß sein, damit die Sonnenstrahlen besser reflektiert werden können.

Die immer wiederkehrenden Warnungen vor Melanomgefahren durch den Aufenthalt unter Sonnenbänken schrecken noch zu wenig ab. Die Warnungen werden erst verstanden, wenn es bereits zu spät ist.

Es sollte versucht werden, zumindest in den Räumen, in denen man sich lange aufhält, mindestens eine Glühbirne im Körperbereich einzuschalten, um das spektrumarme Licht von Spar- und Halogenlampen zu kompensieren.

Falls eines Tages keine Glühbirnen mehr zu finden sind, sollte man eingeschaltetes Licht in der Wohnung auf ein Maximum reduzieren und sich dafür viel an der frischen Luft unter natürlichem Licht aufhalten.

In der Tageszeitung »Westfälische Nachrichten« vom 31. Juli 1990 erschien ein Artikel aufgrund der ARD-Sendung »Report«: »Sparlampen enthalten radioaktive Stoffe«. Den Angaben nach bestand zu der Zeit in den USA eine Deklarationspflicht für Händler von Sparlampen.

Eine radioaktive Leistung wird auf dem Sockel von Sparlampen nicht mehr angegeben. Sparlampen sind ein sehr gefährlicher Sondermüll. Falls sie undicht sind oder werden, können sie gefährliche Quecksilberdämpfe freigeben.

Falls sie eines Tages auf den Boden fallen und zerbrechen, wird die Beseitigung der Bruchstücke nicht ungefährlich. Kinder müssen in einem solchen Fall unbedingt aus dem Raum entfernt werden. Fenster und Türen müssen geschlossen bleiben. Die gefährlichen Quecksilberpartikel dürfen auf gar keinen Fall schnell bewegt, aufgewirbelt, angefasst oder mit dem Staubsauger beseitigt werden. Das Tragen einer Schutzmaske ist unabdingbar. Bei Unsicherheit sollte Polizei oder Feuerwehr zu Rate gezogen werden.

Diese Lampen werden von der Bundesregierung empfohlen.

Seitdem Halogen- und Sparlampen eingeführt wurden, weil sie angeblich sparsam sind, werden Häuser mehr und dauerhaft, innen und außen, komplett und übertrieben beleuchtet. Das tut man nur, weil die neuen Lampen sparsamer sein sollen. In der Summe ist der Stromverbrauch anschließend teilweise höher als vorher mit dem gesunden Glühbirnenlicht.

Sparlampen und Halogenlicht machen im Außenbereich Sinn. Den Glühbirnen wird eine hohe Wärmeabstrahlung nachgesagt. Der minimale Wärmeverlust der Glühbirne kommt aber dem Wohnraum zugute, da das Licht überwiegend im Winter eingeschaltet wird oder am Abend, wenn es gerade etwas frischer ist.

Eine viel größere Energievernichtung entsteht bei der Produktion und Herstellung von Sparlampen. Sie werden aufgrund des gefährlichen Quecksilbers und des Vorschalttrafos als Sondermüll beim Verkäufer oder dem Entsorgungsbetrieb (Behörde) entsorgt. Jede Birne enthält zwischen 2 mg bis 6 mg Quecksilber und Elektronik dazu. Die Elektronik produziert im Gegensatz zu einer Glühbirne ein elektromagnetisches Feld. Das ist Elektrosmog pur. Eine Sparbirne ist dazu nicht langlebig und ist nach maximal 4000 Stunden oder ca. 6000 Schaltungen schon defekt. Jede Sparbirne produziert elektromagnetische Störungen in ihrem Umfeld, und das greift den Menschen zusätzlich an.

In der Zeitschrift »Der Naturarzt« vom Dezember 2010 wird auszugsweise von einem zusätzlichen Effekt von Sparlampen berichtet.

»Flimmerndes Licht stört Gehirn und Stoffwechsel

Das Licht der Sparlampen flimmert, taktet, flackert und prasselt mit Lichtblitzen als Folge der Netz- und Elektronikfrequenzen. Das Flimmern ist für das Auge zwar nicht direkt wahrnehmbar, Flimmerfrequenzen wirken sich – bewusst oder unbewusst- negativ auf Augen, Gehirn, Hirnströme, Hormone, Nervosität, neurologische Abläufe, Verarbeitungs- und Steuerungszentren, Koordination, Stoffwechsel, Glucoseverbrauch, kapillaren Blutfluss oder Schlafqualität aus und können Migräne, Kopfschmerz oder epileptische Anfälle auslösen.«

Der Verfasser ist Dr. Christin Steigerwald von der Ludwig-Maximilians-Universität in München. Prof. Ulf T. Eysel von der Ruhr-Universität Bochum stellte fest, dass sich niederfrequente Lichtsignale in den Gehirnströmen bemerkbar machen.

In der Zeitschrift »Der Naturarzt« wird unter anderem auch von dem mangelhaften und schädlichen Lichtspektrum der Sparlampen berichtet.

Die Summe der eingeschalteten Sparbirnen in einer Wohnung ergibt die Verstärkung des elektromagnetischen Feldes. Durch die 50 Hertz elektromagnetischer Streufelder können sich die Bänder der Wirbelsäule einer Person weiterhin schwächen. Orthopäden werden nicht arbeitslos.

Es ist aufgrund meiner Erfahrungen durch die eigene Krankheit mit dem Elektrosmog unfassbar, wie ein Glühbirnenverbot erlassen werden konnte.

Der dagegen teils höhere Stromverbrauch von Fernsehgeräten mit Flachbildschirmen wird von der Bundesregierung nicht bemängelt. In Kalifornien wurde 2009 ein Gesetz erlassen, dass der Stromverbrauch von Flachbildschirmen innerhalb der nächsten drei Jahre auf die Hälfte reduziert werden muss. Allein durch diese Einsparung können dann 60.000 Haushalte mit Strom versorgt werden.

Das Licht der modernen Leuchtmittel ist grell und sendet kein warmes Licht. Infrarotanteile wie die der Sonne sind aber eine wichtige Nahrung für die Haut.

Die Vorschrift der Bundesregierung, Glühbirnen zu beseitigen, kann für empfindliche Menschen zu einer Unterernährung der Haut führen.

Ähnlich des Resultats der Studien über Leuchtstoffröhren wäre eine Erkrankung als Folge einer Unterversorgung an Infrarotstrahlung denkbar.

Mit Licht geht es um Fotosynthese. Ohne Fotosynthese in der Natur gibt es kein Wachstum. Das gilt für Pflanzen, Tiere und natürlich auch für Menschen.

Die meisten Lebewesen produzieren eine ultraschwache Abstrahlung von Licht, das mit Hilfe von sogenannten Photomultiplern und Photonenzählschaltungen in absoluter Dunkelheit nachweisbar ist. Das Phänomen wurde von Popp erforscht. Die Zellen kommunizieren untereinander mit Hilfe einer Photonenabstrahlung, ähnlich wie Lichtfaserkabel der modernen Kommunikationselektronik.

»Licht ist Leben!« Demnach ist totes Licht auf Dauer nicht zu empfehlen. Die voreilige Entscheidung der Politiker ist wieder einmal willkürlich getroffen worden. Geht es nur um fadenscheinige Energieeinsparung? An die Krankenkassenkosten als Folge von krank machendem Licht wurde nicht gedacht.

Halogenlampen sollten am besten als Röhre und grundsätzlich ohne Trafo eingesetzt werden. Das indirekte Licht einer Stehlampe, zur Raumdecke gerichtet, spendet mit einer Halogenröhre von 230 Volt ein angenehmes Licht.

Hinzu kommt, dass die Stromleitungen von Halogenlampen mit Niederspannung einen stärkeren Strom führen. Dafür sind die Leitungen dicker. Sie würden als dünne Leitungen zu heiß werden und eventuell schmelzen. Der höhere Strom verursacht ein stärkeres elektrisches, ebenso ein stärkeres elektromagnetisches Feld im Raum.

Hochvolt-Halogenleuchten ersparen die elektromagnetische Strahlung von Trafos für Niederspannungsbirnen.

Es sollte auf Dimmer verzichtet werden, um zusätzliche elektromagnetische Felder zu vermeiden. Die meisten Dimmerschalter sind überflüssig, weil die Leuchtmittel immer nach dem Lichtbedarf gekauft werden. Der überflüssige Dimmer wird so voll aufgedreht. Das Licht wird meistens nicht mehr gedrosselt. Nur das elektromagnetische Feld des Dimmers bleibt im Raum.

Der warme Lichteffekt der alten Lampen ist unersetzbar. Man sollte versuchen, sich einen Glühbirnenvorrat anzulegen, solange es noch welche gibt. Mit einem solchen gut platzierten und weichen Licht fühlt man sich einfach wohler.

Die Infrarotstrahlung arbeitet im Stillen zum gesundheitlichen Vorteil.

Linestra-Röhren können Leuchtstoffröhren ersetzen. Sie sind ähnlich aufgebaut wie Glühbirnen oder Spots und leuchten ebenso durch einen Glühwiderstand.

Es ist schon jetzt zu wünschen, dass die gesunde Glühbirne in Wohnräumen eines Tages wiederkommt.

Wenn es um eine Einsparung von CO_2 geht, sollten andere Maßnahmen ergriffen werden. Es könnte zum Beispiel zwei bis drei Tage in der Woche auf Fleisch und Wurst verzichtet werden. Dies wäre gesünder für den eigenen Körper und auch für die Umwelt. Für die Entstehung von einem Kilo Rindfleisch sind 16 Kilo Getreide notwendig. Für die »Fleischproduktion« wird das Siebenfache an Fläche als für Agrarland benötigt. Für ein Kilo Weizen werden 1300 Liter Wasser benötigt, für ein Kilo Rind sind es 13.000 Liter.

Der weitgehend übertriebene Fleischkonsum verursacht auch eine übermäßige »Fleischproduktion«. Das hat wiederum einen starken Einfluss auf eine weitere Zerstörung der Ozonschicht. Rinder erzeugen beim Rülpsen und Pupsen ein Methangas, dass wesentlich gefährlicher ist als CO_2. Eine einzige Kuh pupst bis zu 700 Liter Methangas täglich, so viel wie ein Auto bei einer 50 Kilometer langen Fahrt. Tiere sind somit größere Klimakiller als der Straßenverkehr.

Wer weniger Rindfleisch, dafür mehr Pflanzen konsumiert, schützt seine Gesundheit und leistet gleichzeitig einen Beitrag für den Umweltschutz.

Man könnte auch das gesunde Wasser aus dem Wasserhahn trinken und würde hiermit die eigene Gesundheit schützen. Keine LKW-Wassertransporte mehr quer durch die Republik, keine unnötige Schlepperei, kein gesundheitsgefährliches Bisphenol, Phthalat und Dioxin aus den Kunststoffflaschen, keine unnötige Kohlensäure, keine Natriumsalze mehr. Darum brauchte man auch nicht Milliarden von Kunststoffflaschen aus Milliarden Liter Erdöl zu produzieren. Hinzu kommt noch der Transport mit entsprechendem Materialverbrauch wie Straßen, LKWs und Diesel hinzu.

Holzmöbel sollten aus heimischem Holz gewählt werden sein, damit die Regenwälder dafür nicht abgeholzt werden. Regenwälder sind die Lungen der Erde. Sie nehmen auch CO_2 auf, um besser wachsen zu können.

Wie zum Beispiel in Los Angeles/Kalifornien, da werden die Dächer weiß gestrichen. Schwarz absorbiert die Sonnenwärme, weiß reflektiert die Sonnenwärme. Die Klimaanlagen müssen so nicht mehr so viel betrieben werden. Dadurch wird eine enorme Menge an CO_2-Gasen eingespart.

Auf diese Weise und mit solchen Beispielen würde man reichlich an CO_2 einsparen. Die Glühbirne sollte dafür als gesundheitsfördernd in Wohnräumen erlaubt bleiben. Die Zukunft wird uns zeigen, ob der Verdacht richtig ist oder nicht. Falls eine rapide Zunahme an Melanomen festgestellt wird, sollten auch die Verantwortlichen für das Verbot von Glühbirnenlicht zur Rechenschaft gezogen werden.

GUT SEHEN MIT EINER GUTEN BRILLE

Ein Verlust des Sehvermögens macht sich spätestens im Alter bemerkbar.

In den meisten Fällen wird eine Brille fällig, manchmal sogar zwei. Gut ist es, wenn die Brille auch fachmännisch hergestellt wird. Das ist selten der Fall.

Als ich mich mit einer neuen Brille und starken Kopfschmerzen wiederholt beim Optiker meldete, meinte er, dass die Brille in Ordnung sei. Ich sollte Geduld haben, die Augen würden sich irgendwann anpassen.

Als ich zur Überprüfung zum Augenarzt zurückkehrte, stellte sich heraus, dass ein Glas ein viertel Dioptrien Unterschied zu den Rezeptangaben hatte. Beide Gläser waren außerdem nicht richtig zentriert.

In einem Brillenglas befindet sich ein einziger Punkt, welcher bei aufgesetzter Brille genau vor der Pupille sein sollte. Von dem Punkt aus ist das Glas so verarbeitet, dass auch durch Drehung der Augen immer eine optimale Sicht gewährleistet wird. Das Glas ist so prismatisch aufgebaut.

Der Optiker war nicht begeistert, seine Arbeiten wiederholen zu müssen. Er fühlte sich ertappt. Das Glas mit einem Unterschied von einem viertel Dioptrien hatte er, seinen Aussagen nach, noch am Lager gehabt.

Schließlich ließ der besagte Optiker die Gläser als Reparaturkosten zu Lasten der Krankenkasse abrechnen. Er war sogar so unverschämt, die Rezeptgebühren nochmals zu verlangen.

Nach Erneuerung des Glases konnte ich immer noch nicht richtig sehen. Ich entschied mich, zu einem anderen Optiker in der Nachbarstadt zu fahren.

Dieser stellte fest, dass die neuen Gläser zwar richtig sind, jedoch deren Zentrierung falsch war. Statt der Pupille gegenüber lag der Punkt der Zentrierung fast einen Zentimeter nach unten versetzt.

Es wurden wieder neue Gläser eingesetzt, die Probleme waren verschwunden.
Anscheinend haben manche Optiker Probleme mit der Zentrierung der Gläser. Ehe man eine Brille aufsetzt, ist es ratsam, sich den Markierungspunkt auf jedem Glas mit einem Stift angeben zu lassen. Befindet sich der Punkt beim Aufsetzen der Brille nicht genau gegenüber der Pupille, dann ist die Brille nicht fachmännisch hergestellt worden. Sie muss auf Kosten des Optikers erneut angefertigt werden, bis die Zentrierung passt.
Viele Menschen leiden nach dem Kauf einer neuen Brille unter Augen- oder Kopfschmerzen. In den meisten Fällen wurden die Brillengläser schlecht verarbeitet.
Eine Brille muss immer so auf der Nase »sitzen«, dass die Nasenauflagen sich genau der Nase anpassen. Kann man die Brille nach rechts oder links bewegen, dann wird sie immer rutschen und die Zentrierung verlagert.
Jede Brille kann vom Optiker genau angepasst werden, sei es durch Einstellung oder Erwärmung des Gestells.
Um eine einwandfreie Durchblutung des Kopfes zu schaffen, muss darauf geachtet werden, dass keiner der beiden Bügel die Haut berührt bzw. eindrückt.
Falls das Brillengestell weitgehend aus Metall besteht, sollte darauf geachtet werden, dass die Metalle auf keinen Fall die Haut direkt berühren. Ein elektrolytischer Vorgang würde sich mit metallischen Zähnen und eventuellem Schmuck bilden. Eine mögliche Abwanderung der Metalle ins Blut wäre eventuell gegeben. Je gesünder man ist, das heißt, je besser der pH-Wert im Körper ist, umso mehr finden elektrolytische Vorgänge im Körper statt, die auch Fremdmetalle abtransportieren.
Wenn die Metallbügel einer Brille beide Gesichtshälften gleichzeitig berühren, kann sich außerdem eine Art Dauerkurzschluss zwischen der rechten und linken Kopfseite bilden. Die Verbindung der Yin-und-Yang-Seite des Gesichtes kann zu Kopfschmerzen führen. Ein Brillengestell kann so als ein ungünstiger Dipol wirken. Die Druckstellen können außerdem die Durchblutung hindern und ebenso Kopfschmerzen verursachen.

KAPITEL 13 – LEBENSGEFÄHRLICH

TÖDLICHE WIRKUNGEN

Eigentlich seltsam, dass ein Mensch als perfekte Antenne zwischen Erde und Kosmos als eine perfekte elektrochemische Anlage der Natur so gedankenlos alles kauft, was ihm die aktuelle Werbung präsentiert.
Als Konsument denkt er selten an seine natürliche Veranlagung und mögliche Auswirkung der meist künstlichen Produkte nach.
Camille Flammarion formulierte es so: »Der Erdbewohner ist ein sonderbares Wesen. Er lebt auf einem Planeten, ohne zu wissen, wo er sich befindet, ohne Wissbegier, sich diese Frage zu stellen, und ohne sich nach seiner eigenen Beschaffenheit zu erkundigen.«
Der heutige Konsum führt sogar zu Urlaubsorten, die von vielen auf der Weltkarte nicht gefunden werden. »Woher soll ich wissen, wo es ist, ich bin hingeflogen!«
Die leichten Möglichkeiten des Kaufens und Konsumierens machen uns oft blind. Sie verleiten dazu, unsere Fähigkeiten zum Denken und Nachdenken im biologischen Sinn einfach stillzulegen.
Es sind nicht nur chemische, sondern auch elektrische Einflüsse von Konsumartikeln, die den Körper und die Gesundheit angreifen können.
Die Zahl der wissenschaftlichen Interessen in Bezug auf elektrische bzw. magnetische Einflüsse von und auf den Menschen steigt.
Der Bio-Magnetismus gewinnt dadurch auch an Bedeutung.
In Münster, Westfalen, fand in der 34. Woche 1991 ein biomagnetischer Kongress mit ca. 300 Teilnehmern aus aller Welt statt. Es wurde dabei festgestellt, dass der Mensch bei jeder Bewegung elektrische Felder produziert. Das Magnetfeld eines Menschen erlaubt, sehr präzise eine Krankheitsursache zu ermitteln, ohne den Menschen zu berühren. Man könnte sogar Krankheiten ermitteln, die noch nicht zum Ausbruch gekommen sind. Dazu wurde ein Gerät entwickelt und vorgestellt. Dabei wird nur das Magnetfeld des Patienten abgetastet.
Der Schlusssatz lautete: »Wege zu einer unblutigen Medizin.«
Hartmann und Aschoff, zwischenzeitlich verstorben, Rothdach aus München und andere Ärzte und Physiker sprechen teilweise seit über 50 Jahren von dem Phänomen und wurden bisher nicht gehört.

Die Aura des Menschen, auch Reaktionsabstand genannt, ist nichts anderes als sein eigenes magnetisches Feld.

Künstliche Strahlungen, die genau in das Magnetfeld eines Menschen mit den 50 Hertz des Stromnetzes pulsen, sowie auch andere Formen von mehr oder weniger gefährlichen Strahlungen in seiner Umgebung wirken entsprechend gesundheitsgefährdend. Die Verwendung von Mikrowellen in Wohnungen nimmt entsprechend gefährlich zu.

Es sollte erwartet werden können, dass Mediziner sich mit diesem wichtigen Thema befassen. Ein gesunder Mensch verfügt über einen gesunden eigenen Magnetismus, welcher möglichst nicht gestört werden sollte. Unser moderner Elektrokonsum hinterlässt aber seine Spuren.

Meine eigenen Erfahrungen waren jedenfalls wertvoller als alle Theorien der »etablierten Wissenschaften« geworden. Ich hatte meine Krankheiten durch ein Fehlen an Erdmagnetismus bekommen und dafür in einem permanenten Aufenthalt im Bereich von künstlichen, elektromagnetischen Wellen aus dem Stromnetz gelebt. Das konnte nicht gut gehen. Ich habe meine Krankheiten durch natürlichen Erdmagnetismus und Beseitigung von Elektrizität über Nacht in den Griff bekommen. So habe ich mich wieder geheilt. Ich habe dafür die Verwendung von Mikrowellen strikt abgelehnt. Es gibt zu Hause kein DECT-Telefon, keinen Mikrowellenherd, und das Handy wird nur im Notfall benutzt. Wenn das Handy jedoch benutzt werden muss, dann möglichst im Freien und mit einem Headset.

Wie gut, dass ich so undiszipliniert war und nicht auf die wissenschaftlichen Belege der Schulmedizin gehört habe. Wo wäre ich jetzt, 35 Jahre später?

Das Nachdenken hat sich doch gelohnt. Ich bin sofort tätig geworden und hatte das große Glück, die Lösung für mich gefunden zu haben. Das Resultat lässt sich sehen. Ich wurde wieder gesund.

Die Gründe für den Verlust der Gesundheit waren, aus elektrischer Sicht, einfach zu logisch, um sie zu ignorieren.

Viele Ärzte werden aus Gewohnheit blind gegenüber ihrem System und erkranken daran. Selbst gute Ärzte kommen nicht an solche Informationen.

Die Strahlensummierung erschöpft die eigene Ordnungsmäßigkeit der lebenden Organismen, zu denen der menschliche Körper zählt.

Viele Kanarienvögel und Wellensittiche, deren Käfige zu Beginn des Fernsehzeitalters auf dem Fernseher standen, starben durch die Bestrahlung schon innerhalb einer Woche. Jeder Fernsehtechniker wusste kurze Zeit später von den Erscheinungen. Vögel, Menschen, Bäume usw. sind immer gleich veranlagte Lebewesen.

Die Zeitschrift »Medizinische Klinik« berichtete 1976 über »Plötzlicher und unerwarteter Tod im Kindesalter und elektromagnetische Felder«. Die Untersuchungen in Philadelphia, USA, ergaben einen eindeutigen Zusammenhang. Tierversuche bei Ratten unter gleichen elektromagnetischen Feldern wie bei verstorbenen Säuglingen ergaben folgende Parallelen: Fast alle Forscher berichten über den auffallend hohen Prozentsatz (42 % bis 82 %) von Entzündungen der oberen Atmungsorgane, Bronchien usw., und alles auch in Abhängigkeit des Alters der Säuglinge.

Persinger Presman berichtete über den akkumulierenden Effekt auch sehr schwacher elektromagnetischer Felder auf Sinnesorgane, Nervensystem und Endoktrinium (Drüsen) hin. Ein weiterer Vergleich zeigte einen gestörten Calciumstoffwechsel der Säuglinge an und bei Ratten eine Calcium-Stoffwechselstörung, was durch einen höheren Calciumanteil im Urin und die Bevorzugung von Calcium angereichertem Wasser bei den Ratten bewiesen wurde.

Von dem Verfasser dieses Berichtes, Egon Eckert aus Newton, USA, wird als Literaturhinweis unter anderem angegeben: »Die Bedeutung von Elektrolytbestimmungen des Herzmuskels zur Klärung plötzlicher Todesfälle im Säuglingsalter« von W. Maresch, Wien (1962).

Die durch den Schlaf vorhandene Unterfunktion der Organe unterstützt die gefährlichen Veränderungen in dem Regulierungssystem, die durch langen Einfluss von elektromagnetischen Feldern hervorgerufen wurden, so sinngemäß der Bericht von Eckart in Med. Klin. 71 (1976), worin die genauen Forschungen und Statistiken angegeben sind. Die Verursacher, unter anderem Bahn-, Straßenbahnlinien und andere elektromagnetische Strahlungsquellen, gelten als verantwortlich für den Säuglingstod.

Wenn wir nachdenken, wie es heute in den Kinderzimmern aussieht, die vielen Elektrogeräte, die sich am Bett und unter den Betten befinden sind mit unzähligen Trafos, die das biologische Umfeld zerreißen, dann dürfte man selbst nicht mehr richtig schlafen. Die meisten dieser Kinder bekommen schnell Rückenprobleme. Andere Organe folgen zwangsläufig. Mittlerweile funktionieren die Babyfone in Nähe der Kinderbetten auf der Basis von DECT-Mikrowellen. Das Ergebnis lässt auf sich warten.

So oder ähnlich, mit den 50-Hertz-Strahlungen am Bett hatte ich mich damals gesundheitlich innerhalb von zwei Jahren demoliert.

SIE WISSEN ES NOCH NICHT!

Die Schulmedizin ist mit der Zunahme von Krankheiten, in Abhängigkeit vom steigenden elektrischen Konsum der letzten Jahre, nicht mitgekommen.

Grundwissen von Elektrotechnik und Elektrophysik müssten heute Bestandteil eines Medizinstudiums sein, damit Ärzte die Zusammenhänge besser verstehen können.

Der Hauptbestandteil von Lebewesen ist Elektrizität und Elektromagnetismus, die Ernährung ist der Kraftstoff dazu. Leider wissen nur zu wenige Ärzte etwas von der Verbindung von Nahrungsmitteln auf die Gesundheit oder Krankheit. Mit der Zunahme oder Streichung von Nahrungsmitteln ließe sich häufig auf Medikamente verzichten. Stattdessen werden Nahrungsmittel, die gerade die Krankheit unterstützen, und auch gleichzeitig Medikamente eingenommen, die gegen die Krankheit wirken sollen. Das ist mitunter die Schizophrenie der modernen Schulmedizin.

Ein menschlicher Körper ist primär als ein Naturprodukt anzusehen, der sich am besten in einer einwandfreien und ungestörten Natur, wie vor einigen Millionen Jahren, wohlfühlt.

Mit einem unnatürlichen Umfeld, entsprechend der Menge und Intensität der unnatürlichen Störungen, entsteht Stress für den Körper. Unnatürliches greift ihn grundsätzlich an.

Im Vergleich zu einem schulmedizinischen Studium ist Nachrichtentechnik ebenso eines der schwierigsten Fächer, bei dem auch viele Studenten vorzeitig aufgeben.

In der Nachrichtentechnik genügt es nicht, zu lernen. Die erlernten Vorgänge müssen genau verstanden werden, um das Wissen technisch umsetzen zu können. Der geringste Fehler genügt und schon funktioniert die Technik nicht mehr. Das ist sofort erkennbar. Die Schulmedizin ist insofern benachteiligt, als mögliche Fehler nicht sofort festzustellen sind. Es handelt sich oft um längere Heilungsprozesse, die je nach Patient schnell, langsam oder gar nicht wirken.

Daran gemessen, dass gewisse Erkrankungen wie Krebs und Wirbelsäulenschäden zu Volkskrankheiten geworden sind, hätte die Schulmedizin jedenfalls mehr Fortschritte machen müssen.

Obwohl Strahlungen aller Art immer mehr eingesetzt werden, wurden die möglichen Schäden und Umweltverseuchungen durch Strahlungen noch nicht berücksichtigt.

Parallel dazu verdient die Schulmedizin eine Menge Geld an Bestrahlungen aller Art. Das System ist also sehr widersprüchlich. Die Misserfolge der Schulmedizin entsprechend nehmen zu, die Korruptionsfälle leider auch.

Es wird also nicht nach der Ursache der Erkrankungen gesucht. Es wird gespritzt, aufgeschnitten, zugemacht und kassiert.

Wenige Orthopäden sind zum Beispiel in der Lage, die Statik einer Wirbelsäule von der Basis aus, nämlich von den Hüften oder vom Atlas aus, zu deblockieren. So erscheinen die Beine als unterschiedlich lang, und man hat Schmerzen im Lendenwirbelbereich. Es wird häufig gespritzt, um den Schmerz zu beruhigen. Dann werden Einlagen, häufig auch orthopädische Schuhe verschrieben, um den angeblichen Unterschied der Beinlänge zu kompensieren. Der eigentliche Schaden bleibt aber bestehen. Beine von unterschiedlichen Längen gibt es extrem selten. In den meisten Fällen sind sie die Konsequenz einer Kinderlähmung. Eine Hüftblockade kann schon im Bauch der Mutter entstanden sein und kann aber jederzeit, auch im Alter, in wenigen Minuten deblockiert werden. Erfolgt keine Deblockierung der Hüften, wird beim Laufen das längere Bein und somit auch die Hüfte mehr belastet als das andere Bein. Die Verformung kann auf Dauer schmerzhaft werden. So werden gesunde Hüften als verschlissen bewertet, dafür reichlich Hüftprothesen eingesetzt. In den meisten Fällen reicht aber eine kurze Deblockierung der Hüften, um schmerzfrei zu werden.

Eine Blockierung des Atlasses kann ebenso das ganze Leben lang den gesamten Körper und auch die Psyche beeinträchtigen. Die meisten Menschen werden schon mit einem blockierten Atlas – dem oberen Halswirbel – geboren. Der Kopf des Ungeborenen bildet sich schnell und ist entsprechend schwer. Bewegungen im Mutterleib führen dazu, dass die noch nicht stabile Wirbelsäule den Kopf nicht optimal halten kann. Der erste Wirbel, der Atlas, bildet einen breiteren Bogen, um den Schädel aufzunehmen und zu tragen. Durch die nicht immer steuerbaren Kopfbewegungen kommt es häufig vor, dass der Atlas seitlich rutscht, wodurch der Schädel nicht mehr mittig aufgenommen wird. Dadurch werden Rückenmark, Hirnnerven und andere Nervenbahnen einem Dauerdruck ausgesetzt. So werden Vertebralarterien, die Halsschlagader, Gefäße und Lymphbahnen eingeengt. Die Folgen sind je nach Art der Verengung absolut nicht absehbar.

Je nachdem, welche Organe dadurch ein Leben lang unterversorgt werden, können dramatische Erkrankungen bis zur Invalidität entstehen.

René-Claudius Schümperli aus der Schweiz hat zwischen 1993 und 1996 eine weltweit einmalige Methode entwickelt, die den Atlas in die richtige Lage zurückbringt. Sein Buch »Krankheit, Schmerz, Invalidität, Degeneration, frühzeitiger Tod. Die Befreiung.« erklärt die Bedeutung des Atlas für ein gesundes Leben.

Der Atlas wird von den speziell dafür ausgebildeten Fachleuten in oft nur einer Minute in die richtige Position gesetzt. Die Methode ist ungefährlich. Der Therapeut ist auf eine technische Hilfe angewiesen, um die nötige Wirkung zu erzielen. Der menschliche Daumen allein wäre nicht in der Lage, den Atlas nach Jahren in die richtige Position zu bringen. Dafür wurde ein künstlicher Finger entwickelt. Durch Vibrationen und Druck wird der Atlas in die richtige Stellung gebracht. Der Kopf ist dann endlich, oft nach Jahrzehnten, richtig zentriert. Der Körperbau ist ebenso zentriert. Die Energien von der Kommandozentrale Gehirn aus können ungehindert fließen und die Organe richtig versorgen. Die einmalige Ausrichtung des Atlasses hält dann ein Leben lang. Eine Expertin der Schümperli-Methode berichtete, dass sogar die Babys von Müttern, die vor der Schwangerschaft einen ausgerichteten Atlas hatten, mit einem ausgerichteten Atlas zur Welt kommen.

Es gibt gute Therapeuten der Wirbelsäule. Sie sind manchmal unter Orthopäden, Osteopathen, Chiropraktikern, Sportmedizinern, Heilpraktikern und mehr zu finden. Es kann also auch ohne Operation gehen. Nach einer Operation gilt immer der Spruch: Was weg ist, ist weg! Es kommt höchstens noch eine Narbe dazu.
Andere Ursachen für Wirbelsäulenprobleme sind auch die Zähne. Kaum ein Zahn ist nicht für den einen oder anderen Wirbel zuständig. Ist der Nerv eines Zahnes krank, entzündet oder angegriffen, dann wird auch keine Behandlung oder Operation der Wirbelsäule erfolgreich werden, solange der Zahn nicht behandelt wird. Das gilt auch für die Knie und andere Gelenke.
Nur wenige Zahnärzte sind in der Lage, die Verbindungen zwischen Zahn, Fremdmetallen, Legierungen, Füllungen, Organen und Seele herzustellen.
Jeder Zahn hat eine Verbindung zu einem Organ und hat auch eine Verbindung zur Seele.
Zahnärzte, die Ochsenreither kannten, haben die Verbindungen gelernt. Sie wissen, welche Legierungen sie einsetzen müssen. Sie wissen unter anderem, dass z.B. Goldlegierungen mit Palladium einen Menschen in die Psychiatrie bringen können. Deshalb würden diese Zahnärzte nie Palladium einsetzen.
Sie machen auch keine Wurzelbehandlungen, setzen keine Implantate und keine Kunststoffe im Mund ihrer Patienten ein. Ein toter Zahn wird sofort beseitigt. Sie wissen genau, warum sie es tun und warum man es unbedingt tun muss.
Diese Zahnärzte verzichten wiederum teilweise auf Umsatz, damit ihre Patienten gesund bleiben. Sie arbeiten mit einem guten Gewissen.
Kranke Zähne, falscher Zahnersatz und schlechte Zahnmedizin können Organe schädigen und möglicherweise einen Menschen umbringen.

Wer unter chronischen Erkrankungen leidet, sollte seine Zähne untersuchen lassen. Wenn Zweifel bestehen, sollte, sobald der Zahn zum erkrankten Organ lokalisiert ist, versucht werden, diesen Zahn beispielsweise mit Procain einzuspritzen. Die kurze Betäubung des Zahnes kann dazu dienen, die Schmerzen an entsprechenden Organen oder am Rücken stillzulegen. Dann steht zwangsläufig der Verursacher fest.

Ochsenreither, der Pionier in Sachen Zähne, Seele und Organe, ist leider früh gestorben. Viele seiner Anhänger sind dadurch mehr oder weniger »führungslos« geworden. Das Wissen ist aber noch weitgehend vorhanden.

Gute oder »bessere« Zahnärzte sind unter der GZM im Internet zu finden. Das ist die Abkürzung für »Internationale Gesellschaft für ganzheitliche Zahnmedizin«. Auf der Internetseite erscheint bei Eingabe der Postleitzahl eine Liste von Zahnärzten in der Umgebung. Manche Zahnärzte wurden eingetragen, haben aber nie wieder an Weiterbildungsmaßnahmen teilgenommen. Also Vorsicht!

Ohne Berücksichtigung natürlicher Prozesse in Körper und Seele ist eine Heilung kaum erreichbar. Daher ist es wichtig, vor dem Einsatz von Chemie oder vor einer Operation alle biologischen Möglichkeiten auszuschöpfen.

Seit über 35 Jahren habe ich keine chemischen Medikamente mehr eingenommen.

Charles Laville sagte: »Der Mensch ist ein Kind des Kosmos und somit ein Resonator, der mit den Harmonien des Kosmos vibrieren muss. Er muss harmonisch und musikalisch mit den Rhythmen der Natur übereinstimmen.«

Damit ist alles gesagt, so wird der Mensch gesund.

WIE BRINGT MAN JEMANDEN SPURLOS UM?

Für einen wirklichen Kenner der Strahlenkunde ist es kein Problem, jemanden spurlos innerhalb weniger Monate umzubringen.

Man sucht ein Haus dicht an Hochspannungsleitungen, möglichst mit dem Stromnetz von 50 Hertz und noch eine Eisenbahnlinie dazu mit 16 und 2/3 Hertz.

Dazu würde eine Radaranlage oder ein Sendemast als Mikrowellensender den Mikrowellensmog schön aufrunden.

Dafür achtet man darauf, dass der Einstrahlungswinkel starker Mikrowellen-Strahlungen wie z.B. aus Richtfunk oder Radar auf das Haus gerichtet ist.

Das Haus sollte sich auf einer stark gestörten Bodenstrahlung befinden, wo Römer oder Chinesen niemals ein Haus gebaut hätten.

Dann werden die aggressivsten Neutronenstrahlungen der Erde mit Kunststoff und Metallgegenständen im Hause gebündelt. Deren Kraft wäre so ähnlich, wie die von Millikan und Bowen festgestellt, das heißt bis um das Hundertfache durchdringender als die Röntgenstrahlen selbst.

Auf eine solche Stelle sollte das Bett des Opfers gestellt werden. Drüsen und empfindliche Organe sollten so jede Nacht davon bestrahlt werden.

Ein Metallbett würde alle möglichen Strahlungsformen aus der Umgebung dazu übernehmen. Ein Fuß des Bettes sollte unbedingt auf einer Neutronenstrahlung aus der Erde stehen. Diese Strahlung würde sich somit über das Bettgestell optimal verteilen. Eine Wassermatratze müsste auch her.

Die Heizung in der Wassermatratze schaltet nachts immer wieder ein, damit das Wasser warm bleibt. Das kann am menschlichen Körper auf der Matratze gemessen werden und locker bis zu 150 Volt bringen. Es ist zwar eine elektrische Spannung ohne Intensität, aber ein minielektrischer Stuhl ist es allemal.

Das Wasser wird bald einen übersäuerten pH-Wert haben. Das darauf liegende Opfer wird in Resonanz die Übersäuerung mit übernehmen, genau wie in der Homöopathie. Der Stoffwechsel wird entsprechend belastet.

Eine Federkernmatratze mit ca. 200 Meter Stahldraht darin wäre auch nicht übel. Sie würde nicht nur elektrische Verluste übernehmen, sondern den Erdmagnetismus an den Stellen auch noch kippen. Das ist mit jedem Kompass leicht feststellbar. Taschenfederkerne, die nicht durch Stahldraht miteinander verbunden sind, sind dagegen harmlos.

Damit der Mensch es »gut hat«, sollten an dem Bett ein oder zwei elektrisch gesteckte Radiowecker aufgestellt werden. Stereoanlage, Fernseher und Videorekorder mit Fernbedienungen gehören am besten auch noch dazu, damit es schneller wirkt.

Die Trafos der Geräte würden über die Stand-by-Schaltung nachtsüber unter Spannung bleiben. So würden sich die Bänder der Wirbelsäule sehr schön lösen.

Direkt in der Nähe des Bettes würden zwei aktive Lautsprecher mit separater Stromversorgung stehen, um den Menschen mit schöner Musik zu verwöhnen. Die Permanentmagneten der Lautsprecher würden dazu verhelfen, das unsichtbare Feld noch zu verstärken.

Ein schnurloses DECT-Telefon direkt am Bett würde für gepulste Mikrowellen Tag und Nacht sorgen.

Als Licht sollten Leuchtstoffröhren, Halogenlampen und Sparbirnen eingesetzt werden, damit die Haut des Betroffenen keine Infrarotstrahlung mehr bekommt. Das gesunde Licht von Glühbirnen wäre zu vermeiden.

Dazu kämen auch einige Dimmer, damit selbst die Stromleitungen vom Schalter bis zu den Lampen den ganzen Raum elektromagnetisch verseuchen.

Die Stromleitungen der Nachttischlampen und der Stehlampen würde aus zweiadrigem Flachkabel statt mit rundem Kabel ausgestattet sein. Die flachen Kabel aus Kunststoff können wie Plastiktüten dermaßen schwingen, dass der Mensch kaum noch schlafen kann. Die runden Kabel dagegen sind stumpf und übernehmen keine fremde Strahlung und strahlen deshalb selber nicht.

Der Lattenrost sollte ebenso aus Metall sein, damit die Stromverluste vom ganzen Kabelgewirr unter dem Bett aufgenommen und gut verteilt werden können.

Ein Elektromotor mit Fernbedienung sollte ermöglichen, dass der Lattenrost vollautomatisch eingestellt werden kann.

Auf der Matratze sollte sich eine ständig eingesteckte elektrische Heizdecke befinden, damit der Mensch es gemütlich hat.

Nicht weit vom Bett, vielleicht direkt hinter der Schlafzimmerwand, wäre ein Kühl- und Gefrierschrank aufgestellt. Dazu kämen für die Küche ein kleines Fernsehgerät in Stand-by-Schaltung auf dem Kühlschrank und ein Radio daneben. So kämen die elektromagnetischen Strahlungen durch die Wand und würden vom Opfer unbewusst die ganze Nacht aufgenommen. Alle anderen Geräte in der Wohnung sollte auch auf Stand-by Tag und Nacht bleiben.

Die eingebauten Uhren von Herd und Mikrowellengerät direkt hinter der Wand würden auch immer laufen.

In den Kühlgeräten würden nur zuckerhaltige Limonaden und Koffeingetränke mit Aspartam (Nervengift) in Kunststoffflaschen gelagert sein. Dazu kämen Fleisch und Lebensmittel aus aktuellen Skandalen. Natürlich gehören reichlich Schweinefleisch und Wurst dazu.

Dazu kämen sehr viele Fertiggerichte, Light-Produkte, aber auf keinen Fall frisches Obst und Gemüse. Das wäre wiederum zu gesund. Stattdessen gehören natürlich auch die Süßigkeiten und Chips vor dem Fernseher dazu.

Zum Kochen und Garen sollte ein undichtes Mikrowellengerät benutzt werden. Die teilweise noch gesunden Nahrungsmittel würden durch die Mikrowellenstrahlung sowieso in wenigen Sekunden ihre lebenswichtigen biomagnetischen Informationen vollkommen verlieren.

Dazu gehören selbstverständlich auch Kunststoffkästen, die man unter das Bett schieben kann. Darin würde ich viel Synthetik, Kinderspielzeug aus Kunststoff und eine Menge Plastiktüten lagern.

Ich würde in dem Raum noch einige unsichtbare sogenannte »Krebspunkte« suchen und weiteres Plastik oder Eisenständer genau darauf stellen. Facettenspiegel, Parfümflaschen, Dekorationsgegenstände aus dickem Glas, das wie eine Lupe wirkt, übernehmen auch unsichtbare Strahlungen, die sie weitersenden.

Sie würden die Schwingungen des unsichtbaren Krebspunktes auch übernehmen und in dem Raum verdichten. Mit genug Erfahrungen könnte ich diese übernommenen Strahlungen auf ein von mir gewähltes Organ des Opfers richten und bündeln. Das wäre die perfekte Hölle.

Ich wüsste dann, dass die ersten Beschwerden schon innerhalb weniger Minuten eintreten würden, sobald der Mensch auf seinem Bett liegt. Er würde von den Ursachen überhaupt nichts ahnen und hätte bestimmt keinen Schlaf mehr.

Die Metallgegenstände können sowohl Kerzenständer mit Teelichtern sein oder irgendwelche andere dekorative Metallgestelle aus Eisen und Stahl.

In allen Schränken würde ich besonders in den unteren Bereichen alles Mögliche an Kunststoffen und Synthetik wie Socken und Strümpfe mit Elasthananteilen, alle Kleidungsstücke mit Polyester und Acrylanteilen, Plastikkleiderbügel, Sporttaschen, Schuhspanner aus Kunststoff, Synthetikkrawatten, Aktenordner mit Folien, Medikamente, usw. reinpacken. Bügelbrett und Staubsauger kämen ebenso ins Schlafzimmer. Die Trittleiter vielleicht auch unter das Bett.

Diese Gegenstände sind alle in der Lage, die unsichtbaren Energien aus dem Boden aufzunehmen und sie kreuz und quer im Raum zu verteilen. Sie wirken dann sogar als Verstärker und vervielfältigen die gefährlichen Strahlen. So kann man an Krebs sterben. Wer daran zweifelt, sollte es einfach versuchen.

Der Hautwiderstand einer Testperson in einem solchen Bett, in einer solchen Umgebung, ist innerhalb weniger Minuten kaum noch aufzunehmen. Um ein solches Diagramm zu erstellen, bräuchte man Papierblätter von ungewöhnlicher Größe.

Das Haus sollte dazu eine undichte Kellerdecke haben, damit ausströmende Radongase aus der Erde hereinströmen können, wie es der Fall in vielen gut isolierten Holzhäusern in Schweden ist. Durch eine gute Dachisolierung wäre das Haus nach oben dicht wie eine Käseglocke und die gefährlichen Radongase aus der Erde können nicht entweichen.

Auf dem Boden wären stark radioaktive Fliesen verlegt worden. Das Fenster mit Dreifachverglasung sollte völlig dicht und nicht zu öffnen sein. So käme keine frische Luft in

die Wohnräume. Stattdessen würde man eine Klimaanlage einbauen lassen, damit der Dreck einer verbrauchten Luft auf jeden Fall im Umlauf bliebe.
Den Lungen werden so reichlich Feuchtigkeit entzogen. Das ist gut, um eine Entzündung vorzubereiten.

Ein dicker und molliger Kunststoffteppichboden dazu würde sich stark elektrostatisch aufladen und Feuchtigkeit aus der verbrauchten Atemluft, der Dusche usw. speichern. Milben und Schimmelpilze könnten sich maßlos austoben.
Selbstverständlich würde ein Mobiliar mit starker Formaldehydkonzentration dazugehören. Die Spanplattenmöbel hätten keine seitliche Versiegelung, damit die Gase ungehindert über längere Zeit austreten können.

Die geballte Konzentration der Strahlungen an einem solchen Schlafplatz lässt demjenigen, der da schläft, absolut keine Chance. Er kann keine Ruhe finden. Bald ist mit gesundheitlichen Problemen zu rechnen.
Was wird der Arzt für eine Krankheitsursache finden?
Was wird er für Medikamente verschreiben?
Der Stein kommt ins Rollen. Der Stoffwechsel wird dazu von den chemischen Medikamenten ordentlich belastet.

Es wäre doch gelacht, wenn man einen Menschen unter diesen Voraussetzungen nicht schnell unter die Erde bringen könnte.
Jeder der modernen Menschen würde beim Anblick der Einrichtung und der tollen Geräte denken, dass ich es mit dem Mensch wirklich gut meine.
Es gibt noch viele weitere Möglichkeiten, ein Menschenleben zu zerstören, aber selbst nur ein Teil der beschriebenen Möglichkeiten könnte schon ausreichen.

Viele der Leser besitzen bereits eine ähnliche Einrichtung und haben einen Arzt, der es bei einer Erkrankung als eine Zivilisationskrankheit definiert.
Falls es so ist, bitte umdenken und sorgfältig aufräumen. Unser Körper hat nur dieses aktuelle Leben.

EINE PRESSE VON UND FÜR MENSCHEN

Die Zeitschrift »Ratgeber Frau und Familie« publizierte auf Seite 1034 in der Spalte Gesundheit zum Problem »Elektrokrankheiten« einen Artikel mit dem Titel: »Stören Elektroeinflüsse unser Wohlbefinden?«.
Weiterhin erschien im »Aktionsreport« 20/85 unter dem Artikel Umwelt/Strahlenbelastung: »Die Menschheit retten«.
Darin wird über die notwendigen Komponenten der natürlichen Strahlungen für Menschenleben berichtet: kosmische, terrestrische Strahlung und Eigenstrahlung. Dazu gehört die natürliche Radioaktivität.
In der »Funkschau« 15/1983, Seite 39/42, erschien im Bereich Elektronik eine kontroverse Diskussion: Gefährdung durch Mikrowellen. Zur Auswirkung elektromagnetischer Strahlung auf den Menschen.
Die »Funkschau« vom 2. März 1984 berichtet über niederfrequente Streufelder: Elektromagnetischer Smog, mit kaum umstrittener biologischer Wirkung.
In der »Funkschau« 13/1985 wurde das Thema behandelt: Sind 50-Hz-Felder »gefährlich«? Leben mit dem Wechselfeld.
Ein Artikel im »Verlag für Medizin Dr. Ewald Fischer GmbH«, Heft 2/1984, erschien mit dem Titel: »Krebs und elektromagnetische Umweltfaktoren« von Dr. Varga in Heidelberg. Varga ist ein geschätzter Experte und weiß sehr genau, wovon er spricht.
Diese Themen sind immer wieder Warnungen, die in der Presse kaum wahrgenommen werden. Warum auch? Man sieht es nicht, kann es nicht anfassen und es riecht auch nichts. Es kann also doch nicht so schlimm sein! Oder?

WASSER, WASSER!

Tagsüber lebt man, wie alle anderen Menschen auch, inmitten aller möglichen Störungen.
Es kann auch zur Gewohnheit werden, den eigenen Körper vor chemischen oder elektrischen Belastungen weitgehend zu schützen, wo es machbar ist.
Ganz gleich, wo man essen muss, es gibt immer die Möglichkeit, von Fleisch, insbesondere vom Schwein, und auch von Wurst abzusehen.
Man sollte viel Wasser, in Deutschland möglichst nur aus dem Wasserhahn, um den Körper ständig zu spülen. Das Hungergefühl vergeht im Alter kaum. Das Durstgefühl lässt

mit der Zeit nach. Ältere Menschen trinken im Allgemeinen zu wenig. Kinder dagegen haben immer Durst und können dafür wiederum gerne auf eine Mahlzeit verzichten. Circa ein Liter pro 30 Kilo Gewicht, so viel sollte ein erwachsener Mensch täglich trinken. Nur so können die Nieren als Filter wirksam gespült und unerwünschte Rückstände abgebaut werden.

Daher ist es notwendig, überwiegend Getränke zu wählen, die weitgehend ihren natürlichen Urzustand behalten haben. Das ist Wasser, Wasser aus dem Wasserhahn.

Verschmutzungen werden mit Hilfe von Wasser gespült. Bei Gegenständen kann es durch Regen oder mit einem Wasserschlauch geschehen. Anders kann der Dreck nicht abfließen. Andere Flüssigkeiten als Wasser würden ihre Spur hinterlassen.

Genauso geht es mit unserem Körper und mit den Nieren.

Wer sich überwiegend von Rohkost ernährt, nimmt auf diesem Weg viel Wasser zu sich. Daher könnte es schwierig werden, noch einen Liter pro 30 Kilo Gewicht dazu zu trinken.

Wenn man sich in warmen Ländern aufhält, können die Wasserreserven allein durch Schwitzen abgebaut werden. Dadurch wird nicht mehr uriniert. Der Wasserkonsum muss dann unbedingt erhöht werden.

Es sollte so viel getrunken werden, dass letztendlich mindestens ca. 1,5 Liter am Tag uriniert werden, um eine Reinigung der Nieren gewährleisten zu können.

So wird wenigstens sichergestellt, dass der Körper seine notwendige Wassermenge aufnimmt.

In Deutschland ist Wasser aus dem Wasserhahn das beste Nahrungsmittel. Es wird alle zwei Stunden überprüft. Wasserflaschen aus Kunststoffen enthalten Gifte wie Bisphenol A und Phthalat und verseuchen anschließend die Natur. Das Wasser wird nicht wie das der Wasserwerke untersucht.

SELBST DIE TECHNIK MACHT NICHT MIT

Im WDR2-Mittagsmagazin von 4. Juli 1991 erklärte ein TÜV-Fachmann, dass Autocomputer unter Hochspannungsleitungen völlig versagen können. Ein Wagen mit Zentralverriegelung ist vielleicht nicht mehr zu öffnen, weil der Computer einen Befehl empfangen hat, mit dem er nicht arbeiten kann.

Der TÜV-Fachmann meinte schon zu der Zeit, dass es keine absolute Sicherheit für elektronische Geräte gibt, und deutete die elektrische Umweltverschmutzung an.

Unendlich sind solche Berichte von Computerversagen durch elektrische und elektromagnetische Umweltverseuchung zu lesen und zu hören.
Bekannt ist auch, dass ein abgeschlossenes und verlassenes Auto auf einem Flughafenparkplatz wieder offen sein kann. Die starken elektromagnetischen Wellen im Flughafenbereich sind dafür verantwortlich. Zum Glück passiert das selten.

Ein Radiowecker, der auf einem Fernseher steht, ist in der Lage, über längere Zeit den Bildschirm so zu magnetisieren, dass die Farben im oberen Bereich durcheinanderkommen. Entfernt man den Radiowecker wird das Bild sehr schnell wieder normal.
Audio- und Videokassetten sowie andere magnetische Datenträger sollten nicht in der Nähe elektromagnetischer Felder von Geräten gelagert werden. Auch das Fahren mit Straßenbahnen kann zu einer völligen Löschung der Kassetten führen.
Solche Informationen aus dem technischen Bereich belegen, dass elektromagnetische Felder in der Lage sind, eine magnetische Ordnung zu stören bzw. zu zerstören. Ein gesundes Blut ist nach Dr. med. Aschoff immer magnetisch. Infolgedessen liegt also nahe, dass ein fremder und unnatürlicher Elektromagnetismus einen Einfluss auf das Blut haben muss. Moderne Heizungsanlagen, mit hochwertiger Elektronik ausgerüstet, verändern häufig und unerklärlich ihr Programm. Sie zeigen sogar Störungen an, die nachweislich durch elektromagnetische Felder in der Nähe, wie zum Beispiel aus Funktelefonen, verursacht werden. Hersteller müssen immer mit Elektrosmog und einem eventuellen Versagen der Geräte rechnen.
Das Gehirn als Steuerzentrale des Körpers arbeitet mit feinsten Stromimpulsen. Es nimmt logischerweise auch die Informationen aus der Umgebung auf.

Wie wirken sich langfristig störende Einflüsse auf die Motorik eines Menschen aus?
Überall da, wo man sich aufhält, ob zu Hause, in der Umwelt oder am Arbeitsplatz, wo sich viele Störungen befinden, wird das Umfeld immer beeinflusst. Daher muss unbedingt versucht werden, zumindest zu Hause und während der Nacht unnötige Störungen zu vermeiden. Sobald die elektrischen Geräte nicht mehr gebraucht werden, sollten sie komplett abgeschaltet bzw. die Stecker herausgezogen werden. Der Sicherungskreis des Schlafzimmers und umliegender Räume kann mit Hilfe eines Netzfreischalters automatisch abgeschaltet werden.

KAPITEL 14 – KOSMOS UND LEBEN

MUTTER ERDE FÄHRT SEHR SCHNELL

Seit Millionen von Jahren dreht sich der Raumflugkörper Erde. Ein Auszug aus »Die Zyklen des Himmels« im WBM beschrieb es so:
»Es ist erstaunlich, dass wir uns entspannen, Kartenhäuser bauen und in Ruhe Kaffee trinken können, während wir bequem in unseren Häusern sitzen. Denn nichts im Universum ist jemals bewegungslos.
Die Erde dreht sich mit ca. 1750 km/h (am Äquator) um ihre Achse, während sie gleichzeitig mit 106.000 Kilometern pro Stunde ihre Bahn um die Sonne zieht und das gesamte Sonnensystem mit etwa 77.000 Kilometern pro Stunde in die Richtung des Sternbildes Schütze rast.
Trotzdem wird es in absehbarer Zukunft nicht zu einem Zusammenstoß kommen, denn im Universum bewegt sich jeder Punkt von jedem anderen Punkt fort, so wie Farbkleckse auf einem Luftballon, der aufgeblasen wird.«
Die Erde befindet sich im Universum, in einem perfekt eingeordnetem System, in einer genauen Berechenbarkeit.
Seit Millionen von Jahren ist das so und die Rhythmen der Natur bestimmen unsere Zeitrechnung auf die Sekunde genau.
Das Jahr 1990 musste um eine Sekunde verlängert werden, damit unser Kalender an die Rhythmen der Natur angepasst werden konnte. Der Kalender ist auf Jahre im Voraus fertiggestellt, und man weiß schon heute, um wie viel Uhr und um welche Minute die Sonne an einem bestimmten Tag in zehn oder noch mehr Jahren aufgehen wird.
Die unvorstellbaren Geschwindigkeiten der Planeten hindern nichts an der Präzision ihrer Wege und Zeiten. Ihre extrem präzise Ordnung ist über Jahre auf eine Sekunde berechenbar, und das, obwohl sie weder ferngesteuert noch miteinander verbunden sind. Das ist jetzt ein Fehler gewesen: Sie sind wohl ferngesteuert, aber nur im Spielfeld von ungeheuren natürlichen elektromagnetischen Kräften, die das ganze System halten.
Die längste ringförmige Sonnenfinsternis von elf Minuten, die von Zentralafrika über Indien bis China am 15. Januar 2010 zu sehen war, wird erst am 23. Dezember 3043 wieder zu sehen sein.
Magnetismus, natürlicher Elektromagnetismus und alle erdenklichen Wellenformen und -längen halten alle diese Planeten unsichtbar in einem geordneten Kreislauf aneinander.

Deren Inhalt besteht aus Mineralien, Wasser und sonstigen Materialien wie Eisen, Kupfer und allen Metallen, die wir kennen. Alle sind zwar getrennt voneinander, sind aber den unglaublichen Anziehungskräften im Universum angepasst. Danach richtet sich auch ihre Laufbahn und Geschwindigkeit.

Unsere Erde gehört zum Gesamtsystem und ist ebenso an diese perfekte Ordnung im Kosmos angepasst. Die Erde beinhaltet in ihrer Kruste sämtliche Mineralien, die auch ein menschlicher Körper beinhaltet. Ein erwachsener Mensch besteht aus ca. 70 % Wasser – wie Mutter Erde auch. Er besteht auch aus denselben Metallen und Mineralien wie die Erde selbst. Das sind Eisen, Kupfer, Molybdän, Vanadium, Silizium und vieles mehr.

»Wir sind Kinder der Erde und werden aus ihr gemacht.«

Metalle und Mineralien sind nicht in gleichmäßigen Schichten in der Erde eingelagert. Sie sind mal hier und mal da vorhanden. Es gibt Kupfer-, Blei-, Zinnminen usw., viele, wenige oder gar keine, je nachdem wo man sich befindet. Alle Metalle und Mineralien haben ihre spezifische elektrische Leitfähigkeit, ebenso ihre eigene Durchlässigkeit.

Das bedeutet, dass Mutter Erde die kosmische Strahlung, den Magnetismus, die unsichtbaren Energien, wonach sich alle Planeten richten, nicht überall gleich durchlässt oder weiterleitet.

SINGEN AUF ERDSTRAHLEN?

Urvölker haben eine ungestörte Sensibilität, um besondere Punkte der Erdoberfläche zu erkennen. Sie haben solche Plätze für ihre religiösen Zeremonien benutzt. Diese Wissenschaft nennt sich Geomantie. Selbst Kirchen wurden bis vor ca. 400 Jahren nach geomantischen Erkenntnissen erbaut. Die Kanzel, der Altar und gegebenenfalls das Mittelkreuz wurden auf rechtsdrehenden Wasseradern aufgestellt. Das Kreuz im Mittelschiff, worauf sich der Priester stellte, befand sich auch auf einer Kreuzung von rechtsdrehenden Wasseradern. Das vermittelte ihm unsichtbar Autorität und Größe.

Die Kirche »Drüggelte« am Möhnesee bei Soest wurde im 12. Jahrhundert nach Mikrowellenlängen erbaut. Alle Säulen wurden deshalb unterschiedlich gebaut. Im oberen Bereich der Säulen befinden sich Figuren, deren Bartlänge der an dieser Stelle empfundenen Mikrowellenlänge entspricht. Die Kirche bietet ein ungewöhnliches Echo, vorausgesetzt, man stellt sich genau auf die entsprechenden Plätzen. Die Richtung, in die man spricht oder singt, ist auch maßgebend. Daher kommen immer wieder Sänger nach Drüggelte, um zu üben. Die unsichtbaren Kräfte im Eingangsbereich lassen vermeiden, dass jemand sich dort aufhält und den Eingang blockiert. Das geschieht, ohne dass man es wahrnimmt. Unser Unterbewusstsein weiß aber mit den unsichtbaren Energien etwas anzufangen und zieht uns förmlich zum Weitergehen an, ohne dass wir eine Erklärung dafür haben.

Auf dem Weg ins Sauerland hielten meine Frau und ich in Drüggelte, um die Kirche zu besichtigen. Gleichzeitig parkte nebenan ein Wagen mit vier Personen aus dem Ruhrgebiet. Sie hatten alle vier Musikblätter in der Hand. Wir gingen in die Kirche. Die Leute kamen nicht und warteten in ihrem Auto. Ich sagte meiner Frau, dass wir warten müssen, um ein Experiment zu machen. Irgendwann würden die Leute reinkommen und singen wollen. So geschah es. Sie platzierten sich in der Nähe einer Säule und übten ihre Stimmen. Eine der beiden Frauen sagte: »Er hat mir gesagt, dass wir uns hierhin stellen müssen.« Genau das hatte ich geahnt und erwartet. Daraufhin sprach ich die Leute an und fragte, ob ich sie platzieren dürfe, damit die Akustik der Kirche vollständig ausgeschöpft würde. Sie waren einverstanden. Ich stellte alle vier auf unterschiedliche, aber sehr genaue Plätze. Ich bat sie dann, genau in die von mir vorgegebenen Richtungen zu singen. Dann fingen sie an, es war ein unglaublicher Klanggenuss, worüber wir uns alle gewundert haben. Die Stimmen multiplizierten sich wie mehrere Echos dermaßen, dass es sich wie ein Chor von 30 oder 40 Sängern anhörte.

Die Kirche war in einen perfekten Konzertsaal umgewandelt worden, auch das ist ein Teil der Geomantie.

Ich bin mir sicher, dass eine richtige Aufstellung von Sängern in einer Kirche eine völlig andere Klangqualität erreicht. Dafür müssen alle Sänger getrennt voneinander aufgestellt werden und jeder in eine spezifisch definierte Richtung singen.

KRANK MACHENDE NEUTRONEN WIE EINE KEGELBAHN?

An gewissen Stellen der Erde findet die kosmische Strahlung sehr leicht eine Durchlässigkeit. An anderen Stellen dagegen, genau da, worunter sich unterirdisch Wasserläufe, Metalle und Mineralien befinden, die, wie wir wissen, elektrisch leitfähig sind, werden die Atome der einfallenden kosmischen Energie in der Erdkruste abgebremst. Dabei erhitzen sie sich, wodurch es zu einer Kernspaltung dieser Strahlung führt. Die daraus entstandenen Neutronen reflektieren sich langsam an die Erdoberfläche zurück, wie eine langsame Kugel auf der Kegelbahn.

Die langsamen Neutronen bleiben so an den Organen der Lebewesen hängen, die sehr viel Zeit an denselben Stellen verbringen. In der Regel ist es das Bett.

Solche Neutronen bilden Bündelungen, die oft nur wenige Zentimeter im Durchmesser betragen können. Gleichzeitig wird der lebenswichtige Erdmagnetismus an denselben Stellen gemindert oder völlig zerstört, der Intensität der Neutronen entsprechend.
Der Neutronen-/Protonenhaushalt der betroffenen Organe gerät in Ungleichgewicht. Die magnetische Aufladung der Zellen durch den Erdmagnetismus ist dazu an den Stellen nicht mehr gegeben.
Bei einem dauerhaften Aufenthalt auf derselben Stelle ist mit einem entsprechenden Gesundheitsverlust bis hin zum Krebs zu rechnen.
Erklärung für den Vergleich mit der Kegelbahn: Eine schnelle Kugel auf der Kegelbahn nimmt wenige bzw. oft nur eine Kegel mit. Eine langsame Kugel dagegen kann alle Kegel umwerfen.
Die Broschüre von Dr. med. Rothdach »Alte und neue Krebstheorien im Lichte der Geobiologie«, erschienen im »Mehr Wissen Verlag«, dokumentiert genau diese Theorie.

So kann man sich die Wirkung der Erdstrahlen auf Lebewesen auf der Erdoberfläche vorstellen. Diese Strahlen sind so präzis wie die Laufbahn der Planeten selbst. So sind es immer dieselben Organe, die sich Nacht für Nacht auf derselben Stelle im Bett aufhalten, weil sie gerne regenerieren würden.
Diese Strahlungen sind rein radioaktiv, wie Cody es mit Ionisationskammern an 10.000 Krebsbetten bewiesen hat. Der normale Erdmagnetismus wird auf solchen Stellen entweder geschwächt oder ist nicht mehr vorhanden. Das hängt immer davon ab, wie stark radioaktiv die Erdstrahlung ist. Wenig Radioaktivität lässt mehr Erdmagnetismus frei.
Viel Radioaktivität kann den für den Menschen so wichtigen Erdmagnetismus völlig kraftlos machen. Die Zellen werden infolgedessen in natürlicher Spannung unterversorgt. Die Zellmembranen bekommen nicht ausreichend elektrische Energie. Sie kommen somit zum Stehen und pumpen keinen Sauerstoff mehr in das Gewebe hinein.
Die betroffenen Organe werden nicht mehr oder kaum noch durchblutet. Es bildet sich mit der Zeit eine Art Fäulnis. Die Zelle ist nicht tot, sie wartet nur auf neue Energie.
Wenn aber keine Energie nachkommt, weil der Schlafplatz nicht gewechselt wurde, so kann logischerweise die dauerhafte Unterversorgung der Organe zu einem bösen Ende führen.
Elektriker können diese Funktionen am besten verstehen.
Die Strahlungen aus der Erde beinhalten an der Erdoberfläche immer die Informationen der Stoffe der Erdkruste, wovon sie reflektiert wurden. Es können dabei gebündelte Strahlungen aus mehreren Arten von Mineralien oder Metallen entstehen.

Die an der Erdoberfläche austretenden Energien können von sensiblen Menschen, die ihr Nervensystem dafür trainiert haben, ziemlich genau identifiziert werden. Es sind Radiästheten, auch Rutengänger im Volksmund genannt. Ihre Präzision ergibt sich aus ihrer Ausbildung und ihren natürlichen Fähigkeiten.

Je nach Tiefe und Bündelungen entstehen an der Erdoberfläche spürbar unterschiedliche Qualitäten und Intensitäten.

Jeder Mensch, bis auf sehr seltene Ausnahmen, spürt sie. Dafür reichen maximal nur zwanzig Minuten.

Eine Mischung von spezifischen Strahlungen mit entsprechender Intensität und mit einer spezifischen molekularen Rechts- oder Linksdrehung dazu lässt meist ziemlich genau die Art der Erkrankung definieren.

Im Volksmund wird im Allgemeinen von Wasseradern gesprochen.

Ein Wasserlauf erzeugt, je nachdem wie tief er ist und je nachdem mit welchem Widerstand er im Boden und wie schnell er fließt, ein elektrostatisches Feld an der Erdoberfläche. Der Mensch als Rutengänger fühlt das Feld. Jeder andere Mensch fühlt es auch, bewusst oder unbewusst.

Die Fähigkeiten der Rutengänger sind in jedem Menschen gelagert. Wer die Fähigkeit nicht besitzt, ist entweder sehr krank oder bereits tot.

An der rechten und an der linken Hand eines lebenden Menschen ist eine elektrische Spannung vorhanden. Sie kann mit Hilfe eines empfindlichen elektrischen Vielfachmessgerätes gemessen werden.

Eine Wünschelrute, von beiden Händen gehalten, übernimmt diese elektromenschliche Spannung und wirkt an der Spitze wie eine elektrische Spule.

Die mentale Einprogrammierung eines Rutengängers zu einem gesuchten »Stoff« ermöglicht es ihm, zu reagieren, sobald er auf den gesuchten Stoff stößt.

Da wir als Kinder der Erde mit denselben Stoffen ausgestattet sind wie unsere Mutter Erde, da unsere Seele überall im Kosmos zu Hause ist, weiß sie immer genau, wonach wir suchen und vermittelt entsprechend eine Reaktion der Wünschelrute.

Es ist genau dasselbe Phänomen wie beim kinesiologischen Test der Naturmediziner. Der Mensch verfügt über ungeahnte Fähigkeiten, die ihn vor Krankheiten schützen sollen. Unser Schöpfer hat uns Leben und Gesundheit gegeben. Unsere Dummheit, selbst allmächtig sein zu wollen, sorgt für das Gegenteil.

Je schwächer und kürzer eine Energie durch die Wünschelrute empfunden wird, umso intensiver ist diese Energie. Der Körper verliert so sehr schnell seinen Widerstand und spürt nichts mehr. Er hat seine eigene Energie nur wegen der aggressiven Strahlung sehr schnell verloren. Solch ein Feld ist sicher ein sehr gefährliches. Besser wäre es, das Bett von einer solchen Stelle sofort zu verschieben.

Je länger und stärker eine Energie gespürt wird, umso schwächer ist sie. Die Energie schafft es nicht so schnell, den Rutengänger von seiner Energie zu entladen. Sobald eine Energie eindeutig gespürt wird, selbst eine schwache, sollte das Bett von der Stelle weggeschoben werden. Je nach Qualität der Erdstörung kann selbst eine geringe Intensität der Strahlung die genaue Information einer definierten Krankheit sein. Die Dauer der aufgenommenen Strahlung und die Veranlagung des Menschen darauf bestimmt, ob es überhaupt zu einer Erkrankung führen wird.

Jeder Mensch ist, solange er lebt, ein Rutengänger. Seine beiden Gehirnhemisphären müssen dafür trainiert werden.

Das muss er auch tun, um Radfahren, Schwimmen oder Skifahren lernen zu können. Es gibt zwar Menschen, die es besser oder schlechter können, im Allgemeinen können es aber alle.

Das Wichtigste im Leben, damit ein Mensch seine Gesundheit vor unsichtbaren Aggressionen schützen kann, lernt er leider nicht.

Alles, was unsichtbar ist, ist für viele einfach Unsinn. Die Luft, die man atmet, und die Wärme, die man empfindet, sind demnach auch Unsinn.

Kunststoffe und Metalle an der Erdoberfläche sind in der Lage, wenn sie sich auf Erdstrahlungen befinden, diese zu bündeln und sogar gefährlich zu verstärken. Die daraus entstehende Strahlung wird dann waagerecht und nach oben verteilt, manchmal durch mehrere Etagen. Diese Art der Strahlungen kann um ein Zigfaches stärker sein als die ursprünglichen Strahlungen von Wasseradern. Sie sind auch die Erklärung für eine Zunahme an Krebsfällen um 60 % innerhalb der letzten 20 Jahre.

Kunststoffe in Schlafräumen, auch in den Schränken, sollten zumindest bis oberhalb der Körperhöhe der Schlafplätze vermieden bzw. entsorgt werden. Unten, unterhalb der liegenden Körperhöhe, sollten nur biologische Gegenstände gelagert werden. Oberhalb der Körperhöhe, im Schrank, können Mischgewebe, Synthetics und Plastik, worauf man absolut nicht verzichten kann, gelagert werden. Das kann schon ausreichen, um wesentlich besser zu schlafen.

Über die Themen Universum, Planeten und Strahlungen kommen wir also auf die irdischen Gefahren und deren Einfluss auf Schlaf und Gesundheit. Wir sind nur ein winziger Teil vom Ganzen.

Die Planeten um uns herum beeinflussen somit permanent direkt oder indirekt unser Leben. Sie bestimmen je nach Jahreszeiten unsere Nahrung aus dem Garten, unseren gesunden Schlafplatz, so auch unsere Gesundheit, aber auch unsere Krankheiten, wenn wir nicht im Einklang mit der Natur leben wollen.

Die Voraussagen über Sonnen- oder Mondfinsternisse, selbst Jahrzehnte im Voraus, sind ebenso zuverlässig. Es sind präzise und punktgenaue Aussagen.

Ebbe- und Flutkalender werden ebenso auf die Minute für einen bestimmten Urlaubsort, für bestimmte Tage und Jahre im Voraus berechnet.

Jeder Gärtner weiß, wann er was pflanzen und ernten kann. Wenn Knoblauch zum Beispiel nicht bei abnehmendem Mond eingepflanzt wird, dann wächst er nicht.

Vom Magnetismus in der Natur ist uns einiges bekannt. Ohne Kompass hätte nie ein Schiff seinen Hafen erreicht. Beim Wandern in fremden Wäldern ist es ratsam, einen Kompass mitzuführen.

Ganz gleich ob in Afrika oder in Skandinavien, diese kleine Nadel von wenigen Millimetern, irgendwo zwischen Himmel und Erde, wird genau die Nordrichtung anzeigen. Es ist so sicher, dass jeder seinen Weg damit finden kann.

Leichte Veränderungen können sich ergeben. In bestimmten Gegenden der Erdkruste befinden sich unter anderem magnetische Mineralien, wodurch eine Kompassnadel beeinflusst wird. Diese Erdgebiete und deren Veränderungen bzw. Abweichungen werden zum Beispiel für die Schifffahrt genau angegeben.

Mutter Erde liebt uns und alles, was ihr gehört. Alles reagiert nach ihrer magnetischen Anziehungskraft. Zum Glück ist es so, sonst würden wir alle mit Häusern, Autos und allem, was sich momentan auf der Erde befindet, im All in der Schwerelosigkeit herumschweben.

Tiere und Menschen bleiben wie alle Gegenstände immer von Mutter Erde magnetisch angezogen. Die Anziehung ist so stark, dass, wenn ein Mensch mit seiner geringen Körpergröße hinfällt, er sich gefährlich verletzen kann.

Interessant dabei ist, dass man während des Liegetests auf einem ungestörten Platz sich von der Erde angezogen, angenommen und angenehm schwer fühlt, wogegen man sich auf einem schlechten Platz nervös, kalt und wie abgestoßen fühlt.

Bekannt ist auch, dass bei Vollmond der Schlaf oft gestört ist. Viele Menschen sind bei Vollmond aufgedreht, reagieren aggressiv und fahren auch aggressiver. Die Polizei hat entsprechend mit Delikten wie Vergewaltigungen oder zu schnellem und aggressivem Autofahren zu tun. In Krankenhäusern für geistig Behinderte müssen bei Vollmond einige Kranke in ihren Betten angeschnallt werden.

Die meisten Blinddarmoperationen finden bei Vollmond statt.

Ca. 80 % der Frauen bekommen ihre Periode während Vollmond. Der Mondzyklus von

28 Tagen stimmt mit dem der Frauen überein. Frauen reagieren empfindlich auf den Vollmond. Zwischen drei Tagen vor und nach dem Vollmond sind die meisten Frauen sehr mit sich beschäftigt. In der Zeit sind sie oft gereizt und brauchen ihre Ruhe. Ihre Reaktionen sind dann anders als gewohnt. Frauen fühlen sich bei Vollmond häufig unausgeglichen. Männer sollten das so akzeptieren.

Es ist auch bekannt, dass Menschen, die während des Vollmondes operiert werden, mehr bluten.

Erfahrene Gärtner sagen, »bei Vollmond steht das Holz im Saft«. Sie vermeiden es deshalb, bei Vollmond Bäume zu beschneiden oder zu schlagen.

Beim Menschen ist das auch so, Fingernägel und Haare sollten nur bei Neumond geschnitten werden. Bei zunehmendem Mond wachsen Haare und Fingernägel schneller.

Ein interessantes Buch dazu: »Die geheimnisvollen Kräfte des Mondes« von Abel. Darin sind unglaubliche und faszinierende Tatsachen über den Einfluss des Mondes auf Menschen und andere Lebewesen nachzulesen.

Die extremen Meeresbewegungen bei Vollmond (Ebbe und Flut) sind ebenso bekannt. Milliarden von Tonnen an Wassermassen werden dabei zu einer hohen Flut angehoben. Die Erdkruste wird bis zu 30 Zentimeter höher angezogen.

Die ungeheuren Kräfte der Naturereignisse, die oft in Katastrophen münden, lehren uns Furcht und Respekt. Dagegen ist kein Mensch gewachsen.

Der Mensch ist in sämtliche natürliche Prozesse eingeschlossen, ob er es will oder nicht. Auch ein ehrgeiziges Machtstreben auf diesem winzigen Planeten wird nichts daran ändern. Wir bleiben ein Teil des Ganzen.

Naturwunder und Naturgewalten beweisen immer wieder, dass der Mensch machtlos ist.

DIE VERANTWORTUNG

Wer sich darauf einstellt, zumindest mehr Naturschutz in seinem Umfeld zu praktizieren, trägt dazu bei, dass die Qualität seiner Zukunft und seiner Kinder besser geschützt wird.

Der Film »Plastic Planet« zeigt eine andere Auswirkung von Plastik auf Leben und Umwelt als nur auf die Qualität eines guten Schlafplatzes.

Es werden weltweit jährlich bis zu 240 Millionen Tonnen an Plastik produziert, wovon die Inhaltsstoffe für Mensch und Umwelt extrem gefährlich sein können.

Die Plastikverseuchung ist mittlerweile weltweit verbreitet. Jeder Mensch auf unsere Welt hat nachweisbar Kunststoffanteile in seinem Blut, gleich ob Eskimo oder Indianer. Die Weltmeere beinhalten mittlerweile sechs Mal mehr Kunststoffe als Plankton. Auch Fische fressen versehentlich Kunststoffe.

Der Film und die Recherchen von Werner Boote sind beeindruckend.

Von einem Schiff mitten im Pazifik, zwischen Los Angeles und Hawaii, wurde ein kleines Netz nur 15 Minuten gezogen. Die Menge der gesammelten Plastikpartikel mitten im Meer war eher erschreckend.

Das größere Problem daran ist, dass die Kunststoffindustrie die Zusammensetzung ihrer Kunststoffe geheim hält. Einige Bestandteile davon sind extrem giftig.

Das Leben eines Menschen beginnt mit einem Plastikschnuller im Mund. Die Babyflasche ist aus Plastik und beginnt sich schon bei der ersten Erwärmung chemisch zu zersetzen. Das Baby bekommt Plastikwindeln. Seine Ernährung wurde auch teilweise in Plastik eingepackt. Die meisten Spielzeuge, die das Baby in den Mund nimmt, sind auch aus Plastik. Einige Möbel und sogar Matratzen sind ebenso aus Plastik. Allein die Windeln brauchen bis zu 200 Jahre, um sich zu zersetzen. Plastik allgemein braucht insgesamt bis um die 500 Jahre, um sich zu zersetzen. Davon landen um die 6,5 Millionen Tonnen jährlich in den Weltmeeren.

Aus den bis heute schon bestehenden Plastikmengen wäre es möglich, die gesamte Erde sechsmal in je eine riesige Plastiktüte einzupacken.

Selbst durch die Wüste fliegt der Plastikmüll. Er ist dort reichlich zu finden.

Wie gesagt, jeder Mensch auf dieser Erde hat bereits Plastikspuren in seinem Blut. Das »Bisphenol A« beeinflusst die Östrogenaktivität im Gehirn. Winzige Mengen davon können schon unsere Zellen verändern.

Kunststoff ist zu einem Nahrungsmittelzusatz geworden. Kunststoff führt demnach zu Diabetes, Fettleibigkeit, Impotenz, Unfruchtbarkeit und vielem mehr.

Männer produzieren durch Kunststoff im Blut bis 53 % weniger Sperma und können schon dadurch unfruchtbar sein. Kunststoffrückstände sind hormonverändernde Substanzen. Plastik schadet eindeutig dem Gehirn.

Die Firma Novamont aus Italien beschäftigt sich mit Bioplastik aus der Zuckerohrpflanze. Leider reicht die Produktion nicht aus, um Plastik aus Erdöl zu ersetzen.

Plastik enthält Weichmacher und auch teilweise Schwermetalle wie z.B. das Nervengift Quecksilber, Polymer und Polycarbonate.

Plastik besteht aus Polyethylen (PE), Polypropylen (PP), Polyvinylchlorid (PVC), Polystyrol (PS), Polyurethan (PU), Polyethylenterephthalat sowie Polycarbonat (PC). Die genauen

Zusammensetzungen sind oft unbekannt, weil, wie schon erwähnt, die Industrie ihre Rezepturen nicht verraten möchte. Das verwendete und teils recycelte Plastik ist allein durch die chemische Zusammensetzung eine gute Vorbereitung für Krebsempfindlichkeit. Wir essen und trinken aus Plastik und kochen sogar damit. Es fehlt nur noch die schlechte Ernährung und die auslösenden Strahlen dazu.

Von Bisphenol A und Phthalat gehen laut Experten die meisten Gefahren aus. Beide befinden sich z.B. in Babyflaschen und anderen Getränkeflaschen. Demnach wäre es zu empfehlen, Getränke nur in Glasflaschen zu besorgen, Spielzeuge aus Holz zu kaufen und weitgehend auf Kunststoffe zu verzichten.

Das beste Ergebnis wäre, wenn der eigene erzeugte Müll sich immer zur Natur zurückkoppeln lassen würde. Im Idealfall blieb nach dem Tod nicht die geringste Umweltverschmutzung durch eigenes Verschulden übrig. Die nachkommenden Generationen bräuchten sich nicht den Kopf darüber zu zerbrechen, welcher Wüstling da vorher gehaust hat. Sie bräuchten somit nicht noch Jahre danach ihre Vorgänger zu verurteilen.

Alles, was der Mensch produziert, wird eines Tages zu Müll. Das gilt für alte Gebrauchsgegenstände, chemische Substanzen, radioaktiven Müll, alles wird weggeworfen. Die Erde muss nur noch damit fertigwerden.

Es gibt sogar ganz Schlaue, die den Müll tief in die Erde einbuddeln oder ins Meer werfen, damit niemand etwas davon sieht. Sie scheinen nicht zu begreifen, dass alles in einem natürlichen Kreislauf eines Tages zurückkommend wird.

Die Atommülldeponie an der Asse ist das beste Beispiel. Die Undichtigkeiten des Gesteines lassen Wasser einfließen, wodurch eine gefährliche Atomverseuchung zu befürchten ist.

Auch in Gorleben besteht ein vergleichbares Risiko. Wenn eines Tages radioaktiv verseuchtes Wasser austritt und sich in den Bächen, Flüssen und in der Landschaft verbreitet, bevor es das Meer erreicht und dieses ebenso verseucht, dann ist, was die Gesundheit der zukünftigen Generationen angeht, alles schon geklärt.

Politiker sind selbstverständlich für die Entscheidung von Endlagerstätten verantwortlich. Die Gesetze gegen Umweltkriminalität werden auch von Politikern verabschiedet.

Jeder Deutsche produziert 300 kg Müll im Jahr, Amerikaner schaffen sogar 900 kg jährlich.

Sogar der höchste Berg der Welt, der Mount Everest, ist verseucht. Die ca. 200 Expeditionen, die bis zum heutigen Tag versuchten, den Gipfel zu erreichen, haben es zumindest geschafft, tonnenweise Müll zu hinterlassen. Schwermetalle wie Quecksilber aus Batterien oder bleihaltige Abfälle bedrohen dort die Natur. Expeditionen zur Müllbeseitigung sind deshalb im Gespräch.

Seit 1957 wurden ca. 3500 Satelliten auf ihre Bahn geschickt, die zum Teil jetzt über 20.000 Schrotthaufen bilden. Dabei irren sie immer noch mit einer Geschwindigkeit von 25.000 Kilometern pro Stunde herum. Schon im September 1991 berichtete der französische Rundfunk, dass Unfälle im All bald nicht mehr zu vermeiden sind, wenn der Müll nicht bald gesammelt wird. Wie immer und überall, es wird produziert, benutzt und einfach liegen gelassen.

Die Mächtigen dieser Welt, die eine leitende Funktion für ihre Völker übernommen haben, schauen nur zu. Es wird nicht darauf bestanden, dass z.B. die Kunststoffindustrie ihre giftigen Rezepturen bekannt macht.

Es ist eine Art von Prostitution der verantwortlichen Politiker. Es geht nur um Geld und Macht. Wie lange wird dies die Erde noch aushalten können?

Politiker schaffen es scheinbar nicht, sich darauf zu einigen, dass alles, was von Menschen produziert wird, erst in Umlauf kommen darf, wenn eine Wiederaufbereitung im biologischen Sinn gesichert ist.

Als die Öffentlichkeit gegen FCKW und Asbest auf die Barrikaden ging, wurden schnell Lösungen gefunden. Die Industrie profitiert wiederum davon, umdenken zu müssen. Es wurden unter Zwang neue Produkte erfunden. Es gab und gibt dadurch immer noch neue Umsätze.

Die Industrieländer geben den Ton an und sind verpflichtet, mit gutem Beispiel voranzugehen. Wo Sicherheitsingenieure und Betriebsräte in verantwortlichen Firmen eingesetzt werden, forschen mittlerweile auch Umweltbeauftragte nach weiteren Verwendungsmöglichkeiten von Chemie, Verpackungen und mehr.

Einflussreiche Manager schaffen es, parallel zu einem erfolgreichen Geschäftsleben auch die Umwelt zu berücksichtigen.

Eines Tages muss jeder diesen Planeten verlassen und es ist einfach, sich den letzten Augenblick auf dieser Erde vorzustellen.

Wie wird das Gefühl kurz vor dem Einschlafen in die Ewigkeit sein, wenn man rücksichtslos und unverantwortlich gelebt hat?

Wird man kurz vor Schluss mit den erbrachten Leistungen zufrieden oder unzufrieden sein?

Der Moment wird vermutlich für jeden ein sehr wichtiger sein. So berichten zumindest Menschen, die schon einmal klinisch tot waren. Sie haben diese Schwelle schon einmal fast überschritten. Die Abrechnung kommt also noch.

Es ist uns alles nur geliehen, alles, was wir zu Lebzeiten gekauft haben, und deshalb glauben, es endgültig zu besitzen. Selbst das Leben ist uns nur geliehen.

Es kann ein schönes Lebensziel sein, eines Tages auf dem Sterbebett zu liegen und in diesem letzten Moment bewusst und mit einem guten Gewissen kurz zurückblicken zu können. Man hinterlässt eine gute Seele.

Daher ist es besser, sich rechtzeitig dessen bewusst zu sein, das Leben mit Verantwortung zu genießen und an einem schönen Abschluss für sich selbst zu arbeiten. Das Leben soll schließlich mit einem schönen Gefühl enden, und wie die Engländer sagen, man soll sich »für ein endgültiges Einschlafen zufrieden zur anderen Seite legen«.

Eine Missachtung von Mensch und Natur zu Lebzeiten lohnt sich demnach nicht.

Mit dieser Lebenseinstellung kann man Ängste abbauen und positiver denken. Der Sinn des Lebens gewinnt so einen anderen Stellenwert. Man ist selten einsam.

»Unser Kopf ist rund, damit das Denken die Richtung wechseln kann«, so lautet ein Spruch von Francis Picabia.

Ein Umdenken für den Umweltschutz hat mittlerweile eingesetzt, selbst für Importwaren aus fremden Ländern. Die Wiederaufbereitung der gesammelten Stoffe ist leider noch nicht ausreichend gelöst. Es gibt noch viel zu tun, um den nachkommenden Generationen eine Chance zu geben.

Der sorgfältig gesammelte Müll wird teilweise mit Warmwasser gewaschen. Wohlstandsrecyclingmüll wird mit getrennten LKWs abgeholt. Teilweise wird der getrennte Müll zu denselben Müllverbrennungsanlagen gebracht oder er wird per Schiff in Länder der Dritten Welt exportiert. Rohstoffe sind leider oft preiswerter als Wiederaufarbeitung. Der Grüne Punkt hat als Beruhigungsmittel lange gewirkt. Alles lässt sich in der Natur recyceln, selbst radioaktiver Müll. Es ist immer nur eine Frage der Zeit, der Wiederaufbereitung und der Kosten. Demnach könnte man theoretisch auch auf Atomwaffen einen Grünen Punkt setzen.

Das Plutonium 239 z.B., welches Kernkraftwerke produzieren, hat eine Halbwertzeit von 240.000 Jahren. Nach einer halben Million Jahre hat es sogar dreiviertel seiner Radioaktivität verloren.

Zeit ist für die Natur nicht vorrangig. Radioaktivität ist für sie auch kein Problem. Die Natur wird mit der Zeit alles verarbeiten.

WO SIND DIE KLUGEN ERDBEWOHNER GEBLIEBEN?

Tiere sind, wie Indianer sagen, unsere »kleinen Brüder«, wir müssen ihre Umwelt schützen
Als Haustiere leben sie im Wohnzimmer oder teilweise auch im Zwinger eingesperrt.
Sie bekommen zugewiesene Plätze, die sie auch oft unter Zwang annehmen müssen. Sie haben selten ausreichende Bewegungsmöglichkeiten für einen gesunden Stoffwechsel.
Sie haben nur selten die Möglichkeit, natürliche Nahrung instinktiv zu suchen, die sie in dem Moment brauchen.
Sie bekommen eine Nahrung vom Menschen vorbereitet oder aus Konserven, die sie annehmen müssen.
Sie gewöhnen sich irgendwann an alles, was geboten wird. Falls sie auf Erdstrahlen frieren, werden sie zugedeckt. Einen Platzwechsel gibt es nicht. Sie werden eines Tages stumpf und krank. Ihr natürlicher Schutzinstinkt reagiert bald nicht mehr.
Die Weisheit der Indianer und anderer Urvölker zeigt in ihrer Urform Respekt und Ehrfurcht vor Natur und Tierwelt. Sie mussten zwar auch Tiere töten, um ihre Familien ernähren zu können. Sie haben sich aber bei den Tieren dafür entschuldigt, ihr Fleisch für das Überleben ihrer Familien zu brauchen. Das ist eine Frage der Seele.
Urvölker wussten über den Wert ihrer Seele und den Wert der Seele von Tieren, der weit über den Tod hinaus reicht. Dieser Wert trägt den Namen Respekt.
Indianer haben eine bittere Anpassung an das, was wir Zivilisation nennen, durchmachen müssen. Ihre Lebensphilosophie ist jedoch weitgehend tief in ihrem Geist verankert. Sie legen Wert darauf, die Natur nach ihrem Ableben in einem sauberen Zustand zu hinterlassen.

Passend dazu ein sehr schönes chinesisches Gedicht, Autor unbekannt:
»Gehe gelassen inmitten von Lärm und Hast und denke daran, welcher Friede in der Stille sein kann. Soweit wie möglich versuche, mit allen Menschen auszukommen, ohne dich zu unterwerfen. Sprich deine Wahrheiten ruhig und klar und höre anderen zu, auch den Unwissenden, auch sie haben ihre Geschichte.
Vermeide laute und aggressive Menschen, sie sind eine Plage für die Seele. Wenn du dich mit anderen vergleichst, dann könntest du eitel oder bitter werden, denn es gibt immer größere und geringere Menschen als dich. Freue dich über deine Erfolge und Pläne. Nimm deine Arbeit ernst, aber bleibe bescheiden, das ist ein wirklicher Besitz in den wechselnden Geschicken des Lebens.

Sei vorsichtig mit geschäftlichen Dingen, denn die Welt ist voller Listen. Aber sei du selbst. Besonders heuchle keine Zärtlichkeit, sei aber auch nicht zynisch in Bezug auf Liebe, denn angesichts aller Trockenheit und Entzauberung ist sie wiederkehrend wie das Gras. Nimm gütig den Rat der Jahre an und lass mit Anmut die Dinge der Jugend hinter dir. Nähre die Stärke der Seele, um im plötzlichen Unglück nicht schutzlos zu sein. Aber beunruhige dich nicht mit Grübeleien. Abgesehen von einer gesunden Disziplin sei milde mit dir selbst.

Du bist ein Kind des Universums, nicht weniger und nicht mehr als die Bäume und die Sterne, die Blumen und die Tiere. Du hast ein Recht, hier zu sein. Und ob es dir klar ist oder nicht, das Universum entfaltet sich, wie es soll. Deshalb sei in Frieden mit Gott, wie immer du ihn dir auch vorstellst. Halte Frieden mit deiner Seele. Mit all ihrem Schein, der Plackerei und den zerbrochenen Träumen ist es doch eine schöne Welt. Gib acht auf sie und versuche glücklich zu werden«.

WAS TUN WIR UNSERER UMWELT NOCH AN?

Tropenwälder werden nacheinander abgerodet. Wir in Deutschland führen allein 5 % der gesamten Tropenhölzer ein. In Russland beseitigt man Sümpfe und Moorgebiete, um das Land agrarwirtschaftlich zu nutzen, teilweise auch, um Wohngebiete zu errichten. Eine Waldfläche von sieben Fußballfeldern pro Minute ist 2010 allein in Brasilien abgeholzt worden. Es geht unaufhaltsam weiter, bis kein Baum mehr steht.

Der Haken dabei ist aber, dass die seit den letzten Eiszeiten aufgebauten Schichten der Erdkruste zu einem wesentlichen Schutz der Ozonschicht beigetragen haben. Die lebenden Pflanzen, auch die Bäume und besonders die der Urwälder, sammeln und lagern Kohlendioxide der Atmosphäre bis zu fünfzehn Meter Tiefe in den Torfschichten der Erde ein.

Bei Abrodung der Wälder, Beseitigung von Sümpfen und Moorgebieten werden Kohlendioxide, die in Tausenden von Jahren angesammelt wurden, plötzlich freigelassen. Die Freisetzung der in der Erde angesammelten Kohlendioxide geschieht noch schneller beim Abbrennen der Wälder. Da wir immer weniger Bäume und Wälder haben, sind immer weniger Chancen gegeben, dass Kohlendioxide wieder eingefangen werden. Das Resultat ist eine hohe Belastung der Ozonschicht, was in dieser Form anscheinend noch nie ausreichend berücksichtigt wurde.

Möglicherweise entsteht dadurch die schlimmste Belastungsform, weil die Wälder als größte Puffermöglichkeit der Erde gleichzeitig völlig vernichtet werden (russische Forschungen, Dr. Michael Hoffmann).

Berechnungen haben ergeben, dass der derzeitige Baumbestand um die 25 Milliarden Tonnen Kohlendioxide jährlich aufnimmt. Leider produzieren wir sehr viel mehr, als aufgenommen werden kann.

Deshalb befassen sich einige Industrieländer mit dem Gedanken einer gigantischen, weltweiten Aufforstung in wenig besiedelten Gebieten wie in Afrika, China oder Russland. Die Kosten einer solchen guten Tat kämen auf circa eine Billion Dollar. Es würde laut Experten circa einhundert Milliarden Dollar mehr kosten als das, was auf der gesamten Welt jährlich für Rüstung ausgegeben wird.

Fraglich bleibt, wie lange es dauern wird, bis der Boden zu Torf wird, wo sich Kohlendioxide wirksam ansammeln können. Es ist dabei erstaunlich, wie schnell und nah der Erdoberschicht sich wertvolle Energien bilden und ablagern können.

Ein kleines Experiment kann zeigen, wie brennbare Gase an der Erdoberfläche auch durch Wasser festgehalten werden. Man unternimmt eine Bootsfahrt über ruhigem Wasser wie am Rande eines Teiches, wo viel Laub von Bäumen herabgefallen ist. So haben sich durch das Laub im Laufe der Zeit entsprechende Fäulnis auf dem Boden des Teiches gebildet.

Mit einem oder zwei Holzstöcken rührt man im Kreis schnell die Fäulnis am Boden herum. Durch das schnelle Drehen des Stockes treten in dem Strudel Methangase an der Wasseroberfläche aus. Mit einem Feuerzeug können diese Gase angezündet werden. Mitten im Wasser entsteht damit ein Feuer.

So lässt sich leichter vorstellen, was die Trockenlegung von Sumpf und Moorgebieten, die Beseitigung der Wälder und ihrer Torfschichten für die Belastung der Atmosphäre bedeuten. Alle Gase entweichen aus dem energiereichen Boden und belasten die Ozonschicht massiv.

Die Wälder der Welt tragen zu einem erheblichen magnetischen Anteil der Erdoberfläche bei.

Bäume dienen zur Regeneration der negativen Luftelektrizität und lassen oft eine Gewitterluft gar nicht zu (Gewitterluft ist positiv geladen). Der zu große Holzabbau um den Erdball lässt so immer mehr das Eindringen von positiv elektrischen Ladungen, die wir nicht so gut vertragen, zu.

In dieser Hinsicht sind die Tropen und die Urwälder wegen ihrer hohen Pufferkapazität die wichtigsten Garanten des Lebens. Das gilt für alles, was lebt, Menschen inbegriffen. Tropenwälder sind nicht zu ersetzen. Wo Tropenwälder verschwinden, schwimmt der

Boden bei den nächsten Regenfällen weg. Einige Straßen versinken dann bis zu einem Meter und mehr im Schlamm. Eine neue Bepflanzung ist fast nie möglich, weil sie ebenso bei den nächsten Regenfällen weggeschwemmt werden würde.

Über Tausende von Jahren waren die Wälder gewachsen und dann kamen die Bagger und die erschreckenden Sägen auf LKWs. Die Säge klammert den Baum, sägt, schält und schneidet ihn in weniger als einer Minute. Ein einziges Gerät vernichtet einen Wald an einem Tag.

Unzählige Pflanzen und Tierarten werden dabei erbarmungslos und für alle Zeit vernichtet.

Die Beseitigung eines einzigen Baumes kann im Urwald ein ganzes Ökosystem kippen lassen.

Es sind 95 % der Wälder, die nicht mehr zu bepflanzen sind, weil der Boden durch die Erosion zu arm geworden ist.

Circa eine Milliarde Menschen haben es geschafft, diese Vernichtung innerhalb der letzten 100 Jahre zu erreichen. Es sind ca. 360 Millionen Amerikaner und ebenso viele Europäer. Australier, Japaner und Südafrikaner vervollständigen die Milliarde Menschen insgesamt. Die Erde hat sehr viel gelitten. Es kommen jetzt 1,4 Milliarden Chinesen und 1,1 Milliarden Inder dazu, die gerechterweise unser Lebensniveau erreichen möchten.

Durch die ausgereiften neuen Technologien wird die Erde extrem schneller als bisher gerupft.

Wie wird die Erde diese Aufgabe vertragen, wenn schon nach einer Milliarde Konsumenten so viele Landschaften und Energiereserven vernichtet wurden?

Allein in den letzten 10 Jahren wurden 10 Millionen Hektar Regenwald abgeholzt. Weltweit gehen jährlich 12 Millionen Hektar Ackerboden verloren. Nicht zu vergessen: Jeder siebte Mensch ist unterernährt. 120.000 Menschen fliehen jährlich über das Mittelmeer nach Europa.

Durch die weltweite Abholzung stirbt das Ökosystem. Die Lungen der Erde werden somit vernichtet.

Keine Wälder, keine Feuchtigkeit. Keine Feuchtigkeit, keine Wolken. Keine Wolken, kein Regen. Ohne Wolken ist ein natürlicher Widerstand und Schutz gegen Winde und Stürme nicht mehr gegeben.

Eine Zunahme der Windgeschwindigkeiten und Wirbelstürme mit katastrophalen Folgen spüren wir immer deutlicher. Die Winde trocknen die Erdoberfläche weiter aus. Die Wüste wächst in rasanter Geschwindigkeit weiter.

Völker müssen wegen Wassermangels ihre Heimat verlassen, weil ihre Tiere durch die

Dürre elendig gestorben sind. Ihr Leben ist bedroht, weil wir die Erde maßlos ausbeuten. Sie riskieren dann ihr Leben, um auf illegalen Wegen zu uns zu kommen. Hier ist noch Wasser. Außerdem haben wir noch Nahrungsmittel, die sie dringend brauchen. Obwohl wir dazu beigetragen, ihre Umwelt zu zerstören, aber diese dort nicht wieder in Ordnung bringen, sind wir wiederum nicht davon begeistert, dass diese Menschen zu uns kommen.

Für unseren Schweinefleischkonsum kippen wir jährlich einen vollen Güterzug Gülle mit einer Länge von Amsterdam bis nach Wladiwostok auf die Erde. Gülle greift den Boden an und vernichtet ihn. Die Aggressivität der Gülle merkt man schon am Geruch. Gülle zerstört die Tonschichten der Erde und hinterlässt bald nur Sand, worauf dann nur noch Mais wachsen und geerntet werden kann.

Durch den Sand fließt das Wasser schneller ab. Hinzu kommen die Drainagen in den Wiesen, die das Abfließen des Regenwassers schneller ermöglichen.

Die Wiesen bleiben nicht mehr lange feucht, die Bäche auch nicht. Der Wasserpegel sinkt. Einige Binnenschiffe fahren sich mittlerweile im Rhein fest.

Durch die Mikrowellen, die wir mittlerweile weltweit permanent senden, wird die Erde auch nicht von einem Wärmeeffekt verschont. Die Drillung und Reibung von Wassermolekülen durch Mikrowellen gilt auch für die Umwelt. Es wird so Wärme erzeugt, wodurch eine weitere Austrocknung der Erdkruste verursacht wird.

Die Lobbyisten versuchen von einem thermischen Effekt der Mikrowellen an der Erdoberfläche abzulenken. Zu Hause wärmen sie ihre Speisen mit Mikrowellen.

Die verteilten Mikrowellen an der Erdoberfläche sind nicht sehr hitzewirkend. Dafür sind sie um den gesamten Globus gut verteilt für Handys, Radaranlagen, UMTS und mehr.

Durch die Summierung der Störfaktoren ist nicht mehr zu erwarten, dass der Zuwachs der Wüstengebiete noch aufzuhalten ist. Es sieht auch nicht so aus, als würde sich die Menschheit sehr rasch für wirksame Gegenmaßnahmen entscheiden. Das würde zu viel Geld kosten.

Kaum haben sich die Greenpeace-Mitarbeiter darüber gefreut, die Abschaffung von chlorgebleichtem Papier durchgesetzt zu haben, begann die Aufregung von Neuem. Der Computer sollte ursprünglich den Papierkonsum verringern. Das Gegenteil ist leider aufgetreten. Die kanadischen Urwälder werden dafür abgeholzt.

Das Pygmäen-Volk wird auch nicht geschont. Durch den Abbau ihrer Wälder wird ihr Lebensraum vernichtet, was einer Ausrottung der Pygmäen gleichzusetzen ist. Unsere Briefkästen werden dafür immer voller mit Prospekten, die uns mitteilen sollen, was uns angeblich fehlt und wo es billiger ist.

Unser leichtfertiger Umgang mit Natur, Menschen und Tieren beginnt sich zu rächen.

Alte Umweltsünden kommen im Kreislauf wieder auf uns zurück. Wir sind ein Teil der Umwelt. Demnach ist es unausweichlich, dass wir in den Vernichtungsprozess einbezogen werden. Es ist der Ast, worauf wir sitzen, den wir immer schneller absägen.
Von unseren Vernichtungen und ihren Folgen sind die Unschuldigen der Dritten Welt als Erste betroffen. Dort sind die Wasserreserven sehr gering und die Regenwälder werden zu Möbeln verarbeitet.
Bei uns verändert sich langsam auch einiges. Das Land Hessen erfuhr 1992 zum ersten Mal Wasserknappheit. Frankreich erlebte 1992 das vierte Dürrejahr hintereinander. Das Spiel wiederholt sich seitdem jedes Jahr.

Die Tonschichten, die normalerweise immer feucht sind, halten entsprechend die Gebäude, die darauf stehen. Mindestens 3000 Gebäude waren durch Trockenheit baufällig geworden. Freunde, die 200 Kilometer südlich von Paris wohnen, berichteten, dass auch ihr Haus zu reißen beginnt.
Auch die Briten erlebten ihre schwerste Dürre nach über 200 Jahren. Schon 20 Flüsse sind dort akut vom Austrocknen bedroht.
Der Klimawandel mit den entsprechenden Veränderungen in der Umwelt kann eines Tages ebenso unsere Wohnungen und Häuser zerstören.
Durch Waldabbau verliert der Boden seinen Halt. Durch Begradigung der Flüsse und Bäche fließt das Wasser nach der Schneeschmelze mit enormen Geschwindigkeiten ab. Häuser werden auf diesem Weg mitgenommen und weggespült, dann kommt die Trockenheit umso schneller wieder.
Die verursachten Bodenverformungen werden sich langfristig in Erdrutsche verwandeln. Irgendwann verschieben sich die Bodenplatten in der Tiefe immer schneller. Erdbeben sind in Zukunft vermehrt zu erwarten.
Das würde uns, wie andere Völker zuvor, an einem wichtigen Nerv treffen, nämlich an unserem Besitztum.
In Russland und Sibirien wird uns gezeigt, wie schwierig es sein kann, Wohngebiete vor Erdverformungen zu schützen. Im Sommer werden in Sibirien riesige Kühlanlagen betrieben, damit der Boden gefroren bleibt. Ohne dieses würden ganze Wohnsiedlungen in die Erde sacken, schief stehen oder umfallen. Im Winter werden in Sibirien minus 70 Grad Celsius erreicht und an einigen wenigen Sommertagen können es bis zu 40 Grad plus werden. So entstehen massive Veränderungen im Boden. Durch das

Einfrieren mit Hilfe von riesigen Kühlanlagen bleibt der Boden, auf dem die Häuser stehen, stabil.

DIE AUSTROCKNUNG DER ERDE

Laut kritisch eingestellter Wissenschaftler gibt es eine wesentliche Verbindung zwischen der Bodentrocknung und der Zerstörung der Ozonschicht.
Herr Dr. Volkrodt zum Beispiel gab sinngemäß folgende Information dazu: Der saure Regen wurde von Chemikern als Ursache des Waldsterbens dargestellt. Die Zunahme von Mikrowellen in der Umwelt, die die Fähigkeiten haben (wie im Mikrowellengerät) Wassermoleküle aneinander zu drillen und zu reiben, um eine Erwärmung zu ermöglichen, reiben und drillen ebenso die Feuchtigkeit der Erdoberfläche und ermöglichen eine zusätzliche Erwärmung der Erdkruste.
Der Wärmeauftrieb und die entsprechende Mitnahme der Abgase und anderer Stoffe, wie FCKW, CO_2 und mehr, sind so wunderbar gegeben.
Da Mikrowellen eine Wärmeerzeugung von Wassermolekülen durch deren Drehungen und Reibungen verursacht, ist auch eine Trocknung derselben Wassermoleküle leicht verständlich. Die weitere Auswirkung auf Meere und Eisberge kann demnach nicht mehr ausgeschlossen werden.
Einiges scheint sich jedenfalls zu decken: die Zunahme der Mikrowellenverseuchung, die Erwärmung der Atmosphäre, die Zunahme der Wüstengebiete, die Austrocknung der Erdkruste, das Erwärmen der Meere bis in ihre äußerste Tiefe. Die Befürchtung, dass der Meeresspiegel durch das Schmelzen der Eisberge um sechs Meter bis zum Jahr 2030 steigt, könnte noch zur Realität werden. Der Vernichtungsprozess hat eine eigene Dynamik entwickelt und wird dabei immer schneller. Das niederländische Volk und viele andere Völker um den Erdball machen sich mit Recht sehr viele Sorgen um ihre Zukunft.
Das Wachstum der Algen zum Beispiel im Mittelmeer und in der Adria lässt sich aus der Kombination von Wärme durch Mikrowellen und Wärme aus industrieller Erwärmung erklären. Flüsse und Meere werden so bis zu 3 Grad erwärmt. Die Zufuhr von Phosphaten, Chemikalien aus Waschmitteln und von anderen Verursachern fördern das Wachstum von Algen.
Die Erde verfügt wohlgemerkt über nur 1 % an Trinkwasserreserven.
Volkrodt dokumentiert in WBM 4/1991 sehr kritisch die Mikrowellenverseuchung. In diesem Heft spricht er auch die Umweltverseuchung durch Platin und Katalysatoren

sowie den schädlichen Nebeneffekt auf das Lungensystem an. Es entstehen angeblich Gase, die das Nervensystem angreifen.

Der Bericht von Dr. Volkrodt nennt sich: »Droht den Mikrowellen ein ähnliches Fiasko wie der Atomenergie?«

Als Leseanreiz möchte ich die Untertitel hinzufügen:
- Wo werden die neuen Grenzwerte überschritten?
- Neuartige Waldschäden werden von Mikrowellen verursacht
- Irreführung der Bevölkerung beim Kfz-Katalysator
- Wie verursachen Mikrowellen neue Waldschäden?
- Mikrowellenschäden bei Menschen
- Nicht länger wie bei der Atomenergie taktieren!
- Fragen an die Verantwortlichen für die Mikrowellentechnik

Wir müssen davon ausgehen, dass einige wissenschaftliche Berichte schon längst bei der Bundesregierung angekommen sind. Geld und Umsatz sind wichtiger. Einige der Politiker fühlen sich aufgrund ihres Alters nicht mehr gefährdet. Daher haben sie kein Interesse, verantwortlich über die Zukunft nachzudenken. So wird alles nur noch schlimmer.

Bald wird auch noch das Navigationssystem GPS durch Galileo ersetzt. GPS ermöglicht die Ortung eines Navigationssystems auf circa drei Meter. Galileo dagegen wird auf circa fünf Zentimeter orten können. Das bedeutet eine weitere Verdichtung von Mikrowellen.

Eigentlich sollte man davon ausgehen, dass gerade Deutschland in Sachen regenerativer Energien auf der Welt führend ist, auch für den Schutz des Erdballs insgesamt. Fehlanzeige! Die Gefahr wird unterschätzt, wahrscheinlich weil man die schädlichen Wellen nicht sieht.

Folgender Untersuchungsbericht wurde von WDR2 sinngemäß gesendet.

»Die Erdpartikelchen sind elektrisch negativ aufgeladen. Ist das Regenwasser, das darauf fällt, positiv geladen, dann halten die Wassermoleküle an den Bodenpartikeln fest. Sie haften da länger an, ehe sie abfließen.«

Das funktioniert wie ein Magnet: Nord zieht Süd an, Süd und Süd oder Nord und Nord stoßen sich ab.

Alles im Universum ist, wie schon gesagt, ein Polaritätswechsel. Leben und Gesundheit bestehen aus Elektrizität und Magnetismus. Das gilt für alle Lebewesen, ob Wälder, Tiere oder Menschen.

Durch die chemische Umweltverseuchung und den sauren Regen plus der elektrischen

Umweltverseuchung als Bonbon dazu wird leichter verständlich, dass das Regenwasser oder die Bodenpartikelchen in ihrer Polarität gekippt sind.

In der WDR2-Sendung berichtete der Wissenschaftler, dass die Bodenpartikel oft positiv sind. Denke man nur an die Gülle und an viele andere Bodenmisshandlungen, dann lässt sich ein Umkippen der Polaritäten besser erklären.

Das Problem ist dabei, dass das Regenwasser auf einem solchen Boden nicht mehr »hängen« bleibt. Das Wasser fließt schnell ab, nach spätestens zwei Tagen kommt es zu Überschwemmungen. Der Boden ist anschließend in wenigen Stunden wieder trocken. Die Pfützen bleiben nicht lange – früher blieb der Boden bis zu zwei Wochen feucht. Ist der Boden wiederum gesund und der Regen krank, dann geschieht dasselbe in umgekehrter Form wieder.

Sowohl Boden und Wasser müssen gesund sein, damit ihre magnetischen Anziehungskräfte bestehen bleiben. Die Polaritäten dürfen dafür nie gleich sein. Das ist auch die Basis von Yin und Yang, die sich immer ergänzen, wie zum Beispiel unter Eheleuten.

GEWITTER UND BLITZ

Die Natur lässt niemanden gleichgültig. Wir suchen sie in der Freizeit und besonders im Urlaub. Wir genießen diese wundervolle Natur, ihre Landschaften, die Blumen und die Farben.

In der Entspannungsphase eines Urlaubs genießt man, sich im Einklang mit der Natur zu fühlen.

Die Harmonien und Kräfte der Natur sind immer wieder beeindruckend. Sie vermittelt eine innere Zufriedenheit. Der Stress baut sich ab, die Entspannung wird deutlich spürbar.

Die Natur verbraucht durch ihre ständigen Veränderungen und das ständige Wachstum auf der Erdkruste sehr große Energiemengen. Die Erdbewohner, wozu auch der Mensch gehört, zapfen permanent diese Energie an. Die Natur muss sich irgendwann selbst wieder aufladen. Dafür hat sie das Rezept.

Wenn es ihr an Energie an der Erdoberfläche fehlt, fühlt sich der Mensch nicht wohl. Das Wetter ist schwer zu ertragen, es ist schwül und drückend. Man ahnt schon, dass es sehr bald zu einem Gewitter kommen wird.

Der Hund in der Nachbarschaft ist schon den ganzen Tag unruhig und bellt ständig. Der Zoowächter berichtet, dass er genau weiß, wann ein Gewitter aufkommt. Er weiß es bis zu 24 Stunden vorher. Viele Tiere sind vor einem Gewitter sehr unruhig. Wenn sie plötzlich ruhig werden, dauert es in der Regel keine Minute, bis der Blitz in die Erde einschlägt.

Wolken, Cumulonimbus werden heiß, flach und dunkel. Deren Regenteilchen sind oben positiv geladen und unten negativ. Dadurch entsteht eine starke elektrische Spannung von bis zu 3000 Volt. Der Kurzschluss als Blitz ist so vorprogrammiert. Die Regenpartikel lösen sich: Es regnet.

Die Lufttemperaturen sind möglicherweise dieselben geblieben, aber nach dem Blitzen wird die Luft angenehm. Die schwere Luft von zuvor ist schnell verschwunden.

Sobald es donnert und blitzt, zieht man sich gerne zurück und wartet, bis alles vorbei ist. Frühere Völker sollen dabei geglaubt haben, dass der Himmel ihnen auf dem Kopf fallen würde.

Obwohl man es schon so oft erlebt hat, hat man einen gewissen Respekt vor dieser Naturgewalt. Es ist unheimlich.

Aus der Entfernung schaut man zu, wie der Blitz mit seinen unzählbaren Milliarden von Volt in die Erde einschlägt.

Vielleicht brennt dabei ein Bauernhof, weil er vom Blitz getroffenen wurde.

Vielleicht kommt es sogar zu einer Umweltkatastrophe mit Überflutungen.

Wenn das Gewitter aufgehört hat, geht man gerne nach draußen, um die neue Luft einzuatmen. Diese klare Luft ist ein Genuss und lädt zu einem Spaziergang ein.

Vor dem Gewitter war die Luft unerträglich, nach dem Gewitter ist die Luft angenehm klar. Der Grund dafür ist, dass die Luftelektrizität sich regeneriert hat.

Die Erde ist der negative Teil eines Riesenkondensators (Stromspeichers), wovon der positive Teil die Ionosphäre ist.

Mutter Erde verteilt ihre negative Energie an ihre Kinder. Das sind Menschen, Pflanzen und Tiere, die jeder für sich, genau wie die Erde selbst, kleine Stromspeicher bilden. Schließlich bestehen die Kinder aus den gleichen Stoffen wie Mutter Erde, ob Wasser, Mineralien oder Metalle. Alle diese Bestandteile sind, wie bekannt, gute Stromleiter.

Die Gesamtheit jedes Lebewesens stellt einen Stromspeicher mit seinen elektrischen, chemischen und magnetischen Funktionen dar.

Bei der Verteilung ihrer Energien an ihre Kinder baut Mutter Erde dermaßen ab, dass die positiven Energien der Ionosphäre sich der Erde annähern. Die entstehenden Spannungen bilden mit Hilfe der Wolken eine weitere Brücke zur Erde.

Es kommt zu einem Kurzschluss, das ist der Blitz. Dadurch entsteht eine Entladung der Spannungen zwischen Ionosphäre und Erde, die in ihrer negativen Polarität wieder regeneriert wird. Die Ionisation der Umgebungsluft wird ebenso negativ regeneriert. Die Natur braucht das und wird so wieder ausgeglichen.

Es blitzt wissenschaftlichen Angaben nach ca. 1000- bis 2000-mal pro Sekunde, um den gesamten Erdball mit natürlicher Elektrizität zu versorgen. Nach dem Gewitter ist die lebenswichtige Energie aus der negativen Elektrizität wieder da. Deshalb fühlen wir uns vor dem Gewitter so unangenehm und danach so gut.

Dazu ist auszugsweise aus einem älteren Herder-Lexikon unter Luftelektrizität zu lesen:

»… Meteorologische Einflüsse verändern dieses luftelektrische Geschehen und bedingen seine große örtliche und zeitliche Verschiedenheit. Im Gewitter steigert sich das elektrische Geschehen bis zu den sichtbaren Entladungen der Blitze. Besondere Bedeutungen besitzen die von den Blitzentladungen ausgehenden elektrischen Wellen (›Luftstörungen‹, ›Atmospherics‹). So unerwünscht sie dem Radiohörer als Kratzgeräusche sind, so wichtig sind sie für die Meteorologen, Geophysiker und Astronomen. Ihr Entstehungsort, der sich durch Peilung ermitteln lässt, vermittelt automatische drahtlose Wetterauskünfte. Die Form der Signale gibt Auskunft über die Verhältnisse auf ihrem Laufweg und damit über die Zustände der Hochatmosphäre. Aus ihrer Zahl und deren zeitlichen Veränderung lassen sich weitere geophysikalisch und astronomisch wichtige Erkenntnisse ableiten. Die Frage, ob dem luftelektrischen Geschehen biologische bzw. bioklimatische Wirkung zukommt, ist noch umstritten.«

Der Mensch spürt jedenfalls genau den Unterschied der Luftqualitäten vor oder nach dem Gewitter.

DIE NATUR IST AUCH GEFÄHRLICH

Wissenschaftler haben errechnet, dass nur eine halbe Stunde ohne Blitze auf dem Erdball ausreichen würde, um jegliches Leben zum Erlöschen zu bringen.

In viele Schlafzimmer werden statt natürlicher Stoffe so viele Kunststoffe gepackt, dass die Luft ständig wie eine Vorgewitterstimmung aufgeladen ist. Die Luft wird durch Kunststoffe und Synthetics positiv ionisiert. Der menschliche Körper braucht aber die negative Luftionisation, wie nach dem Gewitter, um Energie nachtanken zu können. Mit einer positiv geladenen Luft im Schlafzimmer baut der Mensch Nacht für Nacht ab.

Die Ionosphäre, die ca. 20 Kilometer über unseren Köpfen beginnt, ist der eigentliche positive Ladungsträger. Der negative Gegenpol ist die Erde. Das Ganze stellt eine Riesenbatterie mit Plus- und Minuspolen dar.

Positive Luftladungen haben daher nichts in einem gesunden Schlafzimmer zu suchen. Nach Wilson werden globale luftelektrische Stromkreise von der positiven Ionosphäre bis zu der negativen Erdoberfläche auf ca. 250.000 Volt aufgeladen.

Die Gewittertätigkeit ergibt sich durch thermische Effekte. Sie kann bis zu 15–18 Kilometer und im Extremfall bis zu 30–35 Kilometer hoch reichen, also bis an die Ionosphäre. Zwischen Afrika und Europa gibt es einen Spannungsabfall von ca. 40.000 Volt. Über Afrika gibt es eine größere Gewittertätigkeit.

Ein Strom von 10 bis 12 Ampere fällt beim Gewitter zur Erde, wobei gewitterfreie Zonen sehr stark ionisiert bleiben. Die elektrostatische Luftelektrizität beträgt im Normalfall ca. 150 Voltmeter. Der gesamte Strom für den Globus beträgt ca. 1500 bis 1800 Ampere und für Frankreich zum Beispiel nur 1,5 Ampere.

Durchschnittlich und bei schönem Wetter ist um 130 Volt pro Meter Höhe zu messen. Die Gesamtkapazität der beiden Kondensatorteile Erde und Kosmos beträgt in dieser Zeit ca. 0,708 Mikro-Farad: die Maßeinheit von Kondensatoren (Stromspeicher) ist das Farad (aus: »Terrestrische Strahlen und ihr Einfluss auf alles, was lebt«). Dadurch ergibt sich ein starkes Magnetfeld. Dieses Magnetfeld, das uns das Leben gibt und mit einem Kompass zu messen ist, ist nicht symmetrisch.

Die Erde polt sich alle 700.000 Jahre um, wobei die Zeit der Umpolung ca. 40000 Jahre andauert. Zurzeit befindet sich die Erde seit ca. 20 000 Jahren in einer Umpolungsphase.

Viele dieser Angaben sind aus den Vorträgen des verstorbenen Prof. Dr. König entnommen. Sein Buch »Unsichtbare Umwelt« beschreibt die Naturphänomene, von denen Leben und Gesundheit abhängen, genauer.

Auf der Erde ist eine stehende Welle von 10-Hertz-Schwingungen nachweisbar. Diese Schwingung ist mit einem EKG-Gerät messbar, da die Frequenz von 10 Hertz auch im Herzbereich vorkommt.

U-Boote, die mit 10 Hertz senden, haben fast keinen Verlust der Sendeleistung.

In der Akupunktur wird mit 10 Hertz behandelt. Der 10 -Hertz-Bereich beruhigt den Mensch. Er bleibt dabei konzentriert und gelassen.

Diese elektrischen Energien waren schon lange vor der Menschheit da. Ohne Elektrizität gibt es keine Energie und kein Universum. In der Natur ist alles elektrisch, elektromagnetisch und radioaktiv, auch der Mensch. Mit den vielen Mineralien und Metallen in seinem Körper ist er selbstverständlich auch radioaktiv.

Radioaktivität ist eine sehr kurze, elektromagnetische Wellenform.

Die Carl-Huter-Wissenschaft nennt die menschliche »Radioaktivität« die »Helioda-Strahlung«.

Wissenschaftler haben festgestellt, dass sich gewisse Energiemengen auf der Erdoberfläche so stark bündeln, dass an diesen Stellen die Luft sehr stark ionisiert ist. Das zieht eine Veränderung der natürlichen Radioaktivität nach sich. Es sind die Stellen, auf denen die Römer und Chinesen nicht bauen wollten. Und sie waren nicht dumm!

Viele Wissenschaftler sind sich noch heute darüber uneinig, wie diese Strahlungen zustande kommen. Sie wissen aber, dass es sich teilweise um gewaltige Energien handelt. Es handelt sich überwiegend um punktuelle und unberechenbare Konzentrationen von natürlichen Strahlungen. Sie werden teilweise durch Veränderungen in den Erdschichten abgefangen und entsprechend an die Erdoberfläche zurückgeschickt. Sie haben unterschiedliche Qualitäten und Intensitäten, je nachdem auf welche unterirdischen Anomalien sie gestoßen sind. Deren Qualität und Intensität an der Erdoberfläche bestimmen die Art der Erkrankungen ihrer Empfänger.

Die Erde ist, wie andere Planeten im gesamten Kosmos, von diesen Energien betroffen. Sie lässt diese Energien ungleichmäßig durch, abhängig davon, wie ihre Kruste gerade an der Stelle aufgebaut ist. Mineralien, Metalle und Wasser sind in der Erdkruste ungleichmäßig verteilt. Wären sie schichtweise und gleichmäßig um die gesamte Erdkruste vorhanden, gäbe es vermutlich diese Störungen nicht

Natürliche, kosmische, elektromagnetische Energien schaffen es kaum, leitfähige Felder wie die von Wasser, Mineralien und Metallen in der Erdkruste zu durchdringen.

Wie Dr. med. Rothdach es beschreibt, ergeben sich Neutronen, die Alpha-, Beta- und Gammastrahlen bilden. Diese werden von der Erde mehr oder weniger absorbiert. Ein Teil davon tritt an der Erdoberfläche aus. Somit wird das natürliche elektromagnetische Feld der Erdoberfläche an diesen Stellen durcheinandergebracht. Menschen, Pflanzen und Tiere werden davon ungünstig beeinflusst.

Diese Erdstrahlen sind sehr kurzwellige Strahlen, die immer von den Schwingungen der Stoffe aufgeladen werden, gegen die sie in der Erdkruste gestoßen sind.

Sie werden dann von Kunststoffen, Metallen, Flüssigkeiten und lupenartigem dickem Glas übernommen, waagerecht verbreitet und nach oben gesendet. So können die übernommenen Strahlen die Intensität noch verstärken. Das kann schnell lebensbedrohlich werden.

Wurden die Strahlen gegen Wasser in der Erdkruste gebildet, dann übernehmen sie die Wasserstoff-Schwingungen. Das werden dann genau die Schwingungen der Wasserqualität sein, ob links- oder rechtsdrehend polarisiert, die aus der Erde austreten.

Ebenso werden die Intensität und die Eigenschaften des Wassers übernommen. Wasserschwingungen betragen zwischen ein und zwei Gigahertz (ein Gigahertz bedeutet eine

Milliarde Schwingungen pro Sekunde). Unser Blut ist auch Wasser. Daher sollte lieber kein Kurzschluss entstehen.

Remi Alexandre berichtet von einem Haus in Paris, das sich über einem unterirdischen Wasserlauf befand. Dieser Wasserlauf verlief unter zwei Friedhöfen und lud sich dabei von den Schwingungen der Mikroben verschiedener Krankheiten auf. Überall, wo der Wasserlauf weiter verlief, strahlten die aus den Friedhöfen übernommenen Krankheiten Schwingungen aus. Alle Bewohner darüber sollten an denselben Schwingungen schlimm erkranken.

Dr. med. Aveline war selbst davon betroffen. Er hatte in einem Haus eine Praxis übernommen, in dem drei Ärzte vor ihm innerhalb von 15 Jahren gestorben waren. Dr. Aveline hielt am 30. April 1935 einen Vortrag über seine bitteren Erfahrungen mit den Wasseradern.

Die Wassermoleküle bleiben die besten Informationsträger in der Natur.

EIN MINISTERIUM LÄSST NACH WASSERADERN FORSCHEN: ERGEBNIS = POSITIV

Frau Dr. Veronica Carstens, Leiterin von »Natur und Medizin«, gelang es, ein Forschungsprojekt mit Mitteln aus dem Bundesministerium für Forschung und Technologie durchzusetzen. Es sollte wissenschaftlich nach Erdstrahlen geforscht werden.

Die Arbeitsgruppe »Unkonventionelle Methoden der Krebsbekämpfung« unterstützte das Projekt durch ihre Mithilfe.

Prof. Betz und Prof. König wurden mit der Durchführung des Projektes beauftragt. Erstaunlich ist dabei, dass es den Testpersonen trotz aller unnatürlichen Versuche und Hindernisse gelungen ist, Reaktionen nachzuweisen, wodurch die Ergebnisse als statistisch positiv bewertet werden konnten.

Mehr darüber in dem wissenschaftlichen Untersuchungsbericht. »Der Wünschelruten-Report« von König und Betz ist als Taschenbuch erhältlich.

In dem »Wünschelruten-Report« wird mit Recht kritisiert, dass sehr viele Radiästheten (Rutengänger) unsauber und unpräzise arbeiten. Das führt zu falschen und unbrauchbaren Angaben.

Wenn zehn Radiästheten zu zehn verschiedenen Ergebnissen kommen, dann gibt es mindestens neun, vielleicht sogar zehn Fehler.

Wenn zehn Radiästheten unabhängig voneinander zu denselben Ergebnissen kommen, wird es als Messung bewertet.

Die Arbeit eines einzigen Radiästheten ist also nie eine Messung. Es ist eine Mutung.
Als wir damals sehr krank waren und einen Rutengänger bestellt hatten, ging es uns vorerst rasch besser. Der Ortswechsel hatte gut und schnell positiv gewirkt.
Einige Monate später bekamen wir neue Probleme an anderen Körperorganen. Der vom Rutengänger vorgegebene Platz war falsch.
Ich wollte nicht glauben, dass der Rutengänger etwas konnte, wozu ich nicht fähig wäre.
Ich befasste mich intensiv mit dem Thema Radiästhesie und übte, bis ich endlich eine Reaktion empfand.
Ich trainierte dann so lange, bis meine Sensibilität für Erdstrahlen deutlich entwickelt wurde. Ich ließ mich bei Dr. med. Hartmann im Forschungskreis für Geobiologie bei Eberbach/Neckar schulen.
Dort wurde mir beigebracht, was ich genau fühle, ob Wasser, Erdverwerfung, Globalnetzgitter usw. Dann wurde ich auf Intensitäten und Polaritäten sensibilisiert, die je nach Klassifizierung für dieses oder jenes Krankheitsbild zuständig sind oder sein können.
Das kann jeder lernen. Diese Fähigkeit besitzt jeder Mensch, solange er lebt. Das ist uns von Mutter Natur zum Selbstschutz mitgegeben worden.
Irgendwann stellte ich fest, dass die erlernten Methoden sehr wichtig waren, um genau zu erfahren, welche Strahlungsformen zu welcher Bedeutung passen.
In der Praxis jedoch können diese erlernten Methoden kaum zum Erfolg führen. Das ist auch der Grund, weshalb in der Praxis wiederholbare Angaben von verschiedenen Radiästheten quasi unmöglich sind.
Es werden Wasseradern festgestellt, wo keine sind.
Würde der Radiästhet die Plastiktüte finden und beseitigen, die ein paar Meter weiter über einer Wasserader liegt, wäre die Wasserader plötzlich nicht mehr da. Die Plastiktüte hat die Energie des Wassers, worauf sie lag, übernommen und durch das ganze Haus waagerecht und auch nach oben gesendet.
Das ist der Unterschied zwischen Theorie und Praxis.
Ein geübter Radiästhet muss die Störungsursachen differenzieren, um Hilfesuchenden auch wirklich helfen zu können.
Erst müssen die geologisch guten Plätze lokalisiert werden. Dann müssen die künstlichen Störungen herausgefunden werden, wodurch das geologisch gute Feld »unbewohnbar« gemacht wird, und dann muss der gute Platz noch mal überprüft werden.
Ein Rutengänger ist nur so gut wie seine Arbeitsweise.
Das führt dazu, dass Angaben von verschieden Radiästheten immer verschieden ausfallen.
Die Radiästhesie kann so nicht als eine ernsthafte Wissenschaft angenommen werden.

Dann kommen auch noch die Scharlatane mit ihren gewinnbringenden Entstörgeräten. Viele Rutengänger suchen Wasser in einem Schlafzimmer so ähnlich, als ob sie Wasser für das Vieh auf der Weide suchen würden. Andere verkaufen Entstörgeräte, die mehr stören als entstören. Es sind viele Betrüger unterwegs.

Störfaktoren müssen festgestellt und beseitigt werden. Die Betten werden auf die strahlungsfreien Plätze im Hause gestellt.

Um gesund zu leben und dabei beschwerdefrei alt zu werden, muss man eine Umstellung der Betten in Kauf nehmen. Möbel und Dekoration sind zweitrangig. Die Gesundheit und das Leben gehen vor.

Der Fehler vieler Rutengänger liegt eben in einem Denkfehler. Es gibt nicht nur Störungen aus Wasseradern, sondern auch von Erdschichten, Erdverwerfungen, Mineralien, Globalgittern, Currynetzen und unzähligen anderen Störfeldern. Hinzu kommen Gegenstände aus Plastik und Metall, die von natürlichen Störungen übernommen und gebündelt werden und die so problemlos, im Sinne der Gesundheit, eine Wohnung unbewohnbar machen.

Gesunde Schlafplätze zu suchen und zu finden, wie man es ursprünglich gelernt hat, könnte zu einer reinen Forschungsarbeit werden. Es würde wahrscheinlich zu keinem guten Ergebnis führen

Problematischer wird es, wenn fremde Störungen auftreten, die der Rutengänger nicht kennt. Dann kann er diese Störungen, die er nicht kennt, auch nicht finden.

Um das Problem zu lösen, verfügt der Mensch über weitere zusätzliche Eigenschaften, die ihn relativ schnell zum Ziel führen.

Manche unerfahrene Rutengänger haben keine Hemmung zu empfehlen, dass es besser wäre, das Haus aufgrund der Strahlen zu verlassen. Das sind unverantwortliche Aussagen. Sie beruhen meistens auf Unerfahrenheit. Man hat es eindeutig mit einem Scharlatan zu tun. Der Hausbewohner wird zum Opfer der leichtfertigen Behauptung. Er wird sich in seinem Haus wahrscheinlich für lange Zeit nicht mehr wohlfühlen. Ein Zweifel wird im Hintergrund bleiben. Das wäre eine seelische Belastung, wodurch die Gesundheit zusätzlich beeinträchtigt wird.

Es gibt zwar keine Entstörgeräte, aber Entstörungsmöglichkeiten. Plastiken und Metalle sollten sorgfältig vom Rutengänger gesucht und entsorgt werden.

Dann gibt es sicher eine gute Alternative im Hause, mit der man gut und gesund leben kann. Vorsicht also mit Scharlatanen, die entstören wollen..

Der Fehler vieler Rutengänger liegt daran, dass sie zuerst nur nach Störungen statt nach einem guten Platz suchen. Aus der Menge der Störungen können sie dann nicht mehr zwischen Gut und Böse unterscheiden.

Sie laden sich von den gesuchten Störungen wie Kondensatoren (Stromspeicher) auf und spüren bald nicht mehr die restlich gesuchten Störungen, weil ihr Körper bereits zu sehr aufgeladen ist. Es geht dann nichts mehr.

Sie sind dann nicht mehr fähig, alle Störungen und deren Eigenschaften zu spüren und zu unterscheiden. Daher sind die Ergebnisse ihrer Mutungen nahezu immer schlecht.

Rutengänger, die so arbeiten, laden sich unbewusst von den vielen Strahlungen auf, woran andere Menschen teilweise sehr krank geworden sind. Sie schaden sich letztendlich selbst. Das kann zu einer derartigen extremen Belastung führen, welche einen Herzinfarkt auslösen kann.

Die Erkenntnisse der Einzelstrahlung dienen überwiegend der Forschung und haben einen positiven und unverzichtbaren Lehrwert. Sie haben aber in der Praxis wenig zu suchen. In der Praxis findet man meistens eine Bündelung von Strahlungen, die ein verwirrendes Bild ergeben.

Unsere häusliche Umwelt hat sich in den letzten 30 Jahren völlig verändert.

Viele Dekorationsartikel aus Eisen, Stahl, Edelstahl, Gefäße mit dickem Glas die wie Lupen wirken, Kunststoffgegenstände und Spielzeuge, Kunststoffkleidung, Plastik aller Art einschließlich Plastiktüten usw. waren vor über 30 Jahren im Haushalt noch unbekannt. Die Einrichtung bestand weitgehend aus Naturstoffen wie Holz, Baumwolle usw.

Mit der Zunahme dieser mineralisierten Stoffe und Gegenstände im Haushalt ist die Zahl der Zivilisationskrankheiten wie Krebs und mehr parallel gestiegen. Natürliche ionisierte Strahlungen wurden so übernommen, gebündelt und teilweise lebensbedrohlich verstärkt. Elektrogeräte und Elektrosmog im Schlafzimmer mit den 50 Hertz elektromagnetischen Sferics kommen dazu und geben der Wirbelsäule und den Gelenken den Rest.

Daher ist eine Suche nach Einzelstrahlungen, wie es in der Theorie gelernt wird, in der Praxis absolut nicht umsetzbar. Wer dies tut, wird nur die Störungen finden, die er kennt. Die krank machenden Störungen, die er nicht kennt, wird er nicht finden können. Vielleicht ist er sogar auch selbst krank und findet daher die Ursachen nicht.

Es muss also auch da ein Unterschied zwischen Theorie und Praxis gemacht werden.

Die beste Praxis besteht aus einem vereinfachten und klar definierten Ziel. Unser Nervensystem als Antenne ist dafür gut ausgestattet. Nur so werden präzise und wiederholbare Tests möglich. Nur so kann diese Wissenschaft eines Tages auch als Wissenschaft erkannt werden.

Man kann sich die Vorgehensweise so vorstellen: Ein Techniker wird auf die modernste Technik und ihre anhängende Wissenschaft geschult. Dabei werden ihm die elektronischen Leiterplatten, die das Gehirn eines Gerätes darstellen, in ihrer Funktion bis ins

Detail erklärt. Damit erkennt er die Rolle der Platine und den Ablauf aller ihrer Funktionen. Vielleicht findet er außerdem noch die Farbe der Platine als sehr schön. Für ihn und seine Aufgaben reichen die Informationen vollkommen.

Er weiß, dass er in der Praxis mit den wissenschaftlichen Berechnungen der kleinsten Teile der Platine nichts anfangen kann.

Er müsste jedes elektronische Teilchen kennen und nachmessen, um einen Fehler in der Praxis finden zu können. Der Aufwand wäre zu groß und zu kompliziert.

Außerdem ist es nicht möglich, in der Praxis wie in einem Labor zu arbeiten. Das Ergebnis würde sicher danebengehen. Ein Techniker kreist in der Praxis zielbewusst den Fehler ein. Dann tauscht er die komplette Platine aus und der Fall ist erledigt.

Theorie und Praxis sind zwei verschiedene Dinge. Sie müssen sich zwar ergänzen, dürfen aber nicht verwechselt werden.

In der Radiästhesie ist es heute noch so, dass nach wie vor nach den einzelnen Teilchen gesucht wird. Aus diesem Wirrwarr ergibt sich selten ein gutes Ergebnis, wie sich in der Vergangenheit bis heute gezeigt hat.

Ein kranker Mensch will eigentlich von den Namen der Störungen nichts wissen. Was ihn interessiert ist, wie er seinen Schlaf und seine Gesundheit wiedererlangen kann. Die Suche nach Einzelstörungen ist daher uneffektiv und verlorene Zeit.

Es gibt Hunderte von Strahlungsformen, die eine schlechte Resonanz für den Menschen bilden können. Es gibt aber nur eine Resonanz, die sich positiv auswirkt. Dorthin muss der Schlafplatz verstellt werden.

Daher ist es unverständlich, weshalb immer noch nach den Hunderten von negativen Resonanzen in der Praxis gesucht wird. Es ist so einfach, nur die eine, die richtige zu suchen und zu finden.

Wer von Amsterdam nach Berlin fahren möchte, fährt auch nicht über Rom oder Helsinki, sondern über Hannover.

Ich beschäftigte mich mit der Methode einer bekannten Rutengängerin. Erstaunlicherweise konnten die Angaben mit Hilfe eines Pendels selbst von Laien und unbefangenen Menschen genauestens wiederholt werden.

Dr. med. Hartmann erfand, dass der Hautwiderstand einer Testperson sich auf Erdstrahlungen ändert. Dafür muss die Person ca. 20 Minuten lang ruhig auf dem Rücken liegen. Arme und Beine sollen für den Test gerade und nicht überkreuzt sein. Die Messung wird vorbereitet. Die Testperson muss ca. 5 Minuten zur Ruhe kommen. Dann kann die Messung begonnen werden.

Während der Widerstandsmessung muss die Person absolut ruhig bleiben, um zu vermeiden, dass ihre Herztätigkeit durch Bewegungen beeinflusst und unterstützt wird. Zwei Elektroden liegen neben den Händen der Testperson. Die Testperson muss alle 30 Sekunden die Elektroden mit demselben Druck kurz festhalten. Die Werte werden von der »Messperson« für die Erstellung eines Diagramms auf Papier eingetragen. Die Messperson muss mindestens drei Meter entfernt sein und mit einer sehr ruhigen Stimme, alle 30 Sekunden, »anfassen« und »hinlegen« sagen. Dabei werden die Werte am Ohmmeter abgelesen und notiert, um in Form eines Diagramms aufgenommen zu werden.

Als Elektrotechniker waren mir solche Messungen nicht fremd. Die Erkenntnisse kamen meinem Hobby zugute. Es ermöglichte mir auch, die Arbeitsweise eines menschlichen Körpers besser zu verstehen.

Durch Hautwiderstandsmessungen konnte ich die von Erdstrahlen belasteten Plätze von denen, die nicht belastet waren, innerhalb einer halben Stunde deutlich unterscheiden. Ich testete die Reaktionen eine Viertelstunde lang auf gute und ebenso zum Vergleich auf schlechte Plätze. Dabei ergab sich, dass die meisten Testpersonen den Unterschied zwischen beiden Plätzen deutlich und sehr rasch am eigenen Körper fühlten.

Die Reaktionen waren unglaublich. Ich entschied mich dann, die Testpersonen noch einmal für eine Minute auf dem guten Platz liegen zu lassen. Der Körper wurde ruhig und schwer.

Nach einer Viertelstunde ruhig auf dem Bett, in dem man seit zwanzig Jahren schläft, oder versucht zu schlafen, lernt man zum ersten Mal seinen Bettplatz richtig kennen.

Der gute Platz, selbst auf kalten Fliesen, fühlt sich wärmer und weicher an als der schlechte Platz im Bett.

1982 hatte ich während eines Experimentes einen sehr guten Schlafplatz für eine Bekannte gefunden und freute mich darüber, einen solch guten Platz für sie gefunden haben.

Leider waren die Messwerte des Georhythmogramms schlecht und die Bekannte fühlte sich auch schlecht. Ich war mir jedoch sicher, keinen Fehler gemacht zu haben, und stellte mich auf die Suche nach einer unbekannten Strahlung ein. Plötzlich fühlte ich eine sehr starke Strahlung, die mich von der ersten Etage bis zum Keller führte. Dort hatte die Bekannte etliche Tannenzapfen gelagert und komplett mit einer dünnen Plastikfolie zugedeckt, wie man sie aus Kleiderreinigungsunternehmen kennt. Instinktiv zog ich die Folie weg, drückte sie geballt zusammen und sagte dem Ehemann: »Das war es.«

Ich bekam das seltsame Gefühl, dass mich der Ehemann meiner Bekannten ab diesem Moment nicht mehr ernst nahm. Noch im Keller versuchte ich, ihm meine Vermutung zu verdeutlichen. Zum ersten Mal wurde ich mit der Heftigkeit von Kunststoffen konfrontiert. Es ist sehr schwer, mit dem Verstand etwas erklären zu wollen, dass man durch

Gefühle selber nicht richtig begreift. Es ist dann schwer, nicht als Spinner hingestellt zu werden.

Mit dem Thema Strahlen ist das Risiko, abgestuft zu werden, schon sehr groß.

Jedenfalls noch während der Zeit, als ich versuchte, ihm eine plausible Erklärung abzuliefern, rief die Frau, dass sie sich sehr wohl fühle und die Widerstandswerte des Messgerätes stabil geworden sind. Es war für alle sehr verblüffend.

Wer einen Rutengänger bestellt, sollte also immer darauf bestehen, den Liegetest an seinen vorgegebenen Plätzen zu machen, bevor er sich verabschiedet.

Bis zu zwanzig Minuten sind auf jedem Platz notwendig.

Erst wird der empfohlene neue Platz getestet, dann auf dem Bett, ohne zuzudecken, und zuletzt noch mal eine Minute auf dem neuen Platz. Das Ergebnis wird eindeutig sein.

Empfindet man keinen Unterschied, dann ist der Rutengänger vermutlich nicht darauf spezialisiert, Schlafplatzempfehlungen zu geben.

Notfalls muss eine zweite unabhängige Person den Test wiederholen.

Dieser Test sollte grundsätzlich zur Absicherung durchgeführt werden.

Eine Testperson muss den Unterschied zwischen schlechtem und gutem Platz am eigenen Körper deutlich spüren. Falls sich keine Reaktion zeigt, ist die Testperson möglicherweise nicht geeignet. Dies kann durch Medikamentenbelastung, Kaffeekonsum usw. der Fall sein. Hier müsste dann eine andere Person den Test wiederholen.

Falls Hautwiderstandsmessungen gemacht werden, müssen sie immer stimmen. Dafür müssen zuvor alle Störungsverursacher erkannt und beseitigt werden oder man weicht ihnen aus. Wenn Hautwiderstände nicht stimmen, ist der Platz schlecht oder seine Umgebung nicht in Ordnung. Die Ursachen in der Umgebung müssen geortet und beseitigt werden, bis die Hautwiderstandsmessung der Testperson stimmt. Die Entschuldigung, dass Widerstandsmessungen nie stimmen, ist grundsätzlich falsch. Sie stimmen immer auf ungestörten Plätzen.

Frau Dr. Veronica Carstens versuchte, über unkonventionelle Medizin andere Therapiemöglichkeiten als nur die der Schulmedizin bekannt zu machen. »Natur und Medizin« wurde von ihr gegründet.

Von »Natur und Medizin« wurden empfehlenswerte Broschüren ausgearbeitet wie über multiple Sklerose, Rheuma und auch Krebs.

Ein Radiästhet hat in seinem Buch die rechts- und linksdrehenden Wellen in Abhängigkeit von Krankheiten auf einer Tabelle zusammengefasst. Er spricht bei Karzinomen von linkszirkular und zum Beispiel bei multipler Sklerose von rechtszirkular auftretenden »Wellenlängen«.

Der Forschungskreis für Geobiologie hat mit viel Aufwand und Tests von Ärzten und Physikern die Wirkung von allen bisherigen Erdstrahlen- und Abschirmgeräten und Decken als unwirksam bezeichnet.

Der einzige Weg bleibt der Platzwechsel. Das Beste ist, das Schlafzimmer so natürlich wie möglich einzurichten und auf moderne Konsumprodukte im Schlafbereich weitgehend zu verzichten.

Weiterhin sollten alle eingepackten Gegenstände von ihren Plastikhüllen und Tüten, möglichst auch in den untersten Etagen, sofort befreit werden.

Plastik und Synthetik sollten möglichst entfernt und durch Holz, Kartons, Körbe bzw. Naturprodukte ersetzt werden.

Die sogenannten Entstörungen von geschäftstüchtigen Rutengängern bringen zunächst möglicherweise einen Placeboeffekt. Die Wirkung hält meist aber nicht lange, weil die erhoffte Besserung nur auf einer neu geweckten Hoffnung beruht.

Solche »Entstörungen« können sogar die Schwingungen der Umgebung noch ungünstiger verändern. Entstörungen können vielleicht einige Strahlen kurzfristig ändern oder verschieben. Langfristig kann das böse enden.

Wie im Urlaub können andere Strahlen vorerst sehr erholsam wirken. Es ist für den Körper ein Urlaub von den Strahlen zu Hause. Bis die neuen Strahlen am Urlaubsort sich im Körper festsetzen und wirken, ist der Urlaub schon vorbei.

Harte Erdstrahlungspunkte können nicht und nie beseitigt werden.

Harte Strahlungspunkte durch Metalle und Kunststoffe bedingt können wiederum nach Entfernung der störenden Gegenstände völlig beseitigt werden.

Beim unruhigen Schlaf im Urlaub oder sonst wo gilt: kurzer Liegetest und Bett an die ruhigste Stelle rücken. Manchmal genügt es, umgekehrt im Bett zu schlafen, also mit dem Kopf am Fußende. Der Armtest bzw. kinesiologische Test ist immer eine Abhilfe.

Abschirmungen aus Kupferdrähten um Bauernhöfe oder Kupferplatten unter den Betten haben durch unsere modernen und verdichteten Umweltbestrahlungen keine Wirkung, zumindest auf Dauer keine positive.

Als die Umwelt noch eine ungestörte Natur war, wurden Störungen teilweise absorbiert, beseitigt waren sie nie.

Kupferplatten und Aluminiumfolien im Bett dienen inzwischen als Antennen für Satelliten und Mikrowellen.

Die somit entstehende Isolierung unterhalb der Matratze verhindert dazu die Luftzirkulation. Die Matratze kann die Körperfeuchtigkeit nicht mehr abbauen. So bildet sich ein Milbennest, Schimmelpilze kommen dazu.

Wenn man einige Monate später zu der Feststellung kommt, dass die Abschirmung doch nicht wirkt, wird man sie endlich entfernen wollen. Die teuere Matratze wird auch entfernt werden müssen.

Wie schon im Buch zitiert, haben Wissenschaftler festgestellt, dass selbst 37 Meter Wasser, was circa einer 1,80 Meter dicken Bleiplatte entspricht, kaum eine Minderung der härteren Strahlen bewirkt. An den stärksten Strahlungspunkten verfärbt sich sogar das Blei und wird selbst radioaktiv.

Ein Belgier untersuchte die Strahlungen auf dem Dach eines New Yorker Gebäudes und stellte trotz aller Betondecken und Metalle dazwischen eine stärkere Strahlung als am Boden fest.

Ein Teil dieser natürlichen Strahlen ist so kurzwellig und zusammengesetzt, dass keine Abschirmung möglich ist. Nach oben nimmt sie zu, ungeachtet dessen, was sich unterwegs befindet.

Die Zunahme von Wasserschwingungen soll bei 9000 Meter Höhe um das Achtfache stärker als am Boden sein.

Die Behauptung der Wunder-Entstörer, die Natur mit Decken und Gerätschaften abschirmen zu können, ist ein glatter Betrug.

Der Verkauf der Geräte hilft zumindest dem Verkäufer. Die NASA, Lufthansa usw. würden sich sicher über solch eine Abschirmmöglichkeit der kosmischen Strahlung freuen.

Falls eine Entstörung der natürlichen Störungen möglich wäre, dann nur durch eine Gegenwirkung der Natur selbst. Das könnte am Boden durch die Wirkung bestimmter Pflanzen im Garten erreicht werden.

Flugzeugpiloten werden bekanntlich einer starken kosmischen Strahlung ausgesetzt, es ist eine Neutronenstrahlung. Ein einziger Flug von Frankfurt bis New York in 13.000 Meter Höhe entspricht einer starken Durchleuchtung der Lungen wie die von Röntgenstrahlen. Das gilt selbstverständlich auch für die Passagiere. Da sich dabei Chromosomen verändern, werden schwangere Frauen vor genetischem Einfluss gewarnt.

Nuklearmediziner warnen eindringlich vor einer erhöhten Krebsgefährdung durch das Trommelfeuer der Neutronen, die sich in 8000 bis 14.000 Meter Höhe austoben.

Laut einer RTL-Sendung vom 13. März 1995 soll eine englische Versicherung festgestellt haben, dass ca. 60 % der Piloten von Langstreckenflügen das 65. Lebensjahr nicht erreichen. Die Lufthansa verzichtet angeblich bei Routineuntersuchungen des Personals auf zusätzliche Röntgenstrahlungen von Piloten und Stewardessen. So soll vermieden werden, dass ihre Gesundheit zusätzlich gefährdet wird.

Radiästhetische Experimente aus einen Flugzeug können starke Beschwerden verursachen. Neutronen sind gefährlich.

Die Gespräche über die befürchtete Neutronenwaffe sind vielen noch in Erinnerung. Die Todesstrahlung aus Atomanlagen ist ebenso beängstigend.

Die Neutronenstrahlung aus gefährlichen Wasseradern als gebündelte Reflexion von kosmischen Strahlen wird von vielen als Blödsinn kommentiert. Dafür ist die Krebskrankheit nach den vielen Forschungen und Geldverschwendungen immer noch nicht besiegt.

Die Erdstrahlung wird intensiver bei Vollmond (circa drei Tage davor und bis zu drei Tage danach), ebenso ca. 24 Stunden vor einem Gewitter und circa eine Woche vor einem Erdbeben.

Ein südamerikanischer Erdbebenforscher gab vor einiger Zeit an, man sollte in Erdbebengebieten das Verhalten der Tiere beobachten und sie als Indikator nutzen. Es ist schon lange bekannt, dass Bodenstrahlungen in Erdbebengebieten dermaßen breit und intensiv werden, dass die Tiere es nicht ertragen können. Sie ziehen es vor, nicht länger dazubleiben und flüchten. Die Tiere in einem Erdbebengebiet reagieren bis zu einer Woche im Voraus.

Vor dem Tsunami an den Küsten von Sri Lanka und Thailand waren schon alle wild lebenden Tiere rechtzeitig in die Berge gezogen. Keines der Tiere starb, wohl aber über 200.000 Menschen. Nur die Menschen, die den Tieren gefolgt sind, wurden geschont.

Ein Urvolk auf einer kleinen Insel soll den Tsunami überlebt haben. Die sensiblen Bewohner sollen rechtzeitig auf sehr hohe Bäumen geklettert sein.

Bis vor 400 Jahre wurden Kirchen nur auf Böden gebaut, welche gewisse Strahlungen aufwiesen. Dort waren zumeist Wasserläufe von bestimmten Intensitäten und Polaritäten vorhanden. Die Wasserläufe von rechtsdrehender Polarität kreuzten sich unter dem Altar sowie auch unter der Kanzel und auch unter dem Kreuz im Mittelschiff. Genau an den Stellen hält der Priester seine Predigten. Dabei werden ihm unsichtbar Autorität, Ausstrahlung und Konzentration vermittelt.

Sensible Menschen, die sich einige Minuten auf solchen Punkten aufhalten, können den Energiefluss eindeutig spüren.

Frau Blanche Merz schrieb zwei Bücher über ortsspezifische Strahlungen: »Orte der Kraft« und »Die Seele des Ortes«.

RECHTS- UND LINKSDREHEND

Jede Strahlung besitzt eine Polarität und eine Intensität. Die rechtsdrehende Polarität wird in der Milchsäure der Nahrung als positiv angegeben.
Die Polarität ist ein wichtiger Faktor für Ernährung. Auf Joghurt wird oft die Polarität angegeben: mit L + bedeutet mit lebenden Kulturen. Das Plus-Zeichen oder der Pfeil im Uhrzeigersinn bedeutet rechtsdrehend. Früher war angegeben: mit rechtsdrehenden Milchkulturen.
Die linksdrehende Bedeutung wird in den meisten Fällen als krank machend angesehen und daher nicht angegeben.
Erfahrene Radiästheten identifizieren, auch wenn sie es nicht angeben, einen starken linksdrehenden Punkt aus der Erde mit entsprechender Intensität als einen K-Punkt. Mit K-Punkt wird zwar der Krebspunkt gemeint, er wird aber nicht als solcher erwähnt.
Die Art der Strahlungen und deren Interpretation sind oft nur subjektiv und leider oft falsch benannt. Wichtig ist nur, dass eine Störung richtig erkannt wird. Der Name der Störung spielt dann eine untergeordnete Rolle.
Fachleute der Radiästhesie achten besonders bei Krebskranken auf die molekulare Drehung der Störungen und auch auf deren Intensität.
Wissenschaftler wie Hartmann und Aschoff dokumentierten in Abhängigkeit von Krankheiten die Wichtigkeit der Polaritäten als biologischer Faktor.
Das Buch von Paul Schweitzer »Neue Erkenntnisse zum Verständnis der Geopathie« erklärt das Verhältnis von Strahlungen, deren Intensitäten und Polaritäten und spricht von den entsprechenden Krankheiten, die daraus resultieren.

KREBSFORSCHUNG GANZ ANDERS

Die Schriften von Aschoff und das Buch von Hartmann: »Krankheit als Standortproblem« klären mitunter über die Krebsursachen auf. Beide haben circa vierzig Jahre erfolgreich nach den Krankheitsursachen geforscht.
Hartmann bewies sogar, dass Blutsenkungen unterschiedliche Ergebnisse brachten, wenn sie während der Analyse auf starken Erdstrahlen oder auf neutralen Zonen platziert wurden. Alle sind sich darüber einig, dass Krebs bzw. seine Ursache nur über ungünstige Wasserreflexionen aus der Erde zu suchen ist. Meine Überzeugung dazu steht zu ca. 99,9 %.

Prof. Dr. Dr. Ing. Herbert König von der Technischen Universität München schrieb das Buch: »Unsichtbare Umwelt«.

Wie anfangs erwähnt, bringt eine unbiologische Lebensweise, die Verstärker und ein seelischer Tiefpunkt, den Rest dazu.

In »Raum & Zeit« 34/88 in der Spalte »Medizin« schreibt Rauscher: »Erdstrahlen und Krebs, verblüffende Heilerfolge: … So gesehen, ist und bleibt Krebs überwiegend eine Strahlenkrankheit, gleichgültig durch welche Art von Strahlen er ausgelöst wird.«

Hartmann und Aschoff dokumentieren, dass die Mehrzahl der Erkrankungen sogar durch Strahlen ausgelöst wird.

Elektrolytische Prozesse finden im Körper statt, manche wichtigen Mineralien werden morgens in den Toiletten abgeführt, bis eine völlige Disharmonie eintritt, man wird krank.

Gustav Freiherr von Pohl untersuchte unter polizeilicher Überwachung die Stadt Vilsbiburg nach Krebsstrahlungen. Das führte zu einem lückenlosen Protokoll, wodurch bewiesen wurde, dass sich alle Krebsfälle ausnahmslos auf gleichen Strahlungsarten befanden. Die Krebsfälle waren ihm vorher nicht bekannt. Sein Buch erschien 1932 unter dem Titel: »Erdstrahlen als Krankheits- und Krebs-Erreger«. In der »Zeitschrift für Krebsforschung« Nr. 6/1930 wurde der Beweis von Freiherr von Pohl abgedruckt.

Prof. Dr. Blumenthal aus dem »Deutschen Zentralkomitee zur Erforschung und Bekämpfung der Krebskrankheit« Berlin erkannte den Beweis von Freiherr von Pohl wissenschaftlich an.

Der Kommentar von Pohl: »Wer dafür sorgt, dass sein Bett nicht in schweren Erdstrahlen steht, und wer dafür sorgt, dass er auch tagsüber nicht in schweren Erdstrahlen sitzt, kann niemals Krebs bekommen!«

Weiter heißt es: »Krebs ist – überspitzt ausgedrückt – keine Krankheit, sondern ein Strahlenunfall«.

In dem Bericht von Frau Herbst, einer früheren Krebskranken, ist unter dem Titel: »Die Lösung des Krebsproblems« folgende Aussage einer amerikanischen Journalistin als Schlusswort zu lesen: »Es leben eben mehr Menschen vom Krebs als an ihm sterben.«

Christian Bachmann schrieb ein interessantes Buch: »Die Krebsmafia«.

Legt man also Nacht für Nacht seinen Körper auf solche Strahlungen, baut er seine Kraft ab, statt sich zu regenerieren.

Die Untersuchungen von Freiherr von Pohl sind schon beeindruckend, obwohl die unsichtbare Umwelt damals bei Weitem nicht so gestört war wie heute.

Die natürlichen elektromagnetischen Felder der Erdoberfläche kannten noch nicht die aggressive elektrische und elektromagnetische Umweltverseuchung von heute.

Die natürlichen Felder der Erde übernehmen und leiten die von Menschen künstlich erzeugten Wellen bzw. Störungen weiter. Deren 50-Hertz-Rhythmus wird übernommen. Die Erde pulsiert mit.

Natürliche Strahlungen sind somit sehr viel aggressiver geworden. Der zusätzliche und extrem gefährliche Einfluss von Plastik, Synthetik und Metallen kommt dazu. Das Zusammenwirken aller künstlichen Strahlungen mit den natürlichen hat den Lebensraum der Menschen bedrohlich verkleinert.

Die Strahlungen verdichten sich mit der Zunahme neuer Wellen ständig mehr.

SCHLAFPLATZWECHSEL UND WETTERUMSCHWUNG

In jedem Haus gibt es Möglichkeiten, zu sanieren und den besten Platz herauszufinden. Es ist äußerst selten, dass ein Haus keine Möglichkeit bietet, etwas im positiven Sinn zu verändern.

Viele Störungen werden von den Hausbewohnern selbst künstlich erzeugt. Es werden möglicherweise eine oder mehrere »Wasseradern« simuliert, die eigentlich gar nicht da sind. Auch erfahrene Rutengänger erkennen gewisse Störungen als Wasser, selbst wenn es kein Wasser ist. Diese Schwingungen sind trotzdem als Wasserschwingungen da und machen betroffene Menschen entsprechend krank. Sie bestehen aus Kunststoffen und Metallen und können im Normalfall problemlos beseitigt werden.

Entstörungen gibt es nicht, außer man beseitigt vorhandene Störungen!

Nur eine Bettplatzverlegung mit der Beseitigung von allen umliegenden Störungen ist eine wirksame Entstörung. Das Motto lautet: zurück zur Natur.

So wird verständlich, warum man sich im Urlaub nach zwei Wochen besser fühlt. Der Körper erholt sich von den unsichtbaren Belastungen zu Hause. Würde man aber längere Zeit dort bleiben, würde man die neuen Schwingungen annehmen. Damit würde man langfristig die entsprechenden ortsspezifischen Krankheiten der Strahlungen übernehmen.

Aus dem Urlaub zurück, wird man von den alten Störungen, von denen man sich erholt hatte, schlagartig wieder belastet. Nach zwei bis drei Nächten sind die alten Beschwerden wieder da. Vielleicht sind sie sogar intensiver. Der Körper protestiert vehement gegen diese erneute Misshandlung.

Der plötzlich erneute Angriff kann gefährlich werden und Unerwünschtes auslösen. Ein Bettplatzwechsel sollte spätestens dann angegangen werden.

Selbst Satelliten haben bei Mondumkreisungen die 50-Hertz-Schwingungen aus der Erde aufgenommen. Falls es andere Lebewesen im All gibt, müssen sie sich wohl eine Menge Fragen über die Erdbewohner stellen.

Die Elektrizität als ursprüngliches Naturprodukt wurde weitgehend von Menschen umgeformt und so gerichtet, dass alle Wellenlängen zwischen Sender und Empfänger genau abgestimmt sind.

Die UKW-Sendungen im Radio kommen nicht aus der Steckdose. Sie beeinflussen ständig die Umgebung der Menschen. Der Mensch mit seinen 400.000 Kilometer Nerven ist eine perfekte Antenne. Er empfängt alle diese verschiedenen und verformten Rhythmen besonders gut, besser als das Radio.

Als ein alter Mann sagte, dass seine Hühneraugen wehtun und dass es morgen Regen oder Schnee geben wird, hatte er bereits die Wetterschwingungen gespürt, die einen Wetterwechsel ankündigen.

Viele Menschen melden das Wetter durch ihre Operationsnarbe im Voraus. Sie sind oft genauer als meteorologische Stationen mit modernster Technik.

Lehrer von Grundschulkindern wissen auch oft im Voraus, dass es bald Regen geben wird. Vor dem Wetterumschwung sind die Kinder häufig aufgedreht und schreien sich während des Spielens an. Sie verhalten sich sehr viel lauter und wirken unerträglicher als üblich.

KAPITEL 15 – ELEKTROLYT UND ZÄHNE

DER SÄURE-BASEN-HAUSHALT

Ein erwachsener Mensch besteht aus mindestens 70 % Wasser. Der Wasserhaushalt trägt viele Informationen in sich. Wassermoleküle sind die besten Informationsträger in der Natur, infolgedessen auch in einem menschlichen Körper. So enthalten sie auch Informationen über den momentanen Gesundheitszustand.
Was geschieht, wenn die Wasserqualität nicht mehr stimmt?
Wer prüft das?
In großen Gebäuden und in der Industrie gibt es Hausmeister oder Techniker, die das Wasser bzw. die Wasserqualität mindestens einmal wöchentlich testen müssen. Der pH-Wert wird ermittelt und mit Hilfe von Salzen angepasst.
Wenn das Wasser zu sauer wird, werden die Rohre zerfressen. Das soll vermieden werden, die Leitungen zu ersetzen wäre zu teuer.
Das Wasser soll weder basisch noch sauer sein.
Das Wasser sollte auf einen pH-Wert von sieben als neutralem Wert angepasst werden, so wird die Anlage geschützt.
Früher hat der Lehrer in der Physik-Stunde die Phänomene der Elektrolyse vorgeführt. Er hat eine Art Aquarium mit Wasser gefüllt, eine Anode aus Gold und eine Kathode aus Kupfer in das Wasser eingetaucht. Er gab das Minus von einer Batterie auf die Anode und das Plus auf die Kathode. Er erklärte, dass, wenn das Wasser basisch ist (Solebad), der Strom aus der Batterie sehr gut von der Anode bis zu der Kathode geleitet wird. Sobald also der Strom von Minus nach Plus fließt, wird er die Goldpartikel der Anode lösen und diese bis zu der Kupferkathode transportieren. Die Kupferkathode übernimmt dann die Goldpartikel so, dass sie bald davon überzogen ist. So wird die Kathode sehr bald vergoldet.
Wie verhält sich die Elektrolyse im menschlichen Körper?
Dr. med. Aschoff beschrieb, dass jede der Milliarden Zellen um 70 Millivolt Spannung haben muss, um eine gesunde Zelle zu sein.
Wenn einige Zellen nur noch eine sehr schwache Spannung zur Verfügung haben, dann sind sie meistens entsprechend krank. Um sich zu regenerieren, brauchen sie die Energie der gesunden Zellen als Unterstützung. Voraussetzung dafür ist, dass die gesunde Energie fließen kann.

Wenn der Wasserhaushalt eines Menschen übersäuert ist, ist ein elektrolytischer Vorgang zwischen den Zellen nicht mehr möglich.

Das bedeutet, dass die kranken Zellen von den gesunden völlig isoliert sind. Die kranken bleiben krank, weil sie keine Hilfe von den gesunden Zellen bekommen können. Der lebensrettende Strom kann aufgrund der Übersäuerung des Stoffwechsels nicht mehr fließen.

Der eigene Wasserhaushalt muss spätestens im Fall einer Erkrankung auf seinen Zustand überprüft und entsprechend in einen basischen Zustand gebracht werden. Dann kann der Strom von den gesunden zu den kranken Zellen hin fließen. Die kranken Zellen übernehmen die gesunde Energie und können sich wieder regenerieren. Vielleicht erreichen sie sogar die 70 Millivolt wieder.

Der basische Zustand (pH-Wert 7) gilt auch für den Menschen, da er auch weitgehend aus Wasser besteht. Der ständige Energieverbrauch verringert jedoch den pH-Wert um 0,3 bis 0,4.

Da der pH-Wert über den Morgenurin gemessen wird, gehen ca. 0,1 bis 0,2 PH verloren. Das bedeutet, dass ein Wert von 7,4 bis 7,5 PH angestrebt werden muss.

Das berühmte amerikanische Gesundheitsmedium beschreibt in seinem Buch, »Medizin aus einer anderen Dimension. Das große Edgar-Cayce-Gesundheitsbuch«, die Wichtigkeit des ausgeglichenen Säure-Basen-Haushalts, um sich vor Krankheiten zu schützen.

Frau Dr. Carstens erwähnt auch die Wichtigkeit des Säuren-Basen-Haushalts. Sie kommentiert die Krebsbehandlung so: »Ohne Änderung der Lebensgewohnheit geht es oft nicht.«

Das Buch von Koch, »Saure Nahrung macht krank«, ist eine gute Hilfe, um den Säure-Basen Haushalt wieder in den Griff zu bekommen.

Das Buch von Dr. med. Hoffmann, »Rheuma heilt man anders«, ist besonders für Rheumakranke sehr informationsreich. Hoffmann hat sich über eine Änderung seiner Lebens- und Ernährungsweise von starkem Rheuma selbst geheilt.

Für die Überprüfung des pH-Wertes sollte man anfangs den Urin dreimal täglich mit PH-Papier testen. Das PH-Papier von der Fa. Madaus bekommt man in der Apotheke. Durch die Einnahme von Mineralsalzen, die als eine Ernährungsergänzung anzusehen sind, kann der basische Haushalt wieder regeneriert werden. Madaus' Teststreifen reagieren schnell. Die Verfärbung der Streifen durch Urin lässt sich an einer Farbskala mit Zahlen vergleichen. So wird der pH-Wert ermittelt.

Es werden solange Mineralsalze eingenommen, bis der pH-Wert des Morgenurins 7,4 erreicht. Dann prüft man nur noch einmal täglich den Morgenurin.

So ist man dazu aufgefordert, die Lebensweise so zu gestalten, dass der basische bzw. alkalische Zustand sich weitgehend ohne Mineralsalze ausgleicht.

Die Ernährung muss dazu angepasst werden. Mehr Rohkost essen, Schweinefleisch, Wurst und Milch vermeiden. Liegetest machen und den Schlafplatz entsprechend wählen. Elektrosmog über die Sicherung nachts abschalten. Diese Maßnahmen können Wunder wirken.

Es wäre ratsam, zu überlegen, was gegessen werden soll. Falsch wäre es, zu denken, dass weiter so gegessen werden kann wie bisher. Über die gute und ausgeglichene Ernährung muss sehr bald auf ergänzende Mineralsalze verzichtet werden können. Das erfordert ein konsequentes Handeln. Mineralsalze können bei einer langfristigen Verwendung die Darmflora empfindlich stören.

Durch einen guten pH-Wert stellt man bald fest, dass Haare und Fingernägel sehr viel schneller und kräftiger wachsen und gesünder sind als vorher.

Was diese sichtbaren Teile des Körpers anzeigen, gilt auch für die übrigen unsichtbaren Organe und Körperteile. Unter den Voraussetzungen findet eine Regeneration der geschwächten Organe statt. Bald ist mit einem positiven Ergebnis zu rechnen, das sich Gesundheit nennt.

Gleich, wo in der Natur eine Übersäuerung stattfindet, ob im Wald, im Erdreich oder im Menschen, es handelt sich immer um dasselbe Prinzip. Eine Übersäuerung verhindert grundsätzlich den Stoffwechsel und führt kurz- oder langfristig zur Krankheit.

Es gibt Nahrungsmittel, die stark basisch und auch welche, die sehr sauer wirken.

Dr. med. Klaus Hoffmann hat mitunter festgestellt, dass z.B. Pfirsiche, Weintrauben und Apfelsinen sehr stark übersäuern. Leute, die Kortison, Schmerzmittel und Herzpräparate einnehmen, erreichen über solch eine saure Ernährung genau die Gegenwirkung der eingenommenen Präparate.

Die Ernährung soll sehr basisch sein, um den Körper zu entkrampfen, die Schmerzen zu neutralisieren und einen gesunden Stoffwechsel zu fördern.

Da Essig übersäuert, kann stattdessen Brottrunk aus dem Reformhaus für die Salatsoße verwendet werden. Das kommt auch dem Darm zugute.

Eine Frau erzählte mir, dass mit Hilfe von täglichen Verbänden aus einer Mischung von Brottrunk und Heilerde erkrankte Stellen eines ihrer Pferde innerhalb von 14 Tagen verheilt war. So wurde das Pferd von einer Operation verschont. Der Tierarzt soll von den unerwarteten Ergebnissen verblüfft gewesen sein. In Westfalen ist die Heilung von Pferden mit Tonerde bekannt.

Hoffmann stellte weiterhin fest, dass Kaffee nicht nur zu einer Übersäuerung führt, sondern auch zu einer schnelleren Alterung der Haut mit entsprechender Faltenbildung, Hautpigmenten und bräunlichen Flecken. Hinzu kommt, dass Kaffee den Abbau von Harnsäure verhindert, was mitunter einer Herzbelastung gleichzusetzen ist. Langfristig kann das zu Gedächtnisverlust führen.

Während seiner langjährigen Arbeiten ermittelte Hoffmann, dass einige Nahrungsmittel besonders stark basisch machen. Sojabohnen und Melonen sind beide sehr reich an Vitaminen C, wobei ein hoher Kaliuminhalt in Soja nachzuweisen ist.

Algen, rohe Kastanien, Leinöl, rohes Fleisch von nicht gemästeten, frei lebenden Tieren und Rohfisch, wie eingelegte Matjes, wirken ebenso stark basisch.

Hoffmann gibt auch an, dass die Einnahme von bis circa sechs Löffel Leinöl täglich zu Schmerzlinderung bzw. Schmerzbeseitigung von Rheumabeschwerden führen kann. Leinöl baut demnach auch Cholesterin ab.

Als rohes Fleisch empfiehlt er besonders Leber von gesunden Kälbern oder Rindern. Rohe Leber zu essen, kann dazu die Gifte aus einer erkrankten Leber entziehen. Wer sich das Essen von rohem Fleisch nicht vorstellen kann, vergisst, dass er Mettbrötchen mit rohem Gehackten isst.

Als Kind gab mir meine Mutter mindestens einmal die Woche Leber zu essen. Sie meinte, dass das gesund wäre. Die Leber wurde sehr kurz links und rechts gebraten, um etwas Farbe zu bekommen, sie blieb innen aber völlig roh. Es gab zeitweise auch Lebertran. Leber scheint eine besondere Bedeutung für die Entgiftung des Körpers zu haben.

Mein Patenonkel stammte von der Insel Martinique. Er war Handaufleger und erfolgreicher Naturheilkundler in Paris. Es war ihm durch seine übersinnlichen Fähigkeiten gelungen, einen Cousin innerhalb weniger Minuten vor dem Tod zu retten. Er beriet unsere Familie, solange er lebte, und gab auch Ernährungsempfehlungen, zum Beispiel zum Verzehr von roher Leber, die in der Form ein wahrer Genuss war. Wir mussten nie einen Arzt in Anspruch nehmen.

Durchgebratenes Fleisch macht den Stoffwechsel sauer. Pauschal gesehen kann man davon ausgehen, dass nur rohe Nahrungsmittel basisch machen. Nahrungsmittel sollten so bleiben, wie Mutter Natur sie uns gibt und möglichst nicht von Menschen geändert werden. Die Gastronomie hat andere Regeln, die der Seele auch guttun. Sie sind dafür aber nicht immer gesund. Man muss kleine Sünden von Zeit zu Zeit genießen, aber nicht zur Regel machen.

Eine natürliche Ernährung bestimmt, ob Medikamente, die als Kontrastmittel einer schlechten Lebensweise dienen, überhaupt notwendig sind.

Ein basischer Körper ist entspannt und geschützt. Der Mensch ist seelisch »gut drauf«. Ein saurer Körper ist verspannt, schmerzhaft und durch Krankheitsherde leicht angreifbar – die Seele ist negativ eingestellt. Jemand, der häufig oder ständig unter Krämpfen leidet, kann davon ausgehen, stark übersäuert zu sein.
Gut informierte Ärzte verwenden bei Krankheiten oft den Ausdruck: »Ihr Elektrolyt stimmt nicht.« Damit haben sie immer recht.

NEUE ZÄHNE, NEUE KRANKHEITEN

Es ist eigentlich nicht zu begreifen, weshalb Zahnärzte nach wie vor giftige Metalle wie Quecksilber bei ihren Patienten einsetzen.
Quecksilber ist ein Nervengift. Amalgam-Füllungen bestehen zu mindestens 50 % aus Quecksilber.
Ein Artikel des Apotheken-Magazins, »Amalgam, die Zeitbombe im Mund?«, hätte längst aufmerksam machen sollen.
Das Buch »Amalgam – Die toxische Bombe im Mund« von Dr. Sam Ziff gibt reichliche Erklärungen zum Thema.
In einem gesunden und basischen Körper fließen alle elektrischen und elektrolytischen Informationen. Dazu gehören auch alle verschiedenen Metalle im Mund, im Körper oder auf der Haut. Sie können sich elektrolytisch lösen und mit unabsehbaren Folgen ins Blut abwandern.
Verschiedene Metalle im Mund und auf der Haut wirken teilweise todschick. Sie können langfristig auch todschick wirken.
Hier ein Auszug aus der Zeitschrift WBM 10/1982:
»Behelfszahnkronen aus Aluminiumlegierung führten zu Überempfindlichkeit gegen Elektro-Störungen.
1974 wurden einer Frau, die bereits 15 Amalgamplomben im Mund hatte, nach dem Abschleifen von sechs weiteren Zähnen Behelfsabdeckungen aus einer Aluminium-Legierung aufgesetzt (da die Goldkronen noch nicht fertig waren). Diese Alukappen blieben anstatt nur weniger Tage insgesamt 15 Monate im Mund der Patientin.
Die Wirkung dieser Maßnahme war in diesem (!) Fall verheerend:
Sofort setzten erhebliche Gesundheitsstörungen ein, wie Atembeklemmungen, Herzdruck, Schlaflosigkeit und Unruhe und die Frau konnte den Harn nicht mehr halten. Zusätzlich wurde die Betroffene immer empfindlicher gegen Elektrostörungen durch

Motoren, Kühltruhen, Pumpen, Auto-Waschanlagen, Fernsehgeräten, Telefonapparaten und vieles andere mehr. Der Gesundheitszustand verschlechterte sich dermaßen, dass man die Frau zunächst in eine Nervenklinik einlieferte und später in ein Kurheim. Beides brachte keinerlei Besserung, denn sowohl in der Nervenklinik als auch im Kurheim war außer den 50-Hertz-Netzfrequenzstörungen noch zusätzlich die 16 2/3-Hertz-Bahnfrequenz vorhanden.

Entscheidend war schließlich, dass die Frau die ESOC Darmstadt, eine Außenstelle der US-Weltraumbehörde Houston/Texas, aufsuchte und sich dort von Strahlenschutzexperten beraten ließ. Diese Fachleute kamen zu dem Schluss, dass die Metalle im Mund die beobachteten Symptome auslösten.

Daraufhin sind die Aluminiumkappen und die Amalgamplomben entfernt worden, was zur Folge hatte, dass die Gesundheitsstörungen und Überempfindlichkeiten teilweise verschwanden, aber, wie gesagt, nur teilweise, denn die Metalle waren inzwischen durch elektrolytische Vorgänge in den Körper eingewandert, was sich durch Laboruntersuchungen einwandfrei nachweisen ließ.«

Dieser Bericht stammt aus einem Vortrag am 8. und 9. Mai 1981 in Wörgl/Tirol. Der Autor Schmidt-Clausbruch hielt den Vortrag unter dem Namen: »Was haben Zähne und Baubiologie miteinander zu tun?«

Ein Versuch mit einer großen Zahl von Arbeitern in Schweden hat ergeben, dass nach Abnahme der Amalgamplomben eine sofortige Minderung der Krankheitsmeldungen um 30 % erzielt wurde.

Inzwischen werden Kunststoffzähne als Ersatz eingesetzt. Sie können ebenso gefährlich werden oder sogar mehr als Quecksilber, weil sie Dioxin abgeben.

Wurzelbehandlungen, Implantate usw. sind weit von einer biologischen Zahnmedizin entfernt und daher nicht zu empfehlen. Der tote Zahn muss immer komplett entfernt werden. Zahnfüllungen sollten aus dem Zement Translit gemacht werden. Die Brücken aus Goldlegierung sollten möglichst aus Bio-Herador-SG sein, um ungünstige elektrolytische Vorgänge im Körper zu vermeiden. Legierung im Mund ist nicht gleich Legierung. Goldlegierungen aus Palladium sind beispielsweise in der Lage, psychische Erkrankungen hervorzurufen. Wenn die Ursache nicht rasch gefunden wird, kann es den Patienten bis in die Psychiatrie führen. Selbst viele schlecht informierte Zahnärzte können davon betroffen werden.

ICH HABE DAS SYSTEM SO VERSTANDEN

Einige Zahnärzte sind bemüht, sich mit den Dingen zu befassen, und müssen leider oft deshalb kapitulieren, weil die Krankenkassen für Alternativfüllungen nicht zahlen.
Das heißt, dass nach wie vor Amalgam eingesetzt werden muss, damit die Krankenkasse zahlt. Hinzu kommt, dass die Krankenkassen nur noch den Zahnersatz im vollen Umfang erstatten, wenn der Zahnarzt einmal jährlich besucht wurde.
Es soll gewährleistet werden, dass man gesund bleibt, auch wenn zwischendurch Amalgame wegen der Bonuspunkte eingesetzt werden.
Das System ist zumindest im marktwirtschaftlichen Sinn gut durchdacht. Der Patient kommt so immer wieder.
Eigentlich logisch! Was wären die Krankenkassen ohne Kranke?
Die Krankenkassenbeiträge werden auf die zahlende Bevölkerung als Umlage weitergegeben, gleich wie viel es kostet. Die Kasse beschäftigt entsprechend mehr Personal. Der Chef bekommt eine höhere Gehaltsstufe und der Kreislauf stimmt wieder. So ist es in jedem Unternehmen, ohne Umsatz kein Zuwachs.
Das System ist mit Vorsicht zu genießen. Krankheiten sind für die Medizin eine wirtschaftliche Macht. Eine vollkommene Gesundheit der Patienten würde zu einer Pleite der meisten Krankenkassen, Krankenhäuser und Ärzte führen.
Selbst wenn Ärzte überzeugt sind, Gutes tun zu wollen, das System hindert sie oft daran.
Mit meinen Krankheiten hatte das System gut verdient und nichts dafür getan, damit es mir besser ging. Die Orthopäden, die ich bis zum heutigen Tag kennengelernt habe, waren weitgehend unfähig, zu helfen. Mit Spritzen, Bestrahlungen und Androhungen von Operationen, weil sie chiropraktisch unfähig waren, haben sie durch die Bank völlig versagt.
Nach wie vor gibt es leider Krankenkassen, die nicht für gute alternative Therapien zahlen. Die Klinik für manuelle Therapie in Hamm gehört zu solchen alternativen Kliniken, was Wirbelsäulenprobleme angeht.
Viele, die sich auf herkömmliche Orthopäden verlassen, müssen ungeheure Schmerzen ertragen. Am Ende wird oft unnötig und schlecht operiert. Eine Frührente mit ungelösten Problemen wird dadurch häufig fällig. Bis dahin haben sich einige Schulmediziner bereichert.
Glücklicherweise habe ich rechtzeitig die Fügung bekommen, auf die Ursachen unserer Krankheiten zu stoßen. So wurde unser Gesundheitszustand nahezu vollkommen wiederhergestellt.

Es ist also möglich, die eigene Gesundheit durch Selbsthilfe zu schützen, zu erhalten oder zurückzugewinnen.

Dafür muss man auch bereit sein, sich Naturgesetzen zu öffnen und diese verstehen zu wollen, auch wenn sie unsichtbar sind.

Aus den vielen Fällen, die sich im Laufe der Jahre bei Verwandten, Bekannten und Kunden ergeben haben, ist es mir möglich gewesen, nützliche und wirksame Tipps zu vermitteln. Die Erfolgserlebnisse sind bis heute durchweg verblüffend. Sie können parallel zu den schulmedizinischen Therapien angewandt werden.

TEIL 2

—

DER EINFLUSS VON POLITIK UND WIRTSCHAFT

AUF DIE GESUNDHEIT EINES VOLKES

KAPITEL 16 –
MODERNE ZEITEN

Der menschliche Körper ist so flexibel, dass er unter Berücksichtigung von Belastungsgrenzen ziemlich problemlos in unserer modernen Umwelt leben kann.
Seine beste Umgebung wäre theoretisch im Busch, mitten in der Natur, weil er als Naturprodukt sein ursprüngliches Umfeld wiederfinden würde.
Eine zivilisierte Lebensweise nach unseren heutigen Vorstellungen stört ihn sehr. Sie entspricht nicht seiner ursprünglichen Lebensgrundlage. Er wurde besonders in den letzten Jahrzehnten mit Problemen konfrontiert, die es noch vor 100 Jahren nicht gab.
Mit den plötzlichen technischen und besonders elektrischen Errungenschaften tut sich der menschliche Körper sehr schwer.
Nach Tausenden von Jahren in einer natürlichen Umwelt und entsprechendem Erbgut verlangen wir von ihm, dass er sich an eine neue, technische, chemische und teilweise elektrisch verseuchte Umgebung blitzschnell anpasst.
Das kann nicht funktionieren. Das künstliche Umfeld einer modernen Zivilisation widerspricht völlig den Funktionen und der Lebensweise eines Körpers.
Er arbeitet zwar wie eine Hochleistungsmaschine, er braucht aber sowohl eine natürliche Ernährung als auch eine natürliche Umgebung, um weiterhin gut funktionieren zu können.
Das bevorzugte Wesen Mensch bekam die Chance, vorerst über Malereien, Zeichnen und später durch Schreiben seine geistigen Progressionen festzuhalten und sie somit seinen Nachfolgern als Erbe zu hinterlassen.
Seine feine und nuancierte Sprache als Kommunikationsmittel ermöglichte ihm den Zugang und den Austausch von immer präziseren Informationen. So entwickelte sich sein Gedächtnis. Sein Wissen erweiterte sich von Generation zu Generation.
Der Mensch entwickelte somit seine Intelligenz und erweiterte sein Wissen immer schneller.
Die Euphorie des Fortschrittes und die Ausbeutung von Bodenschätzen führten zu einer technischen Ausrichtung, zu einer Produktion von Werkzeugen, die zunächst zu einer Arbeitserleichterung verhelfen sollten.
Sein Handeln wird in der heutigen Zeit nur noch teilweise von natürlichen Instinkten und Intuitionen bestimmt. Er lässt sich immer mehr von seinem »Verstand« und seiner unnatürlichen Konsumsucht lenken.
Die von Menschen entwickelte Technik hat mittlerweile Vorrang vor Mensch und Natur

gewonnen. Eine mögliche Zerstörungskraft von inzwischen übermächtigen Techniken wird entweder ignoriert oder zum Vorteil wirtschaftlicher Interessen unterdrückt. Der Mensch selbst als Teil der Natur bleibt dabei auf der Strecke.
Die aufgrund des zunehmenden Großhirns verloren gegangenen Instinkte sind nicht durch eine geistige Reife ersetzt worden, die das Überleben der Menschheit und ihr Wohlergehen in den Mittelpunkt stellen würde.
Es wird alles erprobt und eingesetzt, ganz gleich, welche Folgen das hat.
Die sichtbare und unsichtbare Umwelt ist infolgedessen nicht mehr natürlich.

Den Verantwortlichen kann man mit Recht die Frage stellen: Wissen sie, was sie tun? Sie handeln unverantwortlich weiter an der Zerstörung der Lebensgrundlage zukünftiger Generationen, so, als hätten sie keine Kinder und Enkelkinder.
Die Natur wird fortwährend kränker, der Mensch auch.

DIE ZIVILISATION

Zivilisiert zu sein, das wird oft mit Konsum und Besitz gleich gesetzt.
Die Entwicklung vieler Jugendlicher infolge von Fernsehen, Videokonsum und Internet ist nicht gerade beruhigend. Diese Art von Zivilisation isoliert und zerstört junge Seelen. Brutalität, Einbrüche, Missachtungen, Respektlosigkeit und Morde werden in den Medien permanent vorgeführt. Kleine Kinder werden ruhig bei den bewegten Bildern eines Fernsehgerätes. Das Gerät wird oft deshalb schon in den Morgenstunden eingeschaltet. Kriminelle Bilder werden von Kindern während des Spielens unbewusst aufgenommen und prägen somit den Alltag, Killervideospiele geben irgendwann den Rest dazu.
Jeder Mensch ist bestrebt zu leben, und das möglichst gut. Daher steht der Drang vieler Zuschauer, brutale Krimis mit Totschlag und Blutvergießen zu sehen, völlig im Widerspruch zu dem persönlichen Lebenswillen. Viele Medien entwickeln sich als Seelenkiller.
Allein die Nachrichten mit ihren teils grausamen Bildern sollten eigentlich reichen. Zum Beispiel gab es am Sonntag, dem 18. Oktober 2009, vor den 20.00-Uhr-Nachrichten eine Vorschau als Werbung für den folgenden Tatortfilm. Ein schreckliches Bild: das Gesicht eines Mannes, erhängt, mit fließendem Blut aus dem Mund. Ich schaute mir die Nachrichten an, schaltete aber sofort nach den Nachrichten um, damit mir solche Bilder erspart blieben.
Ich empfand diese unerwartete Vorschau der ARD als eine Vergewaltigung meiner Seele.

Ich dachte auch an die kleinen Kinder, die kurz vor dem Zubettgehen diese Bilder gesehen haben. Haben sie anschließend Alpträume bekommen?

Seit mir diese Einflüsse bewusst sind, meide ich jegliche Krimis. So gerne hätte ich die Tatort-Serie gesehen, die in Münster gedreht wurde, da ich diese Stadt liebe und sie zu meiner Heimat geworden ist. Ich habe versucht, mir den Tatortfilm anzusehen, musste aber schnell wieder umschalten. Vor circa dreißig Jahren habe ich meinen letzten Tatort und andere Krimis gesehen. Wenn man über eine längere Zeit Abstand von solchen aggressiven Sendungen genommen hat, dann kann man sie nicht mehr ertragen. Es gibt wunderschöne und informative Fernsehberichte über Wissen, Umwelt, Reisen und Tierwelt. Solche Sendungen bereiten auf einen gesunden Schlaf vor. Die ganze Familie kann sie gemeinsam sehen.

Es ist schon lange bekannt, dass Bilder die Seele prägen. Es gab eine Werbung, inzwischen verboten, von einer amerikanischen Getränkefirma. Die Bewegungen in einem Film ergaben sich durch 36 Bilder pro Sekunde. Die besagte Getränkefirma hatte ein Bild innerhalb der 36 Bilder als Werbemittel gekauft. Beim laufenden Film war das Werbebild nicht zu sehen. Die Seele aber sah das Bild und speicherte somit die unsichtbare Werbung im Unterbewusstsein ein.

Demnach sollte man rechzeitig abschätzen, was man sich bei gewissen Fernsehsendungen oder Filmen antut.

KRIEG, MOBBING, SEELE UND ZÄHNE

Selbst Erwachsene können nach Horror- oder Gewaltfilmen kaum schlafen. Beruhigende Filme mit Tieren und Menschen im Einklang mit der Natur wirken dagegen stimulierend und können sogar den Schlaf fördern. Solche Filme tun der Seele gut.

Viele der Fernsehprogramme beschäftigen dagegen den Menschen und seine Seele mit unsinnigen Bildern, die langfristig zu dem Verlust einer humanen Gesellschaft führen. Gleichzeitig wird die selbstständig denkende, geistige Zivilisation zurückgedrängt. So macht sich der normale Mensch unkritisch und machtlos gegenüber den kapitalistischen Systemen, die ihn ausbeuten möchten. Im Klartext nennt man das Volksverdummung. Der Mensch wird unmündig. Die Seele gerät durcheinander, das macht unsere Gesellschaft krank. So gehen unersetzbare Werte verloren, die sich über Generationen aufgebaut haben. Der zwischenmenschliche Kontakt geht so verloren, gegenseitiger Respekt ebenso. Das Phänomen zieht sich durch die gesamte Gesellschaft.

Die früheren Großfamilien waren aufeinander angewiesen. Sie waren gezwungen, ihre

Probleme untereinander zu lösen. Das gehörte zum Sozialleben und zum Respekt voreinander.

Die Mahlzeiten wurden gemeinsam eingenommen. Der Tisch als Kommunikationszentrum war der heilige Ort des Familienlebens.

Vor dem Essen wurden die Haare gekämmt, die Hände gewaschen und teilweise auch gebetet, um sich mit Respekt für das Essen zu bedanken.

Nicht selten wurde anschließend gemeinsam Karten gespielt. Der Fernseher kam, die ganze Familie versammelte sich in der »guten Stube«. Alle waren schön nah aneinander. Man musste sich auf ein Fernsehprogramm einigen, was nicht immer einfach war. Dabei wurde aber gelernt, in einer sozialen Gemeinschaft zu leben und zu teilen. Es wurde einem gelehrt, zu nehmen, zu geben; man lernte einander zu respektieren, sich zu streiten und zu vertragen. Das ist Familienleben – eine Vorbereitung für ein Leben in der Gesellschaft.

Zu früheren Zeiten, ohne Fernsehgeräte und Computer, trafen sich die Menschen am Kamin, spielten Karten oder unterhielten sich am Kaminfeuer. Sie lebten in Gemeinschaft, waren nie alleine und waren mehr oder weniger voneinander abhängig. Die Lebensqualität bezog sich auf Zwischenmenschlichkeit.

Die moderne Lebensqualität bezieht sich auf Konsum und je einen Fernseher, einen PC, ein Handy, ein Auto usw. für sich alleine. So isoliert sich der Mensch, verdummt nach Plan, wird manipulierbar und kann gegebenenfalls irgendwann als Kanonenfutter benutzt werden.

Die Fähigkeit zum Gespräch geht durch die eigene Isolierung leider verloren. Hochintelligente Fachleute verlassen die Hochschulen kopfhoch mit neuem Wissen und entsprechenden Diplomen. Sie werden oft in bestimmenden Positionen innerhalb der Gesellschaft gesetzt. Von Menschen haben sie keine Erfahrungen und kaum eine verwertbare Ahnung. Sie wollen nur Karriere machen und werden zu gnadenlosen und teilweise gefährlichen Robotern der Gesellschaft. Sie kennen kein Benehmen und nehmen keine Rücksicht.

Sie gehören zu der Gesellschaft der Menschen, die nicht grüßen können, die sich mit MP3-Kopfhörern abschotten, die liegend am Tisch essen, die beim Gähnen nicht die Hand vor den Mund halten, auf den Bürgersteig spucken und die Zigarettenkippen achtlos wegwerfen.

Eigentlich sind diese jungen Menschen nicht zu beneiden. Ihr Verhalten deutet auf mangelnde Erziehung und eine kranke Seele hin, wofür sie oft nichts können.

Diese Kinder haben ein schweres Erbe übernommen und bemerken es oft nicht. Nicht selten leiden sie dafür an Rückenschmerzen und mehr. Nach zwei Weltkriegen sind in ihren Seelen Dramen verankert, wovon sie nichts ahnen. Einige Ahnen sind verletzt worden oder gestorben, es sind Zweckehen entstanden, von denen sie die Kinder sind. Die Last davon haben sie geerbt, wenn ihre Ahnen diese Belastungen nicht verarbeitet haben.

Mark Twain sagte: »Erziehung ist die Verteidigung der Erwachsenen.« Gemessen an unserer aktuellen Gesellschaft hat diese Definition für beide Seiten deutlich an Wert gewonnen. Eine gute Erziehung ist auf lange Sicht die beste Verteidigung der heranwachsenden Kinder.

Die deutsche Familie und deren eigentlicher Sinn haben in Deutschland durch den Zweiten Weltkrieg besonders gelitten. Natürlich haben andere Völker auch durch den Krieg und den Verlust ihrer Angehörigen gelitten. Deren Familiensinn wurde durch den Krieg meistens nicht gespalten wie der der Deutschen. Im Gegenteil – die meisten Familien anderer bedrohter Völker sind mehr zusammengerückt.

Die Spaltung der deutschen Familien begann schon deutlich vor 1939. Die unterschiedlichen Ideologien allein innerhalb der Familie zwischen Eltern, Kindern oder Verwandten haben unter der bedrohlichen Hitler-Maschinerie für Disharmonie und Spaltungen gesorgt. Die Bedrohungen und Verfolgungen von Völkern und Andersdenkenden sowie die Morde an ihnen haben für viel Misstrauen gesorgt.

Selbst die eigenen Kinder wurden für ihre Eltern teilweise nicht mehr berechenbar.

Die Trennungen durch den Krieg, die unzähligen Männer und Söhne, die anschließend nicht zurückgekommen sind, und Tragödien aller Art haben viele Familien für immer zerstört.

Viele damalige junge Frauen sind ihr Leben lange allein geblieben. Die Männer waren im Krieg gefallen. Diese Männer haben nach dem Krieg gefehlt.

Damit war das Problem noch nicht am Ende. Das deutsche Volk wurde wegen der vielen Völkermorde international weitgehend isoliert.

Die Kinder machten teilweise ihre Eltern verantwortlich für all die Taten, die im Krieg geschehen sind. Die Vorwürfe waren teilweise richtig, aber auch oft falsch.

Die Kinder konnten es nicht wissen. Die Familien wurden noch lange nach dem Krieg von Erinnerungen und Vorwürfen belastet. Die verspäteten Naziprozesse wie in Nürnberg ließen immer wieder die alten Erinnerungen »hochleben.«

Die Besatzungsmächte, die Berliner Mauer, die immer wieder gezeigten Nazifilme haben die Familien stark belastet.

Der Familiensinn, die Harmonie der Familie, das Zusammengehörigkeitsgefühl wurde seelisch über lange Jahre extrem strapaziert. Nach dem Krieg erholte sich Deutschland relativ schnell, was die wirtschaftliche Seite angeht. Der Familiensinn hatte dagegen nicht ausreichend Zeit, um sich wieder zu festigen.

Der Konsum war schneller und ein Pflaster für die noch verletzten Seelen. Das Pflaster ist geblieben, viele Seelen haben die Vergangenheit jedoch nicht verarbeitet. Falls es einem Menschen nicht gelingt, seine seelischen Probleme innerhalb seines Lebens zu verarbeiten, dann kann damit gerechnet werden, dass diese seelische Disharmonien auf die Kinder weiter übertragen werden.

Nach dem Krieg haben viele der deutschen Familien davon geträumt, dass das internationale Ansehen des deutschen Volkes sich ändert.

2006 war es endlich so weit. Die Fußballweltmeisterschaft hat es endlich geschafft, international ein völlig anderes Bild der Deutschen zu zeigen. Das Selbstbewusstsein aller ist größer geworden. Die deutsche Fahne wurde gerne gezeigt und schmückte viele Autos.

Auch wenn es teilweise kitschig auffällt, wichtig aber ist, dass ein gesunder Nationalstolz und ein Gefühl der Zusammengehörigkeit daraus entstanden sind. Trotzdem hinterlässt die Vergangenheit ihre Spuren und belastet heute noch die Gesundheit von Neugeborenen. Viele bekommen davon in späteren Jahren Probleme mit ihrer Seele und infolgedessen mit ihren Zähnen.

Auch wenn es sich für den Laien als Blödsinn liest, die Verarbeitung von seelischen Problemen ist wichtig für den Zustand der Zähne.

Die unverarbeiteten seelischen Disharmonien eines Menschen lagern in seinem Oberkiefer. Werden diese Probleme nicht gelöst oder nicht verarbeitet, dann erben die Kinder diese Disharmonien im Unterkiefer, und das geht so weiter durch die Generationen. Deshalb spielen insbesondere die Folgen des Zweiten Weltkriegs seelisch und körperlich eine erhebliche Rolle für den Gesundheitszustand der Zähne heutiger und kommender Generationen.

Die Zähne sind die Antennen der Seele. Sie haben in ihren Wurzeln all diese Unglücke und Dramen gesammelt. Jeder Zahn ist gleichzeitig einem oder mehreren Organen, so auch einem oder mehreren Wirbeln zugeordnet. Probleme der Wirbelsäule sind bekanntlich Probleme der Seele. Die Wirbelsäule trägt also eine schwere Last.

Je nachdem, worunter die Ahnen gelitten haben, wurde ein Zahn spezifisch zum erlebten Drama belastet. Die entsprechenden Organe werden gleichzeitig belastet. Die Belastung überträgt sich von Generation zu Generation, wenn das Problem nicht irgendwann gelöst und verarbeitet wird. Eine Ansammlung von eigenen Problemen und dazu die ungelösten Probleme der vorherigen Generationen werden zu einer starken Belastung. Diese Last wird von den oft unschuldigen Betroffenen so lange getragen, bis diese gelöst wird.

Die Verursacher der seelischen Probleme sind meist aus der Machtlosigkeit entstanden. Der Krieg und die sich daraus ergebenden Situationen sind eine Ursache. Mobbing, Vergewaltigungen, Überfälle, Katastrophen und ihre tragischen Folgen hinterlassen ihre Spuren in der Seele eines Menschen. Manche begehen deshalb einen Suizid, andere ordnen sich wieder in ein normales Leben ein. Wird dieses Erlebnis nicht schnellstens psychotherapeutisch bearbeitet und gelöscht, bleibt die Seele verletzt. Schlimm ist es besonders dann, wenn die Betroffenen über ihr Erlebtes nicht sprechen. Sie können »den Müll« nicht abladen und werden krank.

Versierte Psychotherapeuten aus dem neurolinguistischen Bereich stellen diese Auswirkungen immer wieder fest.

AUCH SCHLECHTE POLITIKER MACHEN KRANK

Die Zähne sind die Botschafter der seelischen Ursachen. Je nachdem, durch welche Generation das Problem entstanden ist, entscheidet sich, welcher Zahn erkrankt. Oft ist dies auf einem Röntgenbild zu erkennen.

Die belasteten Zähne sind für den Zahnarzt röntgenologisch zu sehen, meist wenn ein Organ dabei angegriffen ist. Wenn aber nur die Seele angegriffen ist, kann der Schaden nicht von herkömmlichen Zahnärzten erkannt werden. Dafür müssen Untersuchungen gemacht werden, die eher dem Bereich der Homöopathie angehören. Einige Zahnärzte können das, manche Neurologen auch. Über den sogenannten Vega-Test, Bioresonanz- oder kinesiologische Tests zum Beispiel, kann der »seelisch« kranke Zahn meist gefunden werden. Im Allgemeinen muss dieser scheinbar vitale und gesunde Zahn doch entfernt werden. So verliert der Patient seine Belastungen und kann infolgedessen ein neues Leben beginnen. Seine Aura ändert sich entsprechend zum Positiven hin. Einige gesundheitliche Probleme verschwinden ohne Erklärung.

Die Systeme und Ungerechtigkeiten, in denen Menschen sich gezwungen fühlen, beeinflussen zwangsläufig ihre Stimmung.

Unfähige Politiker, ein Börsencrash, korrupte Führungen usw., alles das, worüber wir uns ärgern und wobei wir uns machtlos fühlen, kann zu entsprechenden gesundheitlichen Konsequenzen führen. Es hängt immer davon ab, wie man es aufnimmt oder ob man es überhaupt aufnimmt. Führungen übernehmen somit eine große Verantwortung. Ihre Qualität zeigt sich in der Ausgeglichenheit der Menschen, die sie führen.

Das Burn-out-Syndrom hat oft seine Ursache in seelisch belasteten Zähnen. Viele Menschen in psychiatrischen Krankenhäusern und auch in Gefängnissen sind nur wegen ihrer seelisch kranken Zähne so weit gekommen. Das Burn-out ist grundsätzlich eine Erkrankung der Seele.

Die Natur schafft es, uns Menschen von allen möglichen Seiten gleichzeitig zu belasten, um die Probleme der Seele zum Ausdruck zu bringen. Es ist kaum zu glauben, aber doch faszinierend, wenn man sich mit den Problemen und Vorgängen auseinandersetzt. Familiendramen, Seele, Zähne, Elektrosmog, Erdstrahlen, Wirbelsäulenschäden und letztendlich Krebs sind absolut miteinander verbunden.

Die Ursachen sind immer vielfältig. Das Problem ist nur das Resultat. Es gibt also keine Zufälle. Die Schöpfung hat alles geregelt, ob wir es wollen oder nicht. Später mehr zum Thema.

Wer schon einmal ein Heilfasten mitgemacht hat, kennt die Auswirkung einer Körperreinigung auch auf seine Seele hin. Der Körper fühlt sich leicht und entspannt. Die Seele folgt einige Tage später. Instinktiv verweigert sie laute und harte Musik sowie brutale Filme. Körper und Seele kommen gemeinsam zur Ruhe. Leise Musik und Landschaftsbilder werden instinktiv verlangt, plötzlich ist man fähig, die Ruhe und absolute Stille zu genießen.

Das bedeutet also, dass brutale Bilder uns unterschwellig prägen und unbewusst stressen. Übersetzt: Sie machen uns krank.

Man sieht Menschen im Fernseher an Hunger sterben, während der Zuschauer genüsslich weiterisst. Das lässt eine Abhärtung und einen Verlust an Sensibilität und Empfindungen vermuten. Bilder werden eingespeichert. Menschen lernen am besten audiovisuell. So wirkt auch Brutalität.

Unsere Seele wird dabei negativ beeinflusst. Der Mensch verliert seine eigene Mitte. Seine eigene Unzufriedenheit nimmt unerklärlich zu. Er isoliert sich immer mehr. Er dröhnt sich die Ohren mit lauter Musik zu, um alleine zu bleiben. Er meidet Gespräch und Kommunikation und wird kontaktarm. Der Respekt zu Fremden lässt nach, Einsamkeit stellt sich ein. Familien trennen sich. Der Mensch verliert seinen Wert und seine Werte.

FAMILIENBINDUNG

Eine Frau oder einen Mann anzusprechen, das wird immer schwieriger. Man wird kontaktscheu. Es bleibt nur die Möglichkeit, den Traumpartner aus der Entfernung und ohne Augenkontakt übers Internet mit flotten Sprüchen zu suchen. Dann kommt der Tag des Treffens. Manchmal finden sich dadurch zwei Gleichgesinnte, und letztendlich ist es auch egal, wie es geklappt hat – Hauptsache, es hat geklappt. Die Einsamen werden zu Zweisamen und führen endlich ein Leben in Gemeinschaft.

Eine Bereitschaft zur Solidarität würde helfen, Kontakte zu knüpfen und nicht in der Einsamkeit zu verarmen.

Noch gibt es viele Kinder in dieser Gesellschaft. Sie gehören mittlerweile zu der zweiten oder dritten Generation der Nachkriegszeit, in der Verhütungsmittel noch unbekannt waren. Es gab wenig Geld, dafür viele Kinder. Ihre Verbundenheit und ihr Familiensinn machen immer wieder deutlich, wie wichtig Familie ist. Solche Familien kennen bis ins hohe Alter keine Einsamkeit. Familie bedeutet eine lebenslange Gemeinschaft.

Die Flucht der neuen Einzelkind-Generationen in Alkohol und Drogen ist keine Lösung. Es beweist aber, dass der Mensch ein Rudeltier ist. Die Einsamkeit macht ihn depressiv, egal wie alt er ist. Er versucht weitgehend, sich zu betäuben.

Fast Food, Fernseher und Computer haben mittlerweile das Familienleben ersetzt. Nahezu jedes Kind hat mittlerweile sein eigenes Fernsehgerät. Seine Mahlzeiten nimmt es häufig alleine ein. Unter diesen Bedingungen wird vermutlich ein Einzelkind nie erfahren dürfen, was Familie bedeutet.

Das Fernsehgerät im Kinderzimmer sollte möglichst als sehr kleines Ersatzgerät ausgewählt werden. Das Fernsehgerät der Familie dagegen sollte das modernste Gerät mit der attraktivsten Technik und dem besten Klang sein. So gäbe man den Kindern eher einen Grund, den Abend gemeinsam mit der Familie zu verbringen.

Teil einer Familie zu sein, ist das Wertvollste im Leben eines Menschen. Es lehrt soziales Gefüge, gibt Halt, Durchsetzungsvermögen, Selbstsicherheit, stärkt die Seele und gibt wertvolle Wurzeln, um das Leben zuversichtlich angehen zu können.

Kinder aus ausgeglichenen Familien haben die besten Voraussetzungen, um in der Gesellschaft durchzukommen, ausgeglichen zu sein und sich verpflichtet zu fühlen. Sie haben vor allem den Rückhalt in der Familie und die Gewissheit, dass sie für einen immer da ist.

Da die früheren Großfamilien kaum noch existieren, wird in einigen Städten über Mehrgenerationenhäuser nachgedacht. Das ist ein Zeichen dafür, dass immer mehr Menschen unserer Gesellschaft den Wunsch nach Familienleben verspüren.

ZIVILISATION UND UNSICHTBARE AGGRESSOREN

Zivilisation bringt uns zwar viele Vorteile, aber auch seelische und oft materielle Nachteile.

Zivilisation ist Konsum und außerdem in der Konsequenz auch der Verursacher einer unsichtbaren Umweltverseuchung, woran fast jeder Mensch beteiligt ist.

Bis jetzt wurden die meisten Störungen, die unsere Umwelt verseuchen, als nicht relevant abgewimmelt oder einfach tabuisiert. Sie wurden in den letzten Jahrzehnten in den verschiedensten Formen dermaßen in die Welt gestreut, dass sie vermutlich nicht mehr in den Griff zu bekommen sind.

Es sind Strahlungen aller Art und von hoher Intensität, die unseren Körper zu den unerklärlichsten Erkrankungen führen. Unsichtbare Funkwellen aller Art und Aggressivitäten nehmen zu und greifen uns permanent an.

Das sich ergebende Phänomen wird Zivilisationskrankheit genannt. Die Ursachen werden von der Schulmedizin nicht erkannt, weil sie diese Ursachen einfach nicht kennt. Selbst Ärzte dürften daran erkranken.

Der technische Fortschritt, die Eigenschaften und die Verträglichkeit von Natur und Mensch wurden bei der Produktion einiger Wellen entweder nicht berücksichtigt oder zu spät verstanden.

Der menschliche Körper, bzw. seine Technik, funktioniert nach einfachen Regeln. Werden diese Regel weitgehend eingehalten, kann man sich auf eine lange Gesundheit mit einem belastbaren Körper und einer belastbaren Seele einstellen.

Als ich diese Regeln noch nicht kannte, war ich bis zu einem Alter von 30 Jahren sehr oft krank. Seit meinen Erkenntnissen über die unsichtbaren Krankmacher vor ca. 35 Jahren hat sich mein Körper schnell regeneriert und mich seitdem nie mehr im Stich gelassen. Die angegangene Methode muss also die richtige sein.

Über dieses Buch, meinen Informationen und Lebensgefühlen hoffe ich, dass es gelingt, dass meine Leser dasselbe Wohlbefinden und dieselbe Lebensfreude gewinnen werden.

Fast alle technischen Errungenschaften werden aus Gewinnsucht in die Welt gesetzt, ohne vorher über die Auswirkungen auf Lebewesen und Gesundheit nachzudenken.

Kaum ein Wissenschaftler macht sich die Mühe, sich das Endergebnis seiner Entscheidungen vorzustellen und über mögliche Konsequenzen gründlich und kritisch nachzudenken. Ehrgeiz, Euphorie und Gier sind stärker als Vernunft und Verantwortungssinn.

Fachleute, Finanzleute und Politiker treffen häufig Entscheidungen, die zur Vernichtung von Umwelt und Leben führen können. Die »Atomenergie« ist ein gutes Beispiel dafür. Die Halbwertzeit der hergestellten Gefahrenstoffe beträgt bis zu 125 Millionen Jahre. An eine sichere und ungefährliche Verarbeitung von Atommüll wurde vor dem Einsatz der Atomtechnik nicht gedacht. Erst Geld machen und anschließend weitersehen. Die problematische Lagerung von atomaren Abfällen zu Lasten der Umwelt wird nur angesprochen, wenn dies nicht mehr zu vermeiden ist.

Für die Lagerung von Atommüll entschied man sich für Salzstöcke. Einer davon droht zur Umweltkatastrophe zu werden. Der Salzstock an der Asse ist undicht, lässt tagtäglich 12.000 Liter Wasser einströmen und droht damit einzustürzen. Schlimmer noch, wenn das Wasser radioaktiv verseucht wird und an die Oberfläche gelangen würde, dann wäre eine Umweltkatastrophe mit unabsehbaren Folgen vorprogrammiert. Daher hat sich die Bundesregierung in Januar 2010 dazu entschieden, vorerst die 126.000 Atommüllfässer schnellstens herauszuholen, um das Schlimmste zu verhindern. Anschließend stellte sich heraus, dass die Zahl der eingelagerten Fässer wesentlich höher war, als von der Bundesregierung über die Medien mitgeteilt wurde. Die Frage ist jetzt: Wohin damit, um sicher zu s̶e̶i̶n̶ nicht wiederholt?

Nicht genu̶ ̶e̶i̶d̶e̶n̶ im Herbst 2010, die Laufzeit der alten Atomkraftwerke ̶ ̶ Gorleben wieder hoffähig gemacht werden. Lobbyisten und ̶ ̶o̶n̶.

Wissenschaf̶ ̶ zuverlässigeren Lösungen. Sie haben in der Schweiz Tongesteine ̶n̶bohrungen festgestellt, dass Tongestein stabil ist und kein Was̶ ̶ch auf eine lange Dauer sicher?

Verantwortun̶ ̶ten Risiken mit unkalkulierbaren Folgen niemals zulassen.

DER UNSINN MIT DEM ATOMMÜLL

Eine unterirdische Lagerung von Atommüll ist genauso unsinnig wie das Abwerfen von Fässern ins Meer. Durch das Abwerfen von Atommüll ins Meer wird von einigen Verantwortlichen erwartet, dass das Risiko sich soweit verteilt und verdünnt, dass es zuletzt kein Risiko mehr gibt. Im Notfall wären die restlichen Fässer am Meeresgrund weder zu finden noch zu bergen.

Die Entscheidung fiel deshalb für ein Versteck in der Erdkruste, damit man von dem gefährlichen Müll nichts mehr an der Erdoberfläche sehen kann.

Dabei wird leider vergessen, dass die Erde permanent in Bewegung ist und sich dabei Risse bilden, wodurch unterirdisches Wasser neue Wege findet.

Die kurzsichtigen Entscheidungen für unterirdische Lagerungen beziehen sich auf eine Dauer von wenigen Generationen.

Die Erde hat noch vier Milliarden Jahre zu leben, bis sie ausglüht. Wir sollten daher verantwortlich und langfristig an die folgenden Generationen denken.

Die Aushöhlung der Salzstöcke durch Wasser an der Asse und mittlerweile auch in Gorleben sind die ersten Anzeichen dafür, dass eine vernichtende Gefahr schon heute lauert.

Es ist daher gut vorstellbar, dass keiner der heutigen Politiker und Wissenschaftler in der Lage ist, das zu prophezeien, was schon in 100 oder 200 Jahren in der Erdkruste geschehen wird.

Politiker können bekannterweise immer viele Zusagen machen, die nach ihren Wahlen keinen Bestand mehr haben.

Wenn Atommüll so sehr gefährlich ist, bedeutet das doch, dass er über eine ungeheure Energie verfügt. Heutige Wissenschaftler behaupten, dass diese Energie nicht verwendbar ist. Diese Energie ist heute vielleicht nicht verwendbar, wie wird es aber eines Tages sein, wenn ein Wissenschaftler die Lösung findet, um diese Energie sinnvoll zu verwenden?

In Amerika sollte das Patentamt ca. 1830 geschlossen werden. Irgendjemand ließ wissen, dass man bereits alles erfunden hat und dass man kein Patentamt mehr braucht.

So denkt man momentan auch über den Atommüll. Der Grund dafür ist, dass die Atomkraft nach dem Zweiten Weltkrieg zu schnell ausgebeutet werden sollte. Nach Hiroshima und Nagasaki wollten viele Nationen ihre Macht demonstrieren, aus Sicherheitsgründen, aber auch als Statussymbol. Eine völlige Entsorgung des Atommülls wurde vorerst nicht mehr als sehr wichtig angesehen, dafür standen Ansehen und Profit im Vordergrund.

Nehmen wir also an, dass ein Erfinder für die Verwertung und Neutralisierung des Atommülls eines Tages ein Patent anmeldet. Wie will er an den Müll kommen, der tief in die Erde eingebuddelt wurde?

Wir wissen, dass die Kriegsbunker von Hitler entlang der Atlantikküste schon an einigen Erdbewegungen teilgenommen haben. Diese Bunker sind 70 Jahre später noch dermaßen robust, dass deren Vernichtung kaum möglich ist. Eine Sprengung könnte die Dörfer und Städte der Umgebung gefährden. Einige dieser Bunker stehen kopf, sind seitlich weggerutscht usw., je nachdem wie die Erde sich inzwischen bewegt hat.

Robuste Bunker auf der Erdoberfläche, speziell für die Einlagerung von gefährlichem Atommüll, hätten den Vorteil, dass man sie unter ständiger Beobachtung hätte. Ihre waagerechte Lage, ihre Ummantelung nach neuen Erkenntnissen für eine sichere Aufbewahrung, all das wäre somit leicht möglich.

Nachkommende Generationen hätten die Möglichkeit, sich vor Gefahren zu schützen. Sie hätten auch jederzeit den Zugang zu dem gefährlichen Müll.

Falls also eines Tages dieser Müll wiederaufbereitet werden kann, hätten unsere nachkommenden Generationen Freude an dem Rohstoff, den wir ihnen hinterlassen haben. Die einzig sichere Aufbewahrung von Atommüll ist nur oberirdisch möglich.

Auch wenn die radioaktiven Messergebnisse in der Umgebung von Atomkraftwerken nachgewiesen werden, werden die eventuellen Folgen als »wissenschaftlich nicht nachgewiesen« abgelehnt. Kritiker haben immer einen schweren Stand und selten Chancen gegen Lobbyisten.

Wie am 21. Oktober 2009 in »Abenteuer Wissen« berichtet, wurden auffällige Kinderleukämiefälle im Umkreis von Atomkraftwerken untersucht. Die erneuten längerfristigeren Messungen haben eine Gefahr bestätigt.

Amerikanische Tierversuche bei atomaren Experimenten haben Gehirnbluten und Zellsterben bis hin zum Tode der Tiere feststellen müssen.

Alice Stewart, amerikanische Wissenschaftlerin, lieferte ein gutes Beispiel für die Auswirkung von Strahlen. Sie erbrachte den Nachweis der Fötusschädigung durch Röntgenstrahlen. Alice Stewart wurde in den 50er Jahren von der Wissenschaft abgelehnt, erst in den späten 70er Jahren wurden ihre Arbeiten anerkannt. Sie erhielt 1986 als Zeichen internationaler Anerkennung den sogenannten Alternativnobelpreis.

Was geschieht mit nuklearen Strahlen?

Die Schäden an Menschen und Natur durch Atomkraftwerke, Atomlager, Mikrowellen und Elektrosmog werden irgendwann anerkannt. Bis dahin werden sich viele auf Kosten anderer bereichert haben. Vielleicht sind es dieselben Unternehmer oder Mächte, die für den Umbau der bisherigen Techniken noch mal kassieren werden.

Zum Schutz gibt es Netzfreischalter gegen Elektrosmog und strahlungsarme schnurlose DECT-Telefone, die nur strahlen, wenn man spricht, statt wie bisher 24 Stunden täglich bis zu 200 Meter im Umkreis Mikrowellen zu senden. Deren Vorschaltgeräte verursachen eine deutliche Verringerung von elektromagnetischer Strahlung. Über das strahlungsarme Telefon wird nicht laut gesprochen oder geworben. Durch Werbung würden die Hersteller zugeben, wie gefährlich Mikrowellen für Lebewesen sind. Die Industrie würde jedenfalls keine strahlungsarmen Geräte produzieren, wenn Strahlungen unbedenklich wären.

Mit Gegenmaßnahmen ist kaum zu rechnen. Lobbyisten warten, bis die Gefährlichkeit von Strahlen vor der Öffentlichkeit nicht mehr versteckt werden kann, erst dann werden vielleicht die kritischen Experten zur Beratung herangezogen. Das ist leider bisher noch kaum der Fall.
Die natürliche Strahlung allein ist stark genug, um Lebewesen zu vernichten. Es sollten daher keine zusätzlichen Strahlungen draufgesetzt werden.
Die Umwelt ist schon weitgehend überlastet. Es ist sogar zu vermuten, dass viele der Umweltzerstörungen zu weit fortgeschritten und nicht mehr aufzuhalten sind.
Nanotechnologie und Gentechnik werden uns noch viele Kopfschmerzen bereiten.
Nanotechnologie wird in Lebensmittel, Kosmetika und auch in der Technik eingesetzt. Sie bringen Titandioxid-Anteile mit sich in die Nahrungskette. Wenn sich diese Partikel lösen und in die Lungen gelangen, kann dies zu gefährlichen Entzündungen führen und sämtliche Organe anstecken. Die Konsequenzen sind unkalkulierbar. Es ist ernst: Das Bundesamt für Umwelt- und Naturschutz hat eine Kennzeichnung von Produkten mit Nanotechnologie gefordert.
Die mikrofeinen Partikel sind nur mit Hilfe von Mikroskopen feststellbar.
Nanotechnologie ermöglicht zum Beispiel, dass das Wasser im Waschbecken besser abfließen kann, ohne dass eine Kalkablagerung zurückbleibt.
Mit Gentechnik ist eine Entwicklung für spätere Generationen unkalkulierbar. In der Summe der Gene, selbst nach mehreren Generationen wäre denkbar, dass irgendwann Missbildungen ähnlich Contergan entstehen, deren genaue Ursache nicht mehr nachvollziehbar ist. Wenn Gene sich weitgehend über die Nahrungskette vermischt und verbreitet haben, wird es kaum noch möglich sein, wieder absolute Naturprodukte zu erzeugen. Der Kreislauf könnte in den Konsequenzen bittere Folgen haben.

UNGLAUBWÜRDIGE POLITIKER UND »VOLKSKRANKHEITEN«

Unsere Gesellschaft ist krank, weil Reichtum wichtiger als Weisheit geworden ist.
Politiker, die für Aufsicht und Lenkung der Gesellschaft, wofür sie gewählt wurden, verantwortlich sind, werden mittlerweile überwiegend als Hilfsarbeiter von Industrie und Großkonzernen tätig.

Politiker profilieren sich während der Wahlkampagnen als Diener des Volkes. Sobald sie gewählt sind, kennen sie das Volk nur noch als Zahlungsmittel für Banken, Industrie und für die eigene Tasche. Anschließend beklagen sie die niedrigen Wahlbeteiligungen. Das Volk fühlt sich mit Recht betrogen.

Das Problem betrifft eigentlich die meisten Industrieländer. Eine industrielle Entwicklung ist notwendig, um die Demokratie eines Landes langfristig zu sichern. Wer nicht mitkommt, fällt zurück.

Lobbyismus in der Form ist eine negative Seite der Demokratie.

Das Gegenteil würde Armut verursachen, was vermutlich in der Folge eine unerwünschte Diktatur mit sich bringen würde. Militärmacht und Korruption im großen Stil wären das Ergebnis, und das wollen wir nicht.

Noch haben wir unsere Gesundheitssysteme, obwohl diese in ihrer Qualität nachlassen.

Eine Demokratie ist uns deshalb lieber. Demokratie schenkt uns Freiheit und Lebensraum. Unter Freiheit gibt es auch die Handelsfreiheit, die uns den industriellen Zuwachs ermöglicht. Die Industrie möchte in ihrer Entwicklung fortschreiten und muss dafür ihre Umsätze ständig steigern und Neues entwickeln.

Die Industrie braucht also den Einfluss sowohl der kommunalen als auch der nationalen und internationalen Politik.

Es liegt nah, dass Bestechungsgelder, wie von einigen Großunternehmen bekannt, zu den üblichen Praktiken gehören, um einen Anreiz innerhalb der ansprechbaren Politiker zu verschaffen.

Das, was mit einem netten Geschäftsessen anfängt, kann mitunter schnell zu Scheinberaterverträgen und Aufsichtsratsposten für manövrierbare Politiker führen.

Die gezahlten Belohnungen sind teilweise exorbitant hoch, auch wenn die besagten Politiker sich wenige Stunden im Jahr blicken lassen. Sie brauchen eigentlich nicht an den Sitzungen teilzunehmen, da der Job nur eine Alibifunktion für die Bestechungsgelder darstellt. Das ist eine kriminelle Handlung.

Gut geführte und erfolgreiche Industriebetriebe können die Meinungen von bestechlichen und charakterlosen Politikern nicht gebrauchen. Sie brauchen nur den Zugang in die Politik. Nur Bestechlichkeit und Einfluss sind also relevant, um ein Ziel schneller zu erreichen.

Das, was die Industrie über diese Weise macht, um weiterzukommen, ist unkorrekt und strafbar. Die Chancen ihrer Wettbewerber, sich am Markt zu etablieren und mitzuwachsen, werden erheblich gemindert. Dabei wäre das alles nicht nötig. Eine wachstumsorientierte Regierung braucht sowieso immer eine wachsende Industrie.

Die Praktiken werden mittlerweile von den betroffenen Politikern aus der Gewohnheit heraus als normal und selbstverständlich angesehen. Sie sind nicht mehr neutral und handeln nicht im Sinn des Volkes. Sie merken nicht mehr, dass sie korrupt sind. Das Volk weiß es aber.

Die Medien decken die Vorfälle meistens auf. Politiker zeigen sich gegenseitig nicht an. Der Schaden für eine glaubwürdige Politik ist groß. Glaubwürdige und ehrenhafte Politiker leiden darunter genauso viel wie das Volk selbst – leider zahlt das Volk die Zeche.

Es funktioniert noch genau wie im Mittelalter. Der Graf sagte früher zum Priester: »Halte sie dumm, ich halte sie arm.« Diese Rolle wurde inzwischen weitgehend und schleichend von Industrie und Politikern übernommen.

Verbraucher haben die Möglichkeit, die Produkte von Firmen, die auf Korruption aus sind, zu boykottieren. Leider geschieht das kaum.

Viele der dumm machenden Fernsehprogramme machen die Menschen im Lande unkritisch und manövrierbar. Das kommt dem System gut entgegen.

Die Perversität vieler Politiker und deren geringer Respekt vor dem Volk lassen sich auch an den geduldeten und immensen Managergehälter messen. Der dadurch verursachte sozialwirtschaftliche Schaden ist in der Summe unvorstellbar.

Unglaublich ist die Dreistigkeit von Managern und Bankern insofern, dass sie in den Medien ihre Gier gegenüber der Gesellschaft als selbstverständlich ausdrücken und verteidigen, so als wenn alles in bester Ordnung wäre.

Alles im Leben hat Vor- und Nachteile. Freiheit bleibt aber das größte Gut. Die Verführungen und Zwänge vieler Großverdiener kosten auch ihre Freiheit.

Schön ist es, ein Minimum an Geld zu haben, um einigermaßen komfortabel leben zu können.

Schön ist es aber auch, sich nicht alles sofort leisten zu können. So bleiben immer Ziele. Nach Erreichen der Ziele gibt es immer wieder Freude und neue Motivation für neue Ziele. Das Leben ist so nicht langweilig und bleibt lebenswert.

Reiche Menschen fühlen sich meist nur solange wohl, wie sie innerhalb der Gesellschaft Macht ausüben können. Macht wird zu einer Sucht, wovon viele abhängig werden und dann zu allen Schandtaten bereit sind. Die angerichteten Schäden dieser armen Seelen sind dem Steuerzahler gewidmet.

»Normale« Menschen organisieren ihr Leben anders und sind in der Lage, sich über kleine Dinge zu freuen. Sie leben auf einem durchschnittlichen Niveau, bleiben Teil der Gesellschaft, geraten nicht in Zwänge und leben frei. Sie können alleine und ohne

Bodyguards durch Straßen und Geschäfte gehen, sich in ein Straßencafé setzen und die Sonne genießen.
Wie will man also Reichtum definieren?
Gesundheit, Freiheit und Lebensfreude sind wahrscheinlich der wahre Reichtum.
Wir wissen, dass unser Leben auf Erden nicht ewig andauert. Es lohnt sich also nicht, seine Seele für Geld und die Missachtung von Mitmenschen zu prostituieren. Das Letzte Gericht wird außerdem niemandem erspart. Alle werden sich eines Tages ohne Geld verabschieden müssen.

SOZIALER ABSTIEG UND GESUNDHEIT

Hierzulande ist deutlich spürbar, dass der soziale Abbau vorangetrieben wird.
Hartz IV und 1-Euro-Jobs sind für viele die vorletzten Stationen. Das von der Bundesregierung übernommene »Hartz-Gesetz« hat einen seltsamen Beigeschmack. Das Gesetzt trägt den Namen eines Vorbestraften. Das alleine unterstreicht die Glaubwürdigkeit des Systems.
Nahezu 200.000 Klagen wegen Hartz-Ungerechtigkeiten wurden Anfang 2010 registriert. Es gibt außerdem reichlich Hartz-IV-Empfänger, die wesentlich mehr verdienen als viele der Leiharbeiter, die den ganzen Tag schwer arbeiten.
Namen, die in der Öffentlichkeit verwendet werden, wie z.B. Hartz oder Riester, müssen geschützt werden. Das ist wie ein Patent, wofür die Nutzer im Normalfall Geld zahlen müssen. Protektionismus ermöglicht vieles.
Eine Regierung, die dazu kommt, Namen von Privatpersonen zu nutzen, um ihre Gesetze zu nennen, ist wenig erfindungsreich.
Währenddessen bleiben Dumpinglöhne in Deutschland an der Tagesordnung.
Es wird hingenommen, dass Menschen in unserer Gesellschaft von ihrer täglichen Arbeit nicht mehr leben können. Sie müssen ihr Restgehalt von der Sozialkasse abholen. Die Betroffenen können nicht mehr dazu beitragen, den eigenen sozialen Standard aufrechtzuerhalten, geschweige denn für ihre spätere Rente Vorsorge zu schaffen. Ist das moralisch vertretbar?
Sie müssen nur hoffen, bis dahin gesund zu bleiben. Sie haben keine finanzielle Möglichkeit, im Bedarfsfall an Natur- und Alternativmedizin zu kommen. Durch Ungerechtigkeit entsteht so zwangsläufig eine Art ungewollte Diktatur für die Armen der Gesellschaft.
In einem politischen System, das wiederum die Menschenwürde so herabsetzt, dürfte

sich eigentlich keine Partei mit dem Namen »christlich« schmücken. Der Missbrauch des Namens »christlich« kommt einem wie eine gewollte politische Täuschung vor. Christus war der Geschichte nach sicher der erste soziale Mensch mit populärem Durchsetzungsvermögen. Mit Politik hatte er aber nichts zu tun, schon gar nichts mit rechts orientierten Parteien.

Erinnert man sich an frühere Regierungen gleich nach dem Krieg, so wird man sich noch deutlich an den allgemeinen Respekt vor den damaligen Politikern erinnern. Unglückliche Zwischenfälle in der Politik waren wesentlich seltener als heute und wurden deshalb weniger ernst genommen.

Es gab eine spürbare Gemeinsamkeit zwischen Regierung und Volk – es wurde Politik für Deutschland und für das Volk gemacht.

So sollte es eigentlich immer sein. Eine Regierung sollte das Elternhaus des Volkes sein. Politiker sollten sich wie verantwortliche Eltern und das Volk sich wie Angehörige einer guten Familie fühlen. So entsteht letztendlich eine Stimmung zwischen dem Volk und den politisch Verantwortlichen.

Beim Nachdenken und im Vergleich zwischen früheren und heutigen Regierungen spürt man deutlich ein sinkendes Respektgefühl bzw. kaum noch Respekt vor den heutigen Politikern.

Respekt ist nicht steuerbar, Respekt muss man sich erarbeiten. Mit einem Professor und Doktortitel auf dem Wahlplakat verschafft man ihn sich nicht.

Das Gefühl, weniger Achtung vor Politikern zu haben, als es früher der Fall war, ist kein gesundes, weder für die Politiker selbst noch für das Volk. Der Mangel an Vertrauen verursacht beiderseits eine schädliche Gleichgültigkeit. Das Volk verliert seinen Halt.

Das Ergebnis zieht sich leider wie ein roter Faden durch unsere Gesellschaft, Werte gehen deutlich verloren.

Der Bürger fühlt sich kaum noch von heutigen Politikern betreut oder respektiert, aber oft im Stich gelassen. Viele Politiker werden nicht als ehrbar empfunden und nehmen die Probleme des Volkes nicht mehr ernst.

Ein wichtiges und ethisches Thema bleibt dadurch deutlich auf der Strecke: die Gesundheit. Welche Familie, welche Eltern, selbst auch unter den Asozialen, würden sich um ihre kranken Kinder nicht kümmern?

Was für Eltern sind es, die sich um die Gesundheit ihrer Kinder nicht sorgen?

Welche Eltern würden zulassen und sogar unterschwellig fordern, dass ihre Kinder zu Versuchszwecken der Schulmedizin und der Pharmaindustrie zur Verfügung gestellt werden?

Es fällt auf, dass mittlerweile zwei Drittel des deutschen Volkes an Wirbelsäulenschäden leidet bei weniger schwerer Arbeit. Bekannt ist auch, dass die Krebserkrankungen seit zwanzig Jahren um 60 % zugenommen haben. Diabetes bei Jugendlichen und Rheumaerkrankungen aller Arten nehmen rapide zu. Ab und zu fällt der Name Zivilisationskrankheiten.

Bei den Politikern sollten eigentlich die Alarmglocken schrillen. Sie sollten doch wissen, dass ein krankes Volk auch volkswirtschaftlich ungesund ist.

Sie schauen scheinbar gleichgültig zu. Da Gesundheit das kostbare Gut eines Steuerzahlers ist, wäre zu erwarten, dass verantwortliche Politiker ihrer Aufsichtspflicht nachgehen und Ursachenforschung betreiben.

In der Sendung »Report« der ARD am 18. Oktober 2010 wurde über die akute Gesundheitsgefährdung durch Bisphenol berichtet. Die kanadische Regierung hat bereits Bisphenol verboten. Österreich und andere Länder setzen Bisphenol auf die Liste der gesundheitsgefährlichen Produkte. Der Kommentator gab an, dass ein Verbot von Bisphenol in Deutschland nicht zu erwarten ist, weil die Bundesregierung über sehr gute Beziehungen zu der produzierenden Industrie verfügt.

Wenn ernsthafte und teilweise lebensbedrohliche Krankheiten in kurzer Zeit dermaßen zunehmen, muss es doch eine Ursache haben, oder?

Die zunehmenden Erkrankungen aller Art werden von Schulmedizinern laufend behandelt, bespritzt und betäubt. Das Resultat ist, dass die Krankheiten immer mehr werden.

Die Glaubwürdigkeit der Schulmedizin wird stetig mehr in Frage gestellt. Kaum jemand nimmt es wahr, solange er nicht ernsthaft krank geworden ist.

Sobald man in die Mühle der Schulmedizin hineingerät, bleibt man oftmals sehr lange dabei, bis es zu einem Ergebnis kommt, falls es überhaupt zu einem positiven Ergebnis kommen sollte.

Ärzte sind, trotz aller Mühe, oft selbst ratlos. Unsere Konsumweise hat sich innerhalb der letzten 30 Jahre stark verändert. Es gibt in modernen Wohnungen kaum noch eine reine biologische Umgebung, in der sich ein menschlicher Körper wohlfühlen kann.

ZIVILISATIONSKRANKHEITEN
WAS UNTERNIMMT DIE REGIERUNG DAGEGEN?

Die Entwicklung von Krankheiten parallel zur unbiologischen Ausstattungen von modernen Wohnungen müsste doch auffallen?

Ist es möglich, dass Mediziner noch nichts von modernen Krankheiten wissen? Oder nutzen sie die Opportunität für ein lukratives Geschäft mit den Kranken noch, solange es geht?

Hierbei geht es nicht darum, fähige Ärzte oder Chirurgen anzugreifen, die laufend Menschenleben retten.

Hierbei denke ich an all die unfähigen Ärzte wie die, die ich während meiner Krankheit leider auch kennenlernte. »Wer sich betroffen fühlt, ist gemeint.«

Was dabei deutlich auffällt ist, dass niemand sich um die Ursachen der Zivilisationskrankheiten kümmert. Warum auch?

Wenn der »mündige Bürger« sich von den Göttern in Weiß bevormunden lässt, braucht auch niemand nachdenken. Schulmedizin, Pharmaindustrie, Krankenkassen und beteiligte Politiker verdienen schließlich gut daran.

Wenn solche Erkrankungen parallel zum Konsum entstehen und mitwachsen, bedeutet es doch, dass es sich hierbei eindeutig um Zivilisationskrankheiten handeln muss, oder? Und so ist es definitiv auch, wie ich weiter im Buch beschreiben werde.

Das Patentrezept ist eigentlich einfach. Die Fragestellung lautet: »Was haben wir in unserem Umfeld seit Beginn der modernen Zivilisation so verändert, dass wir dabei krank werden?«

Elektrischer Strom, Geräte, Kunststoffe aller Art, Chemie und neuartige Ernährungsformen kommen sofort in den Sinn.

Da ich selbst aufgrund meines miserablen Gesundheitszustandes vor 35 Jahren den Krankheitsursachen auf die Schliche gekommen bin, gehe ich davon aus, dass diese Ursachen mittlerweile auch einigen Leuten in Politik und Wirtschaft bekannt sind.

2004 saß ich an der Theke eines Fischrestaurants in Münster neben einem Manager der deutschen Pharmaindustrie. Sein Arbeitsstandort war Brügge in Belgien. Wir fingen ein freundliches Gespräch an. Um seinen Kenntnisstand über die Ursachen der meisten Zivilisationskrankheiten zu testen, sprach ich meine Lieblingsthemen an, nämlich Wirbelsäule und Krebs.

Der Mann war erstaunlicherweise sehr gut informiert. Als ich ihn fragte, warum diese Informationen nicht weitergegeben werden, antwortete er sinngemäß: »Die Leute nehmen das Thema nicht ernst und glauben nicht daran. Dafür verdienen wir umso besser.«

Er hatte damit recht. Bei lebensbedrohlichen Erkrankungen glaubt man nicht mehr an einfache Mittel. Einfache Mittel sind meist kostenlos und können parallel zu den Medikamenten der Schulmedizin eingenommen werden. Es gibt keinen Widerspruch und es kostet nichts.

Vieles kommt letztendlich zusammen: eine hohe Steigerungsrate von Erkrankungen, die laufenden Erhöhungen der Krankenkassenbeiträge, die sowieso nie reichen werden, »Eintrittsgelder« der Patienten in jedem Quartal beim Arzt und Zuzahlung für Medikamente. Das alles, obwohl in eine Krankenversicherung regelmäßig eingezahlt wurde.
Die Beitragszahler werden durch eine schrumpfende Gesellschaft immer weniger. Die Kosten des Systems steigen jedoch immer höher. Gewisse Berufszweige sowie Politiker und Beamte zahlen gar nicht erst ein (Privatversicherung).
Unsere Gesellschaft ist insgesamt krank. Das zieht sich durch alle sozialen Systeme. Die Folgen werden sehr bald nicht mehr tragbar sein.
Auch mit viel Optimismus gewappnet, sollte man trotzdem die Evolution aus dem jetzigen Stand wahrnehmen und Realist sein.
Dafür muss man etwas politisch denken. Aus politischen Maßnahmen entstehen bewusst oder unbewusst soziale oder unsoziale Maßnahmen. Am Ende sind alle Bürger, mehr oder weniger, vom Ergebnis betroffen.

Am 20. Oktober 2009 bringt ein Lagerarbeiter die Bundesregierung vor Gericht. Er hat drei Kinder, verdient 700,– Euro im Monat und muss sein Restgeld Hartz IV vom Sozialamt holen. Weniger als 300,– Euro pro Kind im Monat reichen für pubertäre Kinder selbstverständlich nicht aus.
Deutschland ist aus diesem Grund eines der Länder, das die Familien am meisten finanziell unterstützt. Das ist der eindeutige Beweis eines maroden Systems.
Ein Haus mit schlechten Fundamenten wird im Normalfall abgerissen. Der Neubau wird dafür zeitgemäß durchdacht.
Stattdessen wird in Deutschland am alten System hier und da permanent nachgebessert. Das System hat schon lange keine Linie mehr und kostet Geld, das längst nicht mehr vorhanden ist.
Nicht die Familien sollten unterstützt werden, sondern die Kinder selbst.
In den Geschäftsführungen von Wohnungsbaugesellschaften ist man gut über das Verhalten von sozial Schwachen informiert. Da, wo von Kindergeld gelebt wird, fehlt selten der modernste Fernseher.
Familien, die nicht wirtschaften können und Kindergeld im Empfang nehmen, geben oft das Geld sinnlos für Konsum wieder aus. Das Kindergeld nützt den Kindern in der Regel wenig.
Eine Familie sollte keine Unterstützung brauchen, wenn man den ganzen Monat gearbeitet und entsprechend Geld verdient hat. Der Mindestlohn soll so hoch sein, dass er den Eltern reicht, um zu leben.

Die Kinder brauchen eine soziale Betreuung von A bis Z, um an der Gesellschaft teilnehmen zu können. Das handhaben andere Länder schon seit Jahrzehnten so.

Gerade Kinder aus schwachen Familien müssen einen sozialen Zugang bekommen. Diese Kinder müssen die Chance erhalten, voll integriert in der Gesellschaft zu leben und ihren Ehrgeiz zu entwickeln. Später stehen der Gesellschaft kluge statt orientierungslose Menschen zur Verfügung.

Von allen OECD-Ländern steht Deutschland 2009 an der zweitletzten Stelle, was Kinderversorgung angeht.

In einer internationalen Studie wurde 2009 ebenso festgestellt, dass Deutschland, was Lebensqualität angeht, innerhalb weniger Jahre von Platz 12 auf Platz 22 abgefallen ist.

Deutschland ist so ziemlich das einzige Land ohne Mindestlohn und lässt den Missbrauch von menschenunwürdigen Löhnen zu. Der Fall der Drogeriekette Schlecker zum Beispiel zeigt die Möglichkeiten der Ausbeutung und die Dreistigkeit mancher Unternehmen.

Schlecker hat seine Mitarbeiter entlassen und sie teilweise über eine Leiharbeitsfirma zu Dumpinglöhnen wieder eingestellt. Der deutsche Staat ermöglicht Missbrauch und fördert letztendlich auch Armut. Viele Betroffene verdienen mittlerweile so wenig, dass sie zwei bis drei Jobs nachgehen müssen, um ein einigermaßen normales Leben führen zu können. Sie arbeiten nahezu pausenlos und treten trotzdem auf der Stelle. Wer in diese Mühle gerät, hat in Deutschland kaum eine Chance, da rauszukommen.

Dank eines Gerichtsentscheids vom 1. Dezember 2009 darf der Sonntag nicht zum regulären Arbeitstag werden. Eine Besinnung zur Familie bleibt so zwangsläufig zum Schutz aller erhalten.

Viele Menschen leiden und erkranken an den sozialen Mängeln.

Ungerechtigkeiten und soziales Abrutschen schaffen auch Zivilisationskrankheiten. Die Seele erkrankt, der Körper folgt.

DEMOKRATIE, MINDESTLOHN UND KINDER FÜR DEUTSCHLAND

Ein gesetzlicher Mindestlohn ist ein Stück Demokratie, wird in Deutschland aber abgelehnt. Die Vermutung für die Ablehnung liegt nah. Würde die Bundesregierung einem gesetzlichen Mindestlohn zustimmen, würde sie irgendwann in die Zwangslage geraten, über das Thema der maximalen Löhne reden zu müssen.

Der Maxilohn der guten und spendablen Freunde aus Banken und Wirtschaft sowie die unerklärlichen Boni sollen möglichst nicht angesprochen werden. Die größten Parteispenden kommen aus der Wirtschaft. Daher kann die Bundesregierung nicht neutral sein. Wenn die Parteispenden interessant genug sind, ist man sogar dazu bereit, die Mehrwertsteuer wie zum Beispiel für das Hotelgewerbe auf 7 % herabzusetzen.

Hinzu kommt, dass die Parteispenden steuerfrei sind. Was tut man nicht alles für gute Freunde?

Trotzdem sollte man das Thema Mindestlohn nicht vergessen. Ein gesetzlicher Mindestlohn würde viele Probleme sofort lösen.

Der Mindestlohn wird üblicherweise nach der Teuerungsrate von bis zu 300 lebenswichtigen Produkten von einer unabhängigen Kommission ermittelt.

Die Teuerung der wichtigsten Lebensmittel, Mietkosten, Energie usw. wird prozentual ausgerechnet und festgelegt. Die Politik entscheidet dann entsprechend über die Erhöhung des gesetzlichen Mindestlohns.

Da der Mindestlohn für alle gilt, gleich in welcher Berufssparte jemand tätig ist, gibt es für keinen Unternehmer eine Entschuldigung, weniger Lohn zu zahlen. Die Basis ist gleich für alle. Leben ohne Zusatzhilfe steht dabei im Vordergrund.

So können sich alle Berufstätigen selbst tragen, ohne ein Sozialamt mit seinen vielen Beamten unnötig zu beschäftigen. Der Mensch ist selbstständig und kann seinen Ehrgeiz weiter umsetzen. Vor allem hat er ein gesundes Selbstbewusstsein und ist zufriedener. Wenn zwei Ehepartner den Mindestlohn erhalten, wird der Lebensstandard besser. Entsprechend kann konsumiert werden – und die Wirtschaft kann wachsen. So dreht sich das Geld wieder.

Wer von gesundheitlichen Problemen betroffen ist, sollte eigentlich die Möglichkeit haben, auch einen Alternativmediziner zu konsultieren. Es sollte seine Wahl sein, das bisschen Geld, das ihm übrig bleibt, für seine Gesundheit auszugeben.

Zurzeit ist diese Möglichkeit für viele nicht gegeben. Alle mit wenig oder ohne Geld müssen im gesundheitlichen Notfall einen normalen Arzt besuchen, einen Allopathen also, selbst wenn die Krankheit im Bereich der Homöopathie liegt, wovon ein Allopath im Allgemeinen nichts versteht. So verschlimmert sich vielleicht seine Krankheit. Unnötige Folgekosten können dadurch für die Gemeinschaft entstehen.

Unter der Voraussetzung, sein Gehalt beim Sozialamt abzuholen, sieht ein junger Mensch kaum noch eine berechenbare Zukunft.

Kinder zu zeugen, könnte so zum Risiko werden. Die Folgekosten eines Kindes können in unserer derzeitigen Gesellschaft junge Familien in die Armut führen. Die Folgekosten für Kindergarten, Schulen usw. sind längst nicht mehr tragbar.

Der Wunsch, in Deutschland Kinder auf die Welt zu bringen, kann demnach zur Strafe werden.
Die Vorsorge für kleine Kinder ist ebenso noch nicht gegeben, wie es in anderen Ländern schon längst der Fall ist.
Eine junge Mutter muss in Deutschland oft, selbst nach einem kostspieligen Studium, ihren Beruf aufgeben, weil die Betreuung des Kindes nicht gesichert ist. So gehen mitunter wertvolle Wissenschaftler auf Kosten der sozialen Gemeinschaft verloren. Das Studium war oft umsonst, aber leider nicht kostenlos.
Junge Eltern werden so mit ihren Problemen alleine gelassen. Im Gegenzug wird aber um Wissenschaftler aus dem Ausland geworben.
Ein Staat, der für Nachwuchs und seine Versorgung nicht sorgt, versperrt sich die Zukunft. Es muss zwangsläufig irgendwann zum Kollaps kommen.

Im Vergleich hat Frankreich schon seit eh und je Ganztagskrippen und Ganztagsschulen (und Mindestlohn dazu). Die Kinder werden morgens abgegeben, erhalten ausgewogene Mahlzeiten und werden abends abgeholt. Das gilt auch für ausländische Kinder in Frankreich, die dadurch zwangsläufig die französische Sprache erlernen. Das System ist in Deutschland bei vielen umstritten. Eltern bei uns sind oft der Meinung, dass sie ihre Kleinen besser betreuen können als ausgebildete Fachkräfte in einer Krippe. Das Gruppenleben unter kleinen Kindern zu erleben und erlernen – auch aus den anderen Nationen – kann von keinem Elternteil alleine vermittelt werden.
Innerhalb einer schnell schrumpfenden deutschen Gesellschaft wird die Zahl der ausländischen Mitmenschen in Deutschland zunehmen. Deutschland wird sich deshalb und zwangsläufig zu einer multikulturellen Gesellschaft weiterentwickeln, wodurch Randbevölkerungen immer mehr in die Mitte rücken werden. Es ist daher wichtig, dass selbst die kleinsten Kinder so schnell als möglich lernen, damit zu leben und umzugehen. Der Umgang mit Menschen aus den verschiedensten Nationen und Kulturen wird ihre Zukunft sein, gleich ob wir es annehmen oder nicht. Daher ist es besser, durch ein frühes Kennenlernen die möglichen Barrieren der Zukunft abzubauen, und zwar bevor sie auftreten.
Die Mutter kann, während ihre Kinder in der Krippe sind, ihrem Job nachgehen und trotzdem drei Kinder oder mehr auf die Welt bringen. Kinder bringen Freude und halten jung. Durch Kinder werden gleichzeitig Großeltern geschaffen, die sich beim Älterwerden an ihren Enkelkindern erfreuen. Kinder sind die Zukunft jeder Gesellschaft.
Ganztagsschulen haben außerdem den Vorteil, dass Lehrer auch den ganzen Tag beschäf-

tigt sind. Das hätte besonders in Deutschland den Vorteil, dass weniger Lehrer sich an Gemeinderatssitzungen und Politik beteiligen würden. Ein großer Anteil von Gemeinde- oder Kommunalräten besteht aus Lehrern, die sich am Nachmittag gerne beschäftigen möchten. Das Problem eines Lehrers ist, dass er gerne belehren möchte. Das andere Problem ist, dass er sehr gut abgesichert ist und sich daher wenig Zukunftssorgen zu machen braucht.

Gute Politiker können diplomatisch und kaufmännisch handeln und haben ein klares System. Eine Betriebswirtschaftslehre und technisches Denken sollten deshalb die Mindestanforderung für die Besetzung von entscheidenden politischen Posten sein.

Diese Problematik ist der Bundeskanzlerin bekannt. Am 25. Juni 2010, vor dem Wirtschaftsgipfel der G20-Staaten in Toronto, teilte sie in einem Interview den Journalisten mit: »Wir sind Politiker und keine Wirtschaftsfachleute.« Da darf man sich fragen: Warum dürfen Politiker im Alleingang über alle Wissenschaftler hinweg entscheiden, wenn sie nicht wissen, was sie tun?

Aus solchen Entscheidungen ergeben sich immer Ungerechtigkeiten, gleich um welche Interessengruppen es sich handelt.

Das Zitat vom IG-Metall-Chef Berthold Huber zum Thema »Deutschland in Schieflage«, im November 2010, passt gut dazu: »Ein Staat ohne Gerechtigkeit ist wie eine Räuberbande.«

Jeder gute Techniker weiß, dass man sich vorweg immer die letztendlichen Konsequenzen seiner Handlungen gut überlegen und vorstellen muss, damit der Erfolg weitgehend sichergestellt ist. Ein Techniker versucht nicht, Störungen zu entstören. Er beseitigt einfach die Ursache der Störung.

POLITIK FÜR ANFÄNGER

Etwas anderes zu tun wäre nicht fachmännisch und würde eher zur Domäne eines Bastlers gehören. Das würde man flicken nennen. Flicken kann ab und zu und kurzfristig hilfreich sein, dient aber nur als Übergang bis zur endgültigen Beseitigung der Ursachen. Wer häufiger oder sogar dauerhaft flickt, weiß am Ende nicht mehr, was inzwischen genau defekt war.

Flicken ist also ein Irrweg, der irgendwann in eine Sackgasse führt.

Würde die Politik nicht andauernd nur flicken, sondern stattdessen fachmännisch reformieren, gäbe es in Deutschland nach wie vor ein hohes soziales Niveau, einen gesetzlichen Mindestlohn, schon lange keine kostspieligen 16 verschiedenen Bundesländer mehr und entsprechend weniger Beamte, die auf der Tasche einer stetig verarmenden Bevölkerung leben.

Es gäbe ein kostenloses Schulsystem mit Ganztagsbetreuung und dadurch entsprechend mehr Kinder, weil jede Mutter ihrem Job nachgehen könnte. Sie würde etwas Geld dazuverdienen und sich in der Gesellschaft freier fühlen.

Es gäbe ein zuverlässigeres Gesundheitssystem, eine moderne Bahn mit schnellen und zuverlässigen Verbindungen und so eine Zukunft mit Perspektiven für motivierte Bürger.

Statt sich vorrangig um das eigene Volk zu kümmern und die eigenen Probleme zu Hause zu regeln, wird in Deutschland versucht, die Weltpolitik mitzubestimmen.

Eurokrise, Griechenland usw. bedeutet, Geld zu verteilen, das man nicht hat, nur weil die guten Freunde aus Banken und Industrie es so wollen.

Der Bürger im eigenen Land wird übersehen. Er geht kaum noch zur Wahl. Er fühlt sich nicht mehr verstanden und auch nicht mehr angesprochen.

Die sogenannten Volksparteien sind zu internationalen Bankparteien geworden, die das Geld ihrer Wähler bzw. Bürger einfach so verteilen.

Um das Problem besser zu verinnerlichen, kann man sich einen normalen Haushalt vorstellen. Der Nachbar kann nicht mit Geld umgehen, ist ein Chaot und gibt sein ganzes Geld ohne zu überlegen aus. Kaum hat er wieder Geld, gibt er es wieder aus. Niemand ist dann bereit, ihn noch finanziell zu unterstützen, selbst wenn er verspricht, eines Tages das Geld zurückzuzahlen!

Keiner der entscheidenden Politiker verteilt sein privates Geld an seinen bedürftigen Nachbarn?

Derselbe Politiker verschenkt aber das Geld der Bundesbürger an Griechenland!

Was ist aus den Volksvertretern geworden?

FRUST MACHT SCHLEICHEND KRANK

Die meisten Steuerzahler ärgern sich und fühlen sich machtlos gegenüber den wachsenden und unverantwortlichen Ungerechtigkeiten. Es belastet zwangsläufig die Seelen aller, die sich darüber ärgern, und erzeugt Frust. Frust macht krank, je nachdem wie man es mehr oder weniger empfindet.

Berufspolitiker haben oft nur zwei Entscheidungsmöglichkeiten. Entweder entscheiden sie sich nach ihrem Gewissen oder für die Partei. Nach dem Gewissen zu entscheiden, das kann gegen die Partei sein. Infolgedessen entscheiden sich die meisten Politiker eher für die Partei und meist mehr oder weniger gegen das Volk, das sie eigentlich vertreten sollten. So bleibt ihnen zumindest der Job sicher.

Die Entscheidung, Griechenland zu unterstützen, kam überwiegend aus der deutschen Bundesregierung. Im gesamten Europa, aber auch innerhalb Deutschlands war diese Entscheidung richtigerweise sehr umstritten. Knapp drei Wochen später wurde in Berlin für ein extremes Sparprogramm auf Kosten der sozialen Schichten debattiert. Die Förderungen für regenerative Energien wurden gekürzt oder ganz abgeschafft. Kurz darauf wurde über die verlängerte Laufzeit von Kernkraftwerken entschieden. Was für ein Zufall!

Daher ist heutigen Politikern und deren Systemen nicht mehr zu vertrauen.

Der normale Bürger tut gut daran, sich nicht auf etablierte Systeme alleine zu verlassen, um sein Leben zu organisieren.

Er ist gut beraten, sich seine eigenen Gedanken zu machen. Es gilt: »Helfe dir selbst, dann hilft dir Gott.« Das größte Gut ist die Gesundheit. Das sollte man also lieber nicht alleine den politischen Gesundheitssystemen überlassen.

VOLKSVERTRETER?

Die wahren Volksvertreter sollten aus der Basis kommen, angefangen bei der Kommunalpolitik. Leider haben die fähigen Leute aus der Basis oft keine Zeit dazu.

Handwerker und andere Unternehmer, die letztendlich selbst von der Kommunalpolitik abhängig sind, haben keine Zeit, nachmittags Kommunalpolitik zu betreiben. So fehlen die Informationen von der Basis. Es werden Entscheidungen getroffen, die wenig mit der Realität der Basis zu tun haben. Das Phänomen setzt sich bis in die Regierungsebene fort. Das katastrophale Resultat kennen wir.

LEBENSLÄNGLICHE FREUDEN

Der Umgang mit Kindern in Deutschland ist völlig anders als in den südlichen Ländern wie Italien, Spanien und Frankreich. Bei Familienfeiern, die auch bis tief in die Nacht reichen, sind die Kinder dabei. Sie lernen das Familienleben vom Kleinkindalter an und spielen mit den Kindern aus der großen Verwandtschaft. Wenn Kinder müde sind, legen sie sich irgendwohin und schlafen einfach.

Sie treffen sich bei jeder Familienfeier wieder. So lernen sie, in einer familiären Gemeinschaft zu wachsen und entsprechend zu feiern und den Familiensinn auch dauerhaft zu pflegen. Sie lernen, Ziele zu entwickeln. Auch der Umgang mit alkoholischen Getränken wird dadurch dosiert. Alkohol, besonders der Wein, bekommt irgendwann eine Qualität von geschmacklichem Genuss. Komasaufen gibt es in solchen Familien nicht.

Nicht selten findet man Kinder, zwanzig Jahre und älter, die ihre Ferien mit den Eltern verbringen. Man begrüßt sich warmherzig durch Körperberührung und verabschiedet sich ebenso, sei es durch Umarmungen oder Küsschen.

Es wird immer gemeinsam gegessen. Der Tisch ist der zentrale Punkt der Kommunikation unter allen Familienmitgliedern. Über Kinder wird in der Gesellschaft wenig geredet. Das braucht man auch nicht, weil die Kinder immer dabei sind.

Kinder sind in diesen Ländern willkommen. Sie sind mit Leben, Freude und Emotionen verbunden.

Die Politik dieser Länder hat gelernt, Familien und Familienleben zu unterstützen und zu begleiten. Ein berechenbarer Mindestlohn, Kindergeld, kostenlose Kindergärten, Schulen, und Kinderfürsorge, während Eltern arbeiten, ist in solchen Ländern selbstverständlich.

Es wird in diesen Ländern lockerer gelebt. »Was heute nicht geht, wird eben morgen erledigt.« Das kann zum Nachteil werden. Zuverlässigkeit lässt oft sehr zu wünschen übrig. Das ist sehr gewöhnungsbedürftig.

In Deutschland dagegen ist alles weitgehend organisiert und zuverlässig. Das macht das Leben berechenbar und oft einfacher.

Es gibt Clubs, Stammtische, Kegelvereine, eingetragene Vereine und vieles mehr. Die Kinder gehören nicht dazu. Im Gegenteil, wenn eine Feier ansteht, wird ein Kindermädchen besorgt. An den Tagen, wo die Eltern ausgehen, gehen die Kinder meist früher zu Bett. Üblicherweise wird aber während der Feiern oft und gerne über die Kinder gesprochen, die niemand zu sehen bekommt.

Gemeinsam gegessen wird in den Familien äußerst selten. Wenn das Kind in das Alter kommt, wo ein Zeltlager ansteht, fahren die Eltern meist zur selben Zeit ohne Kinder im Urlaub. So stören die Kinder wenigstens nicht. Man bekommt oft nur ein Kind, um frei sein zu können. Mit mehr als zwei Kindern könnte man leicht als asozial abgestuft werden.

Ein Kind ist Egoismus. Es gilt, sich davon zu überzeugen, dass man ein Kind zeugen kann, das man schnell als Eigentum betrachtet. Eines der Elternteile klammert sich an das Kind. Probleme in der Ehe sind schnell vorprogrammiert.

Zwei Kinder schaffen den Ausgleich. Eltern müssen immer wieder schlichten. Das kann auch viel Stress verursachen.

Drei Kinder regeln ihre Probleme untereinander und lassen ihre Eltern weitgehend in Ruhe. Es entsteht endlich die Komplizenschaft einer wahren Familie, die keiner mehr missen möchte. Eine richtige Familie fängt mit drei Kindern an. Diese Familien sind stark und kommen durch alle Hürden des Lebens.

In Deutschland werden Kinder leicht als Störfaktor angesehen. Außerdem kosten sie Geld. In vielen deutschen Familien ist es nicht selten, dass Eltern und Kindern sich immer noch per Handschlag begrüßen. Bloß nicht zu nah kommen!

Nur Familien mit vielen Kindern wissen, was ein reeller Reichtum ist. Es ist finanziell zwar nicht immer leicht, aber der Zusammenhalt, das Zusammenraffen und das gemeinsame Altwerden sind letztendlich ein lebenslanges Geschenk für alle Beteiligten. Das kann durch Geld nicht ersetzt werden.

Unsere Abzockergesellschaft, in der Geld mehr wert ist als Werte selbst, hat dazu geführt, dass solche dankbaren und unersetzlichen Fügungen des Lebens ins Abseits geraten sind.

UNVERANTWORTLICHE VERANTWORTLICHE

Die deutsche Politik ist während der Wiederaufbaujahre stehen geblieben und der Zeitpunkt einer Anpassung verfehlt worden. Ein schnelles Wachstum mit entsprechend viel Geld machte Anschaffungen und Verreisen wichtiger als Familiengründungen. Die Themen Eltern und Kinder wurden völlig vernachlässigt.

Das Schulsystem ist dazu völlig veraltet. Kritiker bemängeln, dass in 16 Bundesländern 16 verschiedene Schulsysteme angeboten werden. Mindestens 50 % der Schulkinder kommen nicht mit und brauchen dafür teuere Nachhilfestunden auf Kosten der Eltern. Die Klassen sind überfüllt. Den Berichten nach fehlt es sogar an Lehrmaterial. Kinder und Lehrer versuchen, den Schaden zu begrenzen.

In deutschen Schulen müssen die Kinder mit dem geplanten Lehrstoff mitkommen, gleich wie. Nur die Waldorfschulen passen sich den Schülern an.

In den meisten englischen Schulen zum Beispiel gibt es keine Klasse mit über 15 Kindern. In Deutschland gibt es wegen des akuten Lehrermangels kaum noch eine Klasse unter 30 Kindern. Deshalb wurde im November 2009 in Nordrhein-Westfalen überlegt, ob Berufsfremde als Lehrer eingestellt werden sollen. Mittlerweile wird mehr in Gefängnisse als in ein zeitgemäßes Schulsystem investiert. Vielleicht kommt das daher, dass entscheidende Politiker von heute sich bewusst sind, dass sie nie mehr zur Schule gehen werden.

Junge Leute werden in Deutschland oft mit Dumpinglöhnen bezahlt und ausgebeutet. Damit können sie sich kaum einen Hund leisten. Für ein Kind würde das Geld erst recht nie ausreichen. Die deutsche Politik unternimmt nichts dagegen, genauer gesagt, sie lässt es zu.

Böse Zungen behaupten, dass Deutschland in puncto Kinderarmut gleich hinter dem Vatikan kommt.

Junge Menschen sehen unter den jetzigen Voraussetzungen selten eine Chance, irgendwann ein Eigenheim finanzieren zu können. Für eine solche immense Investition verlangt der Staat die volle Steuerhöhe. Auch da gibt es keine Unterstützung. Selbst die Eigenheimzulage wurde abgeschafft. Die Bautätigkeit fiel in vielen Gebieten auf 40 % ab.

Auch das führt letztendlich zu weniger Kindern.

Die Familien- und Sozialpolitik muss von Grund auf vollständig reformiert und vereinfacht werden, wenn die deutsche Gesellschaft nicht aussterben soll.

Wie lange wollen die zuständigen Politiker noch schlafen und stattdessen lieber auf der internationalen Bühne paradieren?

Wenn sie auf Durchreise sind und sich kurz in Deutschland aufhalten, beschäftigen sie sich meist mit sich selbst, mit Parteipolitik, mit den Reichen der Gesellschaft. Die Probleme des Volkes bleiben dabei im Hintergrund, zumindest solange das Volk ruhig bleibt, und das ist meistens der Fall. Wer geht denn heute auf die Straße und protestiert?

Die Proteste »Stuttgart 21« sind ein Zeichen dafür, dass der Bundesbürger doch langsam mobil wird. Zum ersten Mal gibt es einen anhaltenden Bürgerprotest. Bürger verlangen endlich den Respekt der Politiker, den sie sich verdient haben.

Wie bekannt, entschied die Merkel-Regierung 2010, die Laufzeit der Atomkraftwerke zu verlängern. Das von Wissenschaftlern umstrittene und gefährliche Atomlager Gorleben soll weiterhin als Lager für Atomabfälle benutzt werden.

Und wieder haben die reichen Freunden und Lobbyisten zum Nachteil des Volkes gewonnen. Die bisherigen Förderungen für regenerative Energien wurden dafür weitgehend abgeschafft. Die Bürger protestieren in Gorleben, um die Zukunft ihrer Kinder zu schützen. Auch da setzt die Bundesregierung die Polizei ein, um protestierende Bürger mit Wasserwerfern, Pfefferspray und Schlagstöcken niederzuschlagen.

Für Geld und gute Freunde ist diese angebliche christliche und demokratische Regierung bereit, die Gesundheit ihrer Bürger bewusst anzugreifen.

Schließlich sind es die Bürger, die alles zahlen. Der Bürger zahlt sogar die hohen Gehälter und Pensionen der Politiker, von denen sie Wasserwerfer und Pfefferspray als Gegenleistung bekommen. Das Volk muss um seine Rechte bitter kämpfen.

Der eigentliche Grund für die Dreistigkeit von Politikern ist einfach. Mit den Reichen der Gesellschaft sind Industrie- und Bankvorstände gemeint, die weitgehend ihr Gehalt und ihre Boni selbst gestalten. In solchen Bereichen wird gerne gesehen, dass Aufsichtsrats- und Beraterposten von Politikern belegt werden. Das macht sich einfach gut, weil dadurch Kontakt und Einfluss auf die Politik permanent gepflegt werden. Der Politiker verdient gut daran.

Bei größeren politischen Differenzen treffen sie sich in Berlin auf Kosten der Steuerzahler. Wenn sie beraten haben und aus dem Gremium herauskommen, sind sie sich alle wieder einig. Sie haben sich einfach besonnen. Keiner möchte gerne seine Vorteile verlieren. Das Volk spielt dabei keine große Rolle. Entstehende Kosten werden geschickt unter der Masse verteilt.

Da die weitgehend steuerfreien Diäten und Spesen den meisten Politikern nicht zum Leben reichen, gehen sie gerne ab und zu jobben. Dafür nehmen Sie gerne die Aufsichtsratsposten und Beraterverträge an. Viele haben gleichzeitig mehrere Posten in verschieden Unternehmen. Das ist keine Schwarzarbeit. Das ist legal. Angesichts der Verantwortung der Politiker gegenüber dem Volk und deren offensichtlichem politischen Versagen fragt man sich allerdings, ob diese Nebentätigkeiten legitim sind. Wohlgemerkt aber, würde ein guter Unternehmer deren Leistungen als Politiker genauer unter die Lupe nehmen, käme er nicht auf die Idee, sie als Berater zu beschäftigen. Es geht nur um Name, Einfluss und Beziehungen.

Als Vergleich dazu: Ein Arbeiter, welcher mit Dumpinglohn bezahlt wird, versucht ab und zu ein Zubrot dazuzuverdienen, um seine Familie besser ernähren zu können. Das ist zwar legitim, aber nicht legal. Er macht sich damit strafbar und wird von den Politikern als Schwarzarbeiter bezeichnet.

Da ein Politiker mit tollen Aufsichtsratsposten und Beraterverträgen die guten reichen Freunde nicht aufs Spiel setzen möchte, wird er nie etwas gegen deren Art unternehmen, ans Geld zu kommen. Maximale Gehälter und Boni von Abzockern schaden zwar der Volkswirtschaft, aber diese Lebewesen haben in Deutschland nichts zu befürchten. Sie wissen genau, weshalb sie Politiker beschäftigen. Steuern für Großverdiener werden daher immer schnell abgelehnt.

Welcher Politiker würde gerne das Huhn schlachten, von dem er die goldenen Eier bekommt?

KRANKE GESELLSCHAFT

Am 11. Dezember 2009 wurde eine Besteuerung der Bankerboni von Großbritannien und Frankreich beschlossen. Unsere Kanzlerin ließ über Radiosender wissen, dass die Boni der deutschen Banker nicht besteuert werden, weil diese »armen Kerle« in Deutschland weniger verdienen als in anderen Ländern.

Die Deutsche Bank will im gleichen Zug die anfallenden Steuern für ihre Mitarbeiter in England auffangen. Der bekannte Chef der Deutschen Bank (der mit den 50 Millionen Peanuts) teilte Anfang 2010 öffentlich in der Tagespresse mit, dass er die Gier schützt. Genau übersetzt bedeutet diese Aussage, dass er, als einflussreicher Mann, die hemmungslose Bereitschaft einiger Banker und Politiker, sich an volkswirtschaftlichen Schäden zu beteiligen, unterstützt. Diese Aussage ist unverantwortlich pervers und nicht nachvollziehbar. So entstehen in der Bevölkerung Frust und Glaubwürdigkeitsverlust. Eine moralische und glaubwürdige Verantwortung sollte im Geschäftsleben immer möglich sein, auch für Banker und Politiker.

Gier muss aber nicht negativ sein, wenn sie dazu dient, den Ehrgeiz in einem unternehmerischen Menschen zu wecken. Gier kann so auch zu Firmengründungen führen, wo anschließend viele eine neue Beschäftigung finden werden.

Es gibt auf hohem Niveau wunderbare Beispiele, die durch Gier und Ehrgeiz ermöglicht wurden. Bill Gates zum Beispiel ist über seine Software-Erfindungen und seinen Unternehmergeist zu einem der reichsten Menschen der Welt geworden. Er hat sein milliardenschweres Vermögen auch mit Glück und Verstand verdient. Bill Gates verbringt mit seiner Frau viel Zeit in Afrika, um Menschen in Not mit Hilfe seines Vermögens zu helfen.

Der Unterschied von Bill Gates zu einem Bankchef mit unermesslichen Boni ist, dass ein Bankchef nur den Auftrag hat, das Geld seiner Kunden bestmöglich zu verwalten. Das, was er sich aus deren Vermögen nimmt, hat er nicht selbst verdient, wie ein Unternehmer es tut.

Ein Bankchef arbeitet in Sachen Geld eigentlich wie ein Notar oder Anwalt. Daher hat er für einen guten Job sicherlich auch ein entsprechend gutes Honorar verdient. Angemessen wäre ein Honorar, das in seiner Höhe nachvollziehbar bleibt. Wie ist »korrekt« zu definieren? Wie sind Diebstahl und Verbrechen zu definieren?

Das Volk muss immer das zahlen und ausgleichen, was am Ende in der Kasse fehlt, gleich wofür das Geld verwendet wurde. Selbstbedienung und Versagen in der Politik müssen immer vom Volk getragen werden, wie die Finanzkrise wieder gezeigt hat und immer noch zeigt.

Im Klartext also, wir Steuerzahler werden zur Kasse gebeten, um die Besteuerung der Boni in England aufzufangen. Die Kanzlerin äußert sich gewöhnlich erst, wenn alle sich vorher geäußert haben. Ihre Stellungnahme zugunsten der Banker kam dagegen sehr schnell. Was steckt hinter einer solch ungewöhnlich schnellen Entscheidung?

Um Gründe und Systeme besser zu verstehen, empfehle ich das Buch »Geheimgesellschaften«. Das Buch wurde anonym von Geheimdienstlern geschrieben und handelt von »Geheimgesellschaften und ihre Macht im 20. Jahrhundert«.

Darin werden viele Hintergründe von bekannten Vorgängen in Politik und Macht erklärt. Es wird auch verständlich, weshalb Altbundeskanzler Kohl nach seiner Dienstzeit eine Einladung zur Verleihung der Ehrenbürgerwürde der »City of London« erhielt. Die Engländer waren damit nicht einverstanden, aber gegen die Macht der »City of London« hat selbst das Königshaus nichts zu sagen. Die Verbindungen zwischen Politik und Banken werden in dem Buch interessant dargestellt. Viele Vorgänge aus der Geschichte sowie die Entstehung von gut geplanten Kriegen werden logisch dargestellt.

In der Politik geht es überwiegend um Diplomatie. Diplomatie ist ein französisches Wort.

Die Franzosen interpretieren Diplomatie als »die Kunst des Lügens«.

Die Verursacher der Finanzkrise werden demnach immer geschont werden.

Die Geschädigten der Finanzkrise dagegen verstehen nicht, weshalb ihrer Meinung nach unfähige Bankmanager nach wie vor von Politikern geschützt werden. Die Antwort dürfte nicht schwerfallen.

Die Steuern werden für die Kleinen erhöht, währenddessen Großverdiener gegenüber der sozialen Gemeinschaft nicht verpflichtet werden. Einige Politiker und Großverdiener nutzen maßlos ihre Machtstellung aus, Anstand und Ehrbarkeit haben für sie keine Bedeutung. Der gesamten Gesellschaft ist ihre Vetternwirtschaft ein korrupter Dorn. Notfalls genügt ein Wohnsitz in der Schweiz, um das Geld sicher unterbringen zu können, bis zum nächsten Leben.

Ein bekannter Spruch lautet: »Die Kleinen hängt man, die Großen lässt man laufen.«

Der normal denkende Bürger wird inzwischen das Gefühl nicht mehr los, dass für einige Politiker der Job weitgehend als eine Alibifunktion dient, um »legale Schwarzarbeit« von Industrie und Banken zu erhalten.

Am 3. Februar 2010 musste eine Abgeordnete unter Druck der Öffentlichkeit eine Beichte ablegen. Sie hatte für Beiratssitzungen bei der RAG für 2009 30.000,– Euro erhalten. Dafür hatte sie nur an drei Sitzungen teilgenommen. Zwei weitere Abgeordnete hatten ebenfalls ordentlich kassiert.

Am 11. Februar 2010 wurde in den Abendnachrichten darüber berichtet, dass vier Steuerpfänder in Hessen vom Dienst suspendiert wurden, weil sie einflussreiche Steuersünder ermittelt hatten.

Der Wunsch nach mehr Transparenz wurde wieder von verschiedenen Politikern geäußert. Transparenz wird scheinbar gewünscht, weil es keine Transparenz gibt.

Beunruhigend ist, dass die Last für kleine Leute immer größer wird.

Krankenkassenbeiträge werden laufend erhöht, die Lobby der Pharmaindustrie wird weiterhin geschützt. Es kommt zu unerklärlichen Zusatzbeiträgen und Leistungskürzungen. Es wird sogar von Kopfpauschale gesprochen. Das bedeutet so viel, dass eines Tages ein Manager mit einem Millionengehalt genauso viel zahlen wird wie ein Arbeitnehmer mit Billiglohn. Es fehlt nur noch eine Kopfpauschale für Steuern, damit die Besserbetuchten mehr von ihrem Geld haben.

Kranke Systeme machen eine kranke Gesellschaft.

Die eingezahlten Sozialleistungen sollen für ein tragfähiges System innerhalb einer Solidargemeinschaft dienen. Daher kann nur eine prozentuale Beteiligung vom Verdienst gerecht sein. Wer nie krank ist, zahlt auch über seine Beiträge für diejenigen, die nicht so viel Glück haben.

Es wird wie immer in erster Linie versucht, die breite Masse der unzufriedenen Kleinverdiener zu belasten.

Unzufriedenheit belastet, frustriert und macht letztendlich krank.

Kranke Systeme greifen somit zwangsläufig eine noch so gesunde Gesellschaft an.

Wir sollten die italienische Mafia nicht belächeln. Die Methoden sind kaum zu unterscheiden. Die deutsche Politik hat zurzeit deutlich an Struktur und Bodenhaftung verloren, und das ist nicht nur in Deutschland so. Wir sollten aber schlechtere Beispiele nicht als Vorbild nehmen, sondern nur versuchen, das Gute so lange wie möglich zu verteidigen. Wir leben nun mal in Deutschland und müssen also ständig versuchen, aus Schlechtem Gutes zu tun, damit zukünftige Generationen noch Lebensfreude genießen können. Wir sind alle dafür verantwortlich, dass das Verbrechen in Politik und Wirtschaft eingedämmt und so weit wie möglich abgeschafft wird. Die Politiker stecken in ihrem Trott und merken mittlerweile nicht mehr, dass sie so sind. Beispiele dafür sind unter anderem reichlich aus den Tagesnachrichten zu entnehmen.

Selbst wenn viele korrekte und fähige Politiker mit dem aktuellen Kurs nicht einverstanden sind, sind deren Handelsmöglichkeiten im positiven Sinn sehr begrenzt. Werden sie mit ihrer Meinung zu laut, riskieren sie, von Lobbyisten aus ihrem Amt herausgedrängt zu werden.

Wollen fähige Politiker einen Kanzler zu einer anderen Politik herausfordern, dann sollte es besser keine Bundeskanzlerin sein. Es fällt Männern sehr viel schwerer, Kritik und Anregungen einer Frau gegenüber zu äußern als gegen einen Mann. Um notwendige Reformen anstoßen zu können, ist es daher nicht unbedingt von Vorteil, eine Frau im höchsten Amt zu haben. Männer halten sich zu sehr zurück.

In Berlin wird Frau Merkel »Mutti« genannt. Eine Mutti ist dem Schein nach immer lieb und geht selten ein Risiko ein, dafür bewegt eine Mutti nur wenig außerhalb ihrer Mutti-Rolle. Wenn Frau Merkel ihre eigenen Handlungen kommentiert, spricht sie jedenfalls immer von einem vollen Erfolg.

Um welche Erfolge es eigentlich geht, bleibt für das Volk wegen des laufenden sozialen Abbaus unklar.

Unser Bundespräsident Horst Köhler schien sich ernsthaft zu sorgen. Er meldete Mitte März 2010 öffentlich und sinngemäß, dass in Deutschland endlich regiert werden sollte. Die Situation musste schon akut sein, dass ein Bundespräsident sich derart einmischt.

Horst Köhler wurde als Finanzexperte nicht gefragt. Die Maßstäbe der deutschen Finanzpolitik wurden der Deutschen Bank gesetzt.

Horst Köhler wollte sich nicht weiter mit der für Deutschland und für das Volk katastrophalen Regierung Merkel identifizieren und entschied sich deshalb am 31. Mai 2010 zurückzutreten. Sein Rücktritt war der erste innerhalb von 60 Jahren Bundesrepublik. Köhler hat nicht versagt, er wollte diese Politik nicht länger mitverantworten – daher zog er die Konsequenzen.

Politische Untätigkeit, Selbstbedienung oder politische Fehler kosten dem Staat immer Geld. Das geht auf Kosten der Steuerzahler und letztlich immer auf Kosten der Ärmeren in der Gesellschaft. Ärmere befinden sich am Ende der Kette, sie kommen meistens nicht mehr wieder hoch. Die unverhältnismäßigen Zunahmen von Obdachlosen und Selbstmorden, auch unter jungen Leuten, sind der Beweis dafür.

Genauer betrachtet kann das pauschale Gesamtergebnis so formuliert werden: Die Finanzkrise mindert die Steuereinnahmen – die Staatsverschuldung steigt – die Sozialleistungen werden gekürzt, Beamte und Großverdiener kassieren nach wie vor gleich oder mehr als vorher. Reiche werden immer reicher, Arme immer ärmer. Die Mittelschicht schwindet immer mehr.

Die Zahl der Staatssekretäre mit über 11.000,– Euro Monatsgehalt wächst beängstigend und unaufhörlich. Die Politik arbeitet nach wie vor sehr fleißig an der Armut zukünftiger Generationen. Gute Parteifreunde werden nach wie vor verbeamtet und somit unkündbar gemacht. Sie brauchen nicht unbedingt viel zu taugen im volkswirtschaftlichen Sinn, sie müssen nur gute Freunde sein.

Frust und Desinteresse für Politik setzen sich infolgedessen weiter durch. Die Wahlbeteiligungen werden so von Mal zu Mal leider geringer.

Eine Verbesserung der Sozialpolitik kann nur mit einer finanziellen Beteiligung der Reicheren ermöglicht werden. Es gibt in Deutschland reiche Menschen, die sich dessen bewusst sind. Sie hätten auch nichts dagegen, sich mehr sozial zu beteiligen. Sie wissen, dass, wenn in das Volk investiert wird, auch das Volk wieder investiert.

Es gibt also verantwortliche Reiche, die bereit sind, ihre Kapitalreserven in das Wachstum ihres Landes sinnvoll zu investieren.

Das kommt letztendlich allen zugute.

Noch bleibt es leider wie bisher gehabt. Die Sanierung der Staatskasse wird durch finanzielle Kürzungen und Mehrbelastungen der übrigen Bevölkerung erwartet, wie zum Beispiel bei Krankenkassenbeiträgen, bei der Rente usw.

Wenn Politiker melden, dass dieses und jenes nicht mehr finanzierbar sei, sollte auf die Bedeutung der Aussage geachtet werden. Damit wird nämlich immer auf Kürzungen von sozialen Maßnahmen hingedeutet, die nur das Volk betreffen. Das Volk alleine muss immer wieder zahlen.

Dass Politiker und Beamte nicht in die Renten-, Kranken- und Arbeitslosenversicherungen einzahlen, aber sich davon auf Kosten der produktiven Bevölkerung maßlos bedienen, ist eigentlich mehr als unverständlich. Sie haben kein eigenes klares System. Nur die »Volkskassen« werden unsichtbar angezapft.

Vor den Wahlen zeigen sich Politiker nah am Volk. Sie drücken die Hände aller, scheinen alle Probleme zu verstehen und nehmen Wahlstimmen mit. Sie stellen sich so vor, als wenn alle sich in einem Boot befinden würden.

Nach den Wahlen stellt sich wie immer heraus, dass es immer dieselben sind, die für alle paddeln. Ein netter Spruch passt dazu: »Sie ziehen ihre Anhänger so über den Tisch, dass diese die Reibungswärme als Nestwärme empfinden.«

Es ist also immer falsch, aus Frust nicht wählen zu gehen. Die Wahlen dienen zumindest dazu, Leute abzuwählen, die ihren Job im Sinne des Volkes nicht getan haben.

DAS REICHSTE LAND DER WELT

Spätestens dann, wenn ein Land wie Deutschland sich in einer aktuellen Notlage durch die extrem hohe Verschuldung befindet, sollte man annehmen, dass das Gesamtsystem irgendwann überdacht werden muss.

Die aus Gewohnheit eingefahrenen Systeme sind dabei, eines der reichsten Länder der Welt zur Pleite zu bringen.

Deutschland hat im Vergleich zu allen Industrienationen durch wenig Fläche und eine große Bevölkerungsdichte die kostengünstigste Infrastruktur.

Deutschland ist trotz dieser überdimensionalen Vorteile völlig überschuldet. Wie geht das?

Die Wiedervereinigung Deutschlands hat zu viel Geld gekostet.

Reichliche Investitionsfehler oder planlose und übereilte soziale Systeme wie die der Renten haben bewiesen, dass die Politik sich nicht rechtzeitig mit der Eventualität einer Wiedervereinigung befasst hatte. Es wurde nicht ausreichend vorgesorgt und später nicht entscheidend nachgedacht.

Rein rechnerisch ist es trotzdem nicht zu erklären, dass Deutschland so hoch verschuldet ist. Wo sind die Luftschlösser mit dunklen Kanälen?

Die immer dreisteren Entscheidungen der Bundesregierung auf Kosten des Volkes führen zu einer allgemeinen Empörung. Das ist traurig und bedeutet letztendlich auch, dass die Verantwortlichen grob fahrlässig gehandelt haben.

Auf die Frage an Menschen der verschiedensten Hierarchien, ob sie Politiker respektieren, sind bisher alle Reaktionen eindeutig negativ gewesen.

Es gibt also kaum noch Vertrauen in die Politik und ihre angeschlossenen Systeme. Das ist sehr traurig.

Helmut Schmidt war der letzte Kanzler, bei dem noch deutlich Respekt zu erkennen war. Respekt kann man nicht kaufen, Respekt muss man sich verdienen.

Schmidt war in der Lage, Anregungen der anderen Parteien anzunehmen, wenn sie logisch und im Sinne des Volkes waren. Die Regierung Schmidt war die letzte Regierung der Nachkriegszeit, welche nicht in Skandale und Korruptionen verwickelt war. Deutschland bekam dadurch weltweit endlich ein anderes Image.

Danach kam die Kohl-Regierung. Die inzwischen international gewordene Popularität Deutschlands zwang zu mehr Engagement in der Außenpolitik. Politiker mussten umso mehr die Welt bereisen. Die industrielle Entwicklung nahm somit deutlich zu. Einige Großkonzerne nutzten mehr als zuvor die Gunst der Stunde, um mit Hilfe von Schmiergeldern weiter nach vorne zu kommen.

Von der Zeit an wurde deutlich spürbar, dass die Politik sich weit mehr für das große Geschäft weltweit interessiert als für das eigentliche deutsche Volk selbst.

Von da an war deutlich spürbar, wie die bestehenden sozialen Einrichtungen in Deutschland stetig vernachlässigt wurden. Das Inlandsbruttosozialprodukt war mittlerweile auch mit Robotern, Computern und Maschinen zu schaffen, so dass die Mächtigen damit begannen, das eigene Volk zu vernachlässigen. Die Menschen waren nicht mehr interessant genug, um das Geld einzufordern.

Im Gegenteil, man entdeckte sogar, dass die Menschen im Lande Geld kosten. Nie zuvor haben Deutschland und ihre Lobbyisten so viel Geld verdient. Den Herren war es aber noch nicht genug. Es wurde schnell mit dem Abbau von Arbeitsplätzen und sozialen Leistungen begonnen.

Dabei ist die kurze Wiederaufbauzeit eines zerstörten Landes nach dem Zweiten Weltkrieg zu bedenken. Alle Systeme standen noch nicht völlig auf den Beinen, als mit dem sozialen Abbau begonnen wurde. Dabei erinnere ich an die noch maroden Zustände der Bahn, des Schulsystems, des Mindestlohns, bei Hartz IV, 1-Euro-Jobs usw.

Die Politiker sind mit der rasanten Entwicklung der wirtschaftlichen Situation nicht mitgekommen. Die wenigsten sind kaufmännisch veranlagt und haben sich zu sehr auf die Interessen der Industrie verlassen.

Das große Geld wurde für sie wichtiger als das Volk, von dem sie gewählt wurden.

Die Politiker verschaffen sich auch Eigentum und Immobilien, wofür sie bald keine Mieter mehr bekommen werden. Die Immobilien werden dann nichts mehr wert sein. Erst dann werden sie merken, dass es klüger gewesen wäre, das Volk nicht zu vernachlässigen.

Wie in Deutschland aktuell deutlich festzustellen ist, geht es sehr schnell, eine vernachlässigte Bevölkerung schrumpfen zu lassen. Ein Bevölkerungswachstum ist in Deutschland nicht mehr zu erreichen.

Eine Gesundheitserhaltung des bestehenden Bevölkerungsstamms ist daher umso wichtiger. An die etablierten Gesundheitssysteme vollständig zu glauben, könnte allerdings auch lebensgefährlich sein. Aber gut, dass sie da sind. Sie haben schon vielen Menschen geholfen, sie gar gerettet. Aber die zunehmende chemische Entwicklung der Gesundheitsbranche ist nicht immer positiv.

Um auf das Thema einer gesunden Gesellschaft zurückzukommen, sollte man sich jetzt einen finanziellen und möglichen Traum vorstellen: Stelle man sich vor, alle Bürger inklusive Politiker, Beamte, Manager und Bonibanker würden sich daran beteiligen den »Karren aus dem Dreck zu ziehen« mit dem Ziel, die Schulden in Deutschland abzubauen. Alle hätten so ein gemeinsames Ziel.

Alle würden sich an der Aktion beteiligen, gleich welche hierarchische Stellung sie in der Gesellschaft haben. Eine neue Seele, ein gemeinsames Ziel wie für den Wiederaufbau nach dem Krieg könnte sich innerhalb der deutschen Bevölkerung wieder breitmachen.

Das deutsche Volk bekäme wieder einen Grund, seine Politiker zu respektieren.

Jeder dürfte sich als ein Teil des Volkes für das Volk fühlen.

Die Schuldenuhr würde sicher schnell anfangen, sich zurückzudrehen. Das Geld würde wieder, nach sehr langer Zeit, in die richtigen Taschen gelangen. Alle würden von dem Ergebnis profitieren. Das Land könnte so schuldenfrei den Nachfolgegenerationen überlassen werden. Die Nachfolger hätten einen Grund, uns nach unserem Ableben zu würdigen.

Bei den Geldmengen, die sich momentan in Deutschland im Umlauf befinden, dürfte dieser Traum, bis auf den Willen seiner Realisierung, keine Utopie sein.

Das ist nur möglich, wenn Politiker endlich in die Mitte des Volkes rücken, gerechte Systeme schaffen und damit aufhören, sich großzügig und skrupellos zu bedienen. Die Zuhältermentalität im Beamtenstaat sollte im Sinn aller abgeschafft werden.

So könnte mit einer neuen Ordnung und mehr Fairness eine neue Solidarität entstehen. Dafür muss vorerst die Gier durch Intelligenz ersetzt werden.

Nur verantwortliche Politiker, Industrielle und Banker besitzen die Macht, etwas an den heutigen Systemen zu ändern. Sie müssen dafür nur die Kraft entwickeln, gegen den Strom zu schwimmen, und sich für eine bessere Welt auch gegenüber ihren Kollegen durchsetzen.

Solidarität muss organisiert sein. Wir werden in eine andere Welt nichts mitnehmen können, außer einer sauberen oder schmutzigen Seele.

Entsprechend werden wir auch den Nachfolgegenerationen in Erinnerung bleiben.

Wir müssen also im wahrsten Sinn wieder gesund werden. Wir müssen wieder positiv denken und somit eine neue Lebenslust für unsere Nachfolger schaffen.

Wie Albert Schweitzer sagte: »Glück ist das Einzige, was sich verdoppelt, wenn man es teilt.«

Gut dabei ist, dass kaum Familien oder normale Unternehmer so haushalten, wie die derzeitige Bundesregierung es tut. Sie wären vermutlich schon längst alle pleite. Mit dem Wachstumsbeschleunigungsgesetz und mehr wird von hier nach da und von da nach hier geflickt. Das Geld verschwindet wie aus einem Zauberhut.

Am Ende aber, wenn nichts mehr zu vertuschen ist, wird es dieses Mal nicht wie nach dem Zweiten Weltkrieg einen Marshallplan als Wiederaufbauprogramm geben, um Deutschland zu retten.

Die aktuelle Bundesregierung ist mit ihren eigenen Problemen und Verflechtungen dermaßen beschäftigt, dass sie die Probleme an der Basis nicht wahrnimmt.

VERWALTEN FÜR EIN GESUNDES VOLK

Während eines Empfangs kurz nach der Wahl des Kanzlers Kohl hörte ich von einer Gruppe von circa zehn Männern hinter mir eine interessante Diskussion über den neuen Bundeskanzler.
Ich sprach die Leute an. Sie waren Berater im Kanzleramt in Bonn und mussten ihre bisherige Arbeitsweise überdenken. Als ich fragte, worin sich der Unterschied so bemerkbar machte, bekam ich sinngemäß folgende Antwort:
Wenn wir morgens mit Helmut Schmidt den Tagesablauf festlegten, verteilte er die Aufgaben an jeden in der Art: Sie machen das. Sie übernehmen das. Sie erledigen das usw. Unser Problem ist jetzt bei Helmut Kohl, dass wir völlig umdenken müssen. Er fragt uns morgens, was heute zu tun ist.
Das Profil eines Unternehmens ergibt sich aus dem Führungsstil.
Es gibt beispielhafte Modelle in der deutschen Wirtschaft, um Menschen erfolgreich und verantwortlich zu steuern.
Ein gutes Beispiel ist die Firma Bosch in Stuttgart. Bosch ist kein Konzern, sondern eine Stiftung und somit nicht an der Börse notiert. Bosch zockt nicht, sondern handelt. Bosch erweist sich mit dem siebten Geschäftsführer innerhalb von 125 Jahren als stabil und berechenbar und begleitet das Personal durch soziale Maßnahmen. Bosch beteiligt sein Personal so, dass es sich auch beteiligt fühlt. Diese Achtung prägt die Verantwortung der Einzelnen. Die Achtung der Mitarbeiter gegenüber der Geschäftsführung ist entsprechend makellos.
Bei Bosch lernt man intelligent Geld zu verteilen, sowohl beim wirtschaftlichen Wachstum als auch bei sozialen Maßnahmen. Bei wichtigen Entscheidungen ist der Betriebsrat immer dabei. Es gibt nichts zu vertuschen. So werden Probleme beseitigt, schon lange bevor sie auftreten. Das eigene Volk, die Mitarbeiter, fühlen sich rundum betreut. Bosch hat verstanden, dass man investieren muss, um verdienen zu können, und investiert in seine Mitarbeiter, um Erfolg in der Wirtschaft zu haben. Bosch geht immer auf Nummer sicher, verschuldet sich nicht und vermittelt ein Gefühl der Sicherheit.
Bei Bosch gibt es reelle Gehälter auf der ganzen Linie. Alle bekommen Werte vermittelt. Man muss sich schriftlich dazu verpflichten, jegliche Art von Bestechung und Korruption abzulehnen und dabei Neutralität zu wahren.
Franz Fehrenbach, Vorstandsvorsitzender der Robert Bosch GmbH, wurde am 28. Januar 2010 für seine Zivilcourage von der Presse gelobt. Herr Fehrenbach tritt normalerweise eher auf leisen Sohlen. In dem Fall war seine Wut stärker. Er hat seinen Protest gegen

Banken mit hohen Boni klargestellt und angekündigt, dass Bosch in Zukunft nicht mehr mit solchen Banken arbeiten wird. Er appelliert damit indirekt an andere mächtige Konzerne, diesem Weg zu folgen.

Fehrenbach zeigt wieder die soziale Einstellung und die Unbestechlichkeit von Bosch. Mit der Rüge der perversen Banksysteme übernimmt Fehrenbach eine Aufgabe, die von der Bundesregierung hätte übernommen werden müssen.

Die Korruption der Politik ist leider stärker als ein Wunsch nach Vertrauen. Bürger, die an die Kompetenz und das Pflichtbewusstsein von Politikern glauben, werden in unserer Gesellschaft immer seltener. Mehr dazu in dem Buch von Hans-Martin Tillack, »Die korrupte Republik«.

Bosch steht zu der Einstellung: »Besser Geld verlieren als Vertrauen.«

Somit steht die Philosophie der Firma Bosch zurzeit genau entgegengesetzt der Philosophie der Bundesregierung. Nur der Bundespräsident Horst Köhler hat die Selbstbedienung der Banker durch Boni angemahnt.

Bosch wägt sorgfältig zwischen Investitionen und Rentabilität ab und ist nie in einen Skandal verwickelt worden. Werte, Ethik, Loyalität und Legalität stehen an erster Stelle. Parallel dazu wird für das Wohl vieler Menschen weltweit gesorgt.

Das Geld, das in die Bosch-Spendenorganisation »Primavera« gespendet wird, wird ohne Verwaltungskosten weltweit an Menschen in Not, besonders für die Förderung von Kindern verwendet. Es wird in Menschen investiert, nicht in Geld alleine.

Wenn einer der vielen Bosch-Geschäftsbereiche von einer Krise betroffen wird, werden alle Mitarbeiter zur Solidarität aufgerufen. Das bedeutet, dass vorübergehend bewusster mit Ausgaben umgegangen wird. Dies geschieht nie unter Zwang, sondern ist nur ein vertrauensvoller Appell, sorgfältiger mit Geld umzugehen – der allen einleuchtet. Der Appell wird verständlicherweise befolgt, alle ziehen an einem Strang. Nicht nur die Mitarbeiter, auch die Geschäftsführung beteiligt sich an den Sparmaßnahmen – sparen gilt hier für alle. Alle fahren dann mit der Bahn zweiter Klasse oder fliegen Touristenklasse statt Businessklasse.

Das ist eine beispielhafte Führung, die es wiederum genießt, von allen Mitarbeitern respektiert zu werden.

Das weltweit aufgestellte Unternehmen Bosch sorgt für seine Mitarbeiter und ist mit knapp 300.000 Mitarbeitern ein erfolgreiches Unternehmen. Wer bei Bosch tätig ist, verlässt im Normalfall das Unternehmen nicht. Im Durchschnitt entscheidet sich nur einer von tausend Mitarbeitern in seinem Leben für einen Wechsel.

Das betriebliche Rentensystem für Bosch-Mitarbeiter wird nahezu jährlich von einem europäischen Gremium als das beste Rentensystem gekürt.

Die Riester-Rente dagegen ist eine politische Erfindung. Sie hat bei Weitem nicht die Qualität der Bosch-Rente und kostet zudem Steuergelder.
Wie in der Süddeutschen Presse veröffentlicht, erreicht keiner der Bosch-Spitzenmanager ein Jahresgehalt von über einer Million Euro.
In ähnlichen Bereichen der Industrie bedienen sich skrupellose Manager oft mit zehn Millionen oder mehr an Jahresgehältern. Der sozialwirtschaftliche Schaden und die Missachtung ihrer Mitarbeiter ist der Preis für die Gier einiger geschützter Manager.
Solche rücksichtslosen Leute sind oft diejenigen, die aus der Skandalpresse bekannt sind. Das gibt es bei Bosch nicht.
Es gibt in Deutschland also vorbildliche Firmen und vorbildliche Manager mit moderaten Gehältern, die still, verantwortlich und sozial arbeiten. Sie konfrontieren sich freiwillig mit der allgemeinen Entwicklung der Gesellschaft und passen ihre Geschäftspolitik entsprechend an.
Schön wäre es, wenn Politiker die Ratschläge von solchen gut informierten Managern annehmen würden. Politiker würden lernen, wie man sinnvoll und unternehmerisch mit den Geldern der Steuerzahler umgeht. Die Bundesregierung spricht immer vom Haushalt. So ist es auch, es ist ein Haushalt in Großformat, wie ein Riesenunternehmen. Ein Unternehmen darf im Gegensatz zu der Regierung nicht pleitegehen, das wäre das Ende. Eine Regierung kann das, wie wir nahezu täglich aus den Medien erfahren können.
Stellt man sich vor, die Bosch-Philosophie würde im vollen Umfang von der Regierung angewandt – wir hätten als größtes oder zweitgrößtes Industrieland der Welt unvorstellbare Geldreserven und keine Schulden.
Stellt man sich vor, Bosch hätte die Philosophie der Bundesregierung angewandt, dann gäbe es Bosch schon lange nicht mehr.

KAPRIOLEN UND GESCHENKE

So viel Achtung, Engagement und Mitverantwortung wie von guten und gesunden Unternehmen müsste eigentlich auch von Politikern für ein Volk zu erwarten sein.
Das Bosch-Modell wäre insgesamt ein exzellentes Beispiel, um die aktuellen politischen Verhältnisse in Deutschland wieder auf Kurs zu bringen.
Damit Politiker ihre ethische Verantwortung dem Volk gegenüber endlich angehen, sollte ihnen grundsätzlich verboten werden, Nebenjobs zu besetzen. Nebenjobs führen Politiker zu einer unterschwelligen Bereitschaft zur Korruption. Ihre Neutralität ist so nicht

möglich. Parteispenden aus der Wirtschaft sollten ebenso verboten werden, auch sie führen zu einer Bereitschaft zur Korruption.

Ministerpräsidenten sollte untersagt werden, für ihren Auftritt in der Wirtschaft bis zu 8000,– Euro für einen warmen Händedruck zu kassieren. Solche Fälle wurden 2010 aus Nordrhein-Westfalen und Sachsen bekannt. Aus der Gewohnheit heraus merken diese Leute mittlerweile nicht mehr, wie korrupt ihre Seele geworden ist. Die Geisteskraft eines vom Volk gewählten Politikers sollte nur dem gesamten Volk zur Verfügung stehen, so wären Politiker in ihrer Arbeit effizienter. Man könnte vermutlich auf die Hälfte der Politiker verzichten und die Diäten der verbleibenden fähigen Politiker dafür verdoppeln. Qualität statt Quantität. Fuhrpark und Spesen könnten dabei auch halbiert werden.

Die Beraterverträge sollten ausschließlich und im Wechsel an Leute aus Industrie und Wirtschaft vergeben werden, damit Politiker nicht fehlerblind bleiben.

Das System ist krank. Das Volk wird in den Prozess mit einbezogen.

Das Buch hat mit der Wiederherstellung der Gesundheit zu tun. Politiker herrschen und bestimmen auch über Gesundheitssysteme. Begreift man, wie vertrauenswürdig Politik ist, muss man sich die Frage stellen, ob alles, was durch Politiker bestimmt wird, auch richtig ist.

Deutschland ist eine der modernsten Industrienationen der Welt und ist trotz seiner relativ geringen Einwohnerzahl mit 82 Millionen nach den USA und Russland der drittgrößte Waffenexporteur der Welt.

Die Fläche Deutschlands ist mit 230 Einwohnern pro Quadratkilometer übersehbar. Das Exportland Amerika muss im Vergleich mit 280 Millionen Bürgern und nur 30 Einwohnern pro Quadratkilometer für eine unvergleichbar große Infrastruktur sorgen. Amerika wird trotzdem als das reichste Land der Welt bezeichnet.

Deutschland ist mit den Löhnen im Vergleich zu anderen Industrieländern am wenigsten gewachsen. So kann Deutschland seine Waren preiswerter anbieten und den Export vorantreiben. Das bedeutet, dass das Volk für weniger Geld als in anderen Ländern arbeitet, damit die Exportzahlen gesteigert werden.

Andere Produktionsländer in der EU und in den USA haben das deutsche Geschäftsprinzip erkannt und sind ziemlich »sauer« darüber.

Diese Länder verlieren ihre Marktposition, weil Deutschland auf Kosten seines Volkes preiswerter am Markt sein kann. Deutschland verkauft dabei mehr und produziert in der Folge auch entsprechend mehr.

Wie kommt es dazu, dass das kleine Land Deutschland mit den riesigen Profiten verschuldet ist? Wo bleibt das Geld, wo ist das Geld geblieben?

Die Europäische Gemeinschaft gilt sowohl für reiche als auch für arme Länder. So freut man sich jedes Mal, wenn ein neues Land dazukommt. Die Industrie kann sich so besser und schneller ausdehnen und profitiert davon genauso wie auch die Politiker der reichen Länder, die sich dann international besser profilieren können.

Je mehr Länder dazugehören, umso größer der Einfluss der reicheren Länder.

So besteht Europa mittlerweile aus 27 Ländern. Die »armen« Länder freuen sich sehr über ihre Aufnahme. Sie wissen, dass der Reichtum kurz oder langfristig zu ihren Gunsten aufgeteilt wird. Das Volk der reicheren Länder muss dafür bluten, um den Ausgleich der Länder zu schaffen.

Die Erklärung ist einfach. Wenn 27 Länder zusammenkommen und sogar dieselbe Währung erhalten, ist es logisch, dass die reicheren Länder an die ärmeren abgeben müssen. Es verteilt sich so lange, bis Völker aus reichen Ländern auf das Niveau von den früheren armen, inzwischen reicheren, kommen.

Die Industrie profitiert davon, weil das Lohnniveau zu Anfang in den ärmeren Ländern niedriger ist. Also werden deutsche Werke in diese Länder steuerfrei umgesiedelt und wiederaufgebaut. In Deutschland wiederum werden die Werke geschlossen und es gibt dafür immer mehr Arbeitslose. Wer noch arbeitet, bekommt von Jahr zu Jahr weniger Geld, weil er für seine arbeitslosen Kollegen arbeiten muss und auch für die Pleiten von Griechenland, Spanien, Portugal, Irland, England usw. Das ist ein Fass ohne Boden, aus dem sich nur die Banken bereichern werden.

Griechenland gehört seit 29 Jahren zur EU, genauer gesagt seit 1981. Griechenland hat seitdem 100 Milliarden Euro aus dem EU-Topf erhalten, das sind 9000,– Euro pro Kopf vom Säugling bis zum Greis und trotzdem ist Griechenland 2010 mit 300 Milliarden Euro verschuldet.

Griechenland hat jahrelang über seine Verhältnisse gelebt und ist jetzt pleite. Weitere Pleiteländer kommen dazu. Deutschland unterstützt jetzt Griechenland mit den Milliarden Euro, die dem deutschen Bürger gehören.

Der Sog wird Deutschland und andere EU-Länder in eine dramatische Situation ziehen, dann kann keiner mehr dem anderen helfen.

Die Banken, die für die Finanzkrise verantwortlich sind, sollen auf Wunsch der Bundesregierung wieder nicht belangt werden. Das System funktioniert gut – die Banken nutzen die Dummheit der kurzsichtigen Politiker.

Die reichen Griechen, wie zum Beispiel auch aus den Reedereien bekannt, schauen zu und alle korrupten auch. Sie haben gut lachen, sie bekommen Geld mitunter aus Deutschland und können so weiterleben wie bisher.

Ein Land in finanzieller Not wie Griechenland sollte eine private Insolvenz anmelden können. Mit einer eigenen Übergangswährung sollten die Griechen vorerst ihre Schularbeiten erledigen, bis sie im europäischen Bund wieder aufgenommen werden.

Das verschuldete Land hätte so die Möglichkeit, sich in der Zwischenzeit zu besinnen, sich umzuorganisieren, die Korruption zu bekämpfen, zu sparen und nach der Sanierung wieder an Europa angeschlossen zu werden.

Deutsche Unternehmer bleiben in ihrer Not ohne Hilfe der Bundesregierung (außer wenn sie ganz groß sind). Die kleinen und mittelständischen Unternehmer und ihre Mitarbeiter lässt man hilflos sterben.

Die Betrugsrente mit 67 wird bald nicht mehr ausreichen, die Krankenkassenbeiträge auch nicht. Wohin führt das?

Es ist schon jetzt nicht spekulativ, zu glauben, dass Deutschland und Frankreich sich eines Tages auf eine Währung für nur beide Länder einig werden müssen, wenn sie nicht völlig untergehen wollen. Deutsche Bürger können nicht für Korruption und Misswirtschaft anderer Länder haften. Die Korruption in Deutschland sollte schon ausreichen.

Deutschland fühlt sich der Euro-Stabilität verpflichtet und ist sehr bemüht, die 27 verschiedenen EU-Länder mit den verschiedenen Sprachen zu vereinigen.

Der unsinnige Krieg in Afghanistan muss auch bezahlt werden. Um das Ganze zu verwalten, kommen viele neue Beamte dazu. Dies verschlingt Unsummen von Geldern. Die Diäten der Politiker, gleich wie die wirtschaftliche Situation des Landes ist, steigen trotzdem regelmäßig.

Die Kassen, die das Volk betreffen, wie Krankenkassen, Rentenkassen usw., sind leer. Die Kassen der Reicheren und Politiker werden nicht angetastet.

Noch lebt unsere deutsche Gesellschaft überdurchschnittlich gut. Noch werden wir insgesamt gut versorgt. Das gilt mittlerweile aber nicht mehr für alle. Es wird über die wachsende Zahl von Obdachlosen und Verarmten im reichen Deutschland nicht gerne gesprochen.

Jede Regierung, abhängig von Mentalität, Religion, Geographie, Rohstoffen und Industrie, führt ihr Land in einem entsprechenden Stil. Es müssen oft Entscheidungen von großen Ausmaßen getroffen werden. Wahre Demokratie ist aber, wenn das Volk in wichtigen Fragen gefragt wird und mit entscheiden darf.

Das passiert nur in der Schweiz. Die Schweizer Regierung lässt das Volk entscheiden, was es möchte oder ablehnt. Schweizer müssen dafür oft wählen, haben dadurch aber die Wahl, mit zu entscheiden.

Wenn wichtige Entscheidungen, die das Volk betreffen, nur von Politikern getroffen werden, hat das eigentlich wenig mit Demokratie zu tun.

Der normale Bürger ist so grundsätzlich nur ein wirtschaftlicher Faktor.
Er muss Geld einbringen, egal wie. Er muss sein Geld ausgeben, damit die Wirtschaft funktioniert. Will er sein Geld nicht ausgeben, weil er sparsam ist, sorgen die Banken dafür, dass er wenig Ertrag für sein Geld bekommt. Davon leben die Bonibanker, die die Wirtschaft ruinieren. Wenn der normale Bürger wiederum etwas Geld von der Bank braucht, muss er dafür oft unverschämt hohe Zinsen zahlen.
Dafür wird die Zukunft von jungen Familien von Beginn an eingeschränkt. Ein Kind in Deutschland kostet 2011 mindestens 600,– Euro im Monat. Die Wohnung und das Auto müssen größer sein. Für die Betreuung des Babys muss auf ein Teil des Gehalts verzichtet werden. Eine Kindertagesstätte kostet allein um die 300,– Euro im Monat. Sobald Schulferien sind, steigen die Preise in den Urlaubsorten. Doppelverdienende Paare ohne Kinder können dagegen ihren Urlaub außerhalb der teuren Sommerferienzeit nehmen und die preiswerten Angebote nutzen. Junge Familien in Deutschland werden durchweg bestraft. Für viele Ehen in Deutschland ist ein Kind zum Luxus geworden. Viele junge Ehen können sich kein Kind leisten. Die Demografie zeigt es. Deutschland und die deutsche Wirtschaft stürzen rasant in eine unumkehrbare Agonie. Das ist der Tod auf Raten.
Währenddessen verspielen Politiker und Beamte verantwortungslos das Geld, das dem Volk und seiner Zukunft gehört: den Kindern und dem Wachstum von morgen.
Frustrierte und zukunftslose Menschen gingen früher auf die Barrikaden, heute greifen sie zu Verhütungsmitteln.
Banken, Spekulanten und Politiker treiben so Deutschland in den Ruin. Mehr darüber in »Die geplünderte Republik« von Thomas Wieczorek.

KLEINES LAND MIT 17 TEUREN REGIERUNGEN

Deutschland ist der einzige demokratische Staat mit 16 Landesregierungen und einer Bundesregierung für nur 82 Millionen Einwohner. Alle Bundesbürger sprechen dieselbe Sprache. Deutschland ist flächenmäßig relativ klein, übersichtlich und geografisch gesehen bis auf wenige Unterschiede überall ähnlich zu verwalten.
Die Vernetzung durch Computer und andere Formen von Kommunikationssystemen und Medien haben weitgehend zu einer Vereinheitlichung des Gedankenguts geführt.

Das Deutschland vom Wiederaufbau der Nachkriegszeit gibt es lange nicht mehr. 16 verschiedene Landesregierungen sind daher völlig überflüssig geworden.

Alle Gesetze und Vorschriften hätten deshalb bundesweit schon längst vereinheitlicht werden müssen und hätten überschaubar sein können.

Jeder Ministerpräsident der 16 verschiedenen Staaten im Staat sorgt aber dafür, andere Vorschriften und Gesetze als Alibifunktion vorzugeben, damit die Weiterführung des komplizierten und veralteten Systems weiterhin gewährleistet bleibt. So bleiben also die 16 jeweiligen Systeme nur schwer verständlich und komplex.

Wenn, als überzogenes Beispiel, der Bauherr einer anderen Nation sein Haus schon längst bezogen hat, muss der deutsche Bundesbürger noch 15 Formulare ausfüllen, bevor er mit dem Bauen anfangen kann.

So braucht jeder Staat bewusst unendlich viele Verwaltungsangestellte. Die einen lassen sich die Probleme einfallen und die anderen kontrollieren sie, damit gesichert wird, dass die Probleme nur etwas anders dargestellt Probleme bleiben.

Das Land Nordrhein-Westfalen zählt ca. 20 Millionen Bundesbürger (ein Viertel der deutschen Bevölkerung), die von einer einzigen Landesregierung verwaltet werden. Die restlichen 15 Landesregierungen mit ihren vielen Beamten und entsprechenden Spesen, ihrem Fuhrpark, ihren Pensionen usw. teilen sich die restlichen 60 Millionen Bundesbürger. Verglichen mit Nordrhein-Westfalen würden also vier Landesregierungen für Deutschland völlig ausreichen.

Die Regierungspräsidenten versuchen, ihre Mannschaft ständig zu vergrößern, um ihre Macht zu steigern und ihr System in der Form zu festigen. Die sogenannte »christliche« Landesregierung Nordrhein-Westfalen zum Beispiel hat innerhalb ihrer Legislaturperiode bereits ca. 100 Mitarbeiter verbeamtet. 100 neue Beamte, die mehr Geld verbrauchen und sich dafür ihre sozialen Versorgungen bis zum Lebensende vom Volk bezahlen lassen. Deutschland also einen Beamtenstaat zu nennen, ist nicht so abwegig.

Nachdem die 16 Länder und Regierungen ihre undurchsichtigen Vorgehensweisen sorgfältig ausgearbeitet haben, um ihre Existenz zu sichern, muss die Regierung in Berlin versuchen, alles auf einen Nenner zu bringen, damit Bundespolitik noch einigermaßen gemacht werden kann. Das ist wiederum sehr schwer. Jeder Ministerpräsident will logischerweise die meisten Vorteile für sein Land erzielen. So können Themen insgesamt bis zu 17-mal behandelt werden.

Natürlich müssen die regional bedingten Strukturen und Probleme berücksichtigt werden. Das geschieht auch in anderen Staaten mit weniger Staaten im Staat. Dort geht es auch ohne einen überdurchschnittlichen Beamtenüberschuss wie in Deutschland.

Mit weniger überflüssigen Beamten könnte man zum Beispiel alle Schulen und Hochschulen kostenlos anbieten. So würden die nachkommenden Generationen eine bessere Chance bekommen, ob reich oder arm. Das Geld würde irgendwann aufgrund anstehender Probleme weniger Bedeutung erhalten als Intelligenz und Geist, die die einzigen wahren Rohstoffe sind.
Spätestens dann, wenn die Beschaffung von Rohstoffen auf dem Weltmarkt deutlich problematischer wird, wird das Geld auch an Wert verlieren. Die Menschen werden mehr zusammenrücken müssen. Selbst wenn eine Mehrklassengesellschaft erhalten bleibt, Intelligenz wird in schwerer werdenden Zeiten mehr Wert haben als überflüssiger Besitz.
Die heutige Entwicklung wird irgendwann dazu zwingen, dass die immer weniger geborenen Kinder mehr zusammenrücken müssen, um eine lebenswerte Welt für die Zukunft gestalten zu können. Je früher junge Menschen mit ihrer Zukunft und der der nächsten Generationen konfrontiert werden, umso besser ist es für die Welt von morgen.
Die Staatsverschuldung in Deutschland ist dermaßen hoch, dass die wenigen Kinder, die übrig bleiben, niemals die Zeche zahlen können.
Muss man sich wirklich noch fragen: Wo bleibt das Geld?
Als Deutschland noch aus der kleinen Stadt Bonn gesteuert wurde, war die Zahl der Lobbyisten mit Bestechungsanreizen eher gering. Zahlungen wie zum Beispiel von Leo Kirch oder die bisher ungeklärten Millionen aus dem französischen Elf-Konzern und der Leuna-Affäre an die Kohl-Regierung haben viele Bürger seinerzeit überrascht und empört. Sie gehörten so ziemlich zu den ersten Bekanntmachungen von »seltsamen Unregelmäßigkeiten« innerhalb einer Bundesregierung.
Seitdem in Berlin regiert wird, und zwar da wo die meisten Konzerne und Lobbyisten vertreten sind, wird es immer schwieriger, Entscheidungen der Bundesregierung nachzuvollziehen. Erst seitdem wurde ein sozialer Abbau in Deutschland deutlich spürbar.
Am 7. April 2011 wurde in Berlin beraten, um den Lobbyismus transparenter zu machen. Das Ziel war, Bestechungen und Korruption von Politikern besser in den Griff zu bekommen. Kaum anders zu erwarten: Die christliche Partei CDU und ihre FDP-Freunde lehnten eine Transparenz entschieden ab.
Wohlgemerkt, andere Länder haben andere Probleme. Alle Regierungen wissen von ihrer Machtstellung, zu profitieren. Meine kritischen Betrachtungen vom politischen Geschehen dienen nur dazu, sich reell zu fragen, ob man im Krankheitsfall bedingungslos den politisch etablierten Gesundheitssystemen vertrauen sollte. Es lohnt sich immer, darüber nachzudenken und sich entsprechend um alternative Heilungsverfahren zu bemühen.
Das Gesundheitsministerium, die Schulmedizin, die Krankenkassen, die medizinischen

Gerätehersteller und die Pharmakonzerne freuen sich über jeden Menschen und seine Krankheiten.

Die finanziellen Vorteile für den Wiederaufbau von Deutschland nach dem Zweiten Weltkrieg zeigen sich mittlerweile und teilweise als Nachteil.

Andere Länder wurden für ihren Wiederaufbau nicht unterstützt. Sie konnten nicht wild mit Geld um sich werfen, wie es in Deutschland der Fall war. Sie haben ihre alten industriellen Strukturen und Systeme behalten. Deren Politik stand vor einer deutlichen Herausforderung, um standhalten zu können. Die sozialen Ansichten und Systeme blieben weitgehend volksgebunden. Die Gesundheitssysteme sind dort heute noch großzügiger als in Deutschland. Das Interesse an einer nachwachsenden Bevölkerung ist immer im Bewusstsein verankert gewesen. Kindergeld, Schulen mit Ganztagsbetreuung und gesunde Ernährung hatten auch in schweren Zeiten immer Priorität. Ein gesetzlicher Mindestlohn, damit jeder sein Leben selbst gestalten kann, war schon immer da. Die Zahl der Beamten und Landesregierungen wurde auf einem Minimum gehalten. Diese Staaten haben das Volkseigentum nicht verkauft, wie es in Deutschland mit Bahn und Post der Fall ist.

Die Infrastruktur mancher europäischen Länder wurde mit der Zeit wesentlich verbessert. Industrie, Straßenbau und Bahn wurden deutlich modernisiert.

Deutschland wurde mittlerweile in vielen Bereichen überholt.

Post und Bahn, die Kommunikationsnerven der Gesellschaft, wurden in Deutschland weitgehend privatisiert, ohne den Eigentümer, das Volk, vorher zu fragen.

Gut bezahlte Beamte waren nicht in der Lage, diese lukrativen Sparten wirtschaftlich zu führen. Sie haben sogar die Entwicklung der Bahn völlig verschlafen. Die negativen Konsequenzen daraus müssen von den deutschen Bürgern getragen werden.

BEAMTE IM SCHLAF

Während in Nachbarländern Bahnfahrten mittlerweile schneller geworden sind als fliegen, fährt die Deutsche Bahn auf den meisten Strecken immer noch mit einem Durchschnittstempo zwischen 80 km/h und 100 km/h. Innerhalb Deutschlands – mit Ausnahme der Strecke zwischen Köln und Frankfurt – müssen Geschäftsleute fliegen, um ihr Ziel pünktlich zu erreichen.

Für die 500 Kilometer von Münster nach Stuttgart zum Beispiel braucht die Bahn bis zu sieben Stunden, für die 800 Kilometer von Paris nach Marseille braucht man circa drei

Stunden – hier fährt der Zug von der Stadtmitte Paris ab und kommt in der Stadtmitte Marseille an. Man braucht auch nicht zwei oder drei Stunden vorher aufs Land zu fahren, um den Flughafen zu erreichen und durch die Kontrollen zu gehen. Man braucht ebenso nicht mit dem Taxi vom Zielflughafen (auf dem Land) bis zur Stadtmitte fahren lassen, die Bahn ist dort schneller.

Inlandsflüge sind in Ländern mit einer funktionsfähigen Infrastruktur der Bahn völlig uninteressant geworden. Dort wird deshalb überwiegend Bahn gefahren, so wird auch entsprechend weniger CO_2 in die Umwelt ausgestoßen.

Im Ausland werden mit sicheren Zügen seit über 30 Jahren Geschwindigkeiten zwischen 250 km/h und 350 km/h erreicht. Der französische TGV hat im Test sogar eine Spitze von 575 km/h erreicht. Es soll bereits eine neue Trasse der nächsten Gleis-Generation entstehen. Dadurch soll eine Durchschnittsgeschwindigkeit von mindestens 350 km/h erreicht werden.

Neuartige Gleise und die ausgeklügelte Bauweise der Achsen des TGV ermöglichen die Leistungen.

Ein Bekannter aus Frankreich wohnte in der Stadt Le Mans und arbeitete in Paris, 210 Kilometer von seinem Wohnort entfernt. Eine einfache Fahrt dauerte von Bahnhof zu Bahnhof genau 55 Minuten.

Die Bahn ist mit diesem Wachstum und dem Bedarf in Deutschland nicht mitgekommen. Es wurde zu viel Rücksicht auf die Lobbyisten der Automobilindustrie genommen. Die Autobahnen sind überfüllt, der Kollaps ist perfekt – Wirtschaft und Menschen leiden. Teure Fachkräfte werden durch Insolvenzen oder Umstrukturierungen von großen Firmen zu Arbeitslosen. In anderen Gegenden werden wiederum solche Spezialisten gesucht. Man kann mit modernen und schnellen Beförderungsmitteln den Traumjob in einer entfernten Stadt annehmen.

Während andere Länder mit ihren modernisierten Bahnstrecken weniger CO_2 ausstoßen, schaut sich die Bundeskanzlerin die schmelzenden Eisberge an und befürwortet eine internationale Minderung von CO_2-Ausstoß.

Eine der größten und reichsten Industrienationen der Welt ist trotz ihrer hohen Bevölkerungsdichte mit dem wichtigsten Verkehrsmittel Bahn stehen geblieben.

Politiker und Beamte haben durch die Privatisierung von Post und Bahn bescheinigt, dass sie unfähig sind, kaufmännisch zu denken.

Unternehmen innerhalb des Staates, auf die jedermann angewiesen ist, sind eigentlich eine Goldgrube, vorausgesetzt, sie werden richtig geführt.
Mit solchen Unternehmen ist Geld zu verdienen. Die gut bezahlten Beamten konnten es nicht und haben einfach aufgegeben.
Möglicherweise sind die früheren Beamten aufgrund ihrer »Fachkenntnisse« übernommen worden, um die inzwischen privatisierten Unternehmen schneller aus der Misere zu holen.
Vielleicht haben sie sogar inzwischen Aufsichtrats- oder Beraterposten übernommen. Das würde zumindest erklären, weshalb sich nichts ändert.
Millionen Menschen sind täglich auf eine gut funktionierende Bahn angewiesen, um ihre Arbeitsstätte pünktlich erreichen zu können.
Die Bahn ist ein Volkseigentum, das von verantwortlichen Politikern die letzten vierzig Jahre sehr vernachlässigt wurde, obwohl das Volk dafür täglich reichlich zahlt, sei es über Bahnfahrten oder über Steuern.
Politiker sind nicht auf nervenaufreibende und unpünktliche Regionalzüge angewiesen, auf Züge, die kommen, zu spät kommen oder nicht kommen, und das wohlgemerkt auch bei klirrender Kälte.
Politiker werden entweder von Polizeieskorten begleitet, per Hubschrauber oder per Flugzeug weiterbefördert. So wird auch das System von den Politikern zum Nachteil des Volkes völlig vernachlässigt. Das Thema interessiert Politiker seit Jahrzehnten nicht.
Eine kranke Bahn macht krank. Täglich, und zwar am frühen Morgen und am späten Abend ist die Ankunftszeit am Zielort ungewiss.
Die wiederholten Verspätungen am Arbeitsplatz können zu einer Abmahnung führen. Zu spät am Abend zu Hause zu sein, kann ebenso zu stressigen Situationen innerhalb der Familie führen. So entsteht noch mal ein unverschuldeter und krank machender Druck.
Unzuverlässige Systeme wie die Bahn werden von unzuverlässigen Politikern und deren Sorglosigkeit verursacht bzw. geduldet.
Dieser unpopuläre Punkt soll auch dazu verhelfen, sich Gedanken über das eigene Leben zu machen, statt alles als selbstverständlich einfach hinzunehmen.
Mein Thema ist Gesundheit und Gesundheitsschutz, von morgens bis abends, und besonders nachtsüber, über alles, was Körper und Seele krank oder gesund macht.
Leider, und aus der Gewohnheit heraus, merkt man nicht, wie sich Unzufriedenheit, und letztendlich seelische und körperliche Krankheiten durch nicht funktionierende Systeme

des täglichen Lebens, einschleichen. Kritiklosigkeit verhindert das Nachdenken im eigenen Interesse.

Festzuhalten ist, dass der Mensch bzw. der Wähler für die Politik und für alle Systeme inklusive die der Gesundheit nur ein Konsumprodukt ist, das sein Geld einbringen muss, damit die Systeme gut funktionieren, und zwar genau so, wie Politiker und Banken es sich wünschen.

Alle Missstände als selbstverständlich hinzunehmen, kann also in eine Sackgasse führen, vielleicht sogar in eine gefährliche Sackgasse, was die Gesundheit angeht.

Mit Hilfe solcher Beispiele möchte ich dazu anregen, über das eigene Leben nachzudenken. Es lohnt sich!

Es fordert eigene Interessen und Fantasien heraus. Es macht kritisch, erfinderisch und selbstbewusster. Dann stellt sich sicher bald der Erfolg ein. Geistiger Ausgleich und Zufriedenheit machen stark. Viele Wehwehchen werden überlistet und verschwinden einfach. Mit den weiteren eigenen Maßnahmen, wie Liegetest und mehr, wird die Gesundheit von Tag zu Tag stabiler. Gesundheit bestimmt die Lebensqualität. Gesundheit bestimmt die eigene Freiheit. Freiheit wird von Beweglichkeit bestimmt. Beweglichkeit bestimmt Lebensfreude, Ausgeglichenheit und Glücklichsein.

Geld spielt dabei eine untergeordnete Rolle. Ein Milliardär im Rollstuhl ist nicht frei.

Das Volk braucht seine Bahn, um seine Arbeitsplätze möglichst schnell erreichen zu können. Möglichst schnell bedeutet, Ziele in größeren Entfernungen ohne die regelmäßigen Verspätungen zu erreichen. Spezialisten für moderne Techniken und Wissenschaften müssen oft lange Wege zurücklegen, um ihren Arbeitsplatz zu erreichen. Die Deutsche Bahn muss dafür schnellstens modernisiert werden.

Viele Zweitwohnungen und wöchentlichen Familientrennungen könnten sich so erübrigen. Eine funktionierende Bahn auf europäischem Niveau wäre für viele die bessere Alternative zu Arbeitslosigkeit und Hartz IV.

Getrennte Familien sind nicht auf Kinder bzw. auf weitere Kinder polarisiert. Sie denken eher an ihre seltener gewordene gemeinsame Freizeit.

GELD FÜR KRIEG, NICHT FÜR DAS VOLK

Die Bundesregierung investiert lieber in ein Fass ohne Boden wie in den Afghanistankrieg, das zweite Vietnam. Unsere Regierung schickt Soldaten in einen verlorenen Krieg und spielt uns eine traurige Nummer vor, wenn sie im Sarg nach Deutschland zurückkommen. Was für eine Heuchelei!
Durch die Kosten des Krieges fehlen in Deutschland milliardenschwere Summen für soziale Investitionen. Dabei wird letztendlich auch der Import des Terrorismus nach Deutschland gesichert. Für islamische Terroristen ist Deutschland zu Fuß erreichbar, im Gegensatz zu England und Amerika.
Einen Krieg in Afghanistan zu führen, das ist ganz abgesehen von einem erklärbaren Sinn ein großes Risiko. Wer die Mentalität des Islams, der Araber und Muslime kennt, wird dieses immer betätigen.
Araber können rechnen. Die Zahlen, mit denen weltweit gehandelt und gerechnet wird, sind arabische Zahlen. Selbst auf dem Esel können sie unberechenbare Strategen sein. Deutschland baut neue Straßen in Afghanistan. Die Taliban halten Wache auf den neuen Straßen. Sie kassieren Schutzgelder, damit die vom deutschen Steuerzahler bezahlten Straßen auch von den deutschen Militärkonvois passiert werden können. Ein kleiner LKW kostet laut einem Fernsehbericht 1500 Dollar. Ein größerer LKW bringt pro Durchfahrt 2000 Dollar ein. Wie gesagt, Araber können rechnen.
Afghanistan erhält dazu seit Jahren millionenschwere Spenden aus dem Iran.
Mit dem Geld kaufen die Taliban leistungsfähige Waffen auf dem schwarzen Markt und warten damit anschließend auf unsere Soldaten.
Wir bilden die afghanische Polizei und das Militär mit deutschen Steuergeldern aus. Die Afghanen hören ruhig und gelassen gut zu. Dabei lernen sie unsere wertvollen Taktiken und Strategien, mit etwas Glück schaffen sie es sogar, einige unserer Geheimnisse zu erfahren.
Sie bleiben aber immer im Geist Anhänger ihres Volkes. Das müssen sie auch, wenn sie weiterleben wollen. Wenn sie fertig ausgebildet sind, wenn Amerikaner und Europäer irgendwann das Land verlassen, weil sie der Meinung sind, gut gearbeitet zu haben, dann können die gut ausgebildeten Polizisten zu den Taliban überlaufen, wo sie das Dreifache an Geld verdienen werden als bei der Polizei.
Das Problem ist nicht mit Kriegen zu lösen. Die russische Armee hat Afghanistan erfolglos und mit hohen Verlusten nach Jahren verlassen müssen. Das war wohlgemerkt lange bevor die Afghanen durch westliches Know-how schlaugemacht wurden.

Die Priorität der deutschen Politik gehört momentan Afghanistan. Prioritäten dienen nur dazu, wichtige Aufgaben der Reihe nach zu vernachlässigen oder zu verschleiern.
Viele Soldaten werden ihr Leben lassen müssen, ohne vorher gewusst zu haben, weshalb sie ihr Leben riskiert haben. Der Militäreinsatz wird bis dahin sehr viel Geld gekostet haben.
Vielleicht gibt es aber auch andere Gründe, weshalb Deutschland schleichend von mächtigen Leuten in den Afghanistankrieg hineingezogen wurde.
Soll Deutschland durch Afghanistan für Kriegseinsätze vorbereitet, sensibilisiert und trainiert werden?
Haben vielleicht mächtige Männer dieser Welt, wie zum Beispiel die aus der »City of London« vor, die Europäer in einen neuen Krieg zu verwickeln?
In Frankreich durfte ich sieben Jahre mit arabischen Kollegen arbeiten. Unser Firmenchef war Armenier und wohnte in Marseille. Er sah ähnlich aus wie der Schauspieler Omar Sharif, war immer edel gekleidet, führte das modernste Unternehmen der Branche und besaß eine Luxuswohnung im 16. Arrondissement von Paris, genauer gesagt in Neuilly. Die Wohnung diente als Unterkunft für die Zeit seiner Geschäfte in Paris. Er kam aus Marseille mit seinem Privatflugzeug. In Paris hatte er ein Stadtauto, damals schon mit Autotelefon.
Er führte seine Geschäfte auf höchster Ebene mit dem Energieunternehmen der französischen Regierung. Unser Chef war Analphabet und brauchte deshalb einen Vertrauensmann, um sich vor den Verhandlungen informieren zu lassen. Sein Prokurist Abdou, arabischer Herkunft, hatte Jura in Frankreich studiert.
Wenn der Chef kam, setzte er sich auf die Ecke eines Schreibtisches und hörte den Kopf nach unten geneigt zu, was Abdou ihm zu erzählen hatte. Dabei hielt er Daumen und Mittelfinger seiner rechten Hand auf die »Hörner« seiner Stirn gedrückt. Er hörte sehr aufmerksam und sehr konzentriert dem Geschäftsreport und den Vorschlägen von Abdou zu. Dafür, dass er weder lesen noch schreiben konnte, hatte unser Chef ein exzellentes Gedächtnis. Er war in der Lage, noch zwei Jahre danach den genauen Inhalt eines Gespräches zu wiederholen.
Da ich auch in der Verwaltung tätig war, wagte ich eines Tages vorsichtig, Abdou zu fragen, wie er sich in Frankreich akklimatisiert habe. Er hatte schließlich seine Familie, seine Verwandtschaft und sein Land verlassen.
Abdou war ein sehr ruhiger, intelligenter und überlegter Mensch. Er antwortete mir ruhig und gelassen, aber klar entschlossen. Er nutzte die Chance, um mir seine Botschaft zu

überbringen. Eine Akklimatisation, wie wir es verstehen würden, stand für ihn nicht zu Debatte.

Er sagte mir, dass wir die Rohstoffe seines Landes gestohlen haben. Er fügte hinzu, dass sein Volk für eine extrem geringe Entlohnung wie Sklaven behandelt wurde, um diese Rohstoffe zu gewinnen. Nur einige Scheiche wären reich gemacht worden, um Ordnung im Land zu halten.

Er erklärte mir, dass die Europäer dabei nur einen Fehler gemacht hätten. Sie hätten junge Araber in französischen Universitäten studieren lassen. So haben diese jungen Araber das System und die Ausbeutung ihres Volkes verstanden. Er sagte weiterhin ruhig, klar und sinngemäß: »Ihr habt unsere Rohstoffe gestohlen und uns wie Sklaven in Armut leben lassen, wir Araber haben Zeit und Geduld, wir verbreiten uns in ganz Europa. Eines Tages, wenn wir so weit sind, holen wir uns alles wieder.« Das war 1969.

Ich habe diese sehr prägnanten Worte und die Klarheit seiner Augen während seiner Aussagen nie vergessen können. Seine entschlossenen Worte ließen einen tiefgründigen und unumkehrbaren Hass verspüren. Die zwischenzeitliche Entwicklung der muslimischen Aktivitäten in Europa, ihr Durchsetzungsvermögen, ihr abgeschottetes Verhalten und ihre Lebensweise bedeuten für mich eine Bestätigung der damaligen Aussage von Abdou.

Nach Beendigung des Zweiten Weltkrieges wurde das palästinensische Volk von der westlichen Welt als Geisel genommen, damit das jüdische Volk eine neue Heimat finden konnte. Der Islam sieht die Situation als eine Vergewaltigung des palästinensischen Volkes. Das Problem liegt allen schwer im Magen, auch wenn sie uns nett anlächeln. Denken tun sie anders und sich dafür rächen wollen sie auch.

Araber haben ein gutes Gedächtnis und lassen nichts einfach so stehen. Rache gehört zu ihrer Lebensphilosophie. Extremistische Gruppen bilden Terroristen aus, um ihrem Protest Nachdruck zu geben. Solange das Problem Palästina nicht sauber geklärt wird, wird die terroristische Bedrohung der westlichen Welt sicher nicht aufhören.

Es wäre naiv, zu glauben, dass der Islam diese Vergewaltigung eines Tages akzeptiert. Der Iran mit seiner gefürchteten Atomforschung arbeitet momentan daran, die Rechnung mit dem Westen zu begleichen. Dies wird eines Tages der Fall sein, wenn das Problem Palästina zwischenzeitlich nicht gelöst wird.

Weil wir so demokratisch denken, dürfen Menschen in Deutschland in Gruppierungen und Religionsgemeinschaften leben, die nicht bestrebt sind, Deutsch zu lernen. Muslime sind zielstrebig und nicht dumm. Ein erzwungenes Lernen der deutschen Sprache wäre zumindest insofern eine erzwungene Demokratie, dass eine Kommunikation und ein Fühlen füreinander eine bessere Chance bekäme. Muslime aber gehen davon aus, dass wir eines Tages alle arabisch sprechen werden. Die Rechnung könnte aufgehen – warum also Deutsch lernen?

Angesichts der kriegsähnlichen Zustände wird es für Deutschland immer schwerer, von einem Einsatz für friedliche Zwecke in Afghanistan zu überzeugen.

Der islamische Anteil der deutschen Bevölkerung könnte bald unruhig werden. Wir könnten uns damit unnötig gefährliche Feinde machen. Damit wird wiederum Terror nach Deutschland importiert.

DIE KRANK MACHENDE ARMUT WÄCHST

Produktive Arbeitsplätze werden abgebaut, die Armut wächst. Jeder zweite Job in Deutschland ist befristet – Leiharbeitsfirmen nehmen zu. Für junge Leute gibt es keine Möglichkeit, ihr Leben sicher zu planen, wie es in früheren Generationen der Fall war.

Solange die Regierung nichts gegen ein solches System unternimmt, ist sie damit einverstanden. Diese Gesellschaftsform ist krank, weil sie keine Zukunft bietet, sie stirbt in einem rasanten Tempo.

Die Verantwortlichen können diese Entwicklung noch nicht einschätzen, weil sie den Beginn scheinbar noch nicht wahrgenommen haben. Sie sind zu sehr mit sich selbst beschäftigt.

Die heutigen sozialen Probleme in Deutschland werden an der Zukunft gemessen sehr unterschätzt. Diese Probleme müssten schnell und bewusst von Fachleuten in Angriff genommen, sorgfältig sortiert und gelöst werden, damit zukünftige Generationen ihre Chance bekommen.

Banken entlassen trotz riesiger Gewinne massenweise Mitarbeiter, Menschen werden durch Automaten ersetzt, Personal wird für Unternehmer wegen zu hoher Nebenkosten zu teuer. Gehälter werden gekürzt, Personal wird weiter reduziert.

Parallel dazu muss jeder für eine Zusatzrente sorgen, weil nicht sichergestellt ist, dass man, selbst wenn man sein Leben lang eingezahlt hat, noch etwas herausbekommt. Politiker und Beamte werden zuerst bedient.

Der Stress erhöht sich innerhalb der Firmen durch weniger Mitarbeiter.

Vom Mobbing bis zum Burn-out-Syndrom sowie von psychischer Betreuung der Mitarbeiter ist mittlerweile die Rede.

Alkohol- und Drogenkonsum selbst innerhalb der Firmen gehören als Ventil für eine unzufriedene Gesellschaft zur Tagesordnung.

Die Kriminalität wächst parallel dazu, die Gefängnisse reichen schon jetzt nicht mehr aus.
Die Zahl der produktiv berufstätigen Bürger sinkt laufend, sie werden immer weniger und müssen für die soziale Finanzierung aller sorgen. Die sozialen Beiträge steigen permanent, es soll bis 67 Jahre gearbeitet werden. Diese verkappte Rentenkürzung ist keine Rentenabsicherung, die Renten bleiben trotzdem unsicher.
Wo bleibt das Geld?
Die Zahl der fehlenden Fachkräfte wächst überall in Industrie und anderen Wissenschaftsbereichen.
Auch das Schulsystem ist völlig marode, es gibt einen alarmierenden Lehrermangel trotz überfüllter Schulräume. Eltern müssen vom Kindergarten bis zur Studentenbude immer zahlen, egal wie viel sie verdienen. Es gibt in Deutschland keinen Mindestlohn als Lebensabsicherung. Schlaue Kinder von armen Familien bleiben oft auf der Strecke.

Diese kleine Auflistung sollte zum Nachdenken anregen:
Wo bleibt das Geld der reichsten Industrienation der Welt?
Die Diäten der Politiker steigen unaufhaltsam weiter.
Die deutsche Politik versagt in ihrer Verantwortung gegenüber dem Volk.
Korruption und Schmiergelder sind laut den Medien an der Tagesordnung.
Die deutsche Politik ist für das Volk unsicher und unzuverlässig.
Optimismus und Motivation werden für die Bevölkerung zum Fremdwort.
Das Volk verliert mit Recht Respekt vor der Politik und reagiert zurückhaltend.
Kinder auf die Welt zu bringen, wird kaum noch finanzierbar.
Die Konsequenzen stehen der demografischen Entwicklung gegenüber.

Die erste Generation nach dem Zweiten Weltkrieg bekam noch reichlich Kinder und das, obwohl viele Männer nicht zurückgekommen sind.
Die Ehepaare der letzten zwei Generationen haben wiederum nicht selten nur ein Kind. Um den Stand einer Bevölkerung zu halten, müssten laut französischen Statistiken 2,6 Kinder pro Paar geboren werden, Unfälle, Behinderungen und unkalkulierbare Todesfälle, Singles, kinderlose Ehen usw. eingerechnet.
In Deutschland liegt der Durchschnittswert in 2010 bei knapp 1,3 Kindern pro Paar. Die Geburtentendenz ist weiterhin fallend. Der Beschleunigungsprozess entwickelt sich im Quadrat.
Nehmen wir an, dass 1/3 der Bevölkerung während der kommenden Generation stirbt,

dass 1/3 ins Rentenalter reinrutscht, so bleibt 1/3 an jungen Menschen, die vielleicht noch 1,2 Kinder zeugen werden. Zwei Generationen danach wird sich die junge deutsche Bevölkerung nahezu halbiert haben.

Das bedeutet, dass die Zahl der arbeitenden Bevölkerung in Deutschland auf die Hälfte reduziert wird, während die Zahl der Rentner noch deutlicher als heute wachsen wird – so kündigt sich eine volkswirtschaftliche Katastrophe an.

Das Volk ist und bleibt auf lange Sicht das größte Kapital einer Gemeinschaft. Es bringt Kinder und somit Wachstum und Zukunft. Daher ist es nicht klug, ein Volk latent in sich ersticken zu lassen.

Politiker sprechen gerne von Wachstum. Fraglich bleibt, wie wirtschaftlicher Wachstum erreicht werden kann, wenn es immer weniger Nachkommen gibt.

Vielleicht wird dabei nur an ein industrielles Wachstum gedacht. Wo werden die Abnehmer in Deutschland sein, wenn nachwachsende Industrienationen den internationalen Markt inzwischen erobert haben?

Allein für Nordrhein-Westfalen wird prognostiziert, dass bis 2030 knapp 700.000 Einwohner fehlen werden.

Bauunternehmer werden vermutlich zum Abbruchunternehmer umsatteln müssen. Immobilienbesitzer stehen heute schon vor riesigen Herausforderungen.

DIE ZUKUNFT DES LANDES: KINDER KOMMEN NICHT NACH

Deutsche Politiker interessieren sich offensichtlich wenig für Kinder.

Die Bundesregierung träumt davon, dass Deutschland als Industrieland weltweit an der Spitze der neuen Technologien gelangt. Woher sollen die Wissenschaftler dafür kommen?

Schulzeit und Ausbildung dauern wesentlich länger, als es früher der Fall war. Das gilt ebenso für Handwerkerberufe. Früher wurde schon mit 20 geheiratet, heutzutage wird vielleicht mit 30 Jahren und später geheiratet. Das bedeutet eine erhebliche Verzögerung von Kindergeburten. Mit früher ist die Zeit gemeint, als die natürlichen Instinkte und Vorstellungen von jungen Ehen wie selbstverständlich mit dem Kinderwunsch verknüpft waren.

Unsere modernen Informationsmedien fördern Kreativität und Ehrgeiz. Dazu gehören das Konsumieren, das Verreisen und das Unabhängigsein.

Frauen studieren oder lernen einen Beruf, der früher zur Männerwelt gehörte. Sie nehmen gerechterweise Emanzipation und Selbstverwirklichung in Anspruch.

Die Entscheidung junger Eheleute für ein Leben zunächst ohne Kinder, um einem Beruf nachzugehen, bringt ebenso eine zusätzliche Verzögerung von Geburten mit sich. Wenn eine Frau Karriere machen will, wird sie vorerst kein Kind haben wollen, danach ist es oft zu spät.

Die natürliche Bestimmung von Mann und Frau ist längst überrollt worden.

Die Minderung der Gehälter für jüngere Generationen zwingt geradezu junge Frauen dazu, zu arbeiten, statt sich der Mutterrolle anzunehmen.

Verhütungsmittel haben zwar zu einer freien Sexualität verholfen, zugleich aber wurden sie zu einer gefährlichen Geburtenbremse für unsere Gesellschaft. Der Pillenknick wurde zum Begriff der geburtsschwachen Jahre.

Vollautomatische Haushaltsgeräte übernehmen weitgehend zeitraubende Aufgaben im Haushalt und ermöglichen Arbeitserleichterung und Befreiung.

Die moderne Entwicklung hat unsere Gesellschaft grundlegend verändert.

Wir leben dem Schein nach freier. Dafür gehen uns aber natürliche Werte verloren. Da der Mensch ein naturgebundenes Wesen ist, kann er allein durch eine konsumorientierte Lebensweise nicht dauerhaft glücklich werden.

Die steigende Zahl von Scheidungen und Singlehaushalten beweist die wachsende Unzufriedenheit. Man schafft es nicht mehr, sich zusammenzuraufen und zusammenzuhalten.

Ohne eine soziale Anpassung an unsere derzeitige Gesellschaft, für die Politiker verantwortlich sind, ist eine wirksame Familienpolitik unmöglich.

Die Demografie sinkt währenddessen immer weiter ab.

Die katholische Kirche hat das Problem richtig erkannt. Sie weiß, dass ohne Mitglieder ihr Überleben nicht möglich sein wird. Da der langfristige Schaden durch Verhütungsmittel wahrscheinlich größer sein wird als ein Massensterben durch AIDS, versucht die katholische Kirche Kondome in den armen Ländern zu untersagen. Man kann diese päpstliche Vorgabe zwar sehr individuell werten, Fakt ist aber, dass dieses bezeichnend ist für das Bewusstsein, dass Kinder wichtig sind, um eine Gesellschaft halten zu können.

Die natürliche Ordnung von Eltern mit klaren Aufgaben im ursprünglichen Sinn sowohl für die Frau als auch für den Mann ist in unserer Gesellschaft durcheinandergeraten und kaum noch im ursprünglichen Sinn vorstellbar.

Auch Homosexuelle »heiraten« und adoptieren Kinder. Man sollte unterscheiden zwischen einer Ehe durch Heirat und einer Lebensgemeinschaft, damit Kinder ihre Ziele nicht verfehlen.

Die eigentliche Ehe im ursprünglichen Sinn ist etwas strapaziert.
Es wird viel Werbung zu den verschiedenen Themen in den Medien verbreitet. Motivierende Werbung für ein lebenswertes Leben in Harmonie mit Kindern gibt es leider kaum.
Es gibt mehr Filme, die sich mit dem Töten und Menschenleichen beschäftigen als mit einem fröhlichen Leben von Kindern als Glücksbringer. Familienfilme und Komödien von Großfamilien gibt es nicht.

NATÜRLICHES HINDERNIS

Der Kinderwunsch ist für die meisten jungen Menschen sehr präsent, für einige bleibt es leider nur ein Wunsch.
Unfruchtbarkeit hat in den meisten Fällen mit gebündelten Erdstrahlen im Unterleibsbereich oder mit einem starken Elektrosmog im Schlafzimmer zu tun.
Wenn ein Elektrosmog von mehr als zehn Volt Wechselstrom im Schlafzimmer am menschlichen Körper gemessen wird, dann kann man davon ausgehen, dass die elektrische Belastung ausreichen kann, um das Hormonsystem durcheinanderzubringen. Das kann die Ursache dafür sein, dass eine Ehe kinderlos bleibt.
Um die Aufnahme von Elektrosmog am eigenen Körper zu messen, braucht man ein elektrisches Vielfachmessgerät.
Für den Test muss sich die Testperson auf ihrem Bett auf den Rücken legen. Das Vielfachmessgerät wird auf Wechselstrom in der Voltskala eingestellt. Eine Elektrode wird an die Erdung einer Steckdose angeschlossen, die andere Elektrode wird von der Testperson in der Hand festgehalten. Die gemessene Spannung muss möglichst niedrig, im Millivoltbereich sein. Ist die Spannung höher, dann muss notfalls die Sicherung, die diese Störung verursacht, jede Nacht abgeschaltet werden. Es ist auch möglich, einen Netzfreischalter vom Elektriker einsetzen zu lassen.
Im Allgemeinen sind aber eher Erdstrahlen für Kinderlosigkeit verantwortlich. Die Auswirkung von Erdstrahlen kann jeder Mensch ohne Fremdhilfe am eigenen Körper testen. Erdstrahlen im Unterleibsbereich sind überwiegend die Verursacher von Unfruchtbarkeit. Es kann auch am schlechten Schlafplatz des Mannes liegen. Im Allgemeinen sind es aber Frauen, die davon betroffen sind. Sie klagen oft über unregelmäßige und schmerzhafte Perioden, werden nicht schwanger und neigen zu Unterleibsproblemen.

Es können ebenso auch Metalle oder Kunststoffe unter dem Bett oder im Zimmer sein, die das Hormonsystem stören. Grundsätzlich sollten die Betten aus Holz sein, auf Füßen stehend. Bettkasten und sonstige Gegenstände gehören nicht unter ein gesundes Bett. Die Matratzen müssen außerdem ständig von unten belüftet werden, um Schimmelpilze und Milben zu vermeiden.

Manchmal genügt es, über zwei oder drei Wochen in den Urlaub zu fahren, damit eine Frau schwanger wird. Die Rückkehr nach dem Urlaub an den alten Schlafplatz kann dann für das ungeborene Kind gefährlich werden. Wenn eine Frau erst nach Jahren an einem anderen Ort schwanger wird, dann sollte nach der Rückkehr das Bett zu Hause zum Schutz des Kindes unbedingt an eine andere Stelle verschoben werden.

Manchmal genügt es auch umzuziehen, damit eine Frau kurz danach schwanger wird. So hat sich zumindest der Umzug gelohnt. Es ist dann damit zu rechnen, dass die Bauchschmerzen in Zukunft nicht mehr auftreten werden, auch die Perioden werden weitgehend regelmäßig bei Vollmond kommen, so wie die Natur es vorsieht.

Falls eine Schwangerschaft ausbleibt, sollte auf jeden Fall das Bett versuchsweise verschoben werden. Dabei geht es darum, einer möglichen natürlichen Neutronenstrahlung aus der Erde auszuweichen. Das kostet nichts und kann viel Erfolg bringen.

Ein schlechter Schlafplatz kann für Fehlgeburten oder Missbildungen sorgen. Den Liegetest zu machen und das Bett woanders hinzustellen, all das kann für eine problemlose Schwangerschaft und ein gesundes Kind Gold wert sein.

Ein guter Schlafplatz ohne Störungen ist wichtig.

Die hausgemachten Umweltprobleme der letzten 30 Jahre durch Kunststoffe, Metalle und Elektrosmog zeigen sich außerdem daran, dass Babys immer häufiger mit Blockaden der Wirbelsäule und Hüftgelenke geboren werden. Das bedeutet, dass Ungeborene im Bauch der Mutter wenig Ruhe empfunden haben. Sie drehen sich hin und her, um sich vor unsichtbaren Angriffen aus der Natur zu schützen. Dabei entstehen die Blockaden der Wirbelsäule und des Atlas.

Es ist völlig gleich, wie oft man von Schulmedizinern bestätigt bekommen hat, dass der Kinderwunsch nicht erfüllt werden kann. Aus meinen Empfehlungen der letzten dreißig Jahre kenne ich kein Ehepaar, das nach einer Schlafplatzsanierung keine Kinder bekommen hätte.

Der Liegetest dauert 20 Minuten, bewegungslos liegend auf dem Rücken, Beine und Arme gerade und nicht überkreuzt. Auf dem schlechten Platz fühlt man sich nervös, kalt und wird dabei kurzatmig. Auf dem guten Platz fühlt man sich angenehm schwer, gut durchblutet und warm.

Ein anderes Problem für Kinderlosigkeit ist, dass viele junge Menschen sich nicht trauen, Kinder in der Welt zu setzen. Die Sorge und die fehlende Unterstützung, eines Tages abseits der Gesellschaft zu geraten, wenn der Job verloren geht und Kinder da sind, ist ein großer Unsicherheitsfaktor für junge Ehen in Deutschland.

FEHLENDE FACHKRÄFTE

Wenn Kinder da sind und die Schulzeit beginnt, werden die Eltern mit den Kosten allein gelassen. Viele werden nie die Kosten für ein Studium bezahlen können. Das Kind beginnt sein Leben abseits der Gesellschaft, weil es vom sogenannten »Vater Staat« im Regen stehen gelassen wird.
Dafür gibt es Reiche, die keine oder kaum Steuern bezahlen und deren Kinder, egal ob intelligent oder nicht, einen Studienplatz belegen können.
Dürfen nur sie die neue Elite Deutschlands werden?
Nach einem OECD-Bericht gehört Deutschland mit 4,8 % vom Bruttoinlandsprodukt zu den Ländern, die am wenigsten für Bildung und Forschung investieren. Die USA liegen bei 7 %. Die Mehrheit der Industrieländer hat zugelegt, um ihre Zukunft zu sichern. Deutschland bleibt gleich. Gleichbleiben in unserer Gesellschaft bedeutet immer einen Schritt zurück, obwohl andere Nationen zur selben Zeit nach vorne schauen.
In Deutschland fehlen momentan ca. 60.000 Ingenieure und Naturwissenschaftler. Bis 2020 rechnet man damit, dass zwischen 350.000 und 400.000 fehlen werden, möglicherweise werden es noch mehr sein. Die umstrittene Form von Master- und Bachelor-Studium verursacht einen enormen Leistungsdruck. Finanziell schlecht gestellte Studenten haben keine Zeit mehr, um jobben zu können. Einer von dreien muss entweder wegen Druck oder aus finanziellen Gründen sein Studium aufgeben. Es sind genau die Leute, auf die die Wirtschaft wartet. Das Schlimme daran ist, dass Studenten, die das Studium abbrechen müssen, ihre Fördergelder zurückzahlen müssen.
Circa vierzig Prozent der studierenden Ärzte geben ihr Studium vor der Beendigung auf. Darum gibt es einen Ärztemangel.
Studieren ist also überwiegend für Kinder mit reichen Eltern möglich. Gleichzeitig müssen die betroffenen Studenten auf den Traumberuf verzichten. Es gibt immer wieder Proteste. Die Politik ist wie immer der Überzeugung, alles richtig gemacht zu haben. Das Problem ist mittlerweile so flagrant, dass es besser überdacht werden sollte, wenn der Wirtschaftsstandort Deutschland in zwanzig Jahre noch funktionieren soll.

Wenn erwachsene Kinder mit abgeschlossenem Studium einen qualifizierten Beruf angehen wollen und sich dabei wünschen, gerecht entlohnt zu werden, müssen sie dafür oft Deutschland verlassen. Sie wandern in Länder, die eine bessere Zukunft ermöglichen, aus, ihre Kinder werden dort geboren und gehören somit einer fremden Nation an.
Das ist das Ergebnis von deutscher Politik 2010 in Deutschland. Weniger Kinder, dafür mehr Auswanderer.

DAS KRANKE RENTENSYSTEM

Kaum ein Land wurde im Krieg dermaßen zerstört wie Deutschland. Der Wiederaufbau Deutschlands hatte wie in keinem anderen Land den Vorteil, moderne und zeitgemäße Produktionsstätten zu gründen. Der Wohlstand ist entsprechend überdurchschnittlich schnell gewachsen.
Eine florierende Wirtschaft ermöglichte Deutschland, sich sehr schnell an die Spitze der Industrieländer zu platzieren. Es gab Geld im Überfluss, das großzügig unter den Verwaltungen verteilt wurde. Die größte Sorge der Verwaltungschefs am Jahresende bestand darin, das Geld in irgendeiner Weise aufzubrauchen, damit mindestens derselbe Etat für das Folgejahr genehmigt wurde.
Es wurden keine Rücklagen gebildet, sondern Geld über das Maß hinaus ausgegeben. Das holt uns heute ein. Die Kassen sind leer. So wollte es das System – trotz der Wirtschaftslage hat sich kaum etwas geändert.
Es wurde mit Geld umgegangen wie in einem Selbstbedienungsladen.
So wurde unendlich viel Geld verpulvert und unter anderem unnötige Beamtenstellen geschaffen. Wenn ein Verwaltungschef anschließend einen gewissen Teil an neuen Mitarbeitern nachweisen konnte, kam er entsprechend in eine höhere Gehaltsstufe. Bei Beamten spricht man nicht vom Gehalt, sondern von Bezügen, bei Politikern von Diäten.
Die Rente nennt sich Pension. Es wird hier sauber von der allgemeinen Bevölkerung getrennt. Angekündigte Kürzungen wie z.B. Rentenkürzungen haben keinen Einfluss auf Diäten und Pensionen. Diese steigen weiter. Politiker sind schon nach circa einem halben Jahr im Dienst rentenberechtigt, unabhängig vom Alter. Der normale Bürger ist erst ab 65 Jahren rentenberechtigt, bald erst mit 67.
Das Rentensystem der Beamten ist nicht an das gesetzliche Rentensystem angekoppelt. Selbst wenn die Renten der normalen Bevölkerung nicht mehr wachsen, werden die Pensionen von Beamten und Politikern immer noch zulegen.

Aus dem Radiosender WDR2 Mitte 2010 entnommen, wird befürchtet, dass die Pensionen sehr bald nicht mehr finanzierbar sind. Eine aktuelle Summe von 4 Milliarden Euro wurde genannt, die in ca. 4 Jahren auf über 7,5 Milliarden ansteigen wird. Das geht selbstverständlich auf Kosten der Volkswirtschaft.

Beamte, die sich wohlgemerkt nicht an den sozialen Einrichtungen wie Renten und Krankenkassen beteiligen, müssen heute noch beschäftigt werden. Für ihre Beschäftigung sind die vielen und unverständlichsten Subventionen notwendig.

Der angesammelte Schuldenberg wächst weiter und geht auf Kosten der zukünftigen Generationen. Keine Regierung packt die Probleme an. Es wird nur an ihnen geflickt, die Ursachen bleiben. Eine grundsätzliche Reform auf einer neuen Basis wäre dringend notwendig.

Die Folgen des Zweiten Weltkrieges belasten in vielerlei Hinsicht nach wie vor die Folgegenerationen. Die vielen Filme, Diskussionen und Dokumentationen über Nazideutschland belasten junge Menschen. Die Fußballweltmeisterschaft in Deutschland hat glücklicherweise das Weltbild der Deutschen in ein sehr positives Blickfeld rücken lassen. Eine neue Identität des Landes – weg von den alten Geschichten – ist entstanden, zu der sich jeder Bürger bekennen sollte.

Politiker beklagen, dass die Demografie in Deutschland gefährdet ist.

Es werden zu wenige Kinder geboren. Die Ursachen müssen sie noch erkennen lernen. Die deutsche Politik ist in der Summe durchweg kinderfeindlich. Das Volk wird danach polarisiert.

Das kranke System der Subventionen wird weitergeführt. Die vielen Beamte mit Bezügen bis zu je 17.000,– Euro monatlich bleiben uns erhalten, und sie zahlen keine Beiträge ein. Entgegen der produktiven Gesellschaft müssen sich Beamte nicht vor die Altersarmut fürchten. Da sie nie Abgaben leisten mussten, gibt es auch kein Maß, um ihre Pension in Zukunft an den Renten der Allgemeinheit anpassen zu können. Dieses System ist in unserer Zeit absolut pervers und letztendlich krank. In der Konsequenz wird einfach so über eine Rente mit 67 Jahren für die Allgemeinheit entschieden, gleich welchen Job ein Mensch gehabt hat, gleich ob er noch gesunde Knochen hat oder nicht. Das zeigt wieder, wie weit Politiker vom Volk entfernt sind. Das ist wiederum ein fruchtbarer Boden für Mediziner und deren System. Der Deutsche lässt sich alles gefallen, bis nichts mehr geht.

Die Franzosen gehen dagegen auf die Barrikaden. Ihr bisheriges System mit der Rente mit 60 soll vorerst auf 62 und in weiteren Stufen auf 65 und letztendlich auf 67 Jahren erhöht werden. Als Protest blockierten die Franzosen im Oktober 2010 die französische Wirtschaft durch Stilllegung aller Ölraffinerien.

Die Franzosen verstehen zwar, dass sie aufgrund einer älter werdenden Gesellschaft länger arbeiten müssen, der Protest bezieht sich auf eine Ungerechtigkeit gegenüber denjenigen, die ihre 41 Jahren nicht voll haben und eventuell bis 67 Jahre arbeiten müssen, um rentenberechtigt zu sein. In den meisten Fällen sind Frauen davon betroffen, die es vorgezogen haben, für ihre Kinder zu Hause zu sein. Sie wurden somit erst später wieder berufstätig. Das neue Rentensystem würde sie bestrafen. Das nimmt das Volk nicht an. Es ist nicht alles gut, was andere Staaten tun. Eines ist jedoch zum Beispiel in Frankreich besser: das Rentensystem. Wer 41 Jahre gearbeitet hat, ist rentenberechtigt.

Pflasterer, Dachdecker oder Maurer zum Beispiel, die in einem Alter von 15 Jahren angefangen haben zu arbeiten, dürfen somit ab 55 Jahren ihre lädierten Knochen ausruhen. Wer lange studiert hat und erst mit 30 Jahren anfängt zu arbeiten, ist somit erst mit 70 Jahren rentenberechtigt.

Die Rente wird berechnet auf der Basis der 25 besten Verdienstjahre. Der Staat beteiligt sich mit ca. 50 %. Eine Zusatzrente ist Pflicht für den Arbeitgeber. Sie macht auch ca. 50 % aus. Wer vierzig Jahre voll gearbeitet hat, erhält somit eine Nettorente in nahezu derselben Höhe wie sein normales letztes Gehalt.

Es gibt also Modelle aus anderen Ländern, die gerechter, einfacher, logischer und auch besser tragbar für alle sind. Der Konsum bleibt. Die Wirtschaft profitiert davon. Das Geld rollt. Es muss trotzdem nicht heißen, dass alles perfekt ist, aber besser auf jeden Fall.

In einer wirtschaftlichen Not aufgrund einer älter werdenden Gesellschaft kann die Arbeitszeit immer noch für alle um ein Jahr verlängert werden.

Das wäre immer noch gerechter als eine spontane und nicht durchdachte Entscheidung von 67 Jahren. Deutsche Politiker machen es sich einfach.

WIE KOMMEN WIR DA RAUS?

Es gibt sicher begabte und fähige Leute in unserer Gesellschaft, die bemüht sind, Deutschland gewissenhaft und wirksam wieder auf die Beine zu bringen.

Wir brauchen ehrliche verantwortliche Politiker wie früher mit einem guten kaufmännischen Gespür und ohne Nebentätigkeiten.

Wir brauchen Unternehmer mit kapitalistischem Ehrgeiz und Ausrichtung. Ohne all das gäbe es keinen Fortschritt. Die Unternehmer sollen dafür auch angemessen Geld verdienen, schließlich tragen sie das Risiko für das Geschäft, das sie aufgebaut haben. Sie schaffen Arbeitsplätze, schlafen manche Nächte nicht und gönnen sich wenig Freizeit. Dafür sollen sie ihren verdienten Luxus als Ausgleich genießen dürfen. Sie tragen aber dann auch die soziale Verantwortung für die Familien der Mitarbeiter, die sie beschäftigen. Ein gesunder Unternehmer, sowohl finanziell als auch vom Geist her, erkennt das Maß. So ein Chef wird von seinen Mitarbeitern geschätzt und respektiert. Durch meinen langjährigen Beruf im Außendienst durfte ich beobachten, dass die Firmenphilosophie eines Unternehmens in all seinen Mitarbeitern zu erkennen ist. Denkweise und Vorgaben des Chefs prägen die Mitarbeiter bis in die untersten Hierarchiebereiche. Behandelt der Chef seine Mitarbeiter mit Respekt oder sieht er sie als Werkzeug, so wird er entsprechend respektiert oder verflucht. Ist der Chef ein Familienmensch, so strahlt er das auf das Unternehmen aus. Die Kunden spüren diese Firmenmentalität, fühlen sich schnell wohl und neigen immer dazu, dort zu kaufen, wo die Ansprechpartner am ausgeglichensten sind. Kleine Firmen, familiär geführt, haben motivierte Mitarbeiter, auf die man sich verlassen kann. Die Mitarbeiter sind »strapazierfähiger«, selten krank und stehen für ihre Arbeit gerade.

Wenn aber Banken und Industrievorstände sich maßlos bedienen, stehlen sie das Geld der Unternehmen und deren Mitarbeiter. Sie kaufen und verkaufen Unternehmen über die Grenzen hinaus, bedienen sich, bis nichts mehr da ist. Das Kapital wird auf einen nicht haftbaren Verwandten umgeschrieben. Dann wird Insolvenz für die Firma angemeldet. Unzählige Menschen verlieren ihre Arbeits- und Lebensgrundlage. Der Steuerzahler muss dafür letztendlich aufkommen.

Das sind kriminelle Handlungen im großen Stil, die nicht bestraft werden.

Kleine Leute dagegen, die Diebstähle im kleinen Stil begehen, weil sie in finanzielle Not geraten sind, wandern ins Gefängnis.

Der Unterschied der Bestrafung, ob Manager und normaler Bürger, bescheinigt das korrupte System zwischen Regierung und Finanzwelt.

Viele kleine und mittelständische Unternehmer werden vom Gesetzgeber nicht ausreichend geschützt. Traurig dabei ist, dass die unehrlichen Verursacher von finanziellen Schäden häufig einen Gewinn davon haben. Selbst wenn die Arbeiten korrekt erledigt wurden, zahlt der Kunde nicht. Das eingebaute Material darf laut deutscher Gesetzgebung nicht wieder abgeholt werden. Es kommt vor Gericht meistens nur zum Vergleich, weil viele der Richter entweder keine Sachkenntnisse haben oder haben wollen.

So gehen wertvolle Betriebe in die Pleite und die Arbeitslosigkeit wächst. Da es sich in den meisten Fällen um kleine Betriebe zwischen 3 und 15 Mitarbeitern handelt, macht dies keine Schlagzeilen. In der Summe aber ist der finanzielle Schaden extrem hoch und die Zahl neuer Arbeitsloser wächst entsprechend.

Bestraft werden aber fast immer nur die Unternehmer. Der Gesetzgeber schaut nur zu.
Wir brauchen eine gerechte soziale Gemeinschaft, die das Vertrauen der Bürger zurückgewinnt. Nur so kann es allen dauerhaft gut gehen, ob reich oder sozial schwach.
Wachstum ist das Zauberwort in Politik und Wirtschaft. Wachstum ist auf Dauer nur möglich, wenn sich das Volk ohne Subventionen tragen und konsumieren kann.
Die derzeitige Weltwirtschaftskrise sollte sich besser nicht wiederholen.
Traditionsfirmen der deutschen Wirtschaft sind dadurch blitzschnell völlig vom Markt verschwunden.
Diese Wirtschaftskrise basiert nur auf kriminellen Handlungen. Die Verantwortlichen haben schon Jahre zuvor von einer aufkommenden Wirtschaftskrise durch die desolaten Immobiliengeschäfte in Amerika gewusst. Sie haben dies für sich genutzt, solange es ging, bis die Blase platzte.
Es ist möglich, das Volk glaubhaft und zukunftsorientiert zu lenken, ohne dafür die verschiedenen Wirtschaftsinteressen anzutasten. Im Gegenteil, angesichts einer schrumpfenden Bevölkerung und der schnell wachsenden neuen Industrienationen mit modernster Technologie wird es Zeit, dass die Leistungskraft der deutschen Bevölkerung wieder motiviert wird. Das Zauberwort heißt Respekt.
Politik bestimmt die Organisation eines Landes, ebenso Werte wie Vertrauen, ehrliche Gerechtigkeit und Würde für das gesamte Volk. Daraus werden Schicksale beeinflusst. Eine Gesellschaft, die auf der Basis von Werten besteht, ist eine verantwortliche und ausgeglichene Gesellschaft. Dadurch entwickelt sich Selbstrespekt, Selbstachtung, Zufriedenheit, Motivation und Konsum.
Die Menschen leben zufrieden. Eine zufriedene Seele hält einen Körper widerstandsfähig und gesund. Über wirtschaftliche Zufriedenheit kann der Ausbruch von Krankheiten vermieden werden. Eine geschwächte Seele ist die letzte notwendige Stufe, um den Ausbruch einer verborgenen Erkrankung zuzulassen.

INTELLIGENZ-MISSBRAUCH

Die Nutzung einer Intelligenz kann aber auch so aussehen:
Die großen Politiker der »Grande Nation« Frankreich haben unter anderem gezeigt, mit welchem Eifer sie die Zerstörung des Mururoa Atolls durch Atomversuche angegangen sind. In Afrika und im Südpazifik haben sie ihre mörderische Tatkraft durch 210 lebensge-

fährliche Atomversuche bewiesen. Sie haben klugerweise 30 Jahre gewartet, um die Leukämie- und Krebskranken zu entschädigen. So sind die meisten dieser Erkrankten nicht mehr am Leben und die Politiker haben auf diese Weise viel Geld gespart. Warum haben sie ihre Versuche nicht in Frankreich gestartet, sondern bei ahnungslosen Völkern?

Seit Hiroshima gab es bis heute über tausend obere und unterirdische Atomwaffenversuche um die ganze Welt.

Radioaktivität vergeht nicht. Sie sammelt sich, addiert sich und kommt über Luft oder Regen zu uns zurück.

Unterirdische Atomtests von starker Sprengkraft verursachen starke Erschütterungen in der Erdkruste, die neue Erdbeben vorbereiten und auslösen können. Unsere Erdkruste ist nur 35 Kilometer dick. Darunter gibt es nur Feuer (wie aus den Vulkanen), wovon die Hitze heißer ist als die Oberfläche der Sonne.

Der Mensch spielt also im wahrsten Sinn mit dem Feuer.

Nach Tschernobyl wurden die Menschen für die Gefahr der atomaren Vernichtungskraft sensibilisiert. Bayern wurde ziemlich hart von der Tschernobyl-Radioaktivität betroffen. Einige Zeit später wurden unter anderem bei Lämmern und Kälbern ungewöhnliche Missgeburten festgestellt, einige Tiere hatten zwei Köpfe, andere fünf Beine.

Von den Missgeburten und Auswirkungen auf das russische Volk wurde sehr wenig berichtet.

Wie viel Radioaktivität davon ist heute noch im Umlauf?

Inwiefern sind wir schon damit konfrontiert worden?

Es handelt sich um künstliche, radioaktive Strahlungen, woran alle glauben, weil Presseberichte uns über die Gefahren dieser künstlichen Strahlung informiert haben. Politik und Wissenschaftler haben uns dagegen beruhigt.

Über gleichartige Strahlungen aus der Erde, die Krebs und andere Krankheiten verursachen, werden wir nicht informiert und vor ihnen auch nicht gewarnt.

Das Bundesamt für Strahlenschutz hat eine Broschüre herausgebracht, der zu entnehmen ist, dass selbst der Mensch über eine minimale Radioaktivität verfügt. Es ist aber die eigene Körperradioaktivität, keine fremde. Eine fremde Radioaktivität überlistet unser System und bringt es durcheinander.

Alleine in Deutschland sind radioaktive Baustoffe und Radongase aus der Erde für jährlich fast 10.000 Todesfälle durch Krebs verantwortlich.

All diese Störungen sind überall und treffen mehr oder weniger jeden. Es ist deshalb wichtig, zu versuchen, sich weitgehend der Natur anzupassen, um dauerhaft widerstandsfähig zu sein.

KAPITEL 17 –
WORAN SOLL MAN NOCH GLAUBEN?

GOTTESGLAUBE UND BODENPERSONAL

Die Kirche ist nur eine irdische Einrichtung, die das Geld ihrer Mitglieder haben möchte, so wie Vereine eben sind. Da wird mit Verstand gearbeitet.
Das Bodenpersonal Gottes versucht nett zu sein, um an unser Geld zu kommen. Die Institution aus einer Zeit noch vor dem Mittelalter ist weit weg von unserer Gesellschaft und ihren Problemen.
Es fällt schwer für realistisch denkende Menschen, sich mit dem derzeitigen System der Kirche zu identifizieren. Vielen ist sehr bewusst, dass die Kirche eine wichtige Gemeinschaft für unsere Gesellschaft ist.
Wenn eines Tages Priester, die wohlgemerkt trotz ihrer Unkenntnisse Eheberatungen durchführen, auch heiraten dürfen, dann würde die Kirche mehr Akzeptanz von der Bevölkerung bekommen.
Priester würden näher an das tägliche Leben von normalen Familien rücken und sie auch besser verstehen. Viele wären eher bereit, eine Kirche anzunehmen und zu unterstützen, die glaubwürdig ist. So würden heimatlose Menschen und auch Jugendliche eher eine neue Heimat in einer sozialen Gemeinschaft finden können.
Es ist allgemein bekannt, dass die Kirche sehr viel an Alimenten zahlen muss. Wegen der Kinder zu heiraten, ist aber für einen Priester nur möglich, wenn er bereit ist, sein Amt aufzugeben.
Widersprüchlich und schizophren zugleich ist deshalb das Verbot von Verhütungsmitteln und Kondomen durch den Vatikan.
Wenn ein Priester es nicht schafft, eine Frau zu finden, wenn er nicht gerade homosexuell veranlagt ist, gehört er vielleicht zu denjenigen, die Kinder missbrauchen. 5500 Missbrauchsfälle wurden bis Februar 2010 in katholischen Schulen registriert. Wenn diese Kinder so weit sind, dass sie als Erwachsene eine Anzeige erstatten können, haben sie keine Chance mehr, denn Vergehen von Priestern haben eine Verjährungsfrist von maximal fünf Jahren. So darf im Namen Gottes vergewaltigt und belästigt werden.
Das kranke Kirchensystem macht auch kranke Menschen. Einige Opfer können ihr Leben lang die seelischen Verletzungen nicht verarbeiten. Die Täter kommen ungeschoren davon.
Zu Beginn der 80er Jahre waren wegen des sogenannten Numerus clausus alle Studien-

plätze für Medizin belegt. Da der Bereich Theologie noch eine Menge Plätze zu bieten hatte, haben sich viele Studenten für das kleinere Übel entschieden und Theologie gewählt

Diese Studenten hatten zuvor den Wunsch, irgendwann eine Existenz sowie eine Familie zu gründen und Kinder in die Welt zu setzen. Ein Leben allein hatten viele sicher nicht im Sinn, auch sie hatten Träume.

Als ich einen von vier Theologiestudenten in deren Wohngemeinschaft fragte, wie sie später damit zurechtkommen wollen, lautete die Antwort prompt »Wir wollen diese Kirche verändern.«

Im Klartext hieß es, dass sie ihr Leben zwar beruflich absichern, aber auf keinen Fall auf ein normales Leben verzichten wollten.

So geht es sicherlich vielen Priestern aus dieser Zeit. Sie werden eine Zwischenlösung für sich und ihre noch unbekannte Familie gefunden haben.

Diese erzwungene Heuchelei führt zwangsläufig zu einer gesellschaftlichen Distanzierung zur katholischen Kirche. Die zunehmenden Kirchenaustritte sind der Beweis dafür. Selbst für sehr überzeugte Katholiken wächst ein Zweifel an diesem starren System aus dem Vatikan. Schon immer und in den meisten Kirchensystemen wurden Frauen immer ins Abseits gedrängt. Frauen werden von den meisten Kirchen benutzt, aber nicht klar integriert. Die erste sehr gute Bischöfin der Evangelischen Kirche in Deutschland ist das erste Zeichen eines Umdenkens.

Man fragt sich allen Ernstes, warum die katholische Kirche die Heirat nicht zulässt, sondern die anerzogenen ethisch normalen Gefühle unterdrückt.

Priester und Nonnen vermehren sich nicht mehr, Klöster und Kirchen werden geschlossen.

Moscheen werden dafür umso mehr gebaut und gewinnen unterschwellig an Bedeutung. Ist das eine Zeitbombe für unsere Gesellschaft?

Priester werden in Deutschland gut versorgt. Sie müssen sich nicht außer der Reihe für Mitmenschen engagieren. In südlichen Ländern wie in Frankreich muss der Priester sich etwas einfallen lassen, um von der Gesellschaft akzeptiert und getragen zu werden. Sein Gehalt ist ziemlich knapp. Er muss sich um Jugendliche und um die Probleme anderer Menschen kümmern. Er wird unterstützt und öfter in die Familien eingeladen. So lebt der Priester mitten in der Gesellschaft. Er muss sich einen Teil seines Lohnes real erarbeiten. Sein soziales Engagement erlaubt ihm, besser leben zu können und Probleme besser wahrzunehmen.

TEIL 3

—

NACHDENKEN IM EIGENEN INTERESSE

KAPITEL 18 –
DIE EIGENE GESUNDHEIT »IN DIE HAND NEHMEN«

Alle Systeme wollen gerne durchwegs vom kleinen Mann profitieren und kassieren. Das kann ähnlich sein, wenn er krank wird. Daher versuche ich über mein Verständnis und mit Beschreibung von Systemen die Leser so zu sensibilisieren, dass sie sich nicht kritiklos aufgeben. Vertrauen ist gut, Kontrolle ist besser. Jeder ist letztendlich für sich selbst verantwortlich.

Also, aufgepasst auf gesellschaftspolitische Systeme inklusive Gesundheitssystemen. Es lohnt sich, zusätzlich natürliche Maßnahmen zu berücksichtigen.

Die Frage habe ich mir auch vor fast 35 Jahren gestellt, als mein Leben durch ein permanentes Kranksein ziemlich hoffnungslos geworden war.

Das war eigentlich meine Rettung.

Hiermit möchte ich Menschen zum Nachdenken anregen, die alles aus den etablierten Systemen annehmen und dabei immer kränker werden.

Das Annehmen und das Versuchen von unkonventionellen Maßnahmen hat mir die Lebensfreude wieder geschenkt. Dasselbe kann möglicherweise auch für viele andere verzweifelte Menschen gelten.

Es gilt also, die vorgeschlagenen Maßnahmen einfach zu testen. Sie sind kostenlos und können einen unglaublichen Erfolg mit sich bringen. Manche werden den Kopf schütteln. Das macht nichts. Nach dem Kopfschütteln sollte man sich wieder besinnen und die Tests, wie im Buch beschrieben, einfach durchführen.

Es gibt offene Fragen und Erklärungen zu den Zivilisationskrankheiten.

Der Mensch ist ein Naturprodukt geblieben, wie Mutter Natur ihn geschaffen hat. Die Natur ist Ursprung aller Dinge. Daher braucht der Mensch im Normalfall nur natürliche Medikamente. Viele Krankheiten entstehen nur dadurch, dass die konsumsüchtigen Menschen selbst ihre Körper und Seelen von der Natur entfernt haben.

Der wesentliche Teil der Natur in Bezug auf Gesundheit wiederum ist für den Menschen völlig unsichtbar. Das sichtbare Leben eines Menschen ist meist eine Täuschung.

Die Natur nutzt scheinbar ihre unsichtbaren destruktiven Energien, um zu erreichen, dass der überhebliche menschliche Konsum sie wieder achtet. Nie zuvor hat der Mensch die unsichtbaren Fähigkeiten der Natur genutzt wie zu unserer Zeit. Alle natürlichen, bisher bekannten Wellen der Natur sind belegt, entweder um mit dem Handy zu telefonieren oder um mit UMTS zum Beispiel am Laptop zu arbeiten. Nie zuvor hat der Mensch wiederum die unsichtbaren Fähigkeiten der Natur dermaßen missachtet wie jetzt.

Die Natur rächt sich, sie nutzt jetzt künstliche Verstärker für ihre unsichtbaren Energien, um den unachtsamen Menschen anzugreifen.

Der Mensch selbst hat diese Verstärker entwickelt. Es sind Kunststoffe und Metalle, die ihren Einzug in Wohnungen und Häusern verstärkt gehalten haben. Parallel dazu, erst seit circa zwanzig Jahren, steigt zufällig die Zahl der Krebsfälle. Weiter ist dazu die Zahl der Menschen, die nachts nicht schlafen können, stark gewachsen. Das ist kein Zufall. Der Körper hat nachts den Schlaf abgelehnt, nur weil er mitteilen wollte, dass er von zerstörerischen Kräften angegriffen wird. Der moderne Mensch denkt nicht nach, er greift einfach zu Schlaftabletten und betäubt einfach seinen Körper. Der Angriff setzt sich so Nacht für Nacht fort. Dem Körper ist es bald zu viel. Eine Krankheit schleicht sich ein, vielleicht sogar eine unheilbare.

Die wirklichen Krankmacher, wie zum Beispiel Krebs, sind weitgehend unsichtbar. Zum eigenen Schutz aber sind diese unsichtbaren Aggressionen der Natur für die meisten Menschen innerhalb weniger Minuten deutlich spürbar.

Der Test ist zwar noch unbekannt, aber sehr einfach, wie ich weiter im Buch beschreibe. Man kann sich schützen, genesen und wieder Lebensfreude erfahren. So gewinnt man wieder Respekt vor der Natur, lernt sie wieder zu schätzen und zu bewundern.

Das Umdenken wird wahrscheinlich dazu führen, dass man einen großen Container bestellt, um das Haus weitgehend von Krankmachern zu befreien.

So fängt es an mit der »Gesundheit zum Selbermachen«.

Schade um die Systeme, die überwiegend von Krankheiten gut leben.

MEDIZINISCHE VERSORGUNG

Wer zum Arzt kommt, trifft hoffentlich einen guten Arzt. Das wird allerdings immer seltener, wie viele immer häufiger erfahren dürfen. Zuerst wird es mit Penizillin und Kortison versucht. Dann wird geröntgt, vielleicht geschnitten, aufgemacht, reingeguckt, zugemacht und kassiert. Die Schmerzen der Operation kommen anschließend dazu.

Es gibt noch gute Ärzte, aber jeder Patient sollte sich vorerst darauf besinnen, dass sein Körper ein Naturprodukt ist. Mit etwas Nachdenken kann man oft eine Menge für sich tun und sich damit oft die Mühlen der Schulmedizin und chemische Medikamente ersparen.

Jeder Körper will von Natur aus gesund sein und verfügt reichlich über eigene Abwehrkräfte.

Es hat immer einen Grund, weshalb ein Körper streikt. Seine Schmerzen und Krankheiten haben fast immer mit der Lebensweise und mit der Umgebung zu tun, die man ihm ständig aufzwingt.

Der Körper lässt sich nicht unendlich konsumieren, ohne die Chance zu bekommen, sich regelmäßig biologisch zu regenerieren. Eine biologische Regeneration über natürliche Lebensmittel und Getränke ist zwar wichtig, aber selten ausreichend. Die längste Zeit der vorgesehenen Regeneration beträgt täglich circa acht Stunden. Das ist die Nacht, das ist das Bett, das ist das Schlafzimmer. Wenn die Umgebung nachts chemisch, elektrisch, elektromagnetisch und auch teilweise radioaktiv vergiftet ist, dann wird der beste Arzt nicht dauerhaft helfen können.

Gesund sein ist das größte Gut. Das ist die Vorbedingung für ein freies Leben. Frei und zufrieden sein geht auch mit weniger Geld.

Man sollte sich also nicht auf die etablierten Systeme blind verlassen.

Die überwiegende Zahl der Krankheiten, soweit sie nicht genetischen Ursprungs sind, hat meistens eine physikalische Ursache wie zum Beispiel durch Chemie oder Strahlen. Die teilweise lebensbedrohlichen Strahlen können sowohl natürlicher als auch künstlicher Art sein.

Die Krankheitsursachen werden über eine falsche und übersäuernde Ernährung gestärkt und gefördert. Die Krankheit ist in dem Zustand schon weit vorbereitet und braucht nur noch den Auslöser. Ein seelischer Tiefpunkt fehlt oft noch, um die Krankheit auszulösen. Im Allgemeinen entsteht die Krankheit zwischen vier Monaten und bis zu einem Jahr nach einem schweren Erlebnis. Das kann der Jobverlust sein, der Verlust eines Angehörigen, eine Trennung usw.

Wenn tiefgründige seelische Belastungen einer Person zu ihrer Lebzeit nicht gelöst wurden, werden diese meistens an die Folgegenerationen übertragen. Die Seele nimmt alles auf – die Seele stirbt nicht. Ihre Informationen setzen sich fort. Die Zähne der Folgegenerationen übernehmen auch die Informationen und werden entsprechend krank.

ZÄHNE SEELISCH KRANK UND KRANKE ORGANE?

Die Genauigkeit der Funde anhand der Zähne ist verblüffend. Zahnärzte, die nur schulmedizinisch arbeiten, haben teilweise noch nie etwas davon gehört. Sie lehnen es locker als Blödsinn ab. Was bleibt den »Allwissenden« sonst übrig?

Kranke Zähne, die für entsprechende kranke Organen stehen, sind schulmedizinisch und

röntgenologisch meistens identifizierbar. Kranke Zähne, die mit Problemen der Seele verbunden sind, sind oft so unsichtbar wie die Seele selbst. Diese Zähne können dann nur mit Messungen der Meridiane, Zahnakupunktur nach Dr. Voll, Vega-Test, Bioresonanz, radiästhetisch oder auch kinesiologisch festgestellt werden.
Das könnte beispielsweise auch der Fall bei einem Selbstmordkandidaten sein. Wird der entsprechende Zahn behandelt oder beseitigt, dann sind die Selbstmordgedanken wahrscheinlich auch weg.
Es sollte darauf geachtet werden, dass keine Wurzelbehandlung gemacht wird, keine Implantate aus Metall, keine Kunststofffüllungen wegen des Dioxins und kein Amalgam wegen des Quecksilbers eingesetzt werden. Es sollten nur Zemente wie Translit und nur gutes Zahngold wie Bio-Herador-SG verwendet werden. Falls Implantate doch erwünscht sind, dann ist Zirkonium eine Alternative. Zirkonium ist eine Art Porzellan und kann keine negativen elektrolytischen Verbindungen im Körper verursachen, wie es Implantate aus Titan tun. Nach dem Einsatz von Zirkonium muss angeblich drei Monate lange darauf geachtet werden, dass keine Feuchtigkeit an das neue Implantat kommt. Der Einsatz von Implantaten aus Zirkonium wird zum Teil von einigen biologischen Zahnärzten abgelehnt. Es gibt aber immer wieder Fälle, wo eine Alternative notwendig ist. Die Firma O.M.T. in Lübeck hat sich auf die Herstellung von »Biocer-Implantatsysteme« spezialisiert. Biocer-Implantate bestehen zwar aus Titan, der Titaneinsatz ist aber mit Zirkon- oder Niobkeramik beschichtet. Somit sind laut Herstellerangaben die Biocer-Implantate biokompatibel.
Ein toter Zahn muss grundsätzlich entfernt werden. Tote Zähne bringen die Seele durcheinander und sind bei Scheidungen immer im Spiel.
Die Folgen unsachgemäßer Zahnbehandlung können verheerend und sogar lebensbedrohlich werden
Neurolinguistische Programmierer (NLP) erkennen sehr wohl während ihrer Therapien, was die Folgegenerationen heute noch von den unverarbeiteten Belastungen aus dem Zweiten Weltkrieg ausbaden müssen. Sobald die Ursache festgestellt wird, kann sie durch den Therapeuten in der Seele des Patienten gelöscht werden. Der Patient ist frei. Sein Leben kann sich dadurch positiv und grundlegend ändern. Seine Kinder werden zumindest davon nicht mehr belastet.
Es ist also für die Gesundheit nicht egal, in welcher Gesellschaft ein Mensch lebt und ob er sich viel ärgern muss oder nicht. Überflüssige und ungerechte Belastungen können eine Familie unbewusst auf Generationen hinaus prägen.
Zahnärzte, die ausschließlich biologisch behandeln, haben eindeutig festgestellt, dass

Probleme im Unterkieferbereich als ungelöste Ahnenprobleme anzusehen sind. Der Oberkiefer betrifft das aktuelle Leben des Patienten, wobei jeder Zahn einem Konflikt und gleichzeitig einem Organ zugeordnet ist.

Die Aussagen von gut geschulten Zahnärzten, die nur beim Ansehen der Zähne die organischen und psychischen Probleme ihrer Patienten erkennen, sind verblüffend. Sie können teilweise die Art der Probleme nennen, die zu den Zahnproblemen geführt haben. Es gibt zum Beispiel einen Zahn für Geschwisterprobleme im oberen Bereich und einen Zahn für Ahnenprobleme im unteren Bereich. Jeder dieser Zähne sorgt wiederum für die energetische Versorgung eines definierten Organs.

Die Natur hat alles genau organisiert. Nichts wurde dem Zufall überlassen. Der Mensch muss nur das Rätsel entschlüsseln.

Der Einfluss von Enttäuschungen und Problemen, gleich woher diese kommen, kann über Gesundheit oder Krankheit bestimmen. Es ist ein schleichender Prozess.

TEURE KRANKHEITEN

Leider sind solche Verbindungen in der Schulmedizin kaum bekannt. So bleiben die Patienten krank und kommen immer wieder.

Der umsatzwichtige Industriezweig der Schulmedizin und Pharmaindustrie nutzt in Deutschland in vollen Zügen seine Machtstellung. Krankenkassenbeiträge werden erhöht, wenn das Geld nicht ausreicht. Die »kleinen Leute« werden dann noch mal zur Kasse gebeten. Die Leistungen werden gekürzt und die Steuern angehoben. Die sozialen Systeme verarmen stetig und immer mehr. So ist der momentane Kreislauf. Das ist zwar die aktuelle Politik, aber nicht die Lösung des Problems. Medikamente sind, am gesamten Europa gemessen, in Deutschland am teuersten. Deutsche Politiker unternehmen nichts dagegen. Sie schützen lieber ihre spendablen Freunde.

Während eines Aufenthaltes in einer Ayurveda-Kurklinik auf Sri Lanka bekam ich nach dem Baden im Indischen Ozean eine sehr schmerzhafte Ohrenentzündung. Das war kurz vor der Rückkehr nach Deutschland. Die Ärztin empfahl mir, das notwendige Medikament auf Sri Lanka statt in Deutschland zu kaufen. In Deutschland würde das Präparat um 20,– Euro kosten, auf Sri Lanka dagegen nur 56 Cent. Das Präparat war sehr wirksam. Die Rohstoffe waren angeblich gleich.

Natürlich sind Herstellungskosten und Vertrieb in Deutschland teurer. Ob dafür aber ein um das 30-fach teurere Medikament gerechtfertigt ist, bleibt fraglich.

Das bürgerfeindliche Krankensystem ist irgendwann zum Scheitern verurteilt. Die Lebenshaltungskosten werden sehr bald höher sein als das, was die Bürger an Geld verdienen, um leben zu können. Dann wird es noch weniger Kinder geben.

Ein Umdenken, ein geordnetes, gerechtes und nachvollziehbares System ist dringend nötig, damit die Bevölkerung sich geachtet fühlt. Nur so kann man sich auf eine Zukunft mit neuem und motivierendem Optimismus einstellen.

ALLES IST VORPROGRAMMIERT

Wer nicht an Zufälle glaubt, kann zum Trost auch an Folgendes denken. Rein hypothetisch könnte auch das System unserer aktuellen Gesellschaft von einer schöpferischen Kraft gesteuert sein und damit zu einem Teil der Erderosion gehören.

Vielleicht muss Mutter Erde eine Pause einlegen und sich irgendwann von uns und unseren Umweltbelastungen erholen.

Die mächtige Schöpfungskraft von Natur und Universum, auch Gott genannt, hat sicherlich alles gut im Griff.

Wenn wir sämtliche biologische Prozesse für Geld gekippt und uns damit selbst vernichtet haben, wird die Erde endlich eine Chance bekommen, sich zu regenerieren. Die Natur hat nämlich grundsätzlich recht.

Sie gibt uns immer Alarmsignale wie zum Beispiel am Verhalten der Tiere bei Saisonwechsel. Wenn Kraniche und andere Zugvögel im Herbst zu früh Richtung Süden ziehen, wenn die Eichhörnchen sehr früh sehr viel Nahrung suchen und verstecken, dann wird der Winter entsprechend früh beginnen. Darauf kann man sich verlassen.

In der Natur gibt es nur Rhythmen und Schwingungen. Für die Natur spielen Raum und Zeit absolut keine Rolle.

Zeit ist ein vom Menschen gegründetes Maß. Es ist eine Anpassung an die Rhythmen der Natur: Ebbe – Flut, Sommer – Winter, Pflanz- und Erntezeit.

Die Zeit wird von der menschlichen Evolution in Verbindung mit Technik und Kriegen in Geschichtsbüchern festgehalten.

Feuer-, Stein- und Bronzezeit sowie die Erfindungen von Feuer, Rad, Waffen, Kriegen usw. sind unsere Maßstäbe nach Anzahl der Jahre, die sich in der Wiederholung (der Saisons) zählen ließen.

Das, was uns dabei als alt erscheint, ist eigentlich noch eine junge Geschichte, gemessen an der fünf Milliarden Jahre alten Erde.

Im unendlichen Universum gibt es kein Maß. Die Natur hat Zeit, Geduld und Kraft, wogegen letztendlich alle irdischen Kräfte nicht die geringste Bedeutung haben.

Die Natur ist niemals zu beherrschen. Naturkatastrophen wie Erdbeben, Tsunamis, Überschwemmungen und gewaltige Stürme beweisen zum Beispiel immer wieder unsere Machtlosigkeit.

Der isländische Vulkan Eyjafjalla hat es geschafft, im April 2010 den gesamten Luftverkehr in Europa für mehrere Tage stillzulegen.

Die Natur rächt sich immer wieder dafür und in irgendeiner Weise, dass wir sie missachten, misshandeln oder nicht mit ihr im Einklang leben. Sie zeigt uns unsere Machtlosigkeit wann, wie und wo sie es will.

Sie rächt sich am Menschen genauso, indem sie seine Gesundheit angreift und ihn irgendwann krank macht, ob körperlich oder psychisch.

Unser Respektverlust vor der Natur ist mit unserer modernen Konsumgesellschaft gleich gewachsen. Die Verführung zu neuartigen Produkten ist immer selbstverständlicher geworden. Es hat den Menschen ein blindes Selbstsicherheitsgefühl vermittelt. Es hat sich einfach so peu à peu eingeschlichen und wurde mit der Zeit selbstverständlich. So verliert aber unsere unmittelbare Umgebung immer mehr an biologischem Wert, ob zu Hause oder im Beruf.

Unser Körper, unser wertvollstes Naturprodukt, lebt mittlerweile mitten in einer unbiologischen Umgebung und muss ja nur noch damit fertigwerden.

Wir greifen einfach und überall permanent in die Natur ein und erwarten selbstverständlich, dass diese alles einfach akzeptiert. Das tut sie aber Gott sei Dank nicht, zumindest nicht auf Dauer.

Trotz der mächtigen Eingriffe in die Natur ist unsere Nahrung noch die ganzen Jahre über bei uns gesichert gewesen. Die Pflanzenwelt ist bisher jeden Frühling zuverlässig wiedergekommen. Hoffentlich bleibt es so. Das wäre allen Ländern zu wünschen

Wir können noch ziemlich alles kaufen. Wir neigen dazu, zu glauben, mit Geld gegen alle möglichen Unannehmlichkeiten des Lebens gut versichert zu sein.

EINFLUSS AUF DIE NATUR

Um unsere Größe, unsere Bedeutung und unseren Einfluss in der unendlichen Natur zu verstehen, hilft folgende Vision:

Stellen wir uns vor, zu einer anderen Galaxie, zu einem anderen Sonnensystem zu reisen. Wir fahren gedanklich nicht sehr weit, nur in ein paar Millionen Lichtjahren mit Tempo 300.000 km pro Sekunde an unzähligen Planeten vorbei. Irgendwann drehen wir uns um und schauen in Richtung Erde zurück. Ein winziger, leuchtender Punkt wird vielleicht zu sehen sein, die Sonne. Ein Staubkorn wird kaum noch erscheinen, die Erde. Darauf befinden sich etwa 6 Milliarden winzige Menschen. Alle fühlen sich wichtig und glauben, etwas von der Erde zu besitzen. Sie besitzen nämlich Haus und Grundstück.

Das sind eben die Spielregeln der Gesellschaft, in die ein Mensch sich für sein kurzes Leben fügen muss. Wir bleiben aber extrem winzig. Wir haben trotzdem eine wichtige Rolle im System. Die Schöpfung tut nichts ohne Sinn. Wir sind alle wichtig. Wir bringen alle unsere Botschaft in das System ein. Gleich was ein Mensch tut, zumindest ist es so, dass seine Umgebung von ihm lernt, ob positiv oder negativ.

Wir kaufen Grundstücke von einer Erde, die man eigentlich nicht kaufen kann.

Wir brauchen das Grundstück, um die Häuser darauf zu bauen, die unsere Familien beherbergen und uns selbst im Alter schützen werden.

Um uns herum bleibt ein Schauspiel, Jahrmilliarden alt, in einem unendlichen Universum, immer präsent.

Die Kriege und Menschenvernichtungen von einigen Machtsüchtigen erscheinen plötzlich, beim Nachdenken, als unverständlich und dumm. Auch das hat seinen Sinn.

Niemand kann etwas mitnehmen, und doch verhält sich jeder so als würde er unendlich leben. Wiederum glaubt kaum jemand an ein Leben nach dem Tode, obwohl die Reinkarnation zum Thema der meisten Religionen gemacht wird.

Die Möglichkeit, ein Leben nach dem Tod anzunehmen, kostet nichts. Es würde aber unseren Zielen eine andere Dimension geben. Es würde uns dazu verhelfen, viele Entscheidungen zu Lebzeiten zu überdenken und auch anders und verantwortlicher zu handeln. Es gäbe eine andere Politik.

Die Einstellung von einem Leben nach dem Tod vermittelt außerdem Hoffnung in kritischen Lebenslagen und verhilft zum positiven Denken. Unsere Seele stirbt nicht. Sie ist das Phänomen der Reinkarnation, nicht der Körper. Unsere Seele braucht unseren Körper nur als sichtbare Identität und als Transportmittel auf Erden.

Unser Einfluss ist auf dieser Erde letztendlich unwesentlich. Selbst wenn die Menschheit es schaffen sollte, sich selbst zu vernichten, wird das Leben noch nicht am Ende sein. Bald wächst wieder die Tundra, das Ozonloch schließt sich und der Müll, den wir verantwortungslos überall produziert und in der Natur verstreut haben, wird möglicherweise durch biochemische Zersetzung neue, wertvolle Rohstoffe ergeben. In der Natur hat alles seinen Sinn. Die Erderosion, von der wir ein Teil und gleichzeitig zum größten Teil die Verursacher einer Beschleunigung sind, hat ebenso ihren Sinn.

In der Natur wird kein einziger Vorgang dem Zufall überlassen.

Leben hat Vorrang auf diese Erde. Gras und Sträucher wachsen auch zwischen Betonspalten. Solange die Erde lebt, wird immer wieder Leben auf der Erde sein.

Auf dieser Basis lohnt es sich nachzudenken, ob wir Naturgesetze bewusster leben sollten. So würden wir uns mit der Natur besserstellen, sie besser lieben und respektieren. Unsere Seele würde sich entsprechend positiv ändern. Unser Körper würde davon profitieren. Wir würden uns somit auf einen dauerhaften Gesundheitsprozess vorbereiten. Wir sind mit einer Intelligenz ausgestattet, um die natürlichen positiven Kräfte, vorrangig für uns selbst, zu nutzen. Dann sollten wir das auch tun!

SCHLUSSWORT

Gesundheit und Krankheit sind natürliche Vorgänge im Leben. Nahezu jeder Mensch wird irgendwann im Laufe seines Lebens mit irgendeiner Erkrankung konfrontiert.
Die Menschheit hat über Millionen von Jahren, die überwiegende Zeit, ohne Chemie überlebt.
Die Heiler und Medizinmänner der Naturvölker haben bis heute noch ihre effizienten Patentrezepte, um Heilung zu ermöglichen.
Der bekannteste Heiler aller Zeit prägt nach wie vor die Welt. Seine markante Beeinflussung in der damaligen Zivilisation, vor über 2000 Jahren, hat zu einer neuen Ära für die Menschheit geführt.

Unsere heutige Zeitrechnung beginnt deshalb mit der Geburt Jesus Christus.
Christus war in der Lage Wunder zu vollbringen indem er, wie in der Bibel nachzulesen ist, kranke Menschen durch Handauflegen heilen konnte.
Er war demnach ein ausgezeichneter Magnetiseur mit herausragenden Heilungskräften. Diese Heilfähigkeiten müssen zu der Zeit überdurchschnittlich gewesen sein. Seine Hilfsbereitschaft und verblüffenden Heilungen haben ihn berühmt gemacht.
Christus wurde von seinem Volk wegen der Begabungen, seiner Menschennähe, sozialem Engagement und Durchsetzungsvermögen geehrt und geliebt. Er hat die Menschenmengen begeistert. Er wurde zum Leitbild des Volkes, was letztendlich eine Revolution gegenüber den damaligen Machthabern entsprach.
Sein Tod durch die Kreuzigung gehört heute noch als Mahnung zu unserem Leben und somit ist er als Symbolfigur des Guten anzusehen. Das ist auch gut so.

Wichtig aber ist zu wissen, dass die Begabung von Jesus Christus nicht einmalig war und nicht einmalig ist. Diese übernatürliche Begabung des Handauflegens, im Sinne einer natürlichen Hilfe an Mitmenschen, existiert nach wie vor im 21. Jahrhundert. Selbst innerhalb der deutschen Bevölkerung befinden sich sehr gute Handaufleger, auch Magnetiseure genannt. Sie dürfen in Deutschland leider nicht praktizieren. Die Verbote verschiedener Heilberufe wurden überwiegend während der Nazizeit durch das Heilpraktikergesetz ausgesprochen. Das gilt nach wie vor.

Magnetiseure berühren selten. Sie führen ihre Hände in einem Abstand von 10 bis 20 Zentimeter über den Körper einer Person, und spüren an der magnetischen Aura des

Körpers wo Energie fehlt. Da Sie selbst über eine erhöhte magnetische Energiemenge verfügen, lassen sie Ihre Hände einige Sekunden über die energieschwachen Körperstellen wirken. Dabei übernehmen das Blut, die Zellen und somit die erkrankten Organen diese magnetische Energie. Wie wir aus der Naturheilkunde wissen, ein elektrisches Blut ist krank, ein magnetisches Blut ist gesund. Wir wissen auch, dass eine kranke Zelle über ein sehr schwaches elektrisches Potential verfügt. Somit kann kein ausreichendes magnetisches Potential erzeugt werden um die Zellmembrane arbeiten zu lassen.

Ebenso ist bekannt, dass die Zellen, die sich über Nacht durch den gesunden Erdmagnetismus an einem ungestörten Schlafplatz aufladen, über eine optimale elektrische Spannung verfügen. Diese Zellspannung erzeugt den Magnetismus wodurch die Zellmembran arbeitet, um Sauerstoff für das Gewebe aufzunehmen. So ist der Mensch gesund. Jede Zelle arbeitet wie ein Motor mit Batteriebetrieb. Ist die Batterie zu schwach, läuft der Motor nicht mehr.

Ein guter Magnetiseur ist somit in der Lage, auf eine natürliche Weise, durch seinen Heilmagnetismus Blut und Zellen zu regenerieren. Deshalb können solche Heilkräfte auch einen Krebs spurlos heilen, soweit das persönliche Schicksal des Kranken es erlaubt. Voraussetzung dafür ist, dass das Bett von dem gestörten Platz umgestellt wird.

Paracelsus und der Wiener Arzt Mesmer gehören auch zu den bekannten Handaufleger der Geschichte.

Ein Magnetiseur ist selten medizinisch vorbelastet. Er fühlt nur etwas Unangenehmes und lässt seine Hände über die Stelle solange wirken, bis sein
Empfinden angenehm wird. Dabei entsteht ein Energietausch in Form von Schwingungen zwischen dem Heiler und seinem Besucher.

Manch ein erfahrener Handaufleger erkennt das Krankheitsbild an seinen Schwingungen. Das ist die Erklärung, weshalb sensible Menschen schon immer in der Lage waren heilende Pflanzen und Kräuter passend zu den Krankheiten zu erkennen.

Sie fühlten und erkannten die Gegenschwingungen der verschiedensten Krankheitsschwingungen mit bloßen Händen. Das Wissen von Hildegard von Bingen aus dem 12. Jahrhundert wird heute noch bewundert und angewandt.

Von Beruf her, kann ein Handaufleger Dachdecker, Gärtner, Bankangestellter oder Bundeskanzler sein.

Jeder gesunde Mensch verfügt über Heilkräfte, der eine mehr, der andere weniger. Diese Gabe kann auch trainiert und optimiert werden. Jede Mutter ist Handaufleger für ihr Kind. Sie nimmt es aber so nicht wahr.

Ein Handaufleger darf in Deutschland offiziell nur praktizieren wenn er die Heilpraktikerprüfung bestanden hat. Das hat Hitler so gewollt.
Ein Handaufleger stellt keine Diagnose und verabreicht keine Medikamente. Er schenkt nur seine heilende Energie, genau wie Christus es getan hat.

Die »christlichen« Parteien Deutschlands, wie sie sich nennen, haben diese Nazi-Vorschrift für Handaufleger noch nicht aufgehoben. Sie erkennen somit die wichtigste Gabe von Christus nicht an oder verstehen nichts davon, obwohl sie sich gerne mit dem Namen »Christlich« für ihre Parteien schmücken. Das ist Heuchelei im großen Styl. Viele Vorschriften im täglichen Leben sind demnach sehr widersprüchlich.

Die Kirlian-Fotographie mit 27.000 Hertz Schwingung zeigt genau den elektromagnetischen Energiefluss von zwei kommunizierenden Händen, je sympathischer sich die zwei Menschen entgegen kommen und umso länger sie sich die Hände schütteln. Ein Kirlian Foto zeigt dabei eine Verschmelzung der rötlichen Energien aus den Händen. Beide schauen sich dabei herzlich an und kommen möglicherweise zu einer Umarmung. Sie geben sich somit unbewusst gegenseitig eine starke magnetische Energie.
Menschen die sich dagegen nicht vertragen reichen sich pflichtgemäß nur sehr kurz die Hände und meiden den direkten Blick. Das elektromagnetische Feld des Fotos ihrer Hände bleibt blau und verschmilzt nicht.

Georg Cornielje aus Emmerich musste, wegen seiner europaweit bekannten Begabung als Handaufleger, nach s´Heerenberg in Holland, gleich hinter der Grenze, umziehen. Seine Begabung war dort nicht verboten. Er behandelte morgens ab 3.00 Uhr. Um diese Uhrzeit standen mitunter Busse aus Dänemark und Österreich schon da.
Cornielje war unter Anderem für seine Krebsheilungen bekannt. Auch der Vatikan hat ihn für einen Notfall in Anspruch genommen.
Im Ausland gibt es auch Ärzte, die mit der Kunst des Handauflegens arbeiten. Handaufleger, Magnetiseure oder Guérisseure sind im Ausland bekannt und gehören als Alternative für viele Menschen zum Leben, bzw. zu den Rettern in der Not...

FAZIT: Wer in Deutschland krank ist und seine medizinischen Therapien auf eine natürliche Weise durch einen Handaufleger unterstützen möchte, muss über die Grenze fahren. Nur so kann er dieses schwachsinnige deutsche Gesetz umgehen.

Um die Adressen solcher fähigen Leute im Ausland zu erfahren gibt es verschiedene Möglichkeiten.
Sie wenden sich an »Touristinformationen« über Internet.
Dabei muss genau formuliert werden was man möchte. Im Ausland lacht niemand über eine solche Frage. Man kann auch angeben worum es geht. Ein Magnetiseur kann extrem gut sein gegen Hauterkrankungen und Wunden, der andere besser gegen Allergien und wieder ein anderer besser gegen Krebs. Also: nur fragen!
Je nachdem, wer sich bei der Nachfrage angesprochen fühlt und dabei gut gelaunt ist, wird man die gewünschten Informationen erhalten.

Eine zweite Möglichkeit, vielleicht die bessere, ist im Ausland in eine Kneipe zu gehen wo sich überwiegend die Einheimischen treffen. Dann sollte man den Wirt darum bitten seine Kunden laut zu befragen, wo ein guter Magnetiseur zu finden ist. Die Leute werden die Frage ernst nehmen. In den meisten Fällen erfährt man eine oder mehrere Adressen.

Mit etwas Glück können so jahrelange Erkrankungen in wenigen Tagen vollkommen verschwunden sein.

»Hilf dir selbst, so hilft dir Gott.«

ALLES GUTE!

LITERATURHINWEISE

Ganten/Spahl/Deichmann: »Die Steinzeit steckt uns in den Knochen«.
Rudolf Breuß: »Krebs, Leukämie und andere scheinbar unheilbare Krankheiten mit natürlichen Mitteln heilbar«.
Dr. med. Hoffmann: »Rheuma heilt man anders«.
Dr. med. Lützner: »Wie neugeboren durch Fasten«.
Remi Alexandre: »Introduction a la Géobiologie«, auch genannt: »Votre lit est il a la bonne place«.
Elisabeth Kübler-Ross: »Über den Tod und das Leben danach«.
Stefan v. Jankovisch: »Ich war klinisch tot«.
Dr. med. Hartmann: »Über Konstitutionen Yin Yang und Reaktionstypen«.
Dr. med. Hartmann: »Krankheit als Standortproblem«.
Dr. med. dent. Rosemarie Mieg: »Krankheitsherd Zähne«.
Carl O Simonton: »Wieder gesund werden«.
Müller-Lüning: »Georg Cornielje und die paranormale Begabung«.
Fischer/Schneider: »Elektrobiologie« in der Schriftenreihe »Gesundes Wohnen« beim Institut für Baubiologie + Ökologie in Rosenheim.
Alfred Eisenschink: »Falsch geheizt ist halb gestorben«.
Langbein/Martin/Sichrovsky/Weiss: »Bittere Pillen«.
Köhnlechner: »Man stirbt nicht im August«.
Volker Faust: »Wetterfühligkeit«.
Prof. König: »Unsichtbare Umwelt«.
Walter Rauscher: »Erfolgreiche Krebstherapie«.
Walter Rauscher: »Tödliche Mykosen«.
Paul Brodeur: »Mikrowellen – die verheimlichte Gefahr«.
Lotz/Ulmer: »Sind Mikrowellenherde Gefahrenherde?«
Wulf-Dietrich Rose: »Elektrostress – Elektrosmog«.
Manfred Fritsch: »Ein Leben unter Spannung«.
Willi Franz: »Handbuch der Kirlian-Fotografie«.
Playfair/Hill: »Die Zyklen des Himmels«.
Abel: »Die geheimnisvollen Kräfte des Mondes«.
Adrian Leser: »Die Weisheit der Indianer«.
Forschungskreis für Geobiologie in CH. Chardonne: »Terrestrische Strahlen und ihr Einfluss auf alles, was lebt«.

Rothdach und die Aschoff'sche Schriften (nur im Mehr-Wissen-Buch-Dienst in Düsseldorf erhältlich): »Alte und neue Krebstheorien im Lichte der Geobiologie«.
Dr. Aschoff: Vortrag auf dem Krebskongress in Baden-Baden, 5. November 1983, »Geopathogene Zonen, elektromagnetische Regulation und Onkogenese« (im oben genannten Verlag erhältlich).
Prof. König/Prof. Betz: »Der Wünschelruten-Report«.
David Luszyn: »Magisch Reisen in Deutschland«.
Blanche Merz: »Orte der Kraft«.
Blanche Merz: »Die Seele des Ortes«.
Freiherr von Pohl: »Erdstrahlen als Krankheits- und Krebserreger«.
Christian Bachmann: »Die Krebsmafia«.
Jan van Helsing: »Geheimgesellschaften« im Ewert Verlag.
Hans-Martin Tillack: »Die korrupte Republik«.
Thomas Wieczorek: »Die geplünderte Republik«.
Dr. Hans Nieper: »Der steuerbegünstigte Lungenkrebs« (Sonderheft von Raum & Zeit).
Edgar Cayce: »Medizin aus einer anderen Dimension, Das große Edgar-Cayce-Gesundheitsbuch«.
Koch: »Saure Nahrung macht krank«.
Dr. Sam Ziff, Prof. Dr. Thomas Hill u.a.: »Die toxische Zeitbombe im Mund«.

Schriften der Verbraucher-Initiative 5300 Bonn.
Die Broschüre »Strahlenschutzvorsorge in Nordrhein Westfalen«.
Die Zeitschrift »Raum und Zeit«.
Hefte »Natur und Medizin« von Frau Dr. Veronica Carstens, 53177 Bonn.
Die viel zitierte Zeitschrift WBM: »Wetter – Boden – Mensch« mit ihren umfangreichen Informationen.
WBM sowie einige der zitierten Bücher, z.B. von Hartmann, König sind bei: Geobionic Forschungskreis für Geobiologie von Dr. med. Hartmann, Adlerweg 1, D.69429 Waldbrunn/Waldkatzenbach, erhältlich.

»Das Arbeitsbuch zum I Ging« von R.L. Wing, Diederichs Verlag
Das Buch der Wandlungen ist ein Lebensratgeber, das nach Bedarf und jederzeit konsultiert werden kann.

Das Hörbuch »Das Lola-Prinzip« mit 5 CDs von René Égli, ist eine verständliche und nachvollziehbare Lebensphilosophie.
Die einleuchtenden Erklärungen von René Égli führen zwangsläufig zu einem raschen Umdenken im täglichen Leben. Es kann der Schlüssel zum Erfolg sein.

BUNDESREPUBLIK DEUTSCHLAND

URKUNDE

über die Eintragung der Marke

Nr. 30 2011 052 714
Az.: 30 2011 052 714.8 / 09

Gesundheits-Liegetest nach Guy Laforge

Markeninhaber/in:
Laforge, Guy, 48165 Münster, DE

Tag der Anmeldung: 29.09.2011   Tag der Eintragung: 24.10.2011

Die Präsidentin des Deutschen Patent- und Markenamts

Rudloff-Schäffer

Weitere Bücher vom selben Autor

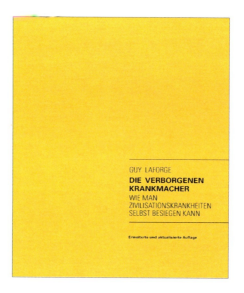

DIE VERBORGENEN KRANKMACHER

»Gib nicht auf, du wirst wieder gesund«, so heißt die Botschaft von Guy Laforge.

Die Folgen der geheimen Krankmacher: Langzeitbeschwerden und unerklärliche Schmerzen, deren Ursache oft kein Arzt feststellen kann, wie:
- Schlafstörungen
- Migräne
- Rückenprobleme
- Krebsanfälligkeit
- Allergien

Die vielfältigen Möglichkeiten der Selbstheilung werden hier in verständlicher und spannender Form auf eine völlig unkonventionelle Art beschrieben.

So können Sie selbst Ihren Lebensbereich auf gesundheitliche Störfaktoren testen.

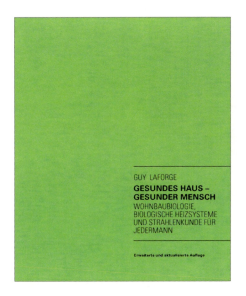

GESUNDES HAUS – GESUNDER MENSCH

»Die Erfahrungen, die ich durch meine Krankheiten gemacht habe, lehrten mich, dass der Wohnort, der Standort des Hauses, die Baumaterialien und die Wohnungseinrichtung entscheidenden Einfluss auf die Gesundheit der Bewohner nehmen können.

In meinem Buch will ich Ihnen zeigen, wie einfach es oftmals ist, chemische durch natürliche Baustoffe zu ersetzen. Es gibt immer eine Alternative!

Baubiologie jedoch ist mehr, sie soll helfen, eine weitgehend störungsfreie und natürliche Umgebung aufzubauen. Wie? Lesen Sie meine Tipps dazu.

Alle »biologischen Maßnahmen« beim Bau eines neuen Hauses oder in ein bereits bestehendes Haus, die ich in meinem Buch empfehle, sollen physische Störungen und Krankheiten vorbeugen. Es lauern viele Gefahren in unserer so chemischen Welt. Schützen Sie sich davor. Ich helfe Ihnen dabei.«

Hallo liebe Leser,

darf ich mich vorstellen?

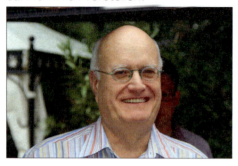

Mein Name ist Guy Laforge, geboren 1946 in Frankreich, Techniker.

1971 kam ich aus beruflichen Gründen nach Deutschland. Meine Frau und ich bezogen 1975 ein neues Haus. Kurz darauf begann für uns ein Leidensweg durch verschieden unerklärliche Krankheiten.

Die zahlreichen medizinischen Maßnahmen zeigten keinerlei Erfolg. Daraufhin begann ich mich mit den Krankheitsbildern aus einer technischen Sicht zu befassen. Ich entdeckte dabei das faszinierende System vieler Krankheiten. Nach diesen Erkenntnissen wurden wir schnell wieder gesund.

Ein namhafter Naturmediziner ermutigte mich, diese Erkenntnisse im Sinne vieler hoffnungsloser Kranke zu veröffentlichen.

Im Jahr 1995 schrieb ich mein erstes Buch »Die verborgenen Krankmacher«. Nach Jahren weiterer Studien und vielen Erkenntnissen habe ich 2001 ein neues Buch »Gesundes Haus – Gesunder Mensch« veröffentlicht.

Beide Bücher wurden jetzt auf einen neuen Wissenstand aktualisiert und ergänzt.

Ein neues Buch »Gesundheit zum Selbermachen« soll klarstellen, dass die Hoffnung auf Heilung durch die etablierten Gesundheitssysteme alleine nicht ausreicht.

Der Leser wird dazu motiviert, durch eigene Maßnahmen, selbst tätig zu werden, um seine Gesundheit wiederzuerlangen.

Die drei Bücher beinhalten die wesentlichen Informationen, um weitgehend unbekannte Krankheitsursachen zu erkennen und sie auf natürlichen Wegen wirksam zu bekämpfen.

Diese Bücher lüften das Geheimnis der meisten Zivilisationskrankheiten.

So können auch schulmedizinische Therapien wesentlich unterstützt werden, um schneller wieder gesund zu werden.

35 Jahre danach erfreue ich mich nach wie vor in bester Gesundheit zu sein.

Keine der damals angesagten Operationen wurde durchgeführt. Das ist kein Zufall!

Lesen, bekämpfen und heilen: »Wer wagt gewinnt!«